Qué dicen los médicos acerca de *Su embarazo semana a semana*

"*Su embarazo semana a semana* es el principal libro que les recomiendo a las pacientes durante el embarazo. Sé que puedo confiar en él. Está organizado y actualizado, y proporciona una información fantástica a las mujeres."

—Elizabeth D. Warner, M. D., obstetra y ginecóloga,
Rochester Gynecologic and Obstetric Associates (Asociación
Ginecológica y Obstétrica de Rochester)

"*Su embarazo semana a semana* es un libro extraordinariamente bien escrito y accesible. Los años de práctica del doctor Glade Curtis lo familiarizan con lo que realmente importa a las pacientes y con lo que ellas desean saber más. *Su embarazo* trata no solo los temas específicos que todas las mujeres embarazadas experimentan, sino que contempla toda la amplia serie de inquietudes potenciales que pueden surgir en el embarazo. Todo esto, junto con los elegantes recuadros e ingeniosos dibujos, hacen que *Su embarazo* sea no solo el más completo de los libros sobre embarazo disponibles para el público general, sino también el más ameno."

—Henry M. Lerner, M. D., obstetra y ginecólogo,
Newton-Wellesley Hospital (hospital de newton-wellesley),
profesor clínico de obstetricia y ginecología en la Harvard Medical School
(escuela de medicina de harvard)

"El contacto regular con un obstetra es parte importante de un embarazo saludable. Y por esa razón puedo recomendar *Su embarazo semana a semana* con tanta convicción a las pacientes que quieren tener otro consejo médico además del mío. Está escrito por un médico, está repleto de información confiable y actualizada, y su 'trato' es excelente."

—Henry Hess, M. D., Profesor clínico asociado de Obstetricia
y Ginecología, University of Rochester School of Medicine
(escuela de medicina de la universidad de rochester)

Qué dicen otras mujeres acerca de
Su embarazo semana a semana

"La mayoría de los libros solo te dan un desglose mensual de lo que está ocurriendo con el bebé y la mamá. Me gusta cómo este da información semana a semana. Espero ansiosa cada semana para leerlo."

—RACHEL M., OHIO

"*Su embarazo semana a semana* ha sido un buen amigo. Para mí fue importante leerlo cada semana y saber qué cambios iban produciéndose en mi bebé."

—ANITA A., CALIFORNIA

"Tengo otros libros sobre el embarazo, pero cuando empecé a leer *Su embarazo semana a semana,* dejé los demás. Este libro es excelente. Se lo recomiendo sin dudar a todas las futuras madres."

—CRYSTAL L., VIRGINIA

"El estilo semana a semana es maravilloso. Te informa lo que está sucediendo mientras sucede."

—HEATHER H., LUISIANA

"Me gustó cómo avanzaba semana a semana porque así es también cómo piensa mi doctor."

—REBECCA C., VIRGINIA

"La información detallada semana a semana sobre los cambios en mí y en el cuerpo de mi bebé fue excelente. Me dio algo que leer por semana, no solo mensualmente."

—DEANA S., MASSACHUSETTS

"*Su embarazo semana a semana* fue mi segunda Biblia. ¡Lo usé muchísimo, casi me lo aprendí de memoria! ¡Se lo recomendé a todo el mundo!"

—CHRISSY M., ILLINOIS

"*Su embarazo semana a semana* fue muy reconfortante. Me tranquilizó."

—JENNIFER W., KENTUCKY

"Este libro está lleno de ideas útiles que pueden poner en práctica de inmediato tanto las futuras madres primerizas como las que ya tienen experiencia."

—ZENAIDA M., FLORIDA

"Este libro es el abecé del embarazo."

—DORIS H., INDIANA

"Leer este libro es como hablar con tu mamá sobre cómo fue estar embarazada."

—AMANDA S., KENTUCKY

"Que toda la información esté detallada semanalmente es maravilloso. Recomiendo este libro sin dudar a todas las mujeres que estén esperando familia."

—THERESA C., CALIFORNIA

"Toda futura madre debe leer este libro. Te da información semana a semana en vez de mes a mes y me ayudó muchísimo."

—KRISTI C., GEORGIA

3.ª EDICIÓN

Su
embarazo™
semana a semana

Glade B. Curtis, M. D., M. P. H., OB/GYN

Judith Schuler, M. S.

Da Capo
LIFE
LONG

Miembro de Perseus Books Group

Su embarazo™ es una marca registrada de Da Capo Press
Ilustraciones médicas de David Fischer
Ilustraciones de los ejercicios de Neal Rohrer

La información del Catálogo de publicaciones de este libro se encuentra disponible en la Biblioteca del Congreso.

978-0-7382-1677-5 [edición económica]
978-0-7382-1678-2 [edición electrónica]
978-0-7382-1464-1 [edición en inglés]

Primera publicación de Da Capo Press en 2013

Publicado por Da Capo Press
Miembro de Perseus Books Group
www.dacapopress.com

Nota: La información que contiene este libro es verdadera y completa a nuestro leal saber y entender. Este libro se ha escrito solamente a modo de guía informativa para quienes desean saber más acerca del embarazo. De ninguna manera pretende sustituir, contradecir ni discrepar del asesoramiento que su propio médico le brinde. La decisión final referente a su atención deben tomarla entre usted y su doctor. Insistimos en recomendarle que siga sus consejos. La información de este libro es general y se ofrece sin garantías de parte de los autores ni de Da Capo Press. Los autores y el editor rechazan toda responsabilidad relacionada con la utilización de este libro. Los nombres y los detalles identificatorios de las personas vinculadas con los sucesos descritos en este libro han sido cambiados. Cualquier semejanza con personas reales es mera coincidencia.

Los libros de Da Capo Press se consiguen con descuentos especiales por compras al por mayor en EE. UU. para corporaciones, instituciones y otras organizaciones. Si desea más información, contacte el Special Markets Department (Departamento de Mercados Especiales) de Perseus Books Group en 2300 Chestnut Street, Suite 200, Philadelphia, PA, 19103; llame al (800) 255-1514 o envíe un correo electrónico a special.markets@perseusbooks.com.

10 9 8 7 6 5 4 3 2 1

Introducción

Hoy en día hay una cantidad enorme de información médica en forma de libros, revistas y por computadora, que no solo es difícil saber si es confiable y segura, sino que también cambia rápidamente. Este libro es una fuente excelente de información sobre el embarazo que ayudará a cualquier embarazada y a su pareja. Explica los cambios del cuerpo y el desarrollo del bebé semana a semana de manera muy socorrida. El estilo cronológico facilita el uso del libro como referencia para un momento particular, o para prepararse para el embarazo. Está escrito de tal manera que se entiende fácilmente y la información está al día. Este libro fue escrito originalmente en inglés y se ha convertido en una de las referencias más populares para las embarazadas. Me da gusto saber que está disponible en español. La información es importante para todas las que esperan hijos y yo la recomiendo con entusiasmo.

CHRISTINE DIAZ, M.D., OB/GYN

Acerca de los autores

Glade B. Curtis, *M.D., M.P.H., F.A.C.O.G.*, está certificado por el Consejo Estadounidense de Obstetricia y Ginecología y es miembro del Colegio Estadounidense de Obstetras y Ginecólogos. Tiene más de 25 años de experiencia y ha participado en más de 5,000 partos.

El doctor Curtis se graduó en la Universidad de Utah con una Licenciatura en Ciencias y una Maestría en Salud Pública (M.P.H., por su sigla en inglés). Asistió a la Escuela de Medicina y Odontología de la Universidad de Rochester en Nueva York. Fue interno, residente y jefe de residentes en Obstetricia y Ginecología en el Strong Memorial Hospital de la Universidad de Rochester, Rochester, Nueva York.

Judith Schuler, *M. S.,* ha trabajado con el doctor Curtis más de 25 años como su coautora y correctora. Ellos han trabajado juntos en colaboración en 18 libros sobre el embarazo, la salud de la mujer y la salud infantil.

La señora Schuler obtuvo una Maestría en Ciencias en el área de Estudios de Familia por la Universidad de Arizona, en Tucson. Antes de ser correctora en HP-Books, donde ella y el doctor Curtis empezaron a trabajar juntos, la señora Schuler fue docente a nivel universitario en California y en Arizona.

Su objetivo como escritores

Uno de los objetivos del doctor Curtis como médico ha sido proporcionar a sus pacientes información sobre las afecciones ginecológicas y obstétricas que puedan tener, los problemas con los que se puedan encontrar y los procedimientos a los que se deban someter. Para alcanzar ese objetivo, él y la señora Schuler han escrito en colaboración varios otros libros para las mujeres embarazadas y sus parejas; entre ellos *Your Pregnancy for the Father-to-Be* (Su embarazo para el futuro padre); *Your Pregnancy Questions & Answers* (Preguntas y respuestas sobre su embarazo); *El embarazo después de los 35; Your Pregnancy—Every Woman"s Guide* (Su embarazo: la guía de todas las mujeres); *Your Pregnancy Journal Week by Week*

(Diario de su embarazo semana a semana); *Bouncing Back after Your Pregnancy* (Recuperación después de su embarazo); *Your Baby's First Year Week by Week* (El primer año de su bebé semana a semana); y la serie *Your Pregnancy Quick Guide* (Guía rápida de su embarazo), que incluye *Understanding and Enhancing Your Baby's Development* (Entender y mejorar el desarrollo de su bebé), *Exercise and Fitness* (Ejercicios y estado físico), *Feeding Your Baby* (Alimentar a su bebé), *Labor and Delivery* (Trabajo de parto y parto), *Twins, Triplets and More* (Mellizos, trillizos y más), *Nutrition and Weight Management* (Nutrición y administración del peso), *Postpartum Wellness* (Bienestar en el puerperio), *Tests and Procedures* (Pruebas y procedimientos) y *Women of Color* (Mujeres de color).

Agradecimientos

Un especial agradecimiento a Courtney Gordon, M.S., PA-C y a Melinda Mossman, FNP-C por su valiosa ayuda en la lectura y los cambios sugeridos a nuestra información sobre los enfermeros obstétricos certificados, los asistentes médicos y los enfermeros practicantes.

Glade B. Curtis. En esta edición, la 3.ª, de *Su embarazo semana a semana*, continúo planteando las numerosas preguntas que surgen de los debates con mis pacientes y sus parejas, y con mis colegas profesionales. He adquirido una nueva visión y un mayor entendimiento de la alegría y la expectativa inminente de ser padres . Me he deleitado con la felicidad de mis pacientes y les he agradecido a todas ellas por permitirme formar parte de este proceso milagroso.

Se merecen también un reconocimiento Debbie, mi comprensiva y generosa esposa, y nuestra familia, que me apoyan en una profesión que demanda mucho de ellos. Más allá de esa responsabilidad, me han apoyado y alentado para continuar con el desafío de este proyecto. Gracias a David Stevens, D. D. S. por su pericia en el área odontológica. Y a mis padres, que siempre han brindado su amor incondicional y su apoyo.

Judith Schuler. Deseo agradecer a mis amigos, a los miembros de mi familia y a quienes he conocido en todo el mundo y que han compartido conmigo sus preguntas e inquietudes acerca de su trayectoria por el embarazo. Ellos me han ayudado inmensamente en nuestros esfuerzos por ofrecer a todos nuestros lectores la información que buscan sobre el embarazo.

A mi madre, Kay Gordon, agradezco tu amor y tu apoyo permanente. A mi hijo, Ian, gracias por tu interés, tu amistad y tu cariño. Y gracias a Bob Rucinski por ayudarme de tantas maneras; por tu profesionalismo, tu pericia y tu aliento.

Contenido

Prepararse para el embarazo

Nada se compara con el milagro y la magia del embarazo. Es su oportunidad de participar en el proceso creativo de la vida. Planificar con tiempo esta experiencia puede mejorar sus oportunidades de que le vaya bien y de dar a luz a un bebé saludable. Ponerse en forma para el embarazo significa prepararse física y mentalmente.

Su estilo de vida la afecta a usted y a su bebé. Si vive de manera saludable, puede controlar muchas cosas a las que usted y su bebé están expuestos. Las primeras tres a ocho semanas de embarazo son las más decisivas; muchas mujeres ni siquiera saben que están embarazadas durante este momento importante. Para cuando la mayoría de las mujeres se dan cuenta, pueden llevar de cuatro a ocho semanas de embarazo. Para cuando ven a su proveedor de servicios médicos, llevan de ocho a doce semanas. Durante las primeras semanas de embarazo pueden suceder muchas cosas importantes.

El embarazo es un estado, no una enfermedad; usted no está enferma. Sin embargo, experimentará cambios importantes. Tener una buena salud antes del embarazo puede ayudarla enfrentar el estrés físico y emocional durante el embarazo, el trabajo de parto y el parto.

Su salud general

En el pasado, el énfasis estaba en estar saludable durante el embarazo. Hoy, la mayoría de los expertos sugieren ver al embarazo como un lapso de doce meses o más, en lugar de solo nueve; esto incluye un período de preparación de tres meses.

Algunos expertos médicos ahora sugieren que todas las mujeres en edad reproductiva deben vivir su vida como si estuvieran tratando de quedar embarazadas. ¿Por qué? Porque el 50% de los embarazos no son planificados. Eso significa que la mitad de las futuras madres tal vez no hayan estado cuidando de sí mismas, lo que puede afectar al bebé. Viva cada día como si fuera aquel en el que queda embarazada y ayudará a garantizar que cada niño que usted dé a luz tenga un buen comienzo en la vida.

En cada explicación semanal, encontrará muchos recuadros que le brindarán información que no encontrará en el texto. Nuestros recuadros no repiten la información que aparece en una explicación. Cada recuadro es único, así que, léalos para encontrar información específica.

Prepárese para el embarazo

Hay muchas cosas que usted puede hacer para estar lista para el embarazo. Llegue a su peso ideal. Las mujeres con sobrepeso tienen, frecuentemente, más complicaciones en el embarazo. Las mujeres con peso insuficiente pueden tener muchas dificultades para quedar embarazadas.

Coma muchas frutas y verduras. Elija alimentos que tengan pocas grasas saturadas para ayudar a mantener sano su metabolismo.

Empiece a hacer ejercicio regularmente y no deje de hacerlo. Haga ejercicio 30 minutos diarios, al menos cinco días por semana. Hacer ejercicio antes del embarazo y durante su transcurso puede ayudarla a sentirse bien los nueve meses.

Visite a su proveedor de servicios médicos para hablar sobre cualquier medicamento que tome regularmente. Si tiene problemas médicos, téngalos bajo control. Programe pruebas médicas antes de dejar la anticoncepción. Asegúrese de tener al día las vacunas. Controle su inmunidad contra la rubéola y la varicela. Si necesita vacunarse, averigüe cuánto tiempo tiene que esperar después de hacerlo antes de intentar quedar embarazada.

Averigüe su estado de VIH. Conozca su grupo sanguíneo y el grupo sanguíneo del padre de su bebé. Junto con su pareja, escriban los antecedentes médicos familiares.

Pídale a su proveedor de servicios médicos que controle sus niveles de hierro. La carencia de hierro antes del embarazo podría hacerla sentir más cansada. Hágase un examen de la glándula tiroidea.

Controle su nivel de colesterol; reduzca las concentraciones elevadas comiendo alimentos ricos en fibras y con pocas grasas saturadas. El colesterol alto puede contribuir a causar hipertensión arterial durante el embarazo.

Deje de tomar píldoras anticonceptivas, al menos, tres meses. Lleve un registro de su ciclo de fecundidad por medio de tablas. O controle su ciclo de fecundidad con dispositivos de detección de la ovulación. Vea la explicación que empieza en la página 589, en el Apéndice A.

Empiece a tomar vitaminas prenatales y deje de tomar los multivitamínicos diarios. En este caso, *más no es mejor*. Consuma ácido fólico —se recomiendan 400 µg/día— para ayudar a evitar algunos tipos de defectos congénitos. Consumir ácido fólico *antes* del embarazo la protege durante los primeros 28 días de embarazo, lo que es muy importante.

Deje de consumir aspirina e ibuprofeno. En su lugar, use acetaminofeno (Tylenol); esto puede ayudar a reducir las posibilidades de aborto espontáneo. Tenga cuidado con la ingesta de algunas hierbas, como la hierba de San Juan, la palma enana (*saw palmetto*) y la equinácea; pueden interferir con la concepción.

Hágase un control dental y realice todos los tratamientos que necesite. Controle la enfermedad de las encías; si la tiene durante el embarazo, puede aumentar el riesgo de tener problemas.

Consejo para antes del embarazo

Aunque usted no esté embarazada, trate a su cuerpo como si lo estuviera. Cuando quede embarazada, estará en el camino correcto para alimentarse, hacer ejercicio y evitar sustancias peligrosas.

Deje de fumar. Evite el tabaquismo pasivo y el tabaquismo ultrapasivo. Deje de beber alcohol. Manténgase lejos de productos químicos peligrosos en el trabajo y en el hogar. Reduzca el estrés en su vida.

Algunas de las acciones mencionadas pueden ser difíciles de empezar durante el embarazo. Si usted sabe que está sana, no tendrá que preocuparse por los riesgos que puedan presentarse mientras esté embarazada.

Consultar al proveedor de servicios médicos antes del embarazo

Consulte a su proveedor de servicios médicos antes de quedar embarazada. Hágase un control y conversen sobre planes de embarazo. Cuando quede embarazada, sabrá que su salud es buena.

Se tratarán sus antecedentes médicos generales. Tal vez le pregunten muchas cosas acerca de su salud y su estilo de vida. Sus respuestas pueden brindar claves para lo que es necesario hacer para que siga sana una vez que quede embarazada.

Su proveedor de servicios médicos le preguntará por sus antecedentes ginecológicos. Responda todas las preguntas con la mayor claridad y honestidad posibles. Las respuestas ayudarán a su proveedor de servicios médicos a entender cómo puede afectarla el embarazo. Las áreas que, generalmente, se tratan incluyen la fecha de su último período menstrual, cuánto dura su ciclo, la edad de la primera menstruación, preguntas sobre pruebas de Papanicolaou y cualquier ETS que haya podido tener. También se considerarán sus antecedentes de embarazo.

Si ha tenido cualquier tipo de cirugía en el pasado, se le preguntará acerca de eso. Las cesáreas previas u otras cirugías pueden afectar su embarazo, así que asegúrese de compartir esta información.

El futuro padre

Un futuro padre puede influir en la capacidad de su pareja para quedar embarazada y tener un embarazo sano. Para aprender más, lea la información de la explicación sobre fecundidad, Apéndice A, página 589.

Su proveedor de servicios médicos también querrá conocer sus antecedentes médicos familiares, especialmente los de su lado de la familia. Hable con su madre, sus tías y sus hermanas sobre las complicaciones del embarazo que puedan haber tenido. Es bueno saber si alguien de la familia tuvo gemelos, trillizos o más. Si hubo casos de defectos congénitos, consiga toda la información posible sobre ellos. Si hay antecedentes de cualquier problema hereditario en su familia o en la familia de su pareja, hágaselo saber a su proveedor de servicios médicos.

Prepárese para hablar sobre cualquier medicamento que tome y todas las pruebas que se pueda estar haciendo. Cubra todos los problemas médicos por los que la están tratando. Incluya todos los medicamentos de venta sin receta, hierbas, aportes complementarios y vitaminas que pueda usar. Es más fácil responder preguntas sobre estos temas antes de quedar embarazada, en lugar de hacerlo cuando lo está.

No se sorprenda si le preguntan acerca de su estilo de vida y cualquier fármaco o sustancia química que usted tome o use. Estos incluyen cigarrillos, alcohol, drogas ilegales, drogas legales que pueda estar usando, su programa de ejercicios, su trabajo y los fármacos o sustancias químicas a los que pueda estar expuesta en el trabajo o en su casa. También se puede tratar el tema de la violencia doméstica, porque, durante el embarazo, frecuentemente puede aparecer por primera vez o puede ir intensificándose.

Sea honesta en sus respuestas; su proveedor de servicios médicos está tratando de evaluar su situación. Ocultar datos porque se siente avergonzada o está asustada no la ayuda ni a usted ni al bebé que espera concebir.

Tal vez haya oído que una pareja no debería mantener relaciones sexuales con mucha frecuencia cuando está tratando de concebir. Un estudio nuevo afirma que mantener relaciones varias veces en una semana, en realidad, puede aumentar en un 30% la producción de espermatozoides de un hombre.

⌖ Si tiene problemas

Las probabilidades de quedar embarazada en cualquier ciclo menstrual son de un 20 a un 25%; casi el 60% de las parejas concibe dentro de los seis meses. Pero si usted tiene problemas para quedar embarazada, hable con su proveedor de servicios médicos. Si tiene más de 35 años y ha tenido problemas para quedar embarazada, su proveedor de servicios médicos puede aconsejarle cambios en su estilo de vida y otros factores que podrían aumentar sus posibilidades.

Si su ciclo menstrual dura más de 36 días o menos de 23 días, la ovulación puede ser un problema. Su proveedor de servicios médicos puede aconsejarle varias maneras de determinar si está ovulando y cuándo ovula. Vea también la explicación que empieza en la página 589, en el Apéndice A.

Exámenes para usted

Hágase un examen físico antes de quedar embarazada. En este examen, se deben incluir una prueba de Papanicolaou y un examen de mamas. Las pruebas de laboratorio pueden incluir análisis de rubéola, grupo sanguíneo y factor Rh. Si tiene 40 años o más, es también una buena idea hacerse una mamografía.

Si cree que pudo haber estado expuesta al VIH o la hepatitis, pregunte por los análisis. Si tiene antecedentes familiares de otros problemas médicos, como la diabetes, pregunte sobre análisis para manejarlos. Si tiene un problema médico crónico, como anemia, su proveedor de servicios médicos puede sugerirle otras pruebas.

Pida que le hagan una prueba de embarazo antes de hacer cualquier análisis que incluya radiación, entre ellos, el trabajo dental. Las pruebas que usan radiación incluyen radiografías, *TAC* e *IRM*. Use métodos de anticoncepción confiables antes de hacer estas pruebas, para asegurarse de que no está embarazada. Programe un examen inmediatamente después del final de su período. Si necesita una serie de exámenes, continúe con los métodos anticonceptivos.

✎ Posibles pruebas previas al embarazo

Su proveedor de servicios médicos puede hacer muchas pruebas para identificar cualquier problema que pudiera afectar a su embarazo. Usted puede tratarlos ahora en lugar de hacerlo más adelante. Las siguientes pruebas se pueden hacer en una consulta previa al embarazo. Tal vez se haya hecho algunas de ellas antes, y puede no ser necesario repetirlas:

- examen físico
- tacto vaginal y prueba de Papanicolaou
- examen de mamas (mamografía, si tiene, por lo menos 40 años)
- rubéola (sarampión alemán) y varicela
- grupo sanguíneo y factor Rh
- VIH/SIDA (si tiene factores de riesgo)
- prueba de detección de hepatitis (si tiene factores de riesgo)
- vacunación y pruebas de inmunización
- detección de enfermedades de transmisión sexual (si tiene factores de riesgo)
- detección de trastornos genéticos basados en antecedentes raciales y étnicos, entre ellos, fibrosis quística, enfermedad drepanocítica, talasemia, enfermedad de Tay-Sachs, enfermedad de Gaucher, enfermedad de Canavan, enfermedad de Niemann-Pick
- detección de otros trastornos genéticos, basados en los antecedentes familiares, entre ellos, síndrome del cromosoma X frágil, hemofilia, distrofia muscular de Duchenne

✎ Exámenes para mujeres de color y mujeres judías

Si usted es una mujer de color (negra/afroamericana, latina/hispanoamericana, amerindia/nativa de Alaska, asiática/isleña del Pacífico o mediterránea) o tiene ascendencia judía, se le puede aconsejar que se haga algunas pruebas para determinar si podría transmitir una enfermedad o afección particular a su bebé. Por ejemplo, si tiene ascendencia mediterránea, podrían decirle que es una buena idea hacerse una prueba de detección para la talasemia β. Las asiáticas/isleñas del Pacífico podrían hacerse la prueba para la talasemia α. Si usted es negra/afroamericana, su proveedor de servicios médicos puede sugerirle hacerse una prueba de detección para la enfermedad drepanocítica.

Aunque una mujer de ascendencia judía puede no ser una mujer de color, hay enfermedades que podrían afectarla. Estas enfermedades afectan, generalmente, a las judías askenazíes o a las judías sefarditas.

El *American College of Obstetricians and Gynecologists* (Colegio Estadounidense de Obstetras y Ginecólogos) recomienda que se ofrezca la detección de portador Tay-Sachs antes del embarazo a las mujeres que tienen un riesgo alto para dicha enfermedad. Esto incluye a las de ascendencia judía askenazí, francocanadiense o cajún, y a aquellas que tienen antecedentes familiares de la enfermedad de Tay-Sachs.

Si tiene preguntas sobre estas enfermedades, coméntelas con su proveedor de servicios médicos, quien podrá darle información y orientación.

Suspender la anticoncepción

Es importante continuar con alguna forma de anticoncepción hasta que esté lista para quedar embarazada. Si está a la mitad de un tratamiento por un problema médico o si se está haciendo pruebas, termine el tratamiento o las pruebas antes de intentar concebir. (Si no está usando algún método anticonceptivo, básicamente está tratando de quedar embarazada.)

Después de dejar su anticonceptivo regular, use algún otro método de anticoncepción hasta que se normalicen sus períodos. Puede elegir entre condones, espermicidas, la esponja o un diafragma.

Si usa píldoras, parches o anillos anticonceptivos, la mayoría de los proveedores de servicios médicos le recomendarán que tenga dos o tres períodos normales después de que deje de usarlos, antes de quedar embarazada. Si queda embarazada inmediatamente, puede ser difícil determinar cuándo concibió. Esto puede dificultar el cálculo de la fecha de parto. Ahora puede no tener importancia, pero será muy importante durante el embarazo y antes de que dé a luz.

Si tiene un DIU (dispositivo intrauterino), haga que se lo saquen antes de tratar de concebir. Sin embargo, puede producirse un embarazo mientras un DIU esté colocado. El mejor momento para sacar un DIU es durante un período menstrual.

Si usa Implanon u otro método anticonceptivo implantable, tenga al menos dos o tres ciclos menstruales normales después de que se lo saquen, antes de intentar quedar embarazada. Su período puede tardar unos meses para volver a la normalidad. Si queda embarazada inmediatamente, puede ser difícil determinar cuándo quedó embarazada y cuál es la fecha de parto.

Deje de usar DepoProvera, por lo menos, de tres a seis meses antes de intentar la concepción. Espere hasta que haya tenido al menos dos o tres períodos normales.

Su salud antes del embarazo

Hable con su proveedor de servicios médicos acerca de cualquier afección crónica que tenga. Tal vez necesite cuidados adicionales antes del embarazo y durante su transcurso. A continuación se tratan algunas afecciones crónicas comunes.

✑ *Anemia*

La *anemia* significa que usted no tiene suficiente hemoglobina en su sangre para el transporte de oxígeno a las células de su cuerpo. Los síntomas incluyen debilidad, fatiga, falta de aire y piel pálida.

El hierro tiene un papel importante en la anemia. Es posible presentar anemia durante el embarazo porque el bebé le demanda mucho hierro al cuerpo de la madre. Si usted tiene niveles bajos de hierro, el embarazo puede producir un desequilibrio y dejarla anémica.

Si tiene antecedentes familiares de anemia (como la enfermedad drepanocítica o talasemia), coméntelo con su proveedor de servicios médicos *antes* de quedar embarazada. Si toma hidroxicarbamida, hablen acerca de si debería seguir usándola. No sabemos si este fármaco es seguro durante el embarazo.

✑ *Asma*

La mayoría de los medicamentos para el asma pueden tomarse durante el embarazo, pero hable con su proveedor de servicios médicos acerca de los que usted toma. Trate de tener controlado el asma antes de intentar quedar embarazada.

✑ *Problemas de vejiga o riñón*

Las infecciones de la vejiga, como las infecciones de las vías urinarias o IVU, pueden ocurrir con mayor frecuencia durante el embarazo. Si no se trata una infección de las vías urinarias, puede provocar una infección de los riñones, llamada *pielonefritis*. Los cálculos renales pueden también provocar problemas durante el embarazo.

Si ha tenido una cirugía de riñón o de vejiga, problemas renales importantes o si su función renal es menor que la normal, cuénteselo a su proveedor de servicios médicos. Puede ser necesario evaluar su función renal con pruebas antes de que usted quede embarazada.

Si tiene una infección ocasional de la vejiga, no se alarme. Su proveedor de servicios médicos decidirá si es necesario hacer más pruebas antes de que quede embarazada.

ᴂ *Celiaquía*

La celiaquía afecta al intestino delgado e interfiere con la absorción de los nutrientes. Ocurre cuando usted come gluten, que se encuentra en alimentos preparados con harina común, trigo, cebada, centeno y avena. Si tiene celiaquía, comente cualquier problema intestinal que tenga.

Es mejor tener controlada la enfermedad durante uno o dos años antes del embarazo para ayudar a sanar su aparato digestivo. Una mejor absorción de los nutrientes le garantiza su buena salud y la de su bebé. Si puede manejar su celiaquía e ingerir suficiente cantidad de los nutrientes que su cuerpo necesita antes del embarazo, disminuye los riesgos de problemas.

ᴂ *Diabetes*

Puede ser más difícil para usted quedar embarazada si tiene diabetes. Si su diabetes no está controlada cuando quede embarazada, aumenta el riesgo de tener un niño con un defecto congénito.

La mayoría de los proveedores de servicios médicos recomiendan tener controlada la diabetes al menos dos o tres meses antes de que empiece el embarazo. Controle su glucemia, trate su tensión arterial, alcance un peso saludable y ocúpese de los demás problemas que pueda tener. Cuando no está controlada, aumentan las probabilidades de tener problemas. La mayoría de ellos ocurre durante el primer trimestre (las 13 primeras semanas de embarazo).

El embarazo puede aumentar su necesidad de insulina. El embarazo aumenta la resistencia de su cuerpo a la insulina; algunos medicamentos antidiabéticos orales pueden causarle problemas a su bebé. Probablemente tenga que controlarse la glucemia varias veces por día.

Si es diabética, quizás realice más consultas prenatales y más pruebas durante el embarazo. Su proveedor de servicios médicos quizás tenga que trabajar estrechamente con quien esté tratando su diabetes.

ᔛ Epilepsia y crisis convulsivas

Antes de quedar embarazada, hable con su proveedor de servicios médicos acerca de las terapias para tratar la epilepsia. Durante el embarazo, no se deben usar algunos fármacos anticonvulsivos. Si toma varios medicamentos combinados, quizás le aconsejen que tome solo uno.

Las crisis convulsivas pueden ser peligrosas para la madre y para el bebé. Es importante que usted tome los medicamentos regularmente y tal como se los recetó su proveedor de servicios médicos. ¡No disminuya ni deje de tomar la medicación por su cuenta!

ᔛ Cardiopatía

Consulte a su médico acerca de cualquier afección cardíaca antes de quedar embarazada. Algunos problemas cardíacos pueden ser graves durante el embarazo y tal vez se necesiten antibióticos en el momento del parto. Otros problemas cardíacos pueden afectar gravemente su salud. Su proveedor de servicios médicos la aconsejará.

ᔛ Hipertensión arterial

La hipertensión arterial puede causarles problemas a una embarazada y a su bebé en desarrollo. Si usted tiene hipertensión arterial antes del embarazo, necesitará trabajar con sus proveedores de servicios médicos para bajar su tensión arterial. Si es necesario, empiece a hacer ejercicio hoy y a perder el peso de más. Tome la medicación para la hipertensión tal como se la recetaron.

Algunos medicamentos para la hipertensión se pueden tomar durante el embarazo; otros, no. *¡No deje ni disminuya la medicación por su cuenta!* Si está planeando quedar embarazada, pregúntele a su proveedor de servicios médicos sobre su medicación.

ᔛ Lupus

El tratamiento para el *lupus* es individual y puede implicar el uso de esteroides. En mujeres con lupus, hay mayor riesgo de problemas, que requieren cuidados adicionales durante el embarazo.

Si usted toma metotrexato, deje de hacerlo antes de intentar quedar embarazada. Pero no deje de tomarlo sin más. Hable con su proveedor de servicios médicos para que puedan planificar un tratamiento alternativo.

᠃ *Jaquecas*

Alrededor del 15 al 20% de las embarazadas sufren jaquecas. Muchas mujeres sienten menos dolores de cabeza o poco intensos mientras están embarazadas. Si toma medicación para los dolores de cabeza, hable ahora con su proveedor de servicios médicos para que sepa si lo que usted toma se puede usar durante el embarazo.

᠃ *Artritis reumatoide (AR)*

Si tiene artritis reumatoide, hable con su proveedor de servicios médicos sobre la medicación que toma para tratar la enfermedad. Algunos medicamentos pueden ser peligrosos para una embarazada. *No* se debe usar metotrexato durante el embarazo, porque puede provocar abortos naturales y defectos congénitos.

᠃ *Problemas de la glándula tiroidea*

Los problemas de la glándula tiroidea pueden aparecer por tener mucha o poca hormona tiroidea. El embarazo puede cambiar las necesidades de medicación, así que debe examinarse antes del embarazo para determinar la cantidad correcta para usted. También tendrá que controlarse durante el embarazo.

᠃ *Cirugía de la espalda*

Si ha tenido una cirugía de la espalda, comente sus planes de embarazo con su cirujano. Si ha tenido una cirugía en la zona lumbar, se le puede aconsejar que espere de tres a seis meses antes de intentar quedar embarazada. Si tuvo una fijación quirúrgica, el tiempo de espera es, frecuentemente, de seis meses a un año.

¿Por qué esperar? La espera permite que su espalda se cure antes de someterse al estrés del embarazo. Puede tener menos problemas o complicaciones. Asegúrese de controlarse con su cirujano antes de planificar quedar embarazada.

Medicación actual

Es importante para usted y para su proveedor de servicios médicos considerar la posibilidad de embarazo cada vez que se le receta o se le aconseja tomar un medicamento.

> ### *Tenga cuidado con los medicamentos*
>
> Antes del embarazo, evite arriesgarse con los medicamentos. Tenga presente lo siguiente.
>
> Si usa métodos anticonceptivos, no deje de hacerlo a menos que quiera quedar embarazada.
>
> Tome los medicamentos exactamente como se los recetaron.
>
> - Dígale a su proveedor de servicios médicos si cree que podría estar embarazada o si no está usando algún método anticonceptivo cuando se le receta un medicamento.
> - No se automedique ni use los medicamentos recetados para otros problemas.
> - Nunca use la medicación de otra persona.
> - Si no está segura de tomar algo, ¡llame a su proveedor de servicios médicos *antes* de hacerlo!

Cuando está embarazada, cambian muchas cosas con respecto al uso de medicamentos.

Los medicamentos que son inocuos cuando no está embarazada pueden tener efectos perjudiciales durante el embarazo. La mayor parte del desarrollo de los órganos de un feto ocurre en las 13 primeras semanas de embarazo. Este es un momento importante para evitar exponer al bebé a fármacos o sustancias químicas innecesarios o perjudiciales.

Se sentirá mejor y hará mejor las cosas durante el embarazo si tiene controlado el uso de medicamentos antes de intentar quedar embarazada.

Algunos medicamentos son para usarlos por poco tiempo, como los antibióticos para las infecciones. Otros son para problemas crónicos o prolongados, como la hipertensión arterial o la diabetes. Algunos medicamentos pueden usarse mientras esté embarazada y pueden ayudar a que su embarazo sea exitoso. Otros medicamentos pueden no ser inocuos para tomarlos durante el embarazo.

Vacunación

Cuando se vacune, use un método anticonceptivo confiable. Las investigaciones demuestran que es mejor recibir la vacunación contra varias enfermedades *antes* de quedar embarazada que durante el embarazo. Algunas vacunas no se pueden dar a las embarazadas; otras, sí.

En su consulta previa al embarazo, pregunte a su proveedor de servicios médicos si tiene actualizadas las vacunas. Una buena regla práctica es completar la vacunación al menos tres meses antes de intentar quedar embarazada.

Generalmente, las vacunas son más perjudiciales en el primer trimestre. Si necesita vacunarse contra la rubéola, SPR (sarampión, paperas, rubéola) o varicela antes de quedar embarazada, los expertos recomiendan que espere al menos cuatro semanas, después de recibirlas, para intentar quedar embarazada.

Una excepción a esta regla es la vacuna contra la gripe; puede recibirla en cualquier momento del embarazo. Sin embargo, no use la vacuna contra la gripe en aerosol nasal: no está recomendada para embarazadas. Si le aconsejan darse la vacuna contra la gripe debido a su trabajo o por alguna otra razón, adelante. La protegerá a usted y al bebé.

Asesoramiento genético

Si está planificando su primer embarazo, probablemente no está considerando el asesoramiento genético. Sin embargo, puede haber circunstancias en las cuales el asesoramiento genético podría ayudarlos a usted y su pareja a tomar decisiones fundadas acerca de tener hijos.

La *genética* es el estudio de la manera en que los rasgos y las características se transmiten de padres a hijos a través de los cromosomas y los genes. El *asesoramiento genético* es una sesión de información entre usted y su pareja, y un asesor o grupo de asesores genéticos.

En realidad, la incidencia de defectos congénitos es *muy* baja: aparecen en alrededor de 0.04% de los nacimientos. El objetivo principal del asesoramiento genético es la prevención o el diagnóstico temprano de estos problemas. Ciertos grupos tienen una incidencia más alta de problemas, y ciertos medicamentos, productos químicos y pesticidas pueden poner en riesgo a una pareja.

Los trastornos genéticos se pueden originar de varias maneras. Si usted tiene un *trastorno hereditario*, proviene de sus padres. Un *trastorno cromosómico* puede suceder incluso cuando los padres no tienen factores de riesgo. Los *trastornos multifactoriales* pueden provenir de más de una fuente; la causa es, generalmente, desconocida.

El objetivo del asesoramiento genético es ayudarlos a usted y su pareja a comprender lo que podría suceder en su situación particular. Un asesor no tomará decisiones por usted. Le dará información sobre las pruebas que podría hacerse y qué significan los resultados de las pruebas. Por lo tanto, no oculte información que la incomode o de la que sea difícil hablar. Es importante decirle al asesor lo que él necesita saber.

La mayoría de las parejas que necesitan asesoramiento genético no descubren esa necesidad hasta después de tener un hijo nacido con un defecto congénito. Podría pensar en la posibilidad del asesoramiento genético si cualquiera de los siguientes puntos le concierne.

- Tendrá al menos 35 años de edad al momento del parto.
- Ya ha tenido un hijo con un defecto congénito.
- Usted o su pareja tienen un defecto congénito.
- Usted o su pareja tienen antecedentes familiares de síndrome de Down, retraso mental, fibrosis quística, espina bífida, distrofia muscular, trastornos hemorrágicos, problemas óseos, enanismo, epilepsia, defectos cardíacos congénitos o ceguera.
- Usted o su pareja tienen antecedentes familiares de sordera hereditaria.
- Usted y su pareja son parientes (consanguinidad).
- Usted ha tenido abortos naturales recurrentes (generalmente tres o más).
- Usted *y* su pareja son descendientes de judíos askenazíes. El riesgo es mayor para afecciones como la enfermedad de Tay-Sachs, la enfermedad de Canavan y otros problemas. Vea la explicación de los trastornos genéticos en judíos en la 7.ª Semana.
- Usted o su pareja son negros/afroamericanos (riesgo de la enfermedad drepanocítica).
- Su pareja tiene al menos 40 años.

Puede ser difícil reunir alguna información, especialmente si usted o su pareja son adoptados. Tal vez sepa poco de sus antecedentes médicos familiares. Convérselo con su proveedor de servicios médicos antes de quedar embarazada. Si se entera de que hay probabilidades de tener problemas antes de un embarazo, no tendrá que tomar decisiones difíciles después de que quede embarazada.

∿ Pruebas genéticas

Su asesor genético puede hablar con usted sobre varias pruebas. Se pueden detectar más de 1000 trastornos por medio de pruebas genéticas, pero la mayoría son raros. Las enfermedades que se diagnostican regularmente son la fibrosis quística, el síndrome de Down, las anomalías del tubo neural, la talasemia, la enfermedad de Tay-Sachs y la enfermedad drepanocítica.

Se pueden hacer tres tipos de pruebas: estudio de portadores, pruebas de detección y pruebas diagnósticas. El *estudio de portadores* implica hacer pruebas a los integrantes de la pareja para determinar si uno o ambos son portadores de un defecto genético particular. Las *pruebas de detección* se pueden hacer durante el embarazo para determinar si se corre un riesgo mayor de tener un problema; no identifica positivamente el problema. Las *pruebas diagnósticas* frecuentemente determinan si está presente un problema.

El embarazo después de los 35

Muchas mujeres eligen casarse después de haberse desarrollado profesionalmente, y más parejas eligen empezar su familia a una edad más tardía. Hoy, los proveedores de servicios médicos ven madres primerizas mayores; muchas tienen embarazos tranquilos y sanos. Si lo desea, puede leer también nuestro libro *El embarazo después de los 35*, que se centra principalmente en el embarazo de mujeres mayores.

Una mujer mayor que piensa en la posibilidad de un embarazo tiene, frecuentemente, dos preocupaciones principales. Quiere saber de qué manera la afectará el embarazo y de qué manera su edad afectará su embarazo. Una embarazada mayor de 35 años puede enfrentar mayores riesgos de:

- un bebé con síndrome de Down
- hipertensión arterial
- presión pélvica o dolor pélvico
- preeclampsia
- parto por cesárea
- partos múltiples
- desprendimiento prematuro de placenta
- pérdidas intermenstruales y otras complicaciones
- trabajo de parto prematuro

Tal vez le parezca más fácil estar embarazada a los 20 años que a los 40 años. Tal vez tenga un trabajo u otros niños que le exigen tiempo. Le parecerá que es más difícil descansar, hacer ejercicio y comer bien. Pero estas preocupaciones no deben disuadirla de tener niños cuando es mayor.

A través de las investigaciones médicas, sabemos que, en las mujeres mayores, aumentan los riesgos de dar a luz un niño con síndrome de Down. A la mujer mayor se le pueden ofrecer varias pruebas durante el embarazo para determinar si el bebé tendrá síndrome de Down. Es la anomalía cromosómica más común que se detecta por amniocentesis.

El riesgo de tener un bebé con síndrome de Down aumenta a medida que usted se hace mayor. Pero hay una manera positiva de mirar estas estadísticas. Si tiene 45 años, tiene un 97% de probabilidades de *no* tener un bebé con síndrome de Down. Si tiene 49 años, tiene un 92% de probabilidades de tener un niño sin síndrome de Down. Si está preocupada por el riesgo del síndrome de Down debido a su edad o a sus antecedentes familiares, coméntelo con su proveedor de servicios médicos.

Las investigaciones demuestran que la edad del padre puede ser importante. Las anomalías cromosómicas que causan defectos congénitos aparecen con mayor frecuencia en las mujeres mayores y en los hombres de más de 40 años. Algunos investigadores recomiendan que los hombres sean padres antes de los 40 años, pero todavía hay cierta controversia a este respecto.

Si usted es mayor, puede potenciar sus probabilidades de tener un embarazo exitoso estando lo más sana posible *antes* de quedar embarazada. La mayoría de los expertos recomiendan que se haga una mamografía inicial a los 40 años. Hágase esta prueba antes de quedar embarazada. También es importante, en la preparación para el embarazo, prestar atención a las recomendaciones generales para su dieta y el cuidado de su salud.

Manejo del peso antes del embarazo

La mayoría de las personas se sienten mejor y trabajan mejor cuando comen una alimentación equilibrada. Planificar y seguir un plan de alimentación saludable antes del embarazo ayuda a brindar al bebé en desarrollo una buena nutrición durante las primeras semanas o meses del embarazo.

Generalmente una mujer empieza a cuidarse una vez que sabe que está embarazada. Planificando anticipadamente, podrá estar segura de que el bebé tiene un entorno saludable durante los nueve meses de embarazo, no solo durante los seis o siete meses posteriores a que usted sepa que está embarazada.

⌇ *Manejo del peso*

Algunos investigadores creen que el peso puede afectar sus posibilidades de quedar embarazada. Tener peso insuficiente o sobrepeso puede alterar las hormonas sexuales, su ciclo menstrual, la ovulación y hasta puede afectar el recubrimiento del útero. Cualquiera de estos casos puede dificultar sus posibilidades de embarazo.

Si tiene *peso insuficiente*, su cuerpo puede no producir las hormonas necesarias para que ovule todos los meses. Puede tener también problemas para obtener la mejor nutrición para su bebé.

Si tiene *sobrepeso*, no haga dieta mientras esté tratando de concebir y no tome pastillas adelgazantes. Si tiene sobrepeso o es obesa, puede tener muchas dificultades para quedar embarazada. Se considera *sobrepeso* cuando el índice de masa corporal (IMC) está entre 26 y 30. Se considera *obesidad* cuando el IMC da más de 30. Vea la información en la 14.ª semana.

Examine sus hábitos alimentarios. Determine si necesita hacer algo para que su ingesta de alimentos sea saludable para usted y el bebé. Puede ser muy útil perder peso antes de intentar quedar embarazada, lo que ayuda a reducir las complicaciones del embarazo y los defectos congénitos.

Consulte a su proveedor de servicios médicos si está pensando en empezar una dieta especial para adelgazar o engordar antes de intentar quedar embarazada. Ponerse a dieta puede provocar un descenso de las vitaminas y los minerales que necesitan tanto usted como su bebé en desarrollo.

⌇ *Si se ha hecho una cirugía para adelgazar*

Algunas mujeres se hacen una cirugía para adelgazar como ayuda para perder peso. La *cirugía bariátrica* es una cirugía que se relaciona con la prevención y el control de la obesidad y las enfermedades relacionadas. Se ha demostrado que las mujeres que se han hecho una cirugía bariátrica tienen embarazos menos complicados que las mujeres obesas que no se han hecho la cirugía, y también es menos probable que sus hijos sean obesos.

Si se ha hecho una cirugía de derivación gástrica para perder peso, tal vez tenga más probabilidades de quedar embarazada después del procedimiento. Esto sucede porque usted perdió peso, lo que puede llevar a una ovulación más regular. Esto podría resultar en un embarazo.

Si planea quedar embarazada pronto, su mejor opción puede ser hacerse una cirugía de banda gástrica LAP-BAND. A diferencia de la cirugía de derivación gástrica, la cirugía de banda gástrica se puede revertir completamente. Es posible dejar que la salida de su estómago esté abierta para que pueda satisfacer el aumento de las necesidades nutricionales del embarazo.

Probablemente deba postergar el embarazo de 12 a 18 meses después de la cirugía, porque ese es el tiempo en el que usted irá perdiendo peso rápidamente. Tal vez no tenga nutrientes suficientes para usted y para el bebé que está creciendo.

Tenga cuidado con las vitaminas, los minerales y las hierbas

No se automedique con grandes cantidades ni combinaciones inusuales de vitaminas, minerales o hierbas. *¡Puede* provocarse una sobredosis! Ciertas vitaminas, como la vitamina A, pueden causar defectos congénitos si se usan en exceso. Algunos expertos creen que varias hierbas pueden reducir temporalmente la fecundidad en hombres y mujeres, así que ni usted ni su pareja deben ingerir hierba de San Juan, equinácea ni gingko biloba.

Suspenda todos los aportes complementarios adicionales al menos tres meses antes del embarazo. Ingiera una alimentación bien equilibrada y tome un multivitamínico o vitaminas prenatales. La mayoría de los proveedores de servicios médicos no tienen problemas en recetar vitaminas prenatales si usted está planeando un embarazo.

Advertencia sobre el té verde

No beba té verde mientras esté tratando de quedar embarazada; ¡ni siquiera un vaso! Puede aumentar las posibilidades de que tenga un bebé con anomalías del tubo neural. El problema es que el antioxidante del té verde disminuye la efectividad del ácido fólico. Suficiente cantidad de ácido fólico durante las primeras semanas de embarazo puede ayudar a disminuir ese riesgo. Espere a que nazca el bebé para volver a tomar té verde.

ᔧ *Ácido fólico*
El ácido fólico es una vitamina B (B$_9$) que puede contribuir a un embarazo sano. Tomar ácido fólico, por

lo menos, durante un año antes del embarazo puede ayudar a disminuir el riesgo de ciertos defectos congénitos y problemas del embarazo. Si toma 0.4 mg (400 microgramos) de ácido fólico cada día antes del embarazo, puede ayudar a proteger a su bebé de los defectos congénitos de la médula y el encéfalo, llamados *anomalías del tubo neural.* Una vez que el embarazo está confirmado, puede ser muy tarde para evitar estos problemas.

En 1998, el gobierno de EE. UU. ordenó que ciertos productos derivados de los granos, como harina, cereales para el desayuno y pastas, fueran enriquecidos con ácido fólico. Ahora también se lo encuentra en muchos otros alimentos. Coma alimentos bien equilibrados y variados para que la ayuden a alcanzar su objetivo. Entre los muchos alimentos que contienen folato (la forma natural del ácido fólico, que se encuentra en los alimentos) se encuentran los espárragos, aguacates, bananas, frijoles negros, brócoli, frutas y jugos cítricos, yema de huevo, judías verdes, verduras de hoja verde, lentejas, hígado, guisantes, plátanos, espinaca, fresas, atún, germen de trigo, yogurt, y panes y cereales enriquecidos.

Comience buenos hábitos alimentarios

Frecuentemente, la mujer lleva al embarazo sus hábitos alimentarios previos. Muchas mujeres comen a las corridas y prestan poca atención a lo que comen la mayor parte del día. Antes del embarazo, tal vez pueda salirse con la suya. Sin embargo, debido al aumento de las exigencias sobre usted y a las necesidades de su bebé, no va a funcionar cuando quede embarazada.

Haga una alimentación equilibrada. Irse a los extremos con las vitaminas o las dietas relámpago puede ser muy peligroso.

Si tiene varios problemas, como el síndrome de los ovarios poliquísticos, algu-

¿Puede hacer algo para evitar las náuseas del embarazo?

Si come grandes cantidades de grasas saturadas —la que se encuentra en los quesos y la carne roja— el año *anterior* a quedar embarazada, puede tener náuseas intensas durante el embarazo. Si está planificando quedar embarazada, deje estos alimentos. También puede disminuir este riesgo el tomar un multivitamínico regularmente antes de quedar embarazada.

nos alimentos pueden mejorar sus posibilidades de concebir. Piense en agregar a su alimentación brócoli, espinaca, repollo, nueces, fruta, kelp, nori, frijoles y pescado.

Antes de quedar embarazada, hable con su proveedor de servicios médicos si tiene necesidades alimenticias especiales. Esto incluye si usted es vegetariana, cuánto ejercicio hace, si se salta comidas, su plan alimentario (¿está tratando de adelgazar o de engordar?) y cualquier necesidad especial que pudiera tener. Si come una dieta especial porque tiene problemas médicos, háblelo con su proveedor de servicios médicos.

Mientras esté tratando de quedar embarazada, no coma más de 12 onzas de pescado por semana. Evite los pescados no recomendados durante el embarazo. Vea la información en la 26.ª semana.

Ejercicio antes del embarazo

El ejercicio es bueno para usted. Entre sus beneficios están el control del peso, la sensación de bienestar y el aumento de la fortaleza o resistencia, que será importante hacia el final del embarazo.

Empiece a hacer ejercicio regularmente antes de quedar embarazada. Organice su vida para que pueda incluir una ejercitación regular. La ayudará ahora y le hará más fácil mantenerse en forma durante el embarazo.

Pero no se ejercite al extremo; puede causarle problemas. Evite el entrenamiento intenso. No aumente su programa de ejercicios. Deje de participar en deportes competitivos que le impliquen exigirse al máximo.

Encuentre el ejercicio que le guste y siga haciéndolo regularmente, con cualquier clima. Concéntrese en mejorar la fuerza de la zona lumbar y los abdominales para que la ayuden durante el embarazo.

Si tiene inquietudes sobre el ejercicio antes del embarazo o durante su transcurso, hable con su proveedor de servicios médicos. El ejercicio que usted hace fácilmente antes puede ser más difícil para usted durante el embarazo.

El Colegio Estadounidense de Obstetras y Ginecólogos (ACOG, por su sigla en inglés) ha propuesto pautas para hacer ejercicio antes del embarazo y durante su transcurso. Pida a su proveedor de servicios médicos que le dé una copia.

Adicciones antes del embarazo

Sabemos mucho acerca de los efectos de las drogas y el alcohol en el embarazo. Creemos que la manera más segura de abordar el consumo de drogas o alcohol durante el embarazo es *no consumir nada.*

Hable con su proveedor de servicios médicos acerca de la drogadicción y enfrente los problemas ahora. El bebé atraviesa algunas de sus etapas más importantes de desarrollo en las 13 primeras semanas del embarazo. ¡Deje de usar cualquier fármaco o sustancia química que no necesite al menos tres meses antes de intentar concebir!

> ## Consejo para el papá
>
> Si su pareja está haciendo cambios en su estilo de vida para prepararse para el embarazo, como dejar de fumar o de beber alcohol, apóyela en su esfuerzo. Si comparte estos hábitos, déjelos.

Existe ayuda para aquellos que usan drogas; si usted la necesita, búsquela antes de quedar embarazada. Prepararse para el embarazo puede ser una buena razón para que usted y su pareja cambien su estilo de vida.

El fumar puede dañar los óvulos y los ovarios. Si deja de fumar, por lo menos, durante un año antes de intentar quedar embarazada, aumenta las posibilidades de concebir. También reduce las probabilidades de tener un aborto natural.

El fumar y la exposición al tabaquismo pasivo pueden disminuir el ácido fólico de su cuerpo. Las madres que fuman durante el embarazo pueden tener bebés con bajo peso al nacer o bebés con otros problemas. Pida ayuda para dejar de fumar antes de quedar embarazada.

La mayoría de los expertos concuerda con que no existe una *cantidad inocua* de alcohol para beber durante el embarazo. El alcohol atraviesa la placenta y afecta directamente a su bebé. Beber mucho durante el embarazo puede provocar síndrome alcohólico fetal (SAF) o exposición fetal al alcohol (EFA); ambas se tratan en la 1.ª y 2.ª Semana. Deje de beber ahora.

Si consume cocaína durante las 12 primeras semanas de embarazo, el riesgo de tener problemas es mucho más alto que si no la consume. Las mujeres que consumen cocaína durante el embarazo también tienen una tasa más alta de problemas. Deje de consumir cocaína antes de dejar los métodos anticonceptivos. ¡Se pueden producir daños al bebé apenas tres días después de la concepción!

La marihuana puede atravesar la placenta, entrar en el sistema del bebé y tener efectos duraderos. Si su pareja fuma marihuana, aliéntelo para que no lo haga. Un estudio demostró que el riesgo del SMSL duplicaba el promedio para los niños si su padre fumaba marihuana.

Trabajo y embarazo

Tal vez necesite pensar en su trabajo cuando planifique un embarazo. Algunos trabajos podrían ser considerados perjudiciales durante el embarazo. Algunas sustancias a las que podría estar expuesta en el trabajo, como productos químicos, inhalantes, radiación o solventes, pueden ser un problema. Considere las cosas a las que está expuesta en el trabajo como parte de su estilo de vida. Siga con un método anticonceptivo confiable hasta que sepa que el entorno laboral es inocuo.

Verifique qué tipos de beneficios o cobertura de seguro tiene y cuál es el programa de licencia por maternidad. La mayoría de los programas permiten cierto tiempo sin trabajar. El cuidado prenatal y el nacimiento del bebé podrían costarle varios miles de dólares si no planifica con anticipación.

¿Está en las Fuerzas Armadas?

¿Está sirviendo actualmente en las Fuerzas Armadas de EE. UU. o está planeando ingresar en uno de los servicios pronto? Los estudios demuestran que las mujeres que quedan embarazadas mientras están en servicio activo pueden enfrentar muchos desafíos, entre ellos, algunos riesgos para el bebé.

La presión para alcanzar los estándares de peso corporal del ejército puede afectar su salud. Puede tener bajas las reservas de hierro y niveles de ácido fólico más bajos que lo normal. Algunos trabajos pueden ser peligrosos, como permanecer de pie por largo tiempo, levantar peso o exponerse a ciertos productos químicos.

Si planea quedar embarazada durante su compromiso de servicio, trabaje mucho para llegar a su peso ideal unos meses antes de concebir; luego, mantenga ese peso. Ingiera suficiente ácido fólico y hierro a través de comidas bien equilibradas. Si lo desea, puede tomar vitaminas prenatales. Si está preocupada por los peligros que se relacionan con su trabajo, coméntelo con un superior. Averigüe si está embarazada antes de cualquier vacunación o inoculación.

Es importante que se cuide y que cuide al bebé. Empiece por hacer planes ahora para tener un embarazo sano. Vea también la información de la 14.ª semana.

Las mujeres que permanecen de pie por largos períodos tienen bebés más pequeños. Un trabajo que implica estar mucho tiempo de pie puede no ser una buena opción durante el embarazo. Hable con su proveedor de servicios médicos sobre su situación laboral.

Nota importante: Si usted es autónoma, no estará en condiciones para recibir pagos estatales por incapacidad. Si lo desea, piense en una póliza privada por incapacidad que la cubra ante cualquier problema antes del parto y la licencia después del nacimiento del bebé. El problema es que debe tener la póliza *antes* de quedar embarazada.

> Si está estresada, puede ser más difícil quedar embarazada. Los estudios demuestran que las probabilidades de quedar embarazada aumentan cuando se disminuye el estrés. Trate de reducir la cantidad de estrés de su vida; puede mejorar sus probabilidades de quedar embarazada.

Enfermedades de transmisión sexual

Las infecciones o las enfermedades que se transmiten de una persona a otra por contacto sexual se llaman *enfermedades de transmisión sexual* (ETS). Estas infecciones pueden afectar su capacidad para quedar embarazada y pueden dañar al bebé en desarrollo. El tipo de anticoncepción que use puede tener efectos en la probabilidad de contraer una ETS. Los condones y los espermicidas pueden disminuir el riesgo. Es más probable que contraiga una enfermedad de transmisión sexual si tiene más de un compañero sexual.

Algunas infecciones transmitidas sexualmente pueden provocar la enfermedad inflamatoria pélvica (EIP). Una infección puede provocar la cicatrización y la obstrucción de las trompas. Esto puede hacer que sea difícil o imposible quedar embarazada o puede hacerla más propensa a un embarazo ectópico. Para reparar las trompas dañadas puede ser necesario hacer una cirugía.

Protéjase de las ETS

Protéjase contra las ETS. Use condones y limite el número de compañeros sexuales que tenga. Tenga contacto sexual solo con aquellas personas de las que esté segura de que no se acuestan con cualquiera. Hágase exámenes si tiene una posibilidad de tener una infección, incluso si no tiene síntomas, y pida tratamiento si cree que lo necesita.

1.ª y 2.ª Semanas

Empieza el embarazo

Este es un momento emocionante: ¡tener un bebé que crece dentro de usted es una experiencia increíble! Nuestro objetivo es ayudarla a entender y a disfrutar su embarazo. En este libro, usted aprenderá qué está ocurriendo en su cuerpo, y cómo está creciendo y cambiando su bebé. Usted no está sola; todos los años, millones de mujeres terminan un embarazo satisfactoriamente.

El material de este libro está dividido en semanas, ya que esta es la manera en que los proveedores de servicios médicos observan el embarazo. Es conveniente observar al mismo tiempo los cambios que se produzcan en usted y en el bebé. Esto permite también que usted y su pareja sigan más detalladamente sus cambios y el crecimiento del bebé. Las ilustraciones de cada semana la ayudarán a ver cómo cambian y se desarrollan usted y el bebé. Los temas semanales abarcan áreas de interés especial, así como también el tamaño del bebé, el suyo propio y cómo sus acciones afectan a su bebé.

La información de este libro *no* intenta reemplazar ninguna consulta con su proveedor de servicios médicos, comente con él todas y cada una de sus inquietudes. Utilice este material como punto de partida en su diálogo. Puede servirle para poner sus inquietudes o intereses en palabras.

Signos y síntomas del embarazo

Muchos cambios en su cuerpo pueden indicar un embarazo. Si usted tiene uno o más de los siguientes síntomas y cree estar embarazada, contacte a su proveedor de servicios médicos:

- falta del período menstrual
- náuseas, con o sin vómitos
- aversión a los alimentos o antojos alimentarios
- fatiga

- orina frecuente
- cambios y molestias en los senos
- sensibilidad o sensaciones nuevas en la zona pélvica
- sabor metálico en la boca

¿Qué notará primero? En todas las mujeres es diferente. Cuando el período no llega, ya se puede pensar en el embarazo.

Aunque este libro está diseñado para explicarle paso a paso su embarazo examinando una semana a la vez, quizás usted busque información específica. Debido a que el libro no puede incluir *todo* lo que usted necesita *antes* de que sepa que está buscándolo, verifique que ese tema determinado esté en el índice, que empieza en la página 637. Es posible que lo tratemos en otra semana más adelante.

¿Cuándo nacerá su bebé?

El inicio de un embarazo se calcula, en realidad, desde el comienzo de su último período menstrual. Para los cálculos de su proveedor de servicios médicos, ¡usted está embarazada desde 2 semanas antes de haber concebido realmente! El embarazo dura aproximadamente 280 días, o 40 semanas, desde el comienzo del último período menstrual. Esto puede ser confuso, de modo que veámoslo más detenidamente.

La *fecha del parto* es importante en el embarazo debido a que ayuda a determinar cuándo realizar ciertas pruebas o procedimientos. También sirve para estimar el crecimiento del bebé y puede indicar si se ha pasado la fecha, lo cual será verdaderamente importante para usted cuando se aproxime el momento del parto.

Su fecha de parto es solamente una estimación, no una fecha exacta. En realidad, solo 1 de cada 20 mujeres da a luz en su fecha de parto. Quizás usted vea pasar la suya sin todavía haber tenido a su bebé. Piense en su fecha de parto como un objetivo, un momento esperado y para el que debe prepararse.

La mayoría de las mujeres no saben la fecha exacta de la concepción, pero generalmente saben el comienzo de su último período. Este es el momento desde el que se cuenta un embarazo. Calcular una fecha de parto puede ser difícil porque los períodos y las historias menstruales a veces son inciertos.

Calcule su fecha de parto contando 280 días desde el primer día de hemorragia de su último período. Al fechar un embarazo de esta manera se obtiene la edad gestacional (edad menstrual), que es la forma en la que la mayoría de los proveedores de servicios médicos llevan la cuenta del tiempo durante el embarazo.

Es diferente de la edad ovulatoria (edad de fecundación), que es 2 semanas más corta y se cuenta desde la verdadera fecha de concepción.

Algunos expertos en medicina sugieren que, en lugar de una "fecha de parto", se dé a las mujeres una "semana de parto", un margen de 7 días durante el que puede ocurrir el parto. Este período debería caer entre la 39.ª y la 40.ª semana. Debido a que tan pocas mujeres (solamente el 5%) dan a luz en su verdadera fecha de parto, un período de 7 días ayudaría a calmar la ansiedad de la futura mamá acerca de cuándo nacerá su bebé.

Es posible que usted oiga referencias a su etapa de embarazo por trimestres. Los *trimestres* dividen el embarazo en tres períodos, cada uno de aproximadamente 13 semanas de extensión, para agrupar las etapas evolutivas.

Quizás oiga también acerca de los meses lunares, referidos a un ciclo completo de la Luna, que es de 28 días. Como el embarazo es de 280 días desde el comienzo de su último período hasta su fecha de parto, dura 10 meses lunares.

Usando una tabla de 40 semanas, en realidad, usted queda embarazada durante la tercera semana. Los detalles de su embarazo están explicados semana a semana a partir de la 3.ª semana. Su fecha de parto es el final de la 40.ª semana. Cada explicación semanal incluye la verdadera edad de su bebé en crecimiento. Por ejemplo, en la 8.ª Semana, verá lo siguiente:

8.ª semana *[edad gestacional]*
Edad del feto: 6 semanas *[edad de fecundación]*

Esto le indica cuál es la edad de su bebé en desarrollo en cualquier momento de su embarazo.

Cualquiera que sea la forma en que cuente el tiempo de su embarazo, este durará lo que tiene que durar. Sin embargo, está ocurriendo un milagro: ¡una vida humana está creciendo y desarrollándose dentro de usted! Disfrute de este maravilloso momento de su vida.

Definiciones de tiempo

Edad gestacional (edad menstrual): Comienza el primer día de su último período, que en realidad es alrededor de 2 semanas antes de haber concebido. Este es el espacio de tiempo que la mayoría de los proveedores de servicios médicos toman para hablar de su embarazo. En promedio, la duración del embarazo es de 40 semanas.
Edad ovulatoria (edad de fecundación): Comienza el día en que usted concibe. En promedio, la duración del embarazo es de 38 semanas o 266 días.
Trimestre: Cada trimestre dura aproximadamente 13 semanas. Hay tres trimestres en un embarazo.
Meses lunares: Un embarazo dura un promedio de 10 meses lunares (28 días cada uno).
FPP: Fecha probable del parto o fecha de parto.

✌ *Su ciclo menstrual*

La menstruación es el normal flujo periódico de sangre, mucosa y desechos celulares desde la cavidad del útero. Durante el ciclo menstrual, ocurren dos ciclos importantes: el ciclo ovárico y el ciclo endometrial. El *ciclo ovárico* provee un óvulo para la fecundación. El *ciclo endometrial* provee un sitio apropiado para la implantación del óvulo fecundado dentro de su útero.

> # Consejo para la 1.ª y la 2.ª semana
>
> **Las pruebas de embarazo de venta libre son confiables y pueden dar positivo (indicar embarazo) ya desde los 10 días posteriores a la concepción.**

Hay alrededor de 2 millones de óvulos en una niña recién nacida. Esta cifra disminuye a unos 400,000 inmediatamente antes de que las niñas alcancen la pubertad. En realidad, el número máximo de óvulos ya está presente *antes* del nacimiento. ¡Cuando un feto femenino tiene alrededor de 5 meses de edad (4 meses antes de nacer), ya tiene unos 6.8 millones de óvulos!

Aproximadamente el 25% de las mujeres tienen dolor o malestar abdominal el día o cerca del día de ovulación, llamado *dolor pélvico intermenstrual*. Lo puede causar la irritación que provoca el líquido o la sangre del folículo al romperse. La presencia o la ausencia de este síntoma no se considera prueba de que la ovulación ocurra o no.

Su salud afecta a la gestación

Uno de los factores más importantes en su embarazo es su salud. Una buena asistencia médica es importante para el desarrollo y el bienestar de su bebé. Nutrición saludable, ejercicio adecuado, descanso suficiente y cuidado de usted misma, todo ello afectará a su embarazo. En este libro, proporcionamos información acerca de los medicamentos que puede tomar, las pruebas que puede necesitar, los fármacos o sustancias químicas que podría consumir y muchos otros temas que pueden interesarle. Esta información le servirá para saber cómo lo que usted hace afecta a su salud y a la salud de su bebé en desarrollo.

Cierta información podría asustarla

Con el propósito de brindarle la mayor cantidad de información posible sobre el embarazo, incluimos en todo el libro comentarios de casos graves, algunos de los cuales pueden resultar "atemorizantes". La información no se ofrece para asustar; está ahí para proporcionar datos acerca de situaciones médicas particulares que pueden producirse durante el embarazo.

Si una mujer experimenta un problema grave, seguramente ella y su pareja querrán saber lo más posible acerca de eso. Si una mujer tiene una amiga o conoce a alguien que tiene problemas durante el embarazo, la lectura sobre ellos podría aliviar sus temores. Esperamos asimismo que nuestras explicaciones puedan ayudarla a iniciar un diálogo con su médico, si es que tiene preguntas.

Casi todos los embarazos transcurren sin incidentes y no surgen situaciones graves. No obstante, tenga en cuenta que hemos tratado de cubrir la mayor cantidad de aspectos sobre el embarazo que nos ha sido posible, de modo que usted tenga a mano toda la información que pueda necesitar y desear. El conocimiento es poder, por lo tanto, tener diversos hechos a disposición puede ayudarla a sentir que tiene su embarazo bajo más control. Esperamos que la lectura de esta información le sirva para despreocuparse y disfrutar la experiencia de su embarazo.

Si le parece que los comentarios de casos graves la asustan, ¡no los lea! O si la información no se aplica a su embarazo, simplemente pásela por alto. Pero tenga presente que la información está ahí, por si acaso desea saber más acerca de una situación particular.

El proveedor de servicios médicos

La asistencia médica que usted reciba puede afectar su embarazo y cómo tolere estar embarazada. Tiene muchas opciones a la hora de elegir a su doctor u otro proveedor de servicios médicos. Un *obstetra* es un médico que se especializa en la atención de las mujeres embarazadas y de los partos. Los obstetras son médicos clínicos o médicos osteópatas que se han graduado en una escuela de medicina o de osteopatía acreditada y han cumplido con los requisitos para obtener una matrícula en medicina. En ambos casos, han completado una capacitación adicional después de la escuela de medicina (residencia).

Consejo para el papá

Es posible que usted necesite hacer ciertos cambios en su vida durante el embarazo de su pareja. Quizás tenga que cambiar la frecuencia con que participa en diversas actividades o el momento en que las hace. Tal vez no pueda viajar tanto por trabajo o por placer. Pero recuerde: el embarazo dura solamente 9 meses. Apoyar a su pareja embarazada puede mejorar la vida de ambos.

Los *perinatólogos* son obstetras que se especializan en embarazos de alto riesgo. Pocas mujeres requieren un perinatólogo (solo 1 de 10). Si usted está preocupada por problemas de salud anteriores, pregunte a su proveedor de servicios médicos si necesita ver a un especialista.

Una credencial adicional es la *certificación nacional.* No todos los médicos que asisten partos tienen certificación nacional. No es un requisito. "Certificación nacional" significa que su médico ha dedicado más tiempo a prepararse y ha rendido exámenes que lo califican para asistir a mujeres embarazadas y para atenderlas en su parto. Si su médico ha pasado sus exámenes, verá que aparecen las iniciales *F.A.C.O.G.* después del nombre. Significa que es *Fellow of the American College of Obstetricians and Gynecologists* (Miembro del Colegio Estadounidense de Obstetras y Ginecólogos). También la asociación médica de su localidad puede darle esta información.

Algunas mujeres eligen un *médico de familia* para que las asista. En algunos casos, quizás no se pueda conseguir un obstetra porque la comunidad es pequeña o se encuentra en un área remota. Un médico de familia puede servir como internista, pediatra y obstetra/ginecólogo. Muchos médicos de familia son experimentados en traer niños al mundo. Si surgen problemas, pueden referirla a un obstetra. También puede ser este el caso si necesitara una cesárea para tener a su bebé.

A veces, las embarazadas eligen a una *enfermera obstétrica certificada,* a una *enfermera de práctica avanzada* o a un *asociado médico* para su cuidado prenatal. Estos profesionales de servicios médicos tienen capacitación adicional y certificación en una especialidad médica. Vea el comentario correspondiente a cada uno y el tipo de asistencia que proveen, a partir de la página 37.

✑ La comunicación es importante

Es importante poder comunicarse con su proveedor de servicios médicos. Usted necesita poder formular todas las preguntas que tenga, como las enumeradas a continuación.

- ¿Cree usted en el parto natural (si esto es de *su* interés)?
- ¿Pueden darme una epidural?
- ¿Existen rutinas que usted realice en todos los pacientes? ¿"Recibe" todo el mundo un enema, monitoreo fetal u otra cosa?
- ¿Quién lo reemplaza cuando usted no está?
- ¿Hay otros proveedores de servicios médicos que conoceré o que me atenderán?

Su proveedor de servicios médicos tiene experiencia por haber intervenido en muchos embarazos y está usándola para su bienestar. Tiene que considerar qué es lo mejor para usted y para su bebé mientras intenta satisfacer cualquier inquietud "especial" que usted tenga.

Usted debe poder expresar sus preocupaciones y hablar de lo que le resulta importante. No tema hacer cualquier pregunta; seguramente su proveedor de servicios médicos ya la ha oído. Hacer una consulta puede parecer desaconsejable o riesgoso para usted, pero es importante hacerla de antemano. Si un pedido es posible, pueden planearlo juntos, salvo acontecimientos imprevistos.

✑ Encuentre al profesional médico apropiado para usted

¿Cómo encuentra usted a alguien que "reúna los requisitos"? Si usted ya cuenta con un proveedor de servicios médicos con quien está satisfecha, el tema está resuelto. De lo contrario, llame a la asociación médica de su localidad. Pida referencias de profesionales que estén tomando pacientes nuevos por embarazo.

Existen otras maneras de hallar un proveedor de servicios médicos con quien estará satisfecha. Pida que le sugieran uno sus amigas que hayan tenido un bebé recientemente. Pida la opinión de una enfermera del sector de partos de su hospital local. Diversas publicaciones, como el *Directory of Medical Specialties* (Directorio de Especialidades Médicas) o el *Directory of the American Medical Association* (Directorio de la Asociación Médica Estadounidense), pueden conseguirse en la mayoría de las bibliotecas estadounidenses. En Canadá, remítase al *Canadian Medical Directory* (Directorio Médico Canadiense). Otro proveedor de servicios médicos, como un pediatra o un internista, también puede proporcionar una referencia.

Cuando usted elige un proveedor de servicios médicos, generalmente elige también un hospital. Cuando elija dónde tener a su bebé, tenga en cuenta lo siguiente.

- ¿Están cerca las instalaciones?
- ¿Cuáles son las políticas inherentes a su pareja y su participación?
- ¿Puede él estar presente si usted tiene un parto por cesárea?
- ¿Puede recibir una epidural?
- ¿Es un centro de maternidad (si es eso lo que desea)?
- ¿Cubren su organización de mantenimiento de salud (HMO, por sus siglas en inglés) o su seguro al proveedor de servicios médicos *y* al hospital?

> Encontrará muchos recuadros en cada explicación semanal; ellos le proveen información que no hallará en el texto. Nuestros recuadros no repiten la información contenida en una explicación. Cada recuadro es único, por lo tanto, léalos y obtendrá información específica.

Cómo afecta al desarrollo del bebé lo que usted hace

Nunca es demasiado pronto para empezar a pensar en cómo afecta al crecimiento de su bebé lo que usted hace. Muchos fármacos o sustancias químicas que usted consume normalmente pueden tener efectos negativos en su bebé. Ellos pueden ser drogas, tabaco, alcohol y cafeína. A continuación analizamos el tabaquismo y la ingesta de alcohol. Cada una de estas actividades puede perjudicar el desarrollo de un feto. Otros fármacos o sustancias químicas se tratan en el resto del libro.

ꙅ Tabaquismo

Al fumar cigarrillos se eleva la tensión arterial, porque se estrechan los vasos sanguíneos y ello reduce la cantidad de oxígeno y de nutrientes que su bebé recibe. El fumar provoca también que la sangre se coagule. Estos dos efectos son la razón de que el consumo de cigarrillos sea especialmente nocivo durante el embarazo.

Más del 10% de las embarazadas fuma; algunos expertos elevan el número al 20%. El porcentaje de fumadoras es más alto entre las embarazadas de menos de 20 años y las de más de 35. ¡Una mujer embarazada que fuma 20 cigarrillos por día (un paquete) inhala humo de tabaco más de 11,000 veces durante un embarazo medio! El humo de cigarrillo atraviesa la placenta y pasa al feto; ¡cuando usted fuma, su bebé también lo hace!

Parches Nicoderm, chicles Nicorette y Zyban

Posiblemente esté preguntándose si puede usar parches, chicles o pastillas para dejar de fumar durante el embarazo. No conocemos efectos específicos sobre el bebé si una mujer utiliza cualquiera de estos recursos.

El Nicotrol, disponible en forma de inhalador, aerosol nasal, parches o chicles, se vende bajo las marcas *Nicoderm* y *Nicorette;* también se vende genéricamente. Los preparados de Nicotrol contienen nicotina y no se recomienda su uso durante el embarazo.

El Zyban (clorhidrato de bupropión) es un medicamento oral sin nicotina que ayuda a dejar de fumar. Se vende también como el antidepresivo Wellbutrin o Wellbutrin SR. No se recomienda para mujeres embarazadas.

El Chantix (tartrato de vareniclina) es un medicamento de venta bajo receta relativamente nuevo para ayudar a dejar de fumar. No contiene nicotina, pero no se recomienda para las mujeres embarazadas. Los estudios demuestran que puede reducir la masa ósea del feto y causar también bajo peso al nacer.

La terapia de reemplazo de nicotina puede sugerirse en caso de que una mujer no pueda dejar de fumar por sí sola. Los estudios muestran que los beneficios de estos productos pueden ser mayores que los riesgos, pero algunos expertos no están de acuerdo. No creen que la adicción a la nicotina pueda detenerse con nicotina, la cual está presente en los aerosoles, inhaladores, parches y chicles. Si tiene preguntas, comente la situación con su proveedor de servicios médicos.

El humo de tabaco contiene más de 250 sustancias químicas dañinas. Estas sustancias químicas pueden ser responsables de perjudicar el desarrollo de un bebé.

Durante el embarazo, las fumadoras pueden tener más complicaciones que las no fumadoras. Los bebés nacidos de madres que fuman pesan cerca de media libra menos.

Algunas personas creen que está bien consumir tabaco que no se fuma durante el embarazo. ¡No es así! El consumo de cualquier producto de tabaco que no se fuma contribuye a que ingrese nicotina en el torrente sanguíneo, que es una de las principales causas de problemas.

Cómo afecta el tabaquismo a su bebé y a usted. El tabaquismo durante el embarazo aumenta su riesgo de tener problemas. También aumenta los riesgos para su bebé. La incidencia del síndrome de muerte súbita del lactante (SMSL) después del nacimiento puede ser alta y los bebés pueden ser más nerviosos. La nicotina que usted ingiere durante el embarazo podría llevar a una abstinencia de la nicotina en el bebé después del nacimiento.

El fumar durante el embarazo se ha asociado con el sobrepeso posterior del niño en la vida. Además, los hijos de las fumadoras son más propensos a padecer infecciones agudas de oído y problemas respiratorios. Los estudios demuestran que, si usted fuma durante el embarazo, de adulto su hijo puede ser fumador; los bebés nacidos de mamás que fuman durante el embarazo pueden tender más a la adicción a la nicotina en el futuro.

Incluso, aunque usted no fume, puede estar en riesgo. Algunos estudios indican que una *no fumadora* y su bebé por nacer expuestos al tabaquismo pasivo (humo de cigarrillo en el aire) están expuestos a la nicotina y otras sustancias químicas nocivas. Además, ahora los investigadores están hablando de una nueva amenaza: el *tabaquismo ultrapasivo*. Este tiene lugar cuando las toxinas del tabaco se adhieren a las telas, el cabello, la piel y otras superficies, como paredes, alfombras y pisos, aun después de que el humo haya desaparecido. Puede ser tan dañino como el tabaquismo pasivo. Una clave de la presencia de tabaquismo ultrapasivo es el olor; si puede olerlo, es que sigue ahí.

Si el *papá* del bebé fumaba antes de la concepción y fuma durante el embarazo, el niño corre mayor peligro de desarrollar problemas. Si ambos padres fuman mientras un niño se cría, aumenta el riesgo de que ese niño desarrolle leucemia.

Deje ya de fumar. ¿Qué puede hacer? La respuesta parece simple, pero no lo es: abandone el cigarrillo. En términos más realistas, si usted fuma, reduzca la cantidad de cigarrillos o deje de fumar antes o durante el embarazo. Prácticamente todas las pólizas de seguro médico proveen cobertura completa de por lo menos un tipo de programa para dejar de fumar. Llame a su compañía aseguradora para solicitar más información.

Los síntomas de abstinencia del cigarrillo son normales, pero son un signo de que su organismo está curándose. Durante la abstinencia, los antojos pueden ser más fuertes, pero después de unas semanas, los síntomas disminuirán.

¡Quizás su embarazo resulte una buena razón para que *todos* en la familia dejen de fumar!

Consejos para dejar de fumar

- Haga una lista de las cosas que puede hacer en lugar de fumar, especialmente actividades en las que haya que usar las manos, como armar rompecabezas o labores de aguja.
- Anote las cosas que le gustaría comprar para usted o para su bebé. Separe el dinero que normalmente gasta en cigarrillos para comprar estos artículos.
- Identifique todos sus "activadores", aquello que la incita a fumar. Haga planes para evitar los activadores o para manejarlos de otra manera.
- En vez de fumar después de las comidas, cepíllese los dientes, lave la vajilla o salga a dar un paseo.
- Si fuma siempre mientras conduce, limpie su vehículo por dentro y por fuera, y use un ambientador. Cante junto con la radio o un CD. Escuche un audiolibro. Dé una vuelta en autobús u otro transporte público.
- Beba mucha agua.
- Si continúa teniendo dificultades para dejar de fumar, un estudio determinó que recurrir a una "línea directa" para pedir ayuda es dos veces más efectivo que intentarlo por uno mismo. Se puede hablar con alguien que ya ha atravesado la misma experiencia. Si usted está interesada, llame a la *National Partnership to Help Pregnant Smokers Quit* (Asociación Nacional para Ayudar a Fumadoras Embarazadas a Dejar de Fumar) al (866) 66-START.

ꙮ Ingesta de alcohol

Si usted bebe alcohol, tenga presente que eso conlleva muchos riesgos. De hecho, algunos expertos creen que el alcohol sea posiblemente una de las peores sustancias a las que puede estar expuesto un feto en desarrollo.

El beber moderadamente se ha relacionado con un incremento en los problemas. La ingesta de alcohol excesiva durante el embarazo puede provocar defectos congénitos. El alcohol afecta el desarrollo del sistema nervioso central; un bebé puede nacer también con malformaciones físicas. Los niños nacidos de madres que beben mientras están embarazadas pueden sufrir los efectos de la bebida por el resto de su vida.

Se ha vinculado la bebida durante el embarazo con problemas de conducta del niño: cuanto más alcohol ingiere la madre, más problemas puede tener el niño. La bebida durante el primer trimestre puede llevar a la desfiguración del rostro. La bebida durante el segundo trimestre puede interrumpir el desarrollo del cerebro. En el tercer trimestre, la ingesta de alcohol puede interferir en el desarrollo del sistema nervioso del feto.

Tomar drogas con alcohol aumenta el riesgo de dañar al bebé. Como medida preventiva, sea muy cuidadosa con los medicamentos de venta libre para la tos y el resfriado. ¡Muchos contienen alcohol... algunos hasta un 25%!

Algunas embarazadas quieren saber si pueden beber socialmente. No tenemos conocimiento de una cantidad de alcohol que una mujer pueda ingerir sin peligro durante el embarazo. Por la salud y el bienestar de su bebé, no beba *nada* de alcohol.

Trastornos por efectos del alcohol en el feto. El consumo de alcohol en el embarazo puede producir en su bebé síndrome alcohólico fetal y exposición fetal al alcohol. Ambas afecciones se explican a continuación. Se las considera parte de los *trastornos del espectro alcohólico fetal* (TEAF), que abarcan la serie de efectos que pueden ocurrir.

El *síndrome alcohólico fetal* (SAF) se caracteriza por un menor crecimiento antes y después del nacimiento; con frecuencia se ven también problemas en el corazón, las extremidades y el rostro. Un niño con SAF puede tener también problemas de conducta, en el habla y en la función motora. Entre el 15% y el 20% de ellos fallece al poco tiempo de nacer. La mayoría de los estudios indican que una mujer tendría que ingerir alcohol de cuatro a cinco veces por día para que se produzca el SAF.

De la *exposición fetal al alcohol* (EFA) resultan malformaciones leves. Esta afección puede resultar de la ingesta de muy poco alcohol. Así, ha llevado a que muchos investigadores lleguen a la conclusión de que *no existe nivel de consumo de alcohol sin riesgo* durante el embarazo. Por esta razón, en Estados Unidos, todas las bebidas alcohólicas llevan etiquetas de advertencia semejantes a las de los paquetes de cigarrillos, que aconsejan a las mujeres evitar el consumo de alcohol durante el embarazo.

✆ Otras sustancias que se deben evitar

El consumo de *marihuana* por su parte puede perturbar el desarrollo del cerebro de su bebé, además de causar muchos problemas. No se recomienda el consumo de marihuana con fines médicos durante el embarazo. Debido a riesgos conocidos, las mujeres embarazadas deben evitar *todo* consumo de marihuana.

La *cocaína* puede afectar a un feto ya a unos pocos días de concebido. Puede provocar diversos tipos de deformidades. A las *anfetaminas,* incluida la metanfetamina, se las ha hecho responsables de diferentes defectos congénitos. Los bebés nacidos de madres que consumieron anfetaminas experimentan síntomas de abstinencia.

Su alimentación

Su alimentación es muy importante durante el embarazo. Probablemente tendrá que aumentar la ingesta de calorías para satisfacer las exigencias. Durante el primer trimestre (13 primeras semanas), debe ingerir un total de aproximadamente 2200 calorías por día. Durante el segundo y el tercer trimestre, probablemente necesitará unas 300 calorías adicionales por día.

Las calorías adicionales le aportan energía para sustentar el crecimiento de su bebé. Le permiten seguir adelante mientras su cuerpo va cambiando. Su bebé usa las calorías para crear y almacenar proteínas, grasas y carbohidratos. Necesita energía para que los procesos de su organismo funcionen.

Usted puede satisfacer la mayoría de sus necesidades alimentarias con una dieta bien equilibrada y variada. Es importante la *calidad* de sus calorías. Si un alimento crece en la tierra o en un árbol (o sea que es fresco), seguramente es mejor para usted que si viene en una caja o una lata.

Sea prudente al agregar las 300 calorías adicionales a su plan de alimentación, eso no significa duplicar las porciones. ¡Media manzana y una taza de yogur de bajo contenido graso ya suman las 300 calorías!

Alcohol para cocinar

La mayoría de las mujeres embarazadas saben que deben evitar el alcohol durante el embarazo, ¿pero qué sucede con las recetas que llevan alcohol? Probablemente sea una buena regla general que está bien comer algo que contiene alcohol si se lo ha horneado o hervido durante por lo menos una hora. Ese tiempo de cocción evapora la mayor parte del contenido de alcohol.

Lo que también debería saber

Las pruebas prenatales son de dos tipos: de detección y diagnósticas. Las *pruebas de detección* evalúan el riesgo de tener un bebé con un defecto congénito determinado. Estas pruebas pueden ofrecer información básica para determinar si es necesario hacer otros estudios. Las *pruebas diagnósticas* pueden proporcionar resultados prácticamente definitivos. Lamentablemente, algunas pruebas diagnósticas prenatales conllevan un muy pequeño riesgo de aborto. Estas diversas pruebas se describen en algunas de las semanas siguientes.

☜ *Profesionales de servicios médicos que pueden atenderla*

Enfermeras obstétricas certificadas. Muchos médicos de Estados Unidos tienen enfermeras obstétricas certificadas entre su personal. Una *enfermera obstétrica certificada* (EOC) es una enfermera matriculada (EM) que ha recibido capacitación adicional para atender partos y brindar a las mujeres asistencia prenatal y en el puerperio.

En un embarazo normal, sin complicaciones, muchas o la mayoría de las consultas prenatales pueden realizarse con una EOC, no con el proveedor de servicios médicos. Incluso el trabajo de parto y el parto. La mayoría de las mujeres creen que esta es una buena opción; a menudo estos proveedores de servicios médicos tienen más tiempo para dedicarse a responder sus preguntas y aclarar sus inquietudes.

Una EOC consultará a un médico acerca de los detalles de un embarazo determinado y sobre el trabajo de parto y el parto de una mujer. La mayoría de las enfermeras obstétricas pueden ayudarla a explorar métodos de alumbramiento, incluso el parto natural, y métodos para aliviar el dolor durante el trabajo de parto y el parto, hasta el uso de epidurales.

Si es importante para usted, una enfermera obstétrica certificada está capacitada para ayudarla a que la familia entera pueda participar en el nacimiento de su bebé o experimentarlo. Puede tratar también cuestiones relativas a la planificación familiar, orientación sobre el control de la natalidad, asistencia ginecológica, exámenes de mamas, pruebas de Papanicolaou y demás pruebas de detección. Las EOC pueden recetar medicamentos; cada estado tiene requisitos específicos.

Una advertencia: No todos los que se autodenominan parteros son enfermeras obstétricas certificadas. Hay quienes ni siquiera son enfermeras matriculadas. Asegúrese de verificar las referencias de la enfermera obstétrica con quien esté pensando atenderse.

En Estados Unidos, la profesión de enfermera obstétrica se creó a comienzos de la década de 1920. Antes de eso, eran las parteras quienes asistían los partos; sin embargo, con frecuencia no eran profesionales con capacitación médica. La enfermería obstétrica en este país surgió del *Frontier Nursing Service* (Servicio de Enfermería Fronterizo), que proveía servicios sanitarios familiares a las áreas rurales.

Las primeras enfermeras obstétricas se graduaron en 1933. Hoy existen más de 7000 enfermeras obstétricas certificadas que ejercen en los 50 estados; ellas asisten a casi el 10% del total de nacimientos, mayormente en los hospitales. Las enfermeras obstétricas certificadas trabajan en forma privada (generalmente asociados a un médico), en hospitales, en centros de maternidad y en clínicas.

Para recibir la certificación, una persona debe contar con una licenciatura y ser enfermera matriculada. Debe completar un programa de maestría o de doctorado por una institución acreditada, el cual dura normalmente de 1 a 4 años. Pueden ser EOC tanto hombres como mujeres; de todos estos profesionales, son hombres aproximadamente el 2%.

Enfermeras de práctica avanzada. Una *enfermera de práctica avanzada,* llamada también *enfermera practicante (EP),* ha realizado un posgrado en una especialidad médica y ha obtenido una maestría o un doctorado. Para poder ejercer, una EP debe tener certificación nacional en un área de especialidad, como salud de la mujer, salud de la familia, pediatría o alguna otra. Una EP obtiene su matrícula de un tribunal examinador estatal.

Una enfermera practicante se focaliza en la asistencia personalizada, la afección de una persona y los efectos que una afección o una enfermedad puede tener en su vida. En un embarazo normal, sin complicaciones, muchas o la mayoría de las consultas prenatales pueden realizarse con una enfermera practicante, no con el doctor. Incluso el trabajo de parto y el parto. La mayoría de las mujeres creen que esta es una buena opción; a menudo estos proveedores de servicios médicos tienen más tiempo para dedicarse a responder sus preguntas y aclarar sus inquietudes.

Entre las prioridades de las enfermeras practicantes encontramos la prevención, el bienestar y la educación. Las EP pueden intervenir también en la investigación.

Para ser enfermera practicante en obstetricia y ginecología, una persona debe contar con certificación nacional y capacitación para atender y tratar temas de la salud femenina (WHNP, por sus siglas en inglés). Las enfermeras pueden además obtener certificación como enfermeras anestesistas certificadas registradas (CRNA, por sus siglas en inglés) y administrar anestesias en diversos procedimientos, incluso para el alivio del dolor en el trabajo de parto y el parto.

En Estados Unidos, las reglamentaciones estatales determinan si las EP trabajan independientemente de los médicos o deben hacerlo con ellos. Algunas de las áreas en las que las enfermeras practicantes trabajan son el cuidado prenatal y los servicios de planificación familiar, diagnóstico y tratamiento de enfermedades y dolencias, práctica de exámenes físicos, indicación e interpretación de pruebas médicas; y prescripción de medicamentos.

Una enfermera practicante puede trabajar en diversas instituciones. Algunos de los lugares donde puede encontrarlas son en consultas médicas privadas, clínicas, centros sanitarios, centros de atención de emergencias, organizaciones para el mantenimiento de la salud (HMO) y clínicas de atención sin turno previo.

Asociados médicos. Un *asociado médico (AM)* es un profesional de la salud matriculado que puede asistirla durante el embarazo. Esta persona está autorizada a ejercer la medicina en asociación con un médico matriculado. En un embarazo normal, sin complicaciones, muchas o la mayoría de las consultas prenatales pueden realizarse con un AM, no con el doctor. Incluso el trabajo de parto y el parto. La mayoría de las mujeres creen que esta es una buena opción; a menudo estos proveedores de servicios médicos tienen más tiempo para dedicarse a responder sus preguntas y aclarar sus inquietudes.

El objetivo de un AM es proveer muchos servicios sanitarios que tradicionalmente realiza un médico. La mayoría de los AM trabajan en consultorios médicos, clínicas, centros de emergencias y hospitales.

Los asociados médicos atienden a personas que atraviesan determinados estados (el embarazo es un estado por el cual ven a las mujeres), diagnostican y tratan enfermedades, indican e interpretan pruebas, orientan sobre asistencia médica preventiva, realizan ciertos procedimientos, ayudan en cirugías, extienden recetas y hacen exámenes físicos. Un AM *no* es un asistente médico que realiza tareas administrativas o clínicas sencillas.

La profesión de AM la creó un médico en el *Duke University Medical Center* (Centro Médico Universitario de Duke) a mediados de la década de 1960 porque había pocos doctores en algunas áreas de Estados Unidos. Hoy existen más de 140 programas de asociados médicos acreditados en nuestro país.

La capacitación de un asociado médico dura de 2 a 3 años después de haber recibido una licenciatura. Muchas escuelas no diferencian entre los estudiantes de primer año de AM y los del primer año de medicina, pues toman clases todos juntos.

Un graduado de un programa de asociado médico obtiene una maestría. Algunos programas ofrecen además un doctorado clínico (doctor asociado en ciencias médicas; DScPA, por sus siglas en inglés). Hay también programas de especialidades o residencias que algunos AM eligen para especializarse en un área determinada. Normalmente duran un año adicional.

Un AM se matricula en el consejo médico de cada estado. Después de graduarse de un programa acreditado, un AM debe aprobar el Examen de Certificación de Asistente Médico Nacional (PANCE, por sus siglas en inglés) antes de matricularse.

Ejercicios semanales

Cada explicación semanal contiene la descripción de un ejercicio y una ilustración, si corresponde, para realizar ejercicios seguros durante el embarazo. Si usted goza de buena salud y no tiene problemas en el embarazo, los expertos coinciden en que probablemente pueda realizar ejercicios moderados por lo menos por 30 minutos de tres a cinco veces por semana. Los estudios demuestran que las mujeres embarazadas activas tienen con frecuencia menos problemas durante el embarazo y *no* aumentan el riesgo de problemas en su bebé.

Si usted ya practicaba ejercicios antes del embarazo, continúe haciéndolo, al menos con intensidad moderada. Obtendrá los mismos beneficios que antes de quedar embarazada.

Hable acerca de hacer ejercicio en su primera consulta prenatal. Su proveedor de servicios médicos puede tener sugerencias para su situación particular. Los ejercicios que incluimos en este libro no contienen levantamiento de pesas, y podrían causar pocos problemas, por lo tanto, quizás pueda hacerlos hasta su primera visita prenatal. En cuanto a los ejercicios aeróbicos y los de levantamiento de pesas, asegúrese de hablar acerca de ellos con su proveedor de servicios médicos en ese momento.

Haga estos ejercicios para tonificar, fortalecer y vigorizar diversos grupos musculares, muchos de los cuales convendrá fortalecer para su comodidad durante el embarazo. Además, algunos de los ejercicios fortalecen músculos que se usan durante el trabajo de parto y el parto. ¡Nunca es demasiado pronto para empezar!

Puede decidir establecer una rutina de ejercicios para hacer y añadir o quitar algunos a medida que su vientre se agranda. Algunos de ellos se hacen de pie, otros sentada, otros arrodillada y algunos acostada. Le sugerimos que hojee los comentarios de cada semana y elija el ejercicio que le resulte atractivo.

Aconsejamos a todas las embarazadas que lean y practiquen los ejercicios Kegel (14.ª Semana) como ayuda para fortalecer los músculos del suelo pélvico. Su práctica durante todo el embarazo puede ser útil de muchas maneras, especialmente para la incontinencia durante el embarazo y después de él. En realidad, son ejercicios que *todas* las mujeres, de cualquier edad, deberían practicar todos los días.

Registre su aumento
de peso durante el embarazo

Si usted desea registrar su aumento de peso durante el embarazo, hemos provisto abajo una tabla con ese propósito. La semanas enumeradas se eligieron sobre la base de cuándo puede tener una visita prenatal. Si su visita no cae en esa semana exacta, tache el número de la semana y marque el número de la semana en que vio a su proveedor de servicios médicos.

Peso antes del embarazo _____

Semana	Peso en cada visita prenatal	Aumento de peso
8		
12		
16		
20		
24		
28		
30		
32		
34		
36		
37		
38		
39		
40		

Aumento total de peso durante el embarazo _____

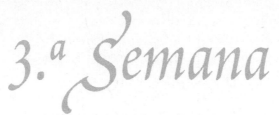

3.ª Semana

Edad del feto: 1 semana

¿Qué tamaño tiene el bebé?

El embrión es muy pequeño; en este momento es solo un grupo de células, pero está creciendo con rapidez. Tiene el tamaño de una cabeza de alfiler y sería visible a simple vista si no estuviera dentro de usted. El grupo de células no se parece a un feto ni a un bebé; se ve como en la ilustración de la página 44. Durante esta primera semana, el embrión mide aproximadamente 0.006 pulgadas (0.150 mm) de largo.

¿Qué tamaño tiene usted?

En esta tercera semana de embarazo, es muy pronto para notar cualquier cambio. Pocas mujeres saben que han concebido. Recuerde, todavía no le ha faltado el período.

Cómo crece y se desarrolla el bebé

La *fecundación* es la unión de un espermatozoide y un óvulo. Creemos que tiene lugar en la parte media de la trompa de Falopio, llamada *ampolla,* no dentro del útero. Los espermatozoides viajan a través de la cavidad uterina y entran en la trompa para encontrar al óvulo.

Cuando los espermatozoides y el óvulo se encuentran, los espermatozoides atraviesan la capa externa del óvulo, la *corona radiante,* luego siguen avanzando a través de otra capa del óvulo, la *zona pelúcida.* Aunque varios espermatozoides pueden penetrar las capas externas del óvulo, generalmente, solo un espermatozoide entra en el óvulo y lo fecunda. Las membranas del espermatozoide y el óvulo se unen, encerrándolos en la misma membrana o saco. El óvulo reacciona haciendo cambios en las capas externas para que no pueda entrar otro espermatozoide.

Una vez que el espermatozoide llega al interior del óvulo, su cabeza se alarga y se denomina *pronúcleo masculino*; el óvulo se llama *pronúcleo femenino*. Los cromosomas de los pronúcleos masculino y femenino se entremezclan.

Cuando esto sucede, se combinan informaciones y características extremadamente pequeñas de cada progenitor. Esta información cromosómica nos da a cada uno nuestras características únicas. El número normal de cromosomas de un ser humano es 46. Cada padre aporta 23 cromosomas. Su bebé es una combinación de la información cromosómica suya y la de su pareja.

La bola de células en desarrollo se llama *cigoto*. El cigoto recorre la trompa uterina en su camino al útero; la división de las células continúa. Estas células se llaman *blastómero*. A medida que el blastómero se divide, se forma una bola sólida de células llamada *mórula*. La acumulación gradual de líquido dentro de la mórula da lugar a la formación de un *blastocito*.

Durante la semana siguiente, el blastocito viaja a través de la trompa uterina hacia el útero (de 3 a 7 días después de la fecundación en la trompa). El blastocito queda libre dentro de la cavidad uterina mientras continúa creciendo y desarrollándose. Aproximadamente una semana después de la fecundación, se adhiere a la cavidad uterina (implantación) y las células se introducen en el recubrimiento del útero.

Cambios en usted

Algunas mujeres saben cuándo ovulan. Pueden sentir un cólico o dolor leve, o pueden tener un aumento del flujo vaginal. Ocasionalmente, cuando el óvulo fecundado se implanta en la cavidad uterina, la mujer puede notar una hemorragia leve.

¿Niño o niña?

El sexo del bebé está determinado, en el momento de la fecundación, por el tipo de espermatozoide (masculino o femenino) que fecunda el óvulo. Un espermatozoide con un cromosoma Y origina un niño, y un espermatozoide con un cromosoma X origina una niña.

Blastómero

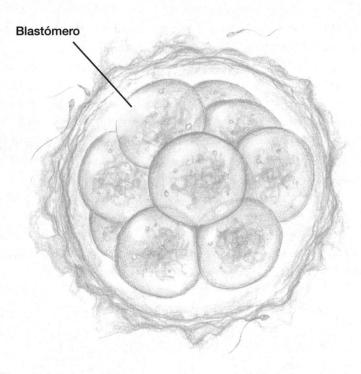

Embrión de nueve células, 3 días después de la fecundación. El embrión está formado por muchos blastómeros; juntos forman un blastocito.

Es demasiado temprano para que usted note muchos cambios. ¡Eso está por venir! (Vea la explicación de la 1.ª y 2.ª Semana sobre los signos y síntomas del embarazo.)

Cómo afecta al desarrollo del bebé lo que usted hace

✣ Consumo de aspirina

Recomendamos precaución con el consumo de aspirina porque puede aumentar la hemorragia. Si toma aspirina durante el embarazo, aumenta el riesgo de que su bebé tenga algunos problemas.

Los estudios demuestran que la aspirina y los medicamentos antiinflamatorios no esteroides (AINE), como Advil, Motrin y Aleve, pueden aumentar el riesgo de aborto natural. Cuando se toman poco después de la concepción, el riesgo es más alto. La aspirina también provoca cambios en la coagulación sanguínea. Esto es importante saberlo si usted sangra durante el embarazo o si está al final del embarazo y cerca del parto.

Lea las etiquetas de cualquier medicamento que consuma para ver si contiene aspirina. Algunos medicamentos antidiarreicos de venta libre la tienen. También es importante observar su ingesta de salicilato. El salicilato aparece en el Pepto Bismol, Kaopectate y algunos productos para la piel.

Si necesita un analgésico o un antifebril, y no puede visitar a su proveedor de servicios médicos para que la aconseje, el acetaminofeno (Tylenol) es un medicamento de venta libre que puede usar por poco tiempo casi sin miedo de que haya problemas para usted o su bebé.

En algunos casos, pequeñas dosis de aspirina pueden aceptarse durante el embarazo. ¡Sin embargo, no tome aspirina sin hablarlo primero con su proveedor de servicios médicos!

Consumo de aspirina durante el embarazo

Hay muchas situaciones en las que el consumo de aspirina es útil y puede ser un buen seguro contra algunos problemas del embarazo. Si tiene preguntas, hable con su proveedor de servicios médicos.

↜ ¿Ejercicio durante el embarazo?

El ejercicio es importante para muchas embarazadas. De hecho, los estudios demuestran que más del 60% de las embarazadas hace ejercicio. Sin embargo, las estadísticas también demuestran que solo el 15% de las embarazadas realiza 30 minutos de ejercicios moderados cinco o más veces por semana.

El objetivo de hacer ejercicio durante el embarazo es estar en buena forma. Las mujeres que están en buena forma física están mejor preparadas para llevar a cabo el intenso esfuerzo del trabajo de parto y el parto.

Usted puede beneficiarse con el ejercicio. El ejercicio alivia el dolor de espalda, aumenta la resistencia y la fuerza muscular, y mejora la circulación y la flexibilidad. También puede tener menos náuseas y estreñimiento; puede dormir mejor, sentirse menos cansada y mejorar su postura.

El ejercicio puede ayudar a protegerla de las enfermedades. El ejercicio promueve la disminución del riesgo de desarrollar enfermedades cardiovasculares, osteoporosis, depresión y obesidad. Hacer ejercicio también contribuye a la reducción de las probabilidades de tener algunos problemas en el embarazo. A la mayoría de las embarazadas se les aconseja hacer ejercicio, moderadamente, durante 30 minutos *todos* los días.

Las investigaciones demuestran que las mujeres sanas que hicieron ejercicio durante las 20 primeras semanas de embarazo redujeron en un 35% el riesgo de desarrollar preeclampsia. Se cree que el ejercicio puede aumentar el crecimiento de la placenta, a la vez que reduce el estrés y la tensión arterial en usted.

El ejercicio puede ayudarla a controlar su peso durante el embarazo y puede resultarle más fácil adelgazar después del embarazo. Incluso podría volver más rápido a su forma previa al embarazo. Las investigaciones demuestran que si *usted* hace ejercicio durante el embarazo, *su bebé* podrá tener un comienzo más sano en la vida.

Sin embargo, el ejercicio durante el embarazo puede implicar algún riesgo, así que, escuche a su cuerpo. Los riesgos incluyen el aumento de la temperatura corporal, la disminución del flujo sanguíneo al útero y la posible lesión de la zona abdominal de la madre.

Hay muchos tipos de ejercicios para elegir; cada uno ofrece sus propias ventajas. El ejercicio aeróbico es muy popular entre las mujeres que quieren estar en buena forma. Los ejercicios para desarrollar músculos son también una manera popular de tonificar los músculos y aumentar la fuerza. Muchas mujeres combinan los dos. Entre las opciones de ejercicios buenos para las embarazadas se encuentran la caminata a paso vivo, la bicicleta fija, la natación y el ejercicio aeróbico pensado especialmente para embarazadas.

Ejercicio aeróbico. Para el buen estado cardiovascular, el ejercicio aeróbico es lo mejor. Debe hacer ejercicio de tres a cinco veces por semana, manteniendo una frecuencia cardíaca de 110 a 120 latidos por minuto, durante al menos 15 minutos seguidos. (Una frecuencia de 110 a 120 latidos por minuto es un objetivo aproximado para personas de edades diferentes.) Hacer aeróbicos de bajo impacto al menos dos horas por semana puede ayudar a reducir el riesgo de problemas en el embarazo.

Consejo para la 3.ª semana

Antes de que empiece cualquier programa de ejercicios, coméntelo con su proveedor de servicios médicos. Juntos podrán desarrollar un programa que tenga en cuenta su nivel de acondicionamiento y sus hábitos para hacer ejercicio.

Si usted hizo ejercicio aeróbico antes del embarazo, probablemente lo siga haciendo, pero a un ritmo menor para evitar problemas. Ahora *no* es el momento para intentar establecer nuevas marcas deportivas ni para entrenar para un próximo maratón. Si tiene preguntas, háblelas con su proveedor de servicios médicos en su primera consulta prenatal.

No empiece un programa enérgico de ejercicios aeróbicos ni aumente el entrenamiento durante el embarazo. Si antes del embarazo no ha realizado ejercicio de manera regular y enérgica, probablemente las caminatas y la natación sean el ejercicio más recomendable para usted.

Hay algunas precauciones que debe tomar si hace ejercicio. No deje que su temperatura corporal aumente a más de 102 ºF (38.9 ºC). El ejercicio aeróbico o la deshidratación pueden elevar mucho más su temperatura, así que, tenga cuidado. No haga ejercicio durante mucho tiempo, especialmente cuando hace calor.

Solíamos recomendar a la embarazada que mantuviera su frecuencia cardíaca por debajo de las 140 ppm durante el ejercicio. Sin embargo, las recomendaciones actuales de la ACOG son que una embarazada haga ejercicio 30 minutos por día, sin un límite específico de frecuencia cardíaca.

Si se siente cansada, ¡*no* deje de hacer ejercicio! En lugar de ello, disminuya la intensidad del ejercicio o la duración. A veces, el estiramiento puede ser lo único para usted. Trate de estirarse al menos dos veces por semana. El estiramiento puede disminuir los niveles de estrés y ayudar a tranquilizarla.

En cada explicación semanal, encontrará muchos recuadros que le brindarán información que *no* encontrará en el texto. Nuestros recuadros no repiten
la información que aparece en una explicación. Cada recuadro es único, así
que, léalos para encontrar información específica.

Fuerza muscular. Algunas mujeres hacen ejercicio para tener fuerza muscular.
Para fortalecer un músculo, tiene que haber una resistencia en su contra. Hay tres
tipos diferentes de contracciones musculares: isotónicas, isométricas e isocinéti-
cas. El *ejercicio isotónico* implica acortar el músculo a medida que se desarrolla tensión, como cuando se levanta un peso. El *ejercicio isométrico* hace que el músculo
desarrolle tensión sin cambiar su largo, como cuando se empuja contra una pared
fija. El *ejercicio isocinético* se realiza cuando el músculo se mueve a una velocidad
constante, como cuando usted nada.

El músculo cardíaco y el esquelético no pueden, por lo general, fortalecerse al
mismo tiempo. Fortalecer los músculos esqueléticos requiere levantar mucho peso,
pero usted no puede levantar ese peso mucho tiempo para fortalecer el corazón.

Si está haciendo pesas libres, siéntese cuando pueda. Use algún tipo de sostén
abdominal. En el tercer trimestre, no levante más de 15 libras de peso. En su lugar,
aumente el número de repeticiones.

El ejercicio con carga de peso es la forma más efectiva de aumentar la densidad
ósea para ayudar a evitar la osteoporosis. Otras ventajas de los ejercicios de fortale-
cimiento incluyen la flexibilidad, la coordinación y la mejoría del estado de ánimo y
de alerta. Estirar y calentar los músculos antes de hacer los ejercicios y relajarse
después de hacerlos la ayudará a mejorar la flexibilidad y a evitar lesiones.

Otras clases de ejercicios. Hay otras clases de ejercicios que podría disfrutar. Una
buena opción puede ser una pelota de estabilidad. Hacer ejercicio sobre una pelota grande es más fácil sobre la espalda y fortalece músculos importantes. ¡Algunas mujeres las usan durante el trabajo de parto como ayuda para aliviar el dolor!

El yoga para embarazadas o las clases de Pilates pueden ser buenas opciones
durante el primer trimestre. Diez minutos de yoga o de Pilates aumentan el flujo
sanguíneo y estiran los músculos.

Pruebe hacer gimnasia acuática para ayudar a aliviar el dolor de espalda y el pélvico. Incluso hacerlo una sola vez por semana puede ayudar a reducir el dolor.

Pautas generales para hacer ejercicio. Antes de empezar cualquier programa de ejercicios, consulte con su proveedor de servicios médicos. Si tiene el visto bueno, empiece a hacer ejercicio gradualmente. Empiece con sesiones de 15 minutos de trabajo, con períodos de descanso de cinco minutos.

Controle su frecuencia cardíaca cada 15 minutos. Cuente el número de latidos sintiendo el pulso en el cuello o en la muñeca durante 15 segundos. Multiplique por cuatro. Si su pulso es demasiado alto, descanse hasta que esté por debajo de 90 ppm.

Dese tiempo suficiente para calentar y relajarse. Reparta los ejercicios en incrementos más pequeños para acomodarlos a su día. Cuatro caminatas de 10 minutos pueden ser más fáciles de realizar que una caminata de 40 minutos.

Use ropa cómoda durante el ejercicio, por ejemplo, ropa que sea lo bastante abrigada o lo bastante fresca, y zapatos deportivos buenos y cómodos, con máximo apoyo. Beba agua antes, en el transcurso y después de la ejercitación. La deshidratación puede causar contracciones.

Consejo para el papá

Su pareja experimentará muchas cosas durante los próximos nueve meses. Experimentará muchos cambios físicos. Una embarazada puede tener las náuseas del embarazo, acidez gástrica, indigestión, fatiga y otras molestias comunes. Ocasionalmente, ocurre algo grave. Es útil saber a qué cambios se puede enfrentar. Para ello, le recomendamos que lea el libro que escribimos justo para usted: *Your Pregnancy for the Father-to-Be* (Su embarazo para el futuro padre).

Se sentirá mejor si se acuerda de contraer el abdomen y las nalgas para ayudar a sostener la zona lumbar. Nunca mantenga la respiración mientras haga ejercicio y no deje que se eleve mucho su temperatura. Incremente el número de calorías que come.

Cuando esté embarazada, tenga cuidado al levantarse y al acostarse. Después de las 16 semanas de embarazo, no se acueste sobre la espalda al hacer ejercicio. Esto puede disminuir el flujo sanguíneo hacia el útero y la placenta. Cuando termine de hacer ejercicio, acuéstese sobre el lado izquierdo unos 15 a 20 minutos.

Evite los deportes de riesgo, como montar a caballo o hacer esquí acuático. El *spinning* —un ejercicio de alta intensidad en bicicleta fija— puede no estar recomendado durante el embarazo porque puede causar deshidratación y taquicardia. Si ya tiene experiencia, hable de ello con su proveedor de servicios médicos en una consulta prenatal.

Posibles problemas. Deje el ejercicio y consulte a su proveedor de servicios médicos si experimenta hemorragia o pérdida de líquido por la vagina mientras hace ejercicio, falta de aire, mareo, dolor abdominal intenso u otro dolor o molestia. Consulte a su proveedor de servicios médicos y haga ejercicio solo bajo su supervisión si experimenta (o sabe que tiene) arritmia, hipertensión arterial, diabetes, enfermedad de la glándula tiroidea, anemia o cualquier otro problema médico crónico. Hable con su proveedor de servicios médicos acerca de hacer ejercicio si tiene antecedentes de uno o más abortos naturales, cuello uterino insuficiente, restricción del crecimiento intrauterino (RCIU), trabajo de parto prematuro o cualquier hemorragia anormal durante el embarazo.

Su alimentación

✣ Consumo de ácido fólico

El ácido fólico, conocido también como *folato, folacina* o *vitamina B₉*, es muy importante durante el embarazo. El *folato* es la forma del ácido fólico que se encuentra en los alimentos. El *ácido fólico* es la versión sintética de esta vitamina B. Es importante tomar ácido fólico antes de intentar quedar embarazada y durante el comienzo del embarazo, porque es cuando es más útil.

Tomar ácido fólico es bueno para usted *y* para el bebé. Sabemos que las mujeres diabéticas pueden beneficiarse con el consumo de niveles más altos de ácido fólico. Otros beneficios de ingerir ácido fólico incluyen *sus riesgos* de desarrollar asma y alergias.

El ácido fólico puede ayudar a prevenir problemas en un bebé. Las anomalías del tubo neural pueden aparecer en un bebé durante el comienzo del embarazo, frecuentemente antes de que usted siquiera sospeche que podría estar embarazada. Hay varios tipos de anomalías del tubo neural, la más común es la espina bífida, cuando la base de la columna permanece abierta, exponiendo la médula espinal y los nervios.

Los estudios demuestran que tomar ácido fólico antes del embarazo y apenas comienza puede ayudar a prevenir o a disminuir la incidencia de las anomalías del tubo neural. Una vez que el embarazo está confirmado, puede ser muy tarde para evitar los problemas del tubo neural.

Su ingesta de ácido fólico. El cuerpo de una embarazada excreta cuatro o cinco veces la cantidad normal de ácido fólico. El ácido fólico no se almacena en el cuerpo por mucho tiempo, así que necesita reponerlo todos los días. Las vitaminas prenatales contienen de 0.8 mg a 1 mg de ácido fólico. Esto es, por lo general, suficiente para una mujer con un embarazo normal. Los investigadores creen que usted puede ayudar a prevenir la espina bífida si toma 400 µg (0.4 mg) de ácido fólico por día, empezando antes del embarazo y siguiendo durante las 13 primeras semanas. Esto se sugiere para todas las embarazadas.

La insuficiencia del ácido fólico puede provocarle anemia. Se necesita una cantidad adicional de ácido fólico en el caso de fetos múltiples o si usted padece la enfermedad de Crohn.

Algunos investigadores sugieren que una mujer tome 400 µg de ácido fólico antes del embarazo y que aumente esa cantidad a 600 µg cuando se confirme el embarazo. Otros recomiendan una dosis diaria de 1 mg de ácido fólico, tal vez más, si es necesario. Incluso hay otros que creen que si una mujer tiene riesgo de tener un bebé con anomalías del tubo neural (ya tuvo un bebé con ese problema o si tiene epilepsia, diabetes o ciertos tipos de trombofilia), debe tomar 4 mg por día. Hable con su proveedor de servicios médicos sobre este tema.

Sabemos que algunos medicamentos interfieren con el metabolismo del ácido fólico. Estos fármacos incluyen aminopterina, carbamacepina, metotrexato, fenitoína, fenobarbital, difenilhidantoína y trimetoprima-sulfa (Septra, Bactrim).

Fumar cigarrillos elimina el ácido fólico del cuerpo. El tabaquismo pasivo también puede reducir los niveles de ácido fólico. Además, beber té verde puede evitar que su cuerpo absorba el ácido fólico; así que, evítelo.

Alimentos enriquecidos con ácido fólico. En 1998, el gobierno de EE. UU. ordenó que ciertos productos derivados de los granos, entre ellos, harina, cereales para el desayuno y pastas, fueran enriquecidos con ácido fólico. ¡Eso fue un gran cambio! Desde que el programa empezó, el número de bebés nacidos con anomalías del tubo neural disminuyó casi en un 20%. Pero muchos bebés de mujeres de ascendencia hispanoamericana siguen corriendo riesgo. Los estudios demuestran que casi el doble nacieron con anomalías del tubo neural. Una razón puede ser que muchos alimentos hispanoamericanos a base de granos *no* están enriquecidos con ácido fólico.

Comer una taza de cereales para desayuno enriquecidos, con leche, y beber un vaso de jugo de naranja provee casi la mitad de las necesidades diarias de ácido fólico. El folato se encuentra naturalmente en muchos alimentos, como frutas, legumbres, levadura de cerveza, porotos de soja, productos integrales y verduras de hoja oscura. Una alimentación bien equilibrada puede ayudarla a alcanzar el objetivo de consumo de ácido fólico. Vea también la lista de alimentos que son una buena fuente de folato en Prepararse para el embarazo.

Lo que también debería saber

✌ Pérdidas intermenstruales y hemorragia uterina escasa durante el embarazo

Las pérdidas intermenstruales (metrorragia) y la hemorragia uterina escasa (oligometrorragia) durante el embarazo causan preocupación. La *pérdida intermenstrual* es una hemorragia vaginal que, generalmente, es tan intensa, o más, que un período menstrual. La *hemorragia uterina escasa* es una hemorragia vaginal que, generalmente, es más leve que un período menstrual común.

En el primer trimestre, la pérdida intermenstrual o la hemorragia uterina escasa pueden causarle preocupación con respecto al bienestar de su bebé y la posibilidad de un aborto natural. Cuando su útero crece, se forma la placenta y se establecen conexiones vasculares, entonces puede presentarse una pérdida intermenstrual. Durante el segundo trimestre, la metrorragia puede suceder durante el coito o un tacto vaginal. La metrorragia durante el tercer trimestre puede ser un signo de placenta previa o el comienzo del trabajo de parto.

Si experimenta cualquier tipo de hemorragia durante el embarazo, *no* es inusual. Algunos investigadores estiman que el 20% de las embarazadas sangran durante el primer trimestre. Pero no todas las mujeres que sangran tienen un aborto natural.

Si tiene una hemorragia, llame a su proveedor de servicios médicos. Si la hemorragia es de preocupación para su proveedor de servicios médicos, puede indicarle una ecografía. A veces, la ecografía puede mostrar el motivo de la hemorragia, pero al comienzo del embarazo, puede no haber un motivo detectable.

> El ejercicio enérgico o el coito pueden causar alguna hemorragia. Si esto sucede, detenga sus actividades y contrólelo con su proveedor de servicios médicos.

Si aparece una hemorragia, la mayoría de los proveedores de servicios médicos sugieren descansar, disminuir la actividad y evitar el coito. Una cirugía o medicamentos no sirven y, probablemente, no cambien nada.

Beneficios del embarazo

- Las alérgicas y las asmáticas pueden sentirse mejor durante el embarazo porque los esteroides naturales que se producen en el embarazo ayudan a reducir los síntomas.
- El embarazo puede ayudar a proteger contra el cáncer de ovarios. Cuanto más joven es una mujer cuando empieza a tener hijos y cuantos más embarazos tiene, mayor es el beneficio.
- Las jaquecas, frecuentemente, desaparecen durante el segundo y el tercer trimestre.
- Los cólicos menstruales son cosa del pasado durante el embarazo. Y un beneficio adicional, ¡pueden no volver después del nacimiento del bebé!
- La endometriosis (cuando el tejido endometrial se adhiere a partes de los ovarios y otros lugares fuera del útero) provoca dolor pélvico, hemorragias intensas y otros problemas durante la menstruación para algunas mujeres. El embarazo puede detener el crecimiento de la endometriosis.
- Tener un bebé puede protegerla contra el cáncer de mama. Los investigadores creen que los niveles altos de proteínas segregados por el bebé en desarrollo se pueden asociar con un riesgo menor para las madres jóvenes. La proteína puede interferir con el papel del estrógeno en la aparición del cáncer de mama.

Ejercicio para la 3.ª semana

Párese a un par de pasos de una pared, con las manos frente a los hombros. Coloque las manos en la pared e inclínese hacia delante. Doble los codos mientras su cuerpo se inclina hacia la pared. Mantenga los talones apoyados en el piso. Lentamente, aléjese de la pared y párese erguida. Hágalo de 10 a 20 veces. *Desarrolla fuerza en la zona dorsal, el pecho y los brazos, y alivia la tensión de las piernas.*

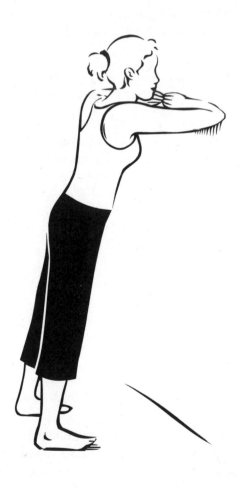

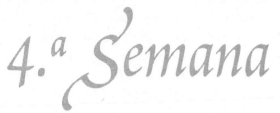

4.ª Semana

Edad del feto: 2 semanas

Si se acaba de enterar de que está embarazada,
podría empezar por leer los capítulos anteriores.

¿Qué tamaño tiene el bebé?

El tamaño de su bebé en desarrollo varía de 0.014 pulgada a aproximadamente 0.04 pulgada (de 0.36 mm a aproximadamente 1 mm) de longitud. Un milímetro tiene la mitad del tamaño de una letra "o" en esta página.

¿Qué tamaño tiene usted?

A estas alturas, su embarazo no se nota. La ilustración de la página 57 le da una idea de lo pequeño que es su bebé, por eso no notará ningún cambio todavía.

Cómo crece y se desarrolla el bebé

El desarrollo fetal está todavía en una etapa muy inicial, sin embargo, ¡se están produciendo grandes cambios! El blastocito se implanta más profundamente en la pared del útero y el saco amniótico, que se llenará de líquido amniótico, está empezando a formarse.

Está formándose la placenta; ella juega un papel importante en la producción de hormonas y el transporte de oxígeno y nutrientes. Se van estableciendo los sistemas que contienen sangre materna. Empieza el desarrollo del sistema nervioso del bebé (el cerebro y las demás estructuras, como la columna vertebral).

Están desarrollándose las *capas germinales*. Ellas se transformarán en partes especializadas del cuerpo del bebé, como los órganos. Las tres capas germinales son el *ectodermo, el endodermo y el mesodermo*.

El ectodermo forma el sistema nervioso (incluido el cerebro), la piel y el cabello. El endodermo se transforma en las paredes del tracto gastrointestinal, el hígado, el páncreas y la tiroides. El mesodermo desarrolla el esqueleto, los tejidos conectivos, el sistema sanguíneo, el sistema urogenital y la mayoría de los músculos.

Cambios en usted

Probablemente usted está esperando un período para finales de esta semana. Cuando eso no ocurre, una de las primeras cosas en que se piensa puede ser el embarazo.

ᔧ *El cuerpo lúteo*

El área del ovario de donde proviene el óvulo se llama *cuerpo lúteo*. Si usted se embaraza, se llama *cuerpo lúteo del embarazo*. El cuerpo lúteo se forma inmediatamente después de la ovulación en el lugar donde se liberó el óvulo. Parece una bolsita de líquido. Rápidamente cambia para prepararse a producir hormonas, como la progesterona, para sustentar un embarazo antes de que la placenta se encargue de ello.

Creemos que el cuerpo lúteo es importante en las primeras semanas del embarazo porque produce progesterona. La placenta empieza a cumplir esta función entre la 8.ª y la 12.ª semana del embarazo. Alrededor del sexto mes, el cuerpo lúteo se reduce.

> ## Consejo para la 4.ª semana
>
> El tabaquismo pasivo y el tabaquismo ultrapasivo pueden perjudicar a una mujer que no fuma y a su feto. Pida a las personas que fuman que se abstengan de hacerlo cerca de usted durante su embarazo y evite los lugares donde se fuma.

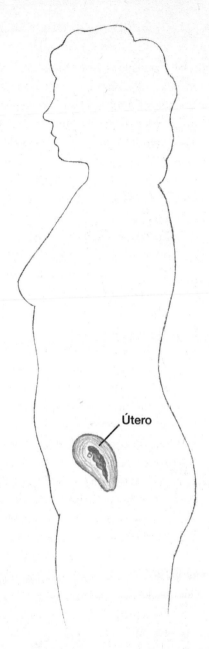

Útero

Embarazo de aproximadamente 4 semanas
(edad fetal: 2 semanas)

Cómo afecta al desarrollo del bebé lo que usted hace

Durante el embarazo, casi todos los padres se preguntan si su bebé será perfecto. La mayoría se preocupa innecesariamente. Los defectos congénitos graves se producen en muy pocos nacimientos. La mayoría de ellos ocurren durante el primer trimestre (las 13 primeras semanas del embarazo).

Los *defectos estructurales congénitos* suceden cuando alguna parte del cuerpo del bebé no se forma correctamente o falta. Entre los defectos estructurales son comunes los cardíacos y las anomalías del tubo neural.

Los *defectos genéticos* son el resultado de un error en un gen. Algunos se heredan, otros se producen cuando el óvulo y el espermatozoide se unen. La *exposición a ciertas sustancias químicas,* como medicamentos, alcohol, drogas o agentes tóxicos (p. ej.: radiación, plomo o mercurio) es causa de otros defectos congénitos. Asimismo, si una embarazada se expone a una infección en particular, como la rubéola (sarampión alemán) pueden ocurrir otras anomalías.

> Para el momento en que a usted le falta un período, el 80% del desarrollo de los órganos del bebé ya se ha producido.

La *teratología* es el estudio del desarrollo fetal anormal. Un *teratógeno* es un fármaco o una sustancia química que puede causar defectos congénitos. A todos quienes atienden a mujeres embarazadas se los consulta con frecuencia acerca de los fármacos o las sustancias químicas que pueden ser nocivos.

Algunos de ellos pueden provocar anomalías graves si la exposición se produce en un momento determinado del desarrollo fetal, aunque quizás no sean dañinos en otras etapas. Para la 13.ª semana, el feto ha completado parte importante de su desarrollo. Después, el efecto de un fármaco o de una sustancia química puede ser el menor crecimiento o el menor tamaño de los órganos. Un ejemplo es la rubéola. Puede causar defectos congénitos, por ejemplo cardíacos, si el feto se contagia durante el primer trimestre. Más avanzado el embarazo, el contagio de rubéola es menos grave.

La respuesta de las mujeres a los fármacos y las sustancias químicas, y a la cantidad a la que se exponen, varía muchísimo. El alcohol es un buen ejemplo. A algunos bebés no los ha afectado una gran cantidad, mientras que otros pueden perjudicarse con muy poco.

Los estudios con animales nos brindan mucha información que puede ser útil, pero no siempre puede aplicarse a los humanos. Otros datos provienen de situaciones en las que las mujeres expuestas no sabían que estaban embarazadas o que un fármaco o una sustancia química en particular podía ser nociva. Es difícil aplicar directamente la información tomada de estos casos a un embarazo determinado.

ᨆ *Consumo de fármacos, sustancias químicas y otras sustancias adictivas*

La información de los efectos de un fármaco o de una sustancia adictiva sobre un embarazo viene de casos de exposición anterior a que el embarazo se descubriera. Estos "casos clínicos" ayudan a los investigadores a entender los posibles efectos nocivos, pero dejan lagunas en nuestro conocimiento. Por esta razón, es difícil hacer enunciados exactos acerca de un fármaco o de una sustancia química particular y sus efectos. La tabla de las páginas 60 y 61 enumera los *efectos posibles* de las drogas y otras sustancias químicas.

> **Remedio de la abuela**
>
> Si quiere evitar el consumo de medicamentos, pruebe un remedio popular. Para aliviar el estreñimiento, beba un vaso de 8 onzas de agua con 2 cucharaditas de vinagre de manzana. Beba un vaso por la mañana y otro por la noche.

Si usted consume drogas, sea sincera con su proveedor de servicios médicos. Cuéntele qué es lo que toma o lo que haya tomado, que pueda afectar a su bebé. Él es la víctima de su consumo de sustancias adictivas. Un problema de drogadicción puede tener consecuencias graves que se tratarán mejor si su proveedor de servicios médicos lo sabe anticipadamente.

Su alimentación

Usted seguramente no podrá comer todo lo que quiera durante el embarazo, a menos que sea una de esas mujeres afortunadas que no tienen problemas con las calorías. Aún así, debe prestar estricta atención al tipo de alimentos que elige.

Coma alimentos nutritivos. Evite los que tienen calorías vacías (mucha cantidad de azúcar o de grasa) Elija las frutas y las verduras frescas. Evite la cafeína siempre que pueda. Trataremos muchos de estos temas en semanas posteriores.

Los efectos de diversos fármacos y sustancias químicas en el desarrollo fetal

Muchos fármacos y sustancias químicas pueden afectar la primera etapa del desarrollo del bebé. La siguiente lista enumera varios de ellos.

Fármaco o sustancia química	Posibles efectos en el bebé
Alcohol	anomalías fetales, trastornos del espectro alcohólico fetal, restricción del crecimiento intrauterino (RCIU)
Anfetaminas	desprendimiento prematuro de placenta, RCIU, muerte del feto
Andrógenos (hormonas masculinas)	desarrollo genital ambiguo (depende de la dosis y del momento)
Inhibidores de la enzima convertidora de angiotensina (IECA) (enalapril, captopril)	muerte fetal y neonatal
Anticoagulantes	anomalías en huesos y manos, RCIU, anomalías del sistema nervioso central y oculares
Fármacos antitiroideos (propiltiouracilo, yoduro, metimazol)	hipotiroidismo, bocio fetal
Barbitúricos	posibles defectos congénitos, síntomas de abstinencia, malos hábitos alimentarios, convulsiones
Benzodiacepinas (incluidos Valium y Librium)	aumentan las posibilidades de malformaciones congénitas
Cafeína	disminución del peso al nacer, menor tamaño de la cabeza, problemas respiratorios, insomnio, irritabilidad, nervios, mal metabolismo del calcio, RCIU, retraso mental, microcefalia, diversas malformaciones graves
Carbamacepina	defectos congénitos, espina bífida
Medicamentos quimioterapéuticos (metotrexato, aminopterina)	aumento del riesgo de aborto
Cocaína/crack	aborto, muerte intrauterina, defectos congénitos, deformidades graves en el feto, deficiencias mentales a largo plazo, síndrome de muerte súbita del lactante (SMSL)
Derivados de la warfarina (Coumadin)	hemorragia (sangrado), defectos congénitos, aumento de aborto y muerte intrauterina
Ciclofosfamida	esterilidad pasajera
Dietilestilbestrol (DES)	anomalías en los órganos reproductivos (femeninos y masculinos), infertilidad
Éxtasis	problemas de aprendizaje a largo plazo, problemas de memoria
Antagonistas del ácido fólico (metotrexato, aminopterina)	muerte del feto y defectos congénitos

(continúa)

Fármaco o sustancia química	Posibles efectos en el bebé
Pegamentos y solventes	defectos congénitos; entre ellos, estatura disminuida, bajo peso al nacer, cabeza pequeña, problemas en las articulaciones y las extremidades, rasgos de anormalidad en el rostro, defectos cardíacos
Yodo-131 (después de 10 semanas)	efectos adversos de la radiación, crecimiento restringido, defectos congénitos
Isotretinoína (Accutane)	aumento en la tasa de abortos, trastornos en el sistema nervioso, malformaciones faciales, paladar hendido
Cetamina	problemas de conducta, problemas de aprendizaje
Plomo	aumento en la tasa de abortos y de partos de un feto muerto
Litio	cardiopatías congénitas
Marihuana y hachís	trastorno por déficit de atención (TDA), trastorno por déficit de atención con hiperactividad (TDAH), problemas de memoria, capacidad para tomar decisiones afectada
Metanfetaminas	RCIU, dificultad para vincularse afectivamente, temblores, meticulosidad excesiva
Misoprostol	defectos craneales, parálisis de los nervios craneales, malformaciones faciales, defectos en las extremidades
Nicotina	aborto, muerte intrauterina, anomalías del tubo neural, bajo peso al nacer, bajo CI, trastornos de lectura, síndrome de distunción cerebral mínima (hiperactividad)
Opioides (morfina, heroína, Demerol)	anomalías congénitas, parto prematuro, RCIU, síntomas de abstinencia en el bebé
Mercurio orgánico	atrofia cerebral, retraso mental, espasticidad, convulsiones, ceguera
BPC	posibles problemas neurológicos
Fenitoína (Dilantin)	RCIU, microcefalia
Progestinas (dosis alta)	masculinización del feto femenino
Estreptomicina	pérdida de audición, daño en los nervios craneales
Tetraciclina	hipoplasia del esmalte dentario, decoloración de los dientes permanentes
Talidomida	defectos graves en las extremidades
Trimetadiona	labio leporino, paladar hendido, RCIU, aborto
Ácido valproico	anomalías del tubo neural
Vitamina A y derivados (isotretinoína, etretinato, retinoides)	muerte del feto y defectos congénitos
Terapia con rayos x	microcefalia, retraso mental, leucemia

(Modificado del Boletín Técnico 236 del C.E.O.G., Teratología, Colegio Estadounidense de Obstetras y Ginecólogos)

Lo que también debería saber

✂ Aumento de peso

Usted debe prepararse para aumentar de peso. Es necesario para su salud y la salud del feto que está creciendo. Subirse a la balanza y ver que su peso aumenta puede ser conflictivo para usted. Reconozca desde ahora que aumentar de peso está bien. Sin embargo, no tiene que dejarse llevar; controle su peso comiendo de manera prudente y nutritiva. Usted *tiene* que aumentar el peso suficiente para cubrir las necesidades de su embarazo.

> Durante el embarazo, usted va a tener que comer por dos, ¡pero duplique la razón, no la ración!

Hace muchos años, no se permitía a las mujeres aumentar demasiado, ¡a veces, solo de 12 a 15 libras en todo el embarazo! Hoy sabemos que restringir el aumento de peso a ese extremo no es saludable ni para el bebé, ni para la futura madre.

Consejo para el papá

Acostúmbrese a sacar su libro preferido sobre embarazo , como *Su embarazo semana a semana,* y a leer juntos lo que está sucediendo en cada semana.

No obstante, no debe aumentar demasiado. Los investigadores han descubierto que las mujeres de peso normal que aumentaron más de 38 libras durante un embarazo de un solo bebé corrieron un mayor riesgo de desarrollar cáncer de mama después de la menopausia. No haber rebajado esas libras adicionales después del embarazo también contribuyó a aumentar el riesgo.

Se ha relacionado la cantidad de peso aumentado durante el primer trimestre con el tamaño del bebé al nacer. Si usted aumenta mucho durante el primer trimestre, su bebé puede ser grande. Por otro lado, si usted no aumenta mucho al inicio del embarazo, posiblemente tendrá un bebé más pequeño.

✂ Los contaminantes ambientales y el embarazo

Un ambiente que sea sano para usted lo será también para su bebé en desarrollo. Algunos contaminantes ambientales pueden ser nocivos para usted y el bebé. Es importante evitar la exposición a ellos. El recuadro de la página 63 enumera contaminantes específicos que deben evitarse.

Existe abundante información clara sobre el peligro de muchas sustancias químicas. Es mejor evitar la exposición a ellas en lo posible, pero no siempre se puede permanecer alejado de todas. Si sabe que estará cerca de diversas sustancias químicas, lávese bien las manos antes de comer. No fumar cigarrillos también ayuda. Si tiene un perro o un gato que usa collar antipulgas, no toque el collar.

Algunas pinturas al látex contienen plomo. Es preferible que no use ciertas pinturas de base oleosa y algunos solventes. Los solventes son sustancias químicas que disuelven otras. Lea las etiquetas.

El agua potable puede contener plomo si en su casa hay llaves de bronce, tuberías de plomo o soldaduras de plomo en las tuberías de cobre. Puede llamar al departamento de sanidad de su estado y pedir que le examinen el agua. Deje correr el agua 30 segundos antes de usarla para reducir los niveles de plomo; el agua fría contiene menos plomo que la caliente.

Si usa copas de cristal, estas también contienen plomo. Algunas velas aromáticas tienen mechas que contienen plomo. Con cualquiera de ellas podría aumentar su exposición al plomo.

Algunos contaminantes que se deben evitar durante el embarazo

La toxicidad del *plomo* se conoce desde hace siglos. Antes la mayor parte de la exposición al plomo venía de la atmósfera. Hoy día tiene muchos orígenes; entre ellos, tuberías de agua, soldaduras, acumuladores, materiales de construcción, pinturas, tinturas y conservantes de la madera.

El plomo se transfiere fácilmente al bebé a través de la placenta. La toxicidad puede ocurrir ya desde la 12.ª semana del embarazo, y el resultado podría ser envenenamiento por plomo en el feto. Si existe riesgo de exposición al plomo en su lugar de trabajo, háblelo con su médico.

El *mercurio* tiene una larga historia como veneno potencial para una mujer embarazada. Hay informes de peces contaminados con mercurio asociados a la parálisis cerebral y la microcefalia.

Nuestro medio ambiente se ha contaminado significativamente con BPC (bifenilos policlorados). Los BPC son mezclas de diversos compuestos químicos. Ahora la mayoría de los peces, las aves y los humanos tienen cantidades apreciables de BPC en sus tejidos. Por este motivo hay que limitar la ingesta de pescado durante el embarazo.

Los *pesticidas* abarcan un gran número de agentes que se usan para el control de plantas y de animales indeseados. La exposición humana a los pesticidas es común porque su uso está muy extendido. Los más peligrosos contienen varios agentes: DDT, clordano, heptacloro, lindano y otros.

Podría haber arsénico escondido afuera en su patio trasero; muebles, terrazas y juegos hechos de madera tratada a presión pueden estar preservados con arseniato de cobre cromatado. Lávese las manos a conciencia después de haber estado afuera y ponga siempre un mantel sobre las mesas de exterior para comer en ellas. Aplique un sellador de poliuretano una vez por año.

⌒ ¿Toma Paxil?

Si usted toma el antidepresivo Paxil, dígaselo a su proveedor de servicios médicos inmediatamente. Es posible que deba empezar otras opciones de tratamiento no bien comienza el embarazo. Sin embargo, *no deje* de tomar ningún medicamento antidepresivo sin consultar a su proveedor de servicios médicos.

El Paxil pertenece a una clase de medicamentos llamados *inhibidores selectivos de la recaptación de la serotonina,* abreviados a veces como ISRS. Hay una permanente preocupación acerca del peligro del Paxil durante el embarazo. Su consumo durante el primer y el tercer trimestre puede poner en riesgo a su bebé.

Enfermeras obstétricas certificadas, enfermeras de práctica avanzada y asociados médicos

En las prácticas médicas obstétricas y ginecológicas de hoy, usted puede hallar muchas clases de personas altamente calificadas para su atención. Estas personas —mayormente mujeres, ¡aunque no todas!— están a la vanguardia en la guía de las parejas durante todo el embarazo hasta el parto.

En un embarazo normal, sin complicaciones, muchas o la mayoría de las consultas prenatales pueden realizarse con una enfermera obstétrica certificada, una enfermera de práctica avanzada o un asociado médico, no con el doctor. Incluso el trabajo de parto y el parto. La mayoría de las mujeres creen que esta es una buena opción; a menudo estos prestadores de servicios médicos tienen más tiempo para dedicarse a responder sus preguntas y aclarar sus inquietudes.

Una *enfermera obstétrica certificada (EOC)* es una enfermera de práctica avanzada matriculada (EM). Ha recibido capacitación adicional para atender partos y brindar a las mujeres asistencia prenatal y en el puerperio. Una EOC trabaja estrechamente con un médico o con un equipo de proveedores de servicios médicos para tratar cuestiones específicas de un embarazo en particular, el trabajo de parto y el parto. A menudo, es una EOC quien trae los bebés al mundo.

Una enfermera obstétrica certificada puede proporcionar a una mujer embarazada muchos tipos de información, como orientación sobre nutrición y ejercicios, maneras de tratar los malestares del embarazo, consejos para controlar el aumento de peso, encarar diversos problemas del embarazo y

(continúa)

hablar de los diferentes métodos para aliviar el dolor en el trabajo de parto y el parto. Una EOC puede tratar también cuestiones relativas a la planificación familiar, el control de la natalidad y otros temas de la asistencia ginecológica, como exámenes de mamas, pruebas de Papanicolaou y otras pruebas de detección. En algunos casos, puede recetar medicamentos.

Una *enfermera de práctica avanzada (EPA)* es un enfermera de práctica avanzada matriculada (EM). Ha recibido capacitación adicional para brindar a las mujeres asistencia prenatal y en el puerperio. Una enfermera de práctica avanzada puede trabajar con un médico o de manera independiente para tratar cuestiones específicas del embarazo de una mujer, del trabajo de parto y del parto.

Una EPA puede proporcionar a una mujer embarazada muchos tipos de información, como orientación sobre nutrición y ejercicios, maneras de tratar los malestares del embarazo, consejos para controlar el aumento de peso, encarar diversos problemas del embarazo y hablar de los diferentes métodos para aliviar el dolor en el trabajo de parto y el parto. Puede tratar también cuestiones relativas a la planificación familiar, el control de la natalidad y otros temas de la asistencia ginecológica, como exámenes de mamas, pruebas de Papanicolaou y otras pruebas de detección. Una enfermera practicante puede recetar medicamentos o suministrar alivio para el dolor durante el trabajo de parto y el parto (como enfermero anestesista certificado registrado [CRNA, por sus siglas en inglés]).

Un *asociado médico (AM)* está autorizado a ejercer la medicina con la supervisión de un médico matriculado. El propósito de un AM es proveer muchos servicios sanitarios que tradicionalmente realiza un médico. La mayoría de los AM trabajan en consultorios médicos, clínicas u hospitales.

Los asociados médicos atienden a personas que atraviesan determinados estados (el embarazo es un estado por el cual ven a las mujeres), diagnostican y tratan enfermedades, indican e interpretan pruebas, orientan sobre asistencia médica preventiva, ayudan en cirugías, extienden recetas y hacen exámenes físicos. Un AM *no* es un asistente médico, que realiza tareas administrativas o clínicas sencillas.

Tenemos suerte de contar con estos dedicados profesionales que trabajan en consultorios y clínicas obstétricas y ginecológicas. La asistencia que ellos brindan es crucial para la comunidad médica y otorgan a la atención médica femenina la calidad que todas las mujeres pueden desear.

Ejercicio para la 4.ª semana

Siéntese en el piso, acerque los pies al cuerpo y cruce los tobillos. Aplique presión suave sobre las rodillas o la parte interna de los muslos. Vea la ilustración. Cuente hasta 10, relájese y repítalo. Haga este ejercicio 4 o 5 veces. Luego coloque las manos debajo de las rodillas y haga presión levemente hacia abajo con ellas mientras ejerce resistencia con las manos. Vea la ilustración. Cuente hasta 5, luego relájese. Aumente el número de presiones hasta que pueda hacer 10 dos veces al día. *Esto desarrolla la fuerza del suelo pélvico y la fuerza de los cuádriceps.*

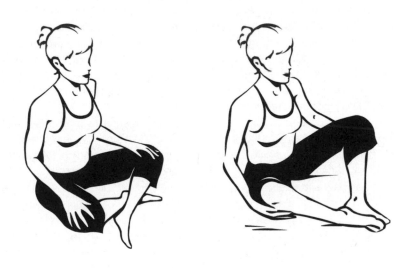

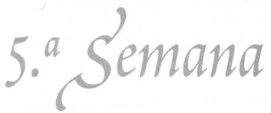

5.ª Semana

Edad del feto: 3 semanas

Si se acaba de enterar de que está embarazada, podría empezar por leer los capítulos anteriores.

¿Qué tamaño tiene el bebé?

El bebé que se está desarrollando no ha crecido mucho. Esta semana mide unas 0.05 pulgadas (1.25 mm) de largo.

¿Qué tamaño tiene usted?

En este punto, todavía no hay grandes cambios en usted. Aunque sepa que está embarazada, pasará tiempo antes que los demás se den cuenta de que su figura cambia.

Cómo crece y se desarrolla el bebé

Ya en esta semana, se ha desarrollado una lámina que se convertirá en el corazón. Hacia el día 22 de desarrollo, se unen dos conductos para formar el corazón, que empieza a contraerse. El corazón se ve latir ya en la 5.ª a 6.ª semana de embarazo durante un examen ecográfico.

Aproximadamente en este momento aparecen los ojos, que parecen un par de muescas superficiales a cada lado del encéfalo en desarrollo. Estas muescas siguen desarrollándose y, finalmente, se convertirán en unas bolsas llamadas *vesículas ópticas*. Al principio del desarrollo, los ojos están a los lados de la cabeza.

Continúa la formación del sistema nervioso central (encéfalo y médula espinal), los músculos y los huesos. Durante este tiempo, el esqueleto del bebé está empezando a formarse.

Cambios en usted

Las pruebas de embarazo en el hogar son muy sensibles, lo que posibilita el diagnóstico temprano del embarazo. Las pruebas detectan la presencia de *coriogonadotropina humana* (hCG, por su sigla en inglés), una hormona que aparece al principio del embarazo. ¡Una prueba de embarazo puede ser positiva incluso antes de que le falte un período! Algunas marcas de pruebas de embarazo en el hogar pueden detectar niveles más bajos de hCG que otras. Un par de estas pruebas de embarazo, *First Response* y *Early Result Pregnancy Test*, pueden ser más sensibles que las demás. Para las mujeres que quieren hacer la prueba temprano, estos productos pueden ser buenas opciones.

Muchas pruebas pueden dar resultados positivos (usted está embarazada) 10 días después de la concepción. Debería esperar hasta que le falte un período antes de invertir dinero y energía emocional en cualquier prueba de embarazo.

El mejor momento para hacer una prueba de embarazo en el hogar es el primer día después de que le falta el período o en cualquier momento a partir de esa fecha. Si se hace la prueba demasiado pronto, ¡puede obtener un resultado que diga que no está embarazada cuando, en realidad, lo está! Esto le sucede, aproximadamente al 50% de las mujeres que se hacen la prueba *demasiado pronto*.

ᴐᴄ *Náuseas y vómitos*

Un síntoma temprano de embarazo para algunas mujeres son las náuseas, con o sin vómitos; frecuentemente se las denomina *náuseas del embarazo*. Aproximadamente la mitad de las embarazadas tienen náuseas y vómitos, alrededor del 25% de las embarazadas tienen solo náuseas y el otro 25% no tiene síntomas. Puede tener las náuseas del embarazo si padece de mareos o de jaquecas antes del embarazo. Si va a tener las náuseas del embarazo, generalmente aparecen antes de la 12.ª semana.

> Si su sentido del olfato se vuelve más intenso durante el embarazo, puede complicar el problema de las náuseas del embarazo.

Hay una buena noticia con respecto a las náuseas: las mujeres que tienen náuseas y vómitos en el embarazo tienen una incidencia menor de aborto natural. Cuanto peor esté, menos posibilidades tendrá de perder el embarazo.

Las náuseas del embarazo pueden ocurrir por la mañana o al terminar el día. Frecuentemente empiezan temprano y mejoran durante el día, cuando usted está activa. Este estado puede empezar alrededor de la 6.ª semana de embarazo.

Ánimo, las náuseas del embarazo generalmente ceden y desaparecen alrededor del final del primer trimestre (13.ª semana). Resista, y tenga presente que todo esto es temporal.

Las náuseas del embarazo pueden afectar su aumento de peso en el embarazo. Para muchas mujeres que las padecen, el aumento de peso puede no empezar hasta el comienzo del segundo trimestre, cuando las náuseas y los vómitos, frecuentemente, desaparecen.

Si las náuseas del embarazo la están agobiando, llame a su proveedor de servicios médicos. Pregunte por maneras diferentes de manejarlas. Puede ser reconfortante que le aseguren que esta situación es normal y que su bebé está bien.

Hiperemesis gravídica. Generalmente, las náuseas no causan tanto problema como para necesitar atención médica. Sin embargo, una afección llamada *hiperemesis gravídica* (náuseas y vómitos fuertes) origina muchos vómitos, que derivan en pérdida de nutrientes y líquido.

Usted tiene hiperemesis gravídica si no puede retener 80 onzas de líquido en 24 horas, si pierde más de 2 libras por semana o el 5% de su peso antes del embarazo, o si vomita sangre o bilis. ¡Póngase en contacto inmediatamente con su proveedor de servicios médicos!

Padecen hiperemesis gravídica solo el 1 o 2% de las embarazadas. Una de las causas puede ser tener niveles elevados de las hormonas inductoras de las náuseas.

Si los síntomas son intensos, llame al consultorio de su proveedor de servicios médicos lo antes posible. Aun cuando todavía no tenga cita para su primera consulta prenatal, no hay razón para sufrir. Su proveedor de servicios médicos querrá saber que tiene este problema. Puede tener que pedir que la vean antes de la fecha de una primera consulta prenatal para que pueda encontrar alivio.

Los estudios demuestran que si usted padece hiperemesis gravídica, las posibilidades de tener una niña aumentan más del 75%. Los expertos creen que la causa puede ser una sobreabundancia de hormonas femeninas producidas por el bebé y la futura madre en el primer trimestre.

Si experimenta náuseas y vómitos intensos, si no puede comer ni beber nada o si se siente tan mal que no puede realizar sus actividades diarias, llame a su proveedor de servicios médicos. Llame si su orina es oscura, si produce poca orina, si se siente mareada cuando se pone de pie, su corazón late aceleradamente o palpita, o si vomita sangre o bilis.

En los casos graves, la mujer puede necesitar atención hospitalaria, con líquidos y medicamentos intravenosos. Para tratar este problema, también se ha utilizado exitosamente la hipnosis.

¿Hiperemesis después del embarazo? Frecuentemente se ha creído que los síntomas asociados con la hiperemesis gravídica desaparecen después del embarazo. Así sucede para la mayoría de las mujeres, pero unas pocas tendrán problemas incluso después del nacimiento del bebé.

Los estudios demuestran que algunas mujeres que padecen hiperemesis gravídica intensa pueden presentar síntomas mucho después del parto, que pueden tardar meses en desaparecer. Los síntomas incluyen aversión a alimentos, reflujo gastroesofágico (ERGE), problemas digestivos, náuseas, problemas de la vesícula biliar, fatiga y debilidad muscular. Las mujeres que recibieron alimentación i.v. durante el embarazo porque no podían comer tienen la tasa más alta de síntomas.

La recuperación puede demorar desde unos meses hasta dos años. Algunos creen que toma de uno a dos meses de recuperación por *cada mes* que estuvo enferma. Las mujeres que tienen náuseas o vómitos al final del embarazo observan que, generalmente, les toma varios meses volver a tener energía y recuperar sus reservas nutricionales.

Si su hiperemesis gravídica persiste después del nacimiento del bebé, quizás tenga que ver a un nutricionista. Hable con su proveedor de servicios médicos sobre este tema. Es especialmente importante buscar ayuda antes de que planee otro embarazo.

Consejo para la 5.ª semana

El embarazo puede afectarle el sentido del olfato. Puede sentir los olores con mayor intensidad; los olores que normalmente no la afectan ahora pueden hacerle mal. Si está sensible al olor de los alimentos, trate de comer un poco de queso cheddar, queso *cottage*, frutos secos tostados o pollo frío.

Existe una *ReliefBand* que puede ayudarla a aliviar las náuseas del embarazo. Se usa como un reloj de muñeca, en la cara interna, y estimula los nervios con señales eléctricas suaves. Se cree que esta estimulación interfiere los mensajes, entre el cerebro y el estómago, que provocan las náuseas. Tiene distintos niveles de estimulación para que usted pueda ajustar las señales para controlar su comodidad. Se puede usar cuando empiezan las náuseas, o puede usarlo antes de sentirse mal. Este aparato no interfiere con los alimentos ni la bebida. Es resistente al agua y a los golpes, ¡así que puede usarlo en cualquier momento!

Tratamiento de las náuseas del embarazo. No existe un tratamiento completamente exitoso para las náuseas y los vómitos normales. Las investigaciones han averiguado que algunas mujeres sienten alivio ingiriendo aportes complementarios de vitamina B_6. Es bueno intentar esta terapia, porque está al alcance de todos y no es cara. Pregunte a su proveedor de servicios médicos acerca de tomar PremesisRx, una tableta diaria. Si la vitamina B_6 sola no funciona, su proveedor de servicios médicos podría agregarle un antihistamínico.

Puede preguntarle a su proveedor de servicios médicos acerca de tomar medicamentos antieméticos, como Emetrol. Además, pregunte acerca de tomar vitaminas prenatales diferentes, que podrían ser más tolerables para su estómago. Podría preguntar acerca de tomar multivitamínicos comunes —no, vitaminas prenatales— o un aporte complementario de ácido fólico durante el primer trimestre.

La acupresión, la acupuntura y los masajes pueden resultar útiles en el tratamiento de las náuseas y los vómitos. Las pulseras de acupresión, que se usan para los mareos, y otros dispositivos ayudan a algunas mujeres a sentirse mejor.

Este es un período extremadamente importante en el desarrollo de su bebé. No exponga al bebé a hierbas, tratamientos de venta libre ni otros "medicamentos" para las náuseas de los que no se sepa si son inocuos durante el embarazo.

Lo que puede hacer. Coma comidas pequeñas con mayor frecuencia. Los expertos están de acuerdo en que debe comer lo que le gusta: estos alimentos pueden ser los únicos que usted retenga con mayor facilidad en este momento. Si eso significa comer pan de masa fermentada y gaseosa de lima limón, ¡adelante! Algunas mujeres observan que los alimentos proteicos se depositan más fácilmente en el estómago; entre estos alimentos encontramos quesos, huevos, mantequilla de maní y carnes magras. Una barra de 2 onzas de chocolate *amargo* también puede ayudar a aliviar las náuseas.

Información interesante acerca de las náuseas del embarazo

- Las náuseas y los vómitos son raros en Asia y en África.
- Las náuseas del embarazo son más comunes en las mujeres con un embarazo múltiple.
- La acidez gástrica y el reflujo pueden empeorar las náuseas del embarazo.
- Otras enfermedades pueden provocar náuseas y vómitos al principio del embarazo, entre ellas, la pancreatitis, la gastroenteritis, la apendicitis y la pielonefritis, así como otros trastornos metabólicos.
- Si no tiene náuseas al principio del embarazo, y luego experimenta náuseas y vómitos al final, no se trata de las náuseas del embarazo.

El jengibre ayuda a reducir los vómitos. Prepare té con jengibre fresco y bébalo para calmar el estómago. También puede servir tomar unos 350 mg de aportes complementarios de jengibre. Tenga cuidado cuando elija aportes complementarios de raíz de jengibre. Existe diferencia en la calidad del jengibre de diferentes fabricantes. Compre el de una compañía confiable.

Si oyó hablar sobre el *Nzu* para tratar las náuseas del embarazo, *no* lo use. Es un remedio tradicional de África que parece bolas de barro o arcilla. Sin embargo, su uso es peligroso porque contiene niveles elevados de plomo y arsénico.

No deje de tomar líquidos, incluso si no puede retener los alimentos. La deshidratación es más grave que no comer por un tiempo. Si vomita mucho, elija líquidos que contengan electrolitos, así puede reemplazar los que pierda cuando vomite. Pregúntele a su proveedor de servicios médicos qué líquidos le recomienda.

◌ Otros cambios que puede notar

Al principio del embarazo, tal vez tenga que ir mucho al baño. Esto puede continuar durante gran parte del embarazo. Cerca del parto, puede volverse realmente molesto, porque el útero se hace más grande y presiona la vejiga.

También puede notar cambios en los senos. Es común la presencia de hormigueo o dolor en los senos o los pezones. Puede notar un oscurecimiento de la areola o una elevación de las glándulas que rodean al pezón. Vea la 13.ª semana para encontrar más información sobre cómo afecta el embarazo a los senos.

Otro síntoma temprano del embarazo es cansarse fácilmente, lo que puede continuar a lo largo del embarazo. Vea la explicación más abajo. Tome sus vitaminas prenatales y cualquier otro medicamento que le recete su proveedor de servicios médicos. Descanse lo suficiente. Si está cansada, manténgase lejos del azúcar y la cafeína; cualquiera puede empeorar el problema.

ᴓ *La fatiga en el embarazo*

Al principio del embarazo, usted puede sentirse agotada. Tal vez le sea difícil levantarse por la mañana o tal vez se descubra quedándose dormida en la mitad de la tarde. No se preocupe; esto es normal, especialmente al comienzo del embarazo. Su cuerpo usa mucha energía a medida que el bebé crece.

Tómese su tiempo para enfrentar la fatiga. Haga lo que pueda. Si es posible, descanse durante el día. Para ayudar a combatir la fatiga, siga la regla de los 45 segundos: *si se tarda 45 segundos o menos para hacer algo, hágalo.* Esto ayuda a reducir la fatiga y el estrés.

Si lo desea, intente algunas otras cosas que la ayuden a sentirse mejor. La lavanda puede ayudar a que se sienta tranquila. Una inhalación puede resolver el problema. Los expertos creen que el olor la ayuda a sentirse más tranquila. Puede sentir menos estrés si tiene un ramillete de lindas flores sobre su escritorio o en su casa.

Casi el 80% de las embarazadas tiene problemas para dormir en algún momento del embarazo. Algunas de las razones son los cambios hormonales y el tamaño de su abdomen. Una siesta corta en la mitad de la tarde puede animarla y ayudarla a compensar el sueño perdido.

> ## *Si falta al trabajo debido a las náuseas del embarazo*
>
> Si las náuseas del embarazo hacen que falte a su trabajo, tal vez le interese saber que la *Family and Medical Leave Act* (FMLA, Ley de Licencias por Razones Familiares y Médicas) establece que usted *no* necesita una nota de su proveedor de servicios médicos para verificar el problema. Las náuseas y los vómitos del embarazo están clasificados como "afección crónica" y pueden requerir que usted falte ocasionalmente, pero no necesita tratamiento.

Muchas futuras mamás se levantan cinco o más veces por noche, lo que puede causar fatiga durante el día. Los movimientos del bebé, los calambres en las pantorrillas y la falta de aire también pueden mantenerla despierta al final del embarazo. Es importante descansar bastante durante la noche, especialmente al final del embarazo. Las investigaciones demuestran que las mujeres que dormían menos de seis horas por noche tenían cuatro veces más probabilidades de tener un parto por cesárea.

Cómo afecta al desarrollo del bebé lo que usted hace

১ ¿Cuándo debe visitar al proveedor de servicios médicos?

Una de las primeras preguntas que puede hacer cuando sospecha que está embarazada es: "¿Cuándo debo ver a mi proveedor de servicios médicos?". Un buen cuidado prenatal es necesario para la salud del bebé y de la futura madre. Haga una cita para su primera consulta prenatal tan pronto como esté razonablemente segura de que está embarazada. Esto puede suceder apenas unos días después de la falta del período.

১ Quedar embarazada mientras usa un método anticonceptivo

Si ha estado usando algún tipo de método anticonceptivo, dígaselo a su proveedor de servicios médicos. Ningún método es 100% efectivo. A veces un método falla, incluso los anticonceptivos orales. Si esto le sucede, no se angustie. Si está segura de que está embarazada, deje de tomar las píldoras anticonceptivas y haga una cita lo antes posible.

El embarazo también puede ocurrir con un dispositivo intrauterino (DIU). Si esto sucede, vea a su proveedor de servicios médicos inmediatamente. Hablen acerca de si se debe sacar el DIU o si se lo deja colocado. En la mayoría de los casos, se hace un intento de retirar el DIU. Si se deja en su sitio, el riesgo de aborto aumenta ligeramente.

Los equipos de prueba de embarazo en el hogar aparecieron, por primera vez, en 1976; en 1999, el precio promedio de uno de estos equipos era de entre $15 y $20. Hoy, una prueba cuesta un promedio de $6 a $10. Algunos incluso cuestan $1, y son exactos. Un estudio comparó las pruebas de embarazo de las tiendas de todo por dos pesos con las pruebas que se usaban en los consultorios médicos y las clínicas. El estudio halló que las pruebas de esas tiendas eran tan sensibles como las pruebas más caras.

Tal vez esté usando un espermicida, una esponja o un diafragma cuando queda embarazada. Se ha demostrado que no son perjudiciales para el bebé en desarrollo.

Su alimentación

Como se explicó más arriba, tal vez tenga que pasar por las náuseas y los vómitos durante el embarazo. Si experimenta las náuseas del embarazo, pruebe alguna de las siguientes sugerencias.

- Coma varias comidas pequeñas frecuentemente para evitar que su estómago se sobrecargue.
- Tome mucho líquido.
- Averigüe qué alimentos, olores o situaciones le provocan náuseas. Evítelas cuando sea posible.
- Evite el café, porque estimula el ácido estomacal.
- Puede ser de ayuda comer un refrigerio rico en proteínas o rico en carbohidratos antes de ir a dormir.
- Pida a su pareja que le prepare algunas tostadas por la mañana, antes de levantarse; coma en la cama. O tenga galletas saladas o cereales secos para que coma algo antes de levantarse por la mañana, para ayudar a absorber el ácido estomacal.
- Mantenga fresco el dormitorio durante la noche, y ventílelo con frecuencia. El aire frío y fresco puede ayudarla a sentirse mejor.
- Levántese de la cama lentamente.
- Si toma aportes complementarios de hierro, hágalo una hora antes de las comidas o dos horas después de una comida.
- Cuando se sienta con náuseas, coma algunas galletas de soda, pollo frío, *pretzels* o bocaditos de jengibre.
- Coma algo de jengibre crudo o viértale encima agua hirviendo y beba el "té".
- Los alimentos salados ayudan a algunas mujeres con las náuseas.
- También ayudan a aliviar los síntomas la limonada y la sandía.

Lo que también debería saber

✥ Aumento de peso durante el embarazo

La cantidad de peso que una mujer aumenta durante el embarazo varía muchísimo. Puede ir desde la pérdida de peso hasta un aumento total de 50 libras o más; por lo tanto, es difícil establecer una cifra como un aumento de peso "ideal" durante el embarazo. Pero los expertos están de acuerdo: aumente el peso recomendado para tener un embarazo más sano.

La cantidad que usted aumente está influenciada por su peso anterior al embarazo. Los expertos concuerdan con que su peso *antes* del embarazo es el mejor indicador de cuánto debería aumentar *durante* el embarazo. Además, si usted mide menos de 5' 2", trate de aumentar el extremo *más bajo* de su margen de peso.

Las estadísticas muestran que casi el 45% de las embarazadas aumentan más de lo que deberían. Si lo hace, aumenta su riesgo de tener problemas. También pone en riesgo al bebé. Y su hijo tiene un riesgo mucho más alto de tener sobrepeso a los siete años.

Aumento de peso durante el embarazo

Peso antes del embarazo	Aumento recomendado (en libras)
Peso insuficiente	28 a 40
Peso normal	25 a 35
Sobrepeso	15 a 25
Obeso	11 a 20
Mórbidamente obeso	Su proveedor de servicios médicos determinará el aumento de peso

Otra manera de calcular cuánto debe aumentar durante el embarazo es mirar su IMC (índice de masa corporal). Las pautas de IMC para el aumento de peso durante el embarazo incluyen las siguientes:

- IMC menor a 18.5: aumento de entre 28 y 40 libras
- IMC de 18.5 a 25: aumento de entre 25 y 35 libras
- IMC de 26 a 29: aumento de entre 15 y 25 libras
- IMC de 30 o más: aumento de entre 11 y 20 libras
- IMC de 40 o más: el aumento de peso lo determinará su proveedor de servicios médicos

Muchos expertos piden un aumento de ⅔ de libra (10 onzas) por semana durante 20 semanas; luego, 1 libra por semana, de la semana 20 a la 40. Otros investigadores han establecido pautas de aumento para mujeres con peso insuficiente, peso normal, sobrepeso y obesidad. Vea el recuadro de esta página.

Casi la mitad de las mujeres que quedan embarazadas han tenido problemas de peso antes del embarazo. No debe ponerse a dieta mientras esté embarazada, pero eso no significa que no deba mirar lo que come. ¡Tiene que hacerlo! Su bebé recibirá la alimentación apropiada de los alimentos que usted coma.

Las investigaciones demuestran que si usted se puso a dieta antes del embarazo, puede aumentar más de lo recomendado durante el embarazo, así que preste mucha atención a su plan de alimentación. Elija los alimentos por la nutrición que les aportan a usted y al bebé en desarrollo. Observe sus niveles de estrés y trate de no cansarse mucho. Si está estresada, fatigada o ansiosa, podría comer más grasa, dulces y comida chatarra. Esto puede llevar a un aumento poco saludable durante el embarazo.

Si quiere dar el pecho, aumentar más de lo que debería puede contribuir a causar problemas de lactancia. El peso de más también puede retrasar la bajada de la leche.

Si tiene preguntas, coméntelas con su proveedor de servicios médicos, que puede darle consejos sobre cuánto debe aumentar durante el embarazo.

✑ *Embarazo ectópico (tubárico)*

En un embarazo normal, la fecundación ocurre en la trompa de Falopio y el óvulo fecundado viaja por ella hacia el útero. Allí se implanta en la pared de la cavidad.

Un *embarazo ectópico* ocurre en las 12 primeras semanas de embarazo cuando el óvulo se implanta *fuera* de la cavidad uterina, generalmente en la trompa. El 95% de los embarazos ectópicos ocurre en la trompa de Falopio (de ahí el término *embarazo tubárico*). La ilustración de la página 79 muestra algunas ubicaciones posibles de un embarazo ectópico.

Hemos visto que el número de embarazos ectópicos casi se ha triplicado desde 1985. Hoy, aproximadamente 7 de cada 1000 embarazos son ectópicos. ¿Cuál es la razón de este aumento? Los investigadores creen que la causa son las ETS (enfermedades de transmisión sexual), especialmente la clamidia y la gonorrea. Si usted ha tenido una ETS, dígaselo a su proveedor de servicios médicos en su primera consulta prenatal. Y asegúrese de contarle si ha tenido un embarazo ectópico anterior; hay un 12% de posibilidades de que vuelva a ocurrir.

Las probabilidades de tener un embarazo ectópico aumentan por el daño de las trompas de Falopio causado por la enfermedad inflamatoria pélvica (EIP), otras infecciones, esterilidad, endometriosis, o cirugía tubárica o abdominal. También pueden aumentar el riesgo el fumar, la exposición al DES (dietilestilbestrol) durante el embarazo de su madre y ser mayor. También incrementa las posibilidades de un embarazo ectópico el uso de un DIU.

Entre los síntomas de un embarazo ectópico se encuentran:

- cólicos o dolor lumbar
- dolor en el abdomen inferior
- pérdida intermenstrual u hemorragia uterina escasa de color marrón
- dolor de hombros
- debilidad, mareos o desmayos provocados por la pérdida de sangre
- náuseas
- hipotensión arterial

Diagnóstico de un embarazo ectópico. Para evaluar si hay un embarazo ectópico, se mide la coriogonadotropina humana. Este examen se llama *determinación cuantitativa de hCG*. El nivel de hCG aumenta rápidamente en un embarazo normal y duplica su valor cada dos días. Si los niveles de hCG no aumentan como deberían, se sospecha la presencia de un embarazo ectópico.

Es útil hacer una ecografía. El embarazo ectópico puede verse en la trompa, y se puede ver sangre en el abdomen.

El embarazo ectópico se diagnostica mejor con una laparoscopia. Se hacen pequeñas incisiones en la zona del ombligo y en el área inferior del abdomen. Los proveedores de servicios médicos miran, dentro del abdomen, los órganos pélvicos con un instrumento pequeño llamado *laparoscopio*. Si hay un embarazo ectópico, pueden verlo.

Es mejor diagnosticar un embarazo tubárico antes de que se rompa y dañe la trompa. Esto podría hacer necesaria la extirpación de toda la trompa. El diagnóstico temprano trata de evitar el riesgo de hemorragia interna por una trompa rota.

Consejo para el papá

Usted puede ser más feliz si ayuda más en la casa durante el embarazo de su pareja. Puede hacer que su vida y la de ella sea más fácil si colabora haciendo las compras o las tareas de la casa. Hacer que su casa sea más segura para ella también la hace segura para su bebé.

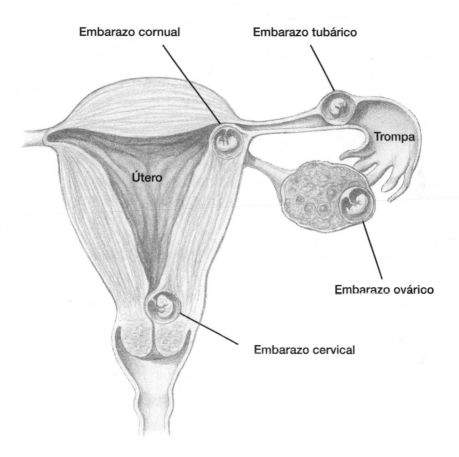

Embarazo cornual

Embarazo tubárico

Trompa

Útero

Embarazo ovárico

Embarazo cervical

Ubicaciones posibles de un embarazo ectópico.

La mayoría de los embarazos ectópicos se detectan alrededor de las seis a ocho semanas de embarazo. La clave para el diagnóstico temprano implica una comunicación entre usted y su proveedor de servicios médicos sobre cualquier síntoma que tenga.

Tratamiento para un embarazo ectópico. El objetivo es sacar el embarazo mientras se mantiene la fecundidad. La cirugía requiere anestesia general, laparoscopia o laparotomía (una incisión más grande y sin endoscopio) y recuperación de la cirugía. En muchos casos, es necesario extirpar la trompa de Falopio, lo que puede afectar a la futura fecundidad.

El tratamiento sin cirugía implica el uso de una droga contra el cáncer, el metotrexato. Se da por vía i.v. en el hospital o en un consultorio externo. El metotrexato termina con el embarazo. Los niveles de hCG deberían disminuir después de este tratamiento y los síntomas deberían mejorar. Si se usa metotrexato para tratar un embarazo ectópico, la pareja debería esperar por lo menos tres meses antes de intentar volver a concebir.

Ejercicio para la 5.ª semana

Sujétese suavemente del respaldo de una silla o de una encimera para tener equilibrio. Párese con los pies separados el ancho de hombros. Mantenga el peso de su cuerpo sobre los tobillos y el torso erguido. Flexione las rodillas y baje el torso hasta quedar agachada. No redondee la espalda. Mantenga la posición de agachada durante cinco segundos, luego enderécese hasta la posición inicial. Empiece con 5 repeticiones y aumente hasta 10. *Fortalece las caderas, los muslos y los glúteos.*

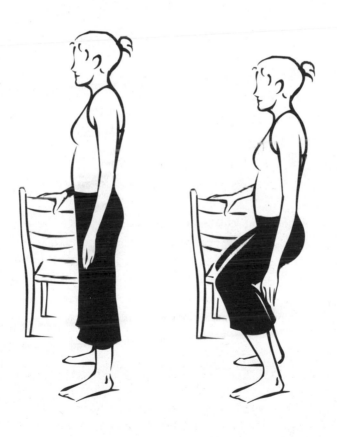

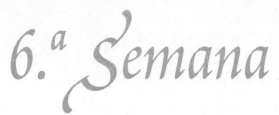

6.ª Semana

Edad del feto: 4 semanas

*Si se acaba de enterar de que está embarazada,
podría empezar por leer los capítulos anteriores.*

¿Qué tamaño tiene el bebé?

La longitud craneocaudal es la altura de sentado o la distancia desde la parte más alta de la cabeza (coronilla) hasta el extremo de la columna vertebral (nalgas) del bebé. La longitud craneocaudal de su bebé mide para esta semana de 0.08 a 0.16 pulgada (de 2 a 4 mm.).

¿Qué tamaño tiene usted?

Usted ha estado embarazada un mes, por lo tanto, ya debe haber notado algunos cambios en su cuerpo. Es posible que haya aumentado unas libras. O tal vez ha perdido peso. Si este es su primer embarazo, seguramente su abdomen no ha cambiado mucho. Puede estar aumentando de peso en el busto y otros lugares. Si le hacen un tacto vaginal, el proveedor de servicios médicos generalmente ya puede sentir el útero y notar un cambio de su tamaño.

Cómo crece y se desarrolla el bebé

Este es el *período embrionario* (desde la concepción hasta la 10.ª semana de embarazo o desde la concepción hasta la 8.ª semana del desarrollo fetal). Durante esta etapa, el embrión es más susceptible a las cosas que pueden interferir en su desarrollo. En este período crítico es cuando se produce la mayoría de los defectos congénitos.

Como muestra la ilustración de la página 84, el cuerpo del bebé tiene un área de la cabeza y un área de la cola. Para este momento, se forman las primeras cavidades del cerebro. Se forman el prosencéfalo, el mesosencéfalo, el rombencéfalo y la médula espinal.

El tubo cardíaco se divide en prominencias que darán lugar a las cavidades del corazón, llamadas *ventrículos* (izquierdo y derecho) y *aurículas* (izquierda y derecha). Se forman entre la 6.ª y la 7.ª semanas. Ocasionalmente y con el equipo adecuado, para la 6.ª semana, se puede el ver el latido del corazón en una ecografía. Están formándose también los ojos y aparecen las yemas de las extremidades.

Cambios en usted

❧ Acidez gástrica

La acidez gástrica *(pirosis)* es uno de los malestares más comunes del embarazo. Se define como una sensación de quemadura en el medio del pecho: ocurre frecuentemente enseguida después de comer. Usted puede experimentar también un sabor ácido o amargo en la boca y mayor dolor al inclinarse o al acostarse.

Durante el primer trimestre, cerca del 25% de todas las mujeres embarazadas tienen acidez gástrica. Puede agravarse más adelante, cuando su bebé crece y comprime el tubo digestivo. Vea el recuadro de la página 86, donde se comparan la acidez gástrica y la indigestión.

La acidez gástrica se produce cuando el tubo digestivo se relaja y el ácido del estómago asciende de nuevo al esófago. Esto ocurre más frecuentemente durante el embarazo por dos razones: los alimentos se mueven con mayor lentitud por los intestinos y, a medida que el útero se agranda y sube en el abdomen, aprieta un poco el estómago.

Los síntomas no son graves para la mayoría de las mujeres. Coma poco y con más frecuencia, y evite ciertas posiciones, como agacharse hacia adelante o acostarse. ¡Una manera segura de tener acidez gástrica es comer en abundancia y luego ir a acostarse! (Esto es verdad para todo el mundo, no solamente para las mujeres embarazadas.)

Algunos antiácidos alivian, como el hidróxido de aluminio, el trisilicato de magnesio y el hidróxido de magnesio (Amphojel, Gelusil, leche de magnesia,

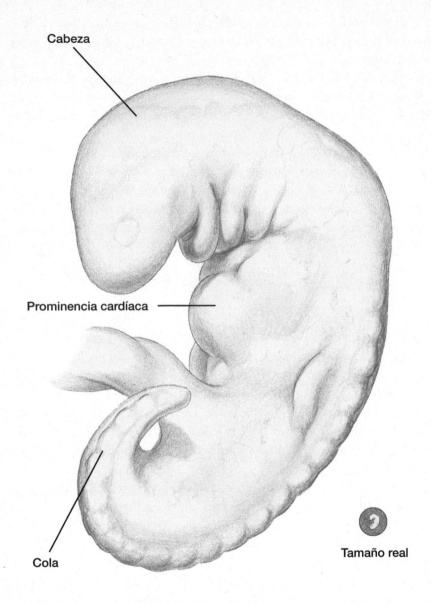

Cabeza

Prominencia cardíaca

Cola

Tamaño real

Embrión a las 6 semanas de embarazo (edad fetal: 4 semanas).
Está creciendo rápidamente.

Maalox). Siga las instrucciones del empaque o las indicaciones de su proveedor de servicios médicos. ¡No tome demasiado antiácido! Evite el bicarbonato de sodio, porque contiene mucho sodio, que puede ocasionar retención de líquidos.

Hay otras cosas que usted puede hacer para aliviar la acidez gástrica. Pruebe algunas de estas sugerencias y adopte lo que le dé resultado.

- No coma demasiado.
- Evite los alimentos que le provoquen acidez gástrica.
- No coma tarde por la noche.
- Sea prudente con el consumo de bebidas gaseosas.
- Use menos grasas al cocinar.
- Use ropa holgada.
- Permanezca en posición vertical después de comer, especialmente al final del embarazo.
- Mastique chicle 30 minutos después de las comidas y cuando la acidez gástrica aparezca.
- Chupe caramelos duros.
- Haga algo de ejercicio, pero no coma durante 2 horas *antes* de empezar. Haga movimientos suaves que impidan que los ácidos suban al esófago.
- Disminuya el estrés en su vida.

Otra forma de calmar la acidez gástrica es mezclar el jugo de ½ limón y una pizca de sal en 8 onzas de agua y beberlo antes de comer. Después de las comidas, una cucharadita de miel puede ayudar a aliviar el malestar.

ERGE. La *ERGE (enfermedad por reflujo gastroesofágico)* o *enfermedad por reflujo de ácido* puede confundirse con la acidez gástrica durante el embarazo. Es muy común, pero a menudo se la pasa por alto. Los tres síntomas más comunes son la acidez gástrica, sabor agrio o amargo, y dificultad para tragar. Otros síntomas pueden ser tos persistente, ronquera, malestar estomacal y dolor de pecho.

Sea cuidadosa con lo que come. Ingerir demasiados alimentos condimentados, muy ácidos o con alto contenido de grasas puede agravar el reflujo de ácido.

Solo su proveedor de servicios médicos puede determinar si usted tiene reflujo de ácido o ERGE, así que háblelo con él en una cita prenatal si siente molestias. Él puede recetarle un medicamento que se pueda tomar sin peligro durante el embarazo. Si ahora está tomando algún medicamento recetado o de venta libre para tratar su problema, verifique con su proveedor de servicios médicos antes de seguir tomándolo.

➷ *Estreñimiento*

Los hábitos de su intestino probablemente cambiarán durante el embarazo. La mayoría de las mujeres notan algo de estreñimiento. Dos cosas se suman al problema en el embarazo: aumento de hormonas e incremento del volumen sanguíneo. Tal vez usted no esté tomando líquido suficiente, lo cual puede causarle deshidratación (y estreñimiento).

Aumente su ingesta de líquidos. Entre los alimentos que contienen mucha agua, encontramos los jugos congelados en sus distintas presentaciones, la sandía o un granizado hecho con jugo de fruta fresca y agua. Además, los alimentos que contienen mucha fibra retienen el agua más tiempo, lo cual ayuda a ablandar las deposiciones.

El ejercicio puede ayudar. Hace que el cuerpo cambie de posición, lo que aumenta las contracciones musculares y estimula el movimiento de los alimentos por los intestinos.

Si tiene problemas, muchos proveedores de servicios médicos sugieren un laxante suave, como leche de magnesia o jugo de ciruelas pasas. Ciertos alimentos, como el salvado y las ciruelas pasas, aportan más fibras a su dieta y eso ayuda a aliviar el estreñimiento.

La diferencia entre indigestión y acidez gástrica

Algunas personas que padecen acidez gástrica dicen que tienen indigestión, pero la indigestión no es lo mismo que la acidez gástrica. Aunque tienen causas parecidas y el tratamiento puede ser el mismo en muchos casos, son diferentes. La *indigestión* es una afección; la *acidez gástrica* puede ser un síntoma de indigestión.

La indigestión es una sensación vaga de malestar y dolor en la parte alta del abdomen y en el pecho. Se siente saciedad y meteorismo acompañados de eructos y náuseas. Ocasionalmente, la acidez gástrica es un síntoma.

Varias son las causas de la indigestión: comer en exceso, comer algo en particular, beber alcohol o gaseosas, comer demasiado rápido o demasiada cantidad, los alimentos grasos o muy condimentados, el exceso de cafeína, fumar o los alimentos con muy alto contenido de fibras. La ansiedad y la depresión pueden empeorar los síntomas.

No tome laxantes sin el consentimiento de su proveedor de servicios médicos. Si el estreñimiento es un problema permanente, consulte por un tratamiento en una visita prenatal. Trate de no esforzarse cuando tenga que mover el vientre; el esfuerzo puede causar hemorroides. Encontrará información sobre las hemorroides en 14.ª Semana.

Cómo afecta al desarrollo del bebé lo que usted hace

Las infecciones o las enfermedades que se transfieren de una persona a otra por contacto sexual se llaman *enfermedades de transmisión sexual (ETS)*. Estas infecciones pueden afectar su capacidad de quedar embarazada. Durante el embarazo, una enfermedad de transmisión sexual puede perjudicar a su bebé. ¡Cuídese de cualquier ETS lo más pronto que sea posible!

Aproximadamente dos millones de mujeres embarazadas tiene una ETS. ¡Eso es más del 40%! Muchas ni siquiera saben que la tienen. Pida una prueba o un tratamiento si cree tener una ETS. Su proveedor de servicios médicos ofrece como rutina pruebas de hepatitis B, VIH y sífilis.

➷ *Herpes genital*

En Estados Unidos, más de 45 millones de personas de más de 12 años han tenido casos activos de *herpes genital* (VHS tipo 2); todos los años se informa de un millón de casos nuevos. No es común que una mujer tenga este problema durante el embarazo. De hecho, de todas las mujeres que no tienen la enfermedad cuando quedan embarazadas, el 2% la adquiere durante el embarazo. De las mujeres que tienen el herpes, el 75% tendrá un brote durante el embarazo.

Los herpes pueden ser peligrosos para el feto. Si usted contrae el herpes *durante* el embarazo, su bebé corre mayor riesgo. Si su primer brote se produce cerca del parto, aumentan las probabilidades de que su bebé tenga problemas.

No existe tratamiento seguro del herpes genital durante el embarazo. A algunas mujeres les dan valaciclovir durante el último mes del embarazo para tratar de inhibir un brote. Un estudio demostró que esto reduce las chances de un brote en casi un 70%. Si una mujer tiene un brote de herpes al final del embarazo, puede tener un parto por cesárea.

ꙮ *Infección por hongos levaduriformes*

Las *infecciones por cándidas (hongos levaduriformes)* son las más comunes en las mujeres embarazadas. No tienen efectos importantes en el embarazo, pero pueden causar malestar y ansiedad.

Las infecciones por hongos levaduriformes son a veces más difíciles de controlar y pueden requerir repetición frecuente del tratamiento o un tratamiento más prolongado durante el embarazo. Las cremas que se usan para el tratamiento normalmente no presentan riesgos para el embarazo. Evite el fluconazol (Diflucan); su uso puede ser peligroso durante el embarazo. Su pareja no necesita tratarse.

Un bebé recién nacido puede contraer candidosis bucal al pasar a través de un canal de parto infectado con vulvovaginitis candidósica. El tratamiento con nistatina es efectivo.

ꙮ *Vaginitis*

La vaginitis, llamada también *vaginitis por tricomonas* o *tricomoniasis,* es la ETS más común entre las mujeres. No tiene efectos importantes en un embarazo.

Para el tratamiento se le administra metronidazol (Flagyl) a usted y a su pareja. Puede surgir algún problema en el tratamiento, porque hay expertos que creen que el metronidazol no debe tomarse en el primer trimestre del embarazo. La mayoría de los proveedores de servicios médicos recetarán metronidazol para una infección seria *después* del primer trimestre.

ꙮ *Papilomavirus humano (PVH; Verrugas genitales)*

Existen más de 100 virus diferentes bajo la denominación de *Papilomavirus humano* (PVH), 30 de los cuales se transmiten por vía sexual. En algunas personas, estos virus causan verrugas venéreas (genitales), llamadas también *condyloma acuminata.* Las verrugas genitales pueden desarrollarse más rápido durante el embarazo debido a la inmunidad deprimida, las hormonas del embarazo y el mayor flujo sanguíneo hacia la zona pélvica.

El PVH es una de las ETS más comunes en Estados Unidos, la tienen 20 millones de estadounidenses. El PVH puede afectar la vagina, el cuello del útero y el recto en usted, y el pene de su pareja.

La prueba de Papanicolaou hecha en una de sus primeras consultas prenatales puede reasegurarle que no tiene este problema. El PVH es una de las principales causas de las pruebas de Papanicolaou anormales. Si usted tiene verrugas genitales, dígaselo a su proveedor de servicios médicos en la primera cita prenatal. Durante el embarazo, deben evitarse ciertos tratamientos.

Los papilomas cutáneos de aspecto verrugoso pueden agrandarse durante el embarazo; en casos excepcionales, han bloqueado la vagina en el momento del parto. Si usted tiene muchas verrugas venéreas, podría necesitar un parto por cesárea. Se ha sabido de bebés que contrajeron pequeños tumores benignos en las cuerdas vocales después del parto.

Se recomienda vacunar contra el PVH a todas las mujeres entre los 9 y los 26 años. No se recomienda la vacuna durante el embarazo. Sin embargo, se la considera segura durante la lactancia.

↬ Gonorrea

La *gonorrea* es peligrosa para una mujer, para su pareja y para su bebé cuando atraviesa el canal de parto. El bebé puede contraer oftalmia gonocócica, una infección grave en los ojos. Para prevenir este problema en los recién nacidos se usan gotas oculares. En la madre puede provocar otras infecciones, que se tratan con penicilina y otros medicamentos que no presentan riesgos durante el embarazo.

↬ Sífilis

La detección de una infección de *sífilis* es importante para usted, para su pareja y para su bebé en crecimiento. Por suerte, también esta infección poco común tiene tratamiento. Las pruebas de detección durante el embarazo han reducido la tasa de sífilis en bebés.

Si se nota alguna llaga abierta en los genitales, pida a su proveedor de servicios médicos que la revise. La sífilis puede tratarse con penicilina y otros medicamentos seguros.

↬ Clamidia

La *clamidia* es una enfermedad de transmisión sexual común; todos los años se infectan entre 3 y 5 millones de personas. La infección se produce por un microbio que invade cierto tipo de células sanas; puede transmitirse a través de la actividad sexual, incluida la oral. Entre el 20% y el 40% de todas las mujeres sexualmente activas han estado expuestas a la clamidia. De hecho, todos los años se infectan más de 200,000 mujeres embarazadas.

Se puede relacionar la infección de clamidia con el embarazo ectópico. En un estudio, el 70% de las mujeres estudiadas que tuvieron un embarazo ectópico también tenían clamidia.

La clamidia la contraen más probablemente las personas que tienen más de una pareja sexual. Ocurre también en las mujeres que tienen otras enfermedades de transmisión sexual.

Algunos proveedores de servicios médicos creen que la clamidia es más común en las mujeres que toman anticonceptivos orales. Los métodos anticonceptivos de barrera, como los diafragmas y los condones usados con espermicidas, pueden ofrecer cierta protección contra la infección.

Durante el embarazo, una futura madre puede transmitir la infección al bebé cuando este atraviesa el canal de parto. El feto tiene de un 20% a un 50% de probabilidades de contraer clamidia si la madre la tiene. Puede causar infección ocular en el bebé, pero eso se trata fácilmente. El bebé puede infectarse con clamidia durante el parto y desarrollar neumonía, la cual puede ser fatal.

De una infección con clamidia no tratada, puede resultar la enfermedad inflamatoria pélvica (EIP). La clamidia es una de las principales causas de la EIP. Vea los comentarios sobre la EIP de la página 91.

Quizás usted no tenga síntomas de clamidia, el 75% de las infectadas no los tienen. Los síntomas son quemazón o picazón en la zona genital, flujo vaginal, orina con dolor o frecuente, o dolor en la zona pélvica. También los hombres pueden tener síntomas.

La clamidia se puede detectar mediante un cultivo celular. Una prueba diagnóstica rápida hecha en el consultorio del médico puede darle un resultado enseguida, incluso posiblemente antes de volverse a casa.

La clamidia se trata normalmente con tetraciclina, pero no debe administrarse a una mujer embarazada. Durante el embarazo, la eritromicina puede ser la droga elegida, o se puede recetar Zithromax para usted y su pareja.

Después del tratamiento, es posible que su proveedor de servicios médicos quiera hacer otro cultivo para asegurarse de que la infección haya cedido. Se puede repetir la prueba más adelante para estar seguros de que usted no tenga la enfermedad en el momento del parto.

✃ *Enfermedad inflamatoria pélvica*

La enfermedad inflamatoria pélvica (EIP) es una infección grave de los órganos genitales superiores incluido el útero, las trompas de Falopio y hasta los ovarios. Puede presentar dolor pélvico o ningún síntoma.

La consecuencia de esta infección puede ser la cicatrización y el bloqueo de las trompas, lo cual le dificultaría o le imposibilitaría quedar embarazada o la haría susceptible de un embarazo ectópico. Quizás haga falta una cirugía para remediar el daño.

✃ *VIH y SIDA*

VIH. El *VIH (virus de inmunodeficiencia humana)* es el virus que causa el *SIDA (síndrome de inmunodeficiencia adquirida).* En Estados Unidos, son VIH positivas o tienen SIDA más de un millón de personas. Se infectan de VIH cerca de 56,000 personas nuevas cada año, 20% de las cuales ni siquiera lo saben.

Aproximadamente 2 de cada 1000 mujeres que quedan embarazadas son VIH positivas y el número de casos va en aumento. Se estima que todos los años nacen 6000 bebés de madres infectadas. De hecho, los CCE recomiendan ahora que se ofrezca hacer una prueba de VIH a todas las embarazadas. Hay disponibles equipos de prueba para usar en el hogar; muchos son muy confiables.

Después de que el VIH ingresa en el torrente sanguíneo de una persona, el organismo empieza a producir anticuerpos para combatir la enfermedad. Una prueba de sangre puede detectar estos anticuerpos. Una vez detectados, se considera que la persona es "HIV positiva" y puede contagiar el virus a los demás. Esto no es lo mismo que tener SIDA.

El virus debilita el sistema inmunitario y dificulta que el organismo combata la enfermedad. Hay problemas ginecológicos que pueden ser un primer signo de infección con VIH, por ejemplo, úlceras en la vagina, infección por hongos levaduriformes difíciles de eliminar y enfermedad inflamatoria pélvica. Si usted tiene cualquiera de estos problemas, háblelo con su proveedor de servicios médicos. El diagnóstico y el tratamiento precoces son cruciales.

Puede haber un período de semanas o de meses cuando las pruebas no revelan la presencia del virus. En la mayoría de los casos, los anticuerpos pueden detectarse de 6 a 12 semanas posteriores a la exposición. En algunos casos, pueden pasar hasta 18 meses antes de encontrar los anticuerpos.

Una vez que la prueba es positiva, la persona puede estar libre de los síntomas por un tiempo. Los estudios indican que tomar todos los días complejos multivitamínicos de venta libre, que contengan vitaminas B, C y E puede demorar la progresión del VIH y la necesidad de empezar con los medicamentos antirretrovíricos.

Para determinar si alguien tiene VIH, se hacen dos pruebas: el examen ELISA y el examen *Western Blot*. El examen ELISA es una prueba de detección. Si da positivo, debe confirmarse mediante el examen Western Blot. Ambos son análisis de sangre para medir los anticuerpos al virus. Se cree que el examen Western Blot tiene una sensibilidad y exactitud de más del 99%.

Antes de realizar el examen, se le avisa a la mujer que se le hará la prueba de detección del VIH a menos que ella se rehúse; esto se llama *examen electivo*. Para quienes corren un alto riesgo de tener VIH, los expertos sugieren hacer un examen antes del embarazo o cuanto antes si ya se ha iniciado, y otro en el tercer trimestre. Si no se conoce la situación de una mujer con respecto al VIH, se recomienda hacer un examen rápido de detección durante el trabajo de parto.

Con el examen rápido de detección del VIH, los resultados están disponibles dentro de los 30 minutos. Esta prueba tiene la misma sensibilidad y la misma exactitud que el examen ELISA. Los resultados positivos requieren confirmación con el examen Western Blot.

Sabemos que el 90% de todos los casos de VIH en niños se relacionan con el embarazo: contagio de la madre al bebé durante el embarazo, en el parto o en la lactancia. La investigación ha demostrado que una mujer infectada puede transmitir el virus a su bebé ya desde la 8.ª semana de embarazo. Una madre puede transmitir el VIH a su bebé también durante el nacimiento. La lactancia no se recomienda para las mujeres que son VIH positivas.

La investigación indica que la posibilidad de que una mujer infectada con VIH transmita el virus a su bebé puede prácticamente eliminarse con algunos medicamentos. No obstante, si una infección no se trata, existe un 25% de probabilidad de que el bebé nazca con el virus. Si una mujer toma AZT durante el embarazo y tiene un parto por cesárea, ¡reduce el riesgo de transmitir el virus a aproximadamente el 2%! Los estudios no han hallado defectos congénitos vinculados con el uso de AZT. Se ha comprobado que otros medicamentos contra el VIH no son peligrosos durante el embarazo.

Si usted es VIH positiva, calcule que le harán más análisis de sangre durante el embarazo. Estos análisis le servirán a su proveedor de servicios médicos para ir evaluando su evolución.

SIDA. Una persona es VIH positiva antes de desarrollar SIDA. Este proceso puede durar 10 años o más debido a los medicamentos que se usan en este momento.

La tasa de SIDA entre las mujeres ha aumentado al 20% de todos los casos informados. El SIDA puede dejar a una persona propensa a diversas infecciones e incapaz de combatirlas. Si usted no está segura de su riesgo, busque orientación sobre los exámenes de detección del virus del SIDA. El embarazo puede ocultar algunos síntomas del SIDA, lo cual dificulta más la detección de la enfermedad.

Hay algunas novedades positivas para las mujeres que padecen SIDA. Sabemos que si una mujer está en la primera fase de la enfermedad, generalmente puede tener un embarazo, un trabajo de parto y un parto sin incidentes.

Su alimentación

Durante su embarazo, usted tiene que elegir los alimentos con criterio. Para comer lo indicado, en las cantidades correctas, hace falta planificar. Elija alimentos con alto contenido de vitaminas y de minerales, especialmente hierro, calcio, magnesio, folato y cinc. Necesita fibras también.

Más abajo enumeramos algunos de los alimentos que debe ingerir y la cantidad de cada uno. Trate de comer estos alimentos todos los días. Analizamos los grupos alimenticios en las semanas siguientes. Busque consejos sobre nutrición en las explicaciones semanales. Entre los alimentos propicios para el desarrollo de su bebé, están:

- pan, cereales, pastas y arroz: por lo menos 6 porciones/día
- frutas: de 3 a 4 porciones/día
- verduras: 4 porciones/día
- carne y otras fuentes de proteínas: de 2 a 3 porciones/día
- lácteos: de 3 a 4 porciones/día
- grasas, dulces y otros alimentos que tienen calorías "vacías": de 2 a 3 porciones/día

Lo que también debería saber

↶ *Su primera visita al proveedor de servicios médicos*
Posiblemente su primera visita prenatal sea una de las más largas. Hay mucho por hacer. Si usted vio a su proveedor de servicios médicos antes de quedar embarazada, quizás ya haya comentado algunas de sus inquietudes.

Cómo entender las porciones

A lo mejor, le va a parecer difícil comer todas las porciones que necesita para que su bebé se desarrolle saludablemente. Sin embargo, muchas personas comen de más porque no entienden qué es realmente una "porción" o "ración".

Los tamaños supergigantes de las comidas rápidas y los platos enormes de otros restaurantes han alterado nuestra idea de cuál es el verdadero tamaño de una porción normal. Por ejemplo, un *muffin* de arándanos tiene ahora aproximadamente 500 calorías. Hace 25 años, tenía unas 200 calorías. Cuando coma, busque los siguientes tamaños de porciones; son tamaños de porciones "normales":

• taza de verduras: el tamaño de una bombilla.
• 1 porción de jugo: una copa de champán
• 1 panqueque: el tamaño de un CD
• 1 cucharadita de mantequilla de maní: el extremo de su pulgar
• 3 onzas de pescado: un estuche de anteojos
• 3 onzas de carne: un mazo de barajas
• 1 papa pequeña: una ficha de 3 x 5

Lea los tamaños de las porciones en las etiquetas; un error común es leer la información sobre calorías/nutrientes y no tomar en cuenta el número de porciones que contiene cada envase. Hasta un envase muy pequeño puede contener dos porciones o más, o sea que se duplican o triplican las calorías si usted lo come entero.

Para saber cuál es el tamaño correcto de una porción de cada grupo alimenticio, consulte el sitio web del Departamento de Agricultura de los EE.UU. www.cnpp.usda.gov; ahí aparecen las raciones verdaderas. Por ejemplo, ¡una rosca grande puede equivaler a cuatro o cinco porciones de cereales! Si no tiene acceso a una computadora, pida a su proveedor de servicios médicos alguna guía o folleto sobre nutrición.

Siéntase libre de formular preguntas para hacerse una idea de cómo se relacionará su proveedor de servicios médicos con usted y con sus necesidades. Durante el embarazo, debe haber un intercambio de ideas. Piense en lo que su proveedor de servicios médicos sugiere y por qué. Es importante que manifieste sus sensaciones y sus ideas. Su proveedor de servicios médicos tiene una experiencia que resultará valiosa para usted durante el embarazo.

En esta primera visita, le pedirán sus antecedentes médicos. Por ejemplo, problemas médicos en general y todos aquellos problemas relacionados con sus antecedentes ginecológicos y obstétricos. Le preguntarán acerca de sus períodos y de los métodos que usó recientemente para control de la natalidad. Si usted se ha hecho un aborto o ha tenido un aborto espontáneo, o si ha sido hospitalizada para una cirugía o por otro motivo, es información importante. Si tiene antecedentes médicos anteriores, llévelos con usted.

Su proveedor de servicios médicos necesita saber qué medicación toma o a qué medicamentos es alérgica. También sus antecedentes médicos familiares pueden ser importantes.

Pueden hacerse diversos exámenes en esta primera visita o en una subsiguiente. Si tiene preguntas, hágalas. Si le parece que puede tener un embarazo de "alto riesgo", háblelo con su proveedor de servicios médicos.

En la mayoría de los casos, le pedirán que regrese cada 4 semanas en los 7 primeros meses, luego cada 2 semanas hasta el último mes y después todas las semanas. Si surgen problemas, posiblemente le indicarán visitas más frecuentes.

Consejo para la 6.ª semana

Si le surgen preguntas entre una visita prenatal y otra, llame al consultorio. No hay problema; su proveedor de servicios médicos quiere que usted llame para recibir la información médica correcta. Seguramente se sentirá más cómoda cuando reciba respuestas a sus preguntas.

ᔛ *Formas de tener un embarazo magnífico*

Todas las mujeres quieren tener un embarazo feliz y saludable. ¡Asegúrese desde ahora de que el suyo sea el mejor posible! Pruebe lo siguiente.

- Priorice: Analice qué necesita hacer para que estén bien usted y su bebé. Haga lo que te arazo: Cuando usted incluye a su pareja, a otros miembros de la familia y a sus amigos en su embarazo, los ayuda a entender lo que usted está atravesando y, de ese modo, ellos pueden ser más comprensivos y brindarle más apoyo.

- Trate a los demás con respeto y con amor: Probablemente usted esté pasando momentos difíciles, en especial al comienzo del embarazo. Quizás tenga náuseas. Puede ser que le cueste adaptarse al papel de "futura mamá". Los demás entenderán si usted se toma el trabajo de explicarles lo que siente. Respete sus preocupaciones, trátelos con amabilidad y con amor, y ellos responderán de la misma manera.

- Cree recuerdos: Hace falta cierta planificación, pero definitivamente vale la pena. Cuando usted está embarazada, parece que durará para siempre. Sin embargo, hablando desde la experiencia, podemos decirle que pasa muy rápido y pronto se transforma en un recuerdo. Prevea desde ahora cómo documentar los numerosos cambios que están ocurriendo en su vida. Incluya a su pareja. Dígale que anote algunas de sus ideas y de sus sensaciones. ¡Tome también una fotografía de él! Más adelante podrá ver y compartir con él los buenos y los malos momentos, y cuando pasen los años, ustedes y sus hijos se alegrarán de que lo haya hecho.
- Relájese cuando pueda: Es importante calmar el estrés en su vida. Haga cosas que la ayuden a relajarse y a centrarse en lo que es importante en la vida de ustedes en este momento.
- Disfrute de esta época de preparación: Muy pronto su embarazo habrá terminado y usted será una nueva mamá, ¡con todas las responsabilidades de ser mamá y pareja! Quizás tenga, además, otras responsabilidades en su vida profesional o personal. Concéntrese en su relación de pareja y en todos los cambios que experimentará en el futuro cercano.
- Céntrese en lo positivo: Tal vez sus amigos o sus parientes le cuenten cosas negativas, como historias atemorizantes o cuentos tristes. Ignórelos. ¡La mayoría de los embarazos resultan de maravilla!
- No tema pedir ayuda: Su embarazo es importante para los demás. Sus amigos y su familia estarán felices de que usted les pida que participen.
- Infórmese: Hoy existen muchos recursos, como nuestros libros, artículos en diversas revistas, programas de televisión, entrevistas radiales y la Internet.
- Sonría: ¡Usted forma parte de un milagro muy especial que está sucediéndoles a usted y a su pareja!

Consejo para el papá

Su pareja, ¿está teniendo náuseas? Si es así, cocinar puede resultarle realmente fastidioso. Con solo ver u oler la comida, puede sentirse descompuesta. Para ayudarla, tráigase su cena a casa o cocínela usted mismo. ¡Será, a veces, la única manera de tener algo para comer!

Ejercicio para la 6.ª semana

Párese con su costado izquierdo junto al sofá o a una silla sólida. Tómese del respaldo con la mano izquierda. Parada con los pies separados al ancho de los hombros, dé un paso de unos 3 pies hacia atrás con
el pie derecho. Doble la pierna hasta que su muslo quede paralelo al
piso. Sostenga la rodilla sobre los dedos del pie. Mantenga durante
3 segundos, luego, a medida que vuelve a la posición de parada, levante
la pierna derecha y apriete los glúteos 1 segundo. Empiece con 3 repeticiones y aumente hasta 6. Repita con la otra pierna. *Fortalece las caderas, los muslos y los glúteos.*

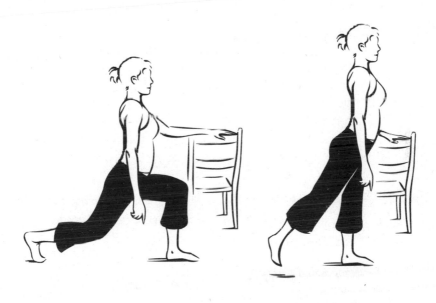

7.ª Semana

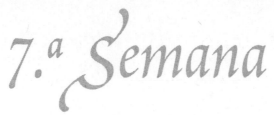

Edad del feto: 5 semanas

*Si se acaba de enterar de que está embarazada,
podría empezar por leer los capítulos anteriores.*

¿Qué tamaño tiene el bebé?

¡En este momento, su bebé está pasando por un increíble crecimiento acelerado! Al principio de esta semana, la longitud craneocaudal es de 0.16 a 0.2 pulgadas (4 a 5 mm), aproximadamente el tamaño de un perdigón. Hacia el final de la semana, su bebé habrá crecido a más del doble, aproximadamente ½ pulgada (1.1 a 1.3 cm).

¿Qué tamaño tiene usted?

Aunque es probable que esté muy ansiosa por mostrarle al mundo que está embarazada, todavía puede haber cambios poco observables. Los cambios vendrán pronto.

Cómo crece y se desarrolla el bebé

Las yemas de las extremidades inferiores empiezan a aparecer como aletas cortas. Como puede ver en la página 100, las yemas de las extremidades superiores han crecido y se han dividido en un segmento para la mano y un segmento brazo-hombro. La mano y el pie tienen una lámina donde se desarrollarán los dedos.

En cuanto El corazón se ha dividido en la cavidad derecha y la izquierda. Entre las cavidades, aparece una abertura llamada *agujero oval*. Esta abertura deja que la sangre pase de una cavidad a la otra, eludiendo los pulmones. Al momento de nacer, la abertura se cierra.

Están presentes los *bronquios* primarios (pasajes de aire en los pulmones). El encéfalo está creciendo; el prosencéfalo se divide en dos mitades. Se desarrollan los ojos y las fosas nasales.

Se forman los intestinos y están presentes el apéndice y el páncreas. Parte del intestino se mete dentro del cordón umbilical. Más adelante, vuelve al abdomen.

Cambios en usted

Los cambios suceden gradualmente. Para este momento, tendría que haber aumentado solo un par de libras. Si no ha aumentado de peso o si ha perdido un par de libras, está bien. En las próximas semanas, irá en sentido contrario. Tal vez todavía tenga las náuseas del embarazo y otros síntomas del comienzo del embarazo.

Cómo afecta al desarrollo del bebé lo que usted hace

♋ *Trastornos genéticos judíos*

Un grupo de afecciones médicas a las que se consideran trastornos genéticos aparecen con mayor frecuencia entre los judíos askenazíes, que tienen ascendencia europea oriental. Aproximadamente el 95% de la población judía de Norteamérica es de ascendencia askenazí. Algunas de las enfermedades que se encuentran en este grupo también afectan a los judíos sefarditas y a los que no son judíos; sin embargo, las enfermedades son más frecuentes entre los judíos askenazíes: a veces, de 20 a 100 veces más comunes.

> Aunque este libro está pensado para explicarle paso a paso su embarazo examinando una semana a la vez, quizás usted busque información específica. Debido a que el libro no puedo incluir *todo* lo que usted necesita *antes* de que sepa que está buscándolo, verifique que ese tema determinado esté en el índice, que empieza en la página 637. Tal vez no tratemos el tema hasta una semana posterior.

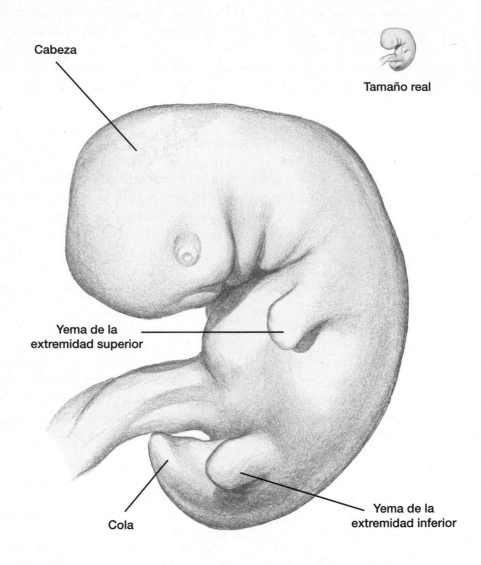

Cabeza

Tamaño real

**Yema de la
extremidad superior**

Cola

**Yema de la
extremidad inferior**

El encéfalo del bebé está creciendo y se está desarrollando.
El corazón se ha dividido en la cavidad derecha y la izquierda.

Se han realizado muchas investigaciones para determinar por qué estos trastornos ocurren con mayor frecuencia en la población judía askenazí. Los investigadores creen que es obra de dos procesos: el efecto fundador y la deriva genética.

Con el *efecto fundador,* los genes que originan ciertos problemas empezaron a aparecer entre los fundadores de los judíos askenazíes. Hacia el año 70 d. de C., migraron a Europa oriental. Antes de que dejaran Palestina, estos trastornos eran, probablemente, comunes entre los demás grupos del área. Cuando los judíos askenazíes se establecieron en Europa, se llevaron estos genes.

Como los judíos askenazíes no se casan frecuentemente por fuera de su fe o comunidad, los genes no se esparcieron entre otras comunidades. Esto se denomina *deriva genética.* La presencia de los genes no disminuyó por la introducción de otros de afuera de la comunidad, así que muchos de los problemas permanecieron dentro de este grupo.

Algunas enfermedades y afecciones ocurren dentro de otros grupos judíos, como los judíos sefarditas. Los judíos sefarditas son de ascendencia española o portuguesa y, dentro de este grupo, se producen trastornos particulares, probablemente por la misma razón que se producen entre los judíos askenazíes.

Hoy, algunas de las afecciones se consideran "trastornos genéticos judíos". Sin embargo, sabemos que personas con otros orígenes étnicos pueden heredar alguna de estas enfermedades. Algunas enfermedades y afecciones no se encuentran comúnmente fuera de las distintas poblaciones judías y son raras en la población general. Entre estos trastornos se encuentran:

- síndrome de Bloom
- deficiencia del factor XI
- disautomía familiar (síndrome de Riley-Day)
- anemia de Fanconi (Grupo C)
- enfermedad de Gaucher
- deficiencia de Glucosa-6-fosfato deshidrogenasa (G6FD)
- enfermedad por almacenamiento de glucógeno, tipo III
- mucolipidosis tipo IV
- enfermedad de Niemann-Pick (Tipo A)
- hiperplasia suprarrenal no clásica
- hipoacusia no sindrómica
- distonía por torsión

Algunos recursos muy buenos están a disposición de todo aquel que quiera aprender más acerca de los trastornos genéticos judíos. Para buscar información, nos hemos puesto en contacto con dos:

Centro de Chicago para Trastornos Genéticos
Ben Gurion Way
One S. Franklin Street, 4th Floor
Chicago, IL 60606
312-357-4718
Correo electrónico: jewishgeneticsctr@juf.org
www.jewishgeneticscenter.org

Centro para Enfermedades Genéticas Judías
Escuela de Medicina Monte Sinaí
Box 1497
One Gustave L. Levy Place
New York, NY 10029
212-659-6774 (Principal)
212-241-6947 (Consultas/Detección)
www.mssm.edu/jewish_genetics/

Las pruebas de detección están disponibles para algunas de las enfermedades enumeradas más arriba. Una prueba detecta 11 enfermedades genéticas y están diseñadas para parejas en las cuales uno o ambos tienen ascendencia judía askenazí o sefardita. Muchas enfermedades se pueden identificar antes del embarazo o al principio. Si está interesada, hable con su proveedor de servicios médicos acerca de hacerse las pruebas.

✂ *Uso de medicamentos de venta libre*
Casi el 65% de las embarazadas usa algún tipo de medicamento durante el embarazo, entre ellas medicamentos sin receta, también llamados medicamentos *de venta libre*. Frecuentemente, se usan para tratar dolores y molestias.

Datos sobre medicamentos de venta libre

A continuación hay algunos datos sobre los medicamentos de venta libre y cómo pueden afectarla. Tenga cuidado con cualquier medicamento que tome durante el embarazo.

- Evite el Sudafed durante el primer trimestre.
- Evite remedios para el resfriado que contengan yodo. El yodo puede causar problemas en el bebé.
- Se cree que el Claritin y el Zyrtec son inocuos para usar durante el embarazo.
- No se recomienda el uso de Primatene Mist cuando está embarazada.
- Si toma regularmente Airborne para prevenir resfriados cuando no está embarazada, tal vez sea una buena idea no hacerlo durante el embarazo. No ha sido probado en mujeres embarazadas.
- Tenga cuidado con el uso de antiácidos; pueden interferir con la absorción del hierro.
- Si tiene una infección por hongos levaduriformes, pregúntele a su proveedor de servicios médicos si puede usar un tratamiento de venta libre, como Terazol o Monistat.

Muchas personas no ven los productos de venta libre como medicamentos, y los toman sin criterio, embarazadas o no. Algunos investigadores creen que el uso de medicamentos de venta libre *aumenta* durante el embarazo.

Algunos productos de venta libre pueden no ser inocuos durante el embarazo. Vea el recuadro de arriba. ¡Úselos con tanto cuidado como

Consejo para la 7.ª semana

No tome cualquier medicamento de venta libre por más de 48 horas sin hablarlo con su proveedor de servicios médicos. Si un problema no mejora, su proveedor de servicios médicos puede tener otro plan de tratamiento para usted.

cualquier otro fármaco! Muchos productos son combinaciones de fármacos. Por ejemplo, los medicamentos contra el dolor pueden contener aspirina, cafeína y fenacetina. Los jarabes para la tos o los medicamentos para dormir pueden tener alcohol.

Lea en las etiquetas de la caja y los prospectos sobre la inocuidad durante el embarazo: casi todos los medicamentos contienen esta información. Por ejemplo, algunos antiácidos pueden causar estreñimiento y gases.

Algunos productos de venta libre se pueden usar sin problemas durante el embarazo, si los usa con prudencia. Revise la siguiente lista:

- analgésicos: acetaminofeno (Tylenol)
- descongestionantes: clorfeniramina (Chlor-Trimeton)
- descongestionantes nasales en aerosol: oximetazolina (Afrin, Dristan duradero)
- medicamentos para la tos: dextrometorfano (Robitussin; Vicks Formula 44)
- alivio estomacal: antiácidos (Amphojel, Gelusil, Maalox, leche de magnesia)
- alivio para la garganta: pastillas para la garganta (Sucrets)
- laxantes: laxantes con fibras formadoras de masa (Metamucil, Fiberall)
- Si cree que sus síntomas o sus molestias son más graves de lo que deberían, llame a su proveedor de servicios médicos. Siga sus consejos y cuídese.

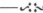

Uso del acetaminofeno

La mayoría de los expertos creen que el acetaminofeno es inocuo para usar durante el embarazo, ¡es difícil evitarlo porque está presente en casi 200 productos! Los estudios demuestran que es fácil administrarse una sobredosis del fármaco, ya que está presente en muchas preparaciones. Tal vez no sea consciente de que lo contienen distintos productos que puede tomar para tratar un único problema. Ingerir más de un producto para tratar una afección o una enfermedad podría ser peligroso. *¡Lea siempre las etiquetas!* Por ejemplo, tome solo un medicamento para tratar los síntomas del resfriado o la gripe, ¡y siempre tome la dosis correcta!

Su alimentación

Los productos lácteos pueden ser muy importantes durante el embarazo. Contienen calcio y vitamina D; ambos son importantes para usted y el bebé. El calcio ayuda a mantener sanos sus huesos; el bebé lo necesita para desarrollar huesos y dientes sanos.

Una embarazada debería ingerir 1200 mg de calcio por día (1½ veces la cantidad recomendada para las mujeres no embarazadas). Sus vitaminas prenatales proveen alrededor de 300 mg, así que asegúrese de comer bastante de los alimentos correctos para conseguir los otros 900 mg.

Lea las etiquetas de los alimentos para averiguar cuánto calcio por porción hay en un alimento envasado. Todos los días, escriba la cantidad de calcio de cada alimento que coma, y lleve un total acumulado para estar segura de que ingiere 1200 mg. Vea también el recuadro de la página 106 para averiguar cómo calcular su ingesta diaria de calcio.

Algunas buenas fuentes de calcio. Son buenas fuentes de calcio la leche, el queso, el yogurt y el helado. Entre otros alimentos que contienen calcio encontramos brócoli, col china, berzas, espinaca, salmón, sardinas, garbanzos, semillas de sésamo, almendras, frijoles secos cocidos, tofu y trucha. Algunos alimentos están enriquecidos con calcio, como algunos jugos de naranja, panes, cereales y granos. Revise los estantes de su tienda de comestibles.

Algunos alimentos lácteos que puede elegir, y el tamaño de las porciones, son los siguientes:

- queso *cottage*: ¾ taza
- queso fundido (americano): 2 onzas
- queso duro (parmesano o romano): 1 onza
- natilla o budín: 1 taza
- leche (entera, 2%, 1%, desnatada): 8 onzas
- queso natural (cheddar): 1½ onzas
- yogur (común o saborizado): 1 taza

Si desea menos calorías, elija productos lácteos semidescremados. En los productos lácteos semidescremados, el contenido de calcio no se ve afectado. Una buena opción incluye leche descremada, y yogurt y queso semidescremados.

Aumente la cantidad de calcio que consume agregando leche en polvo descremada a las recetas, como puré de papas y pastel de carne. Prepare batidos de frutas con frutas frescas y leche, agregue una cuchara de leche helada, yogurt congelado o helado. Cocine el arroz y la avena en leche descremada o semidescremada. Cuando prepare sopas enlatadas, sustituya el agua por leche. Beba un batido de frutas en lugar de jugo de naranja solo.

Algunos alimentos interfieren con la absorción de calcio. La sal, el té, el café, el pan proteínico y el pan sin levadura disminuyen la cantidad de calcio absorbido.

Si toma antibióticos, lea la etiqueta del remedio recetado. Si dice que no se tome con alimentos que contienen calcio, tome el antibiótico una hora antes o dos horas después de las comidas.

Si tiene problemas para incorporar suficiente calcio en su alimentación, pregúntele a su proveedor de servicios médicos acerca de tomar un aporte complementario de calcio. Él podrá aconsejarla.

Intolerancia a la lactosa. Cuando la lactosa no se digiere adecuadamente, puede provocar gases, hinchazón abdominal por gases, cólicos y diarrea; se dice que una persona que padece este problema tiene *intolerancia a la lactosa*. Si usted padece intolerancia a la lactosa, tiene a su disposición muchas otras fuentes de calcio. Busque alimentos enriquecidos con calcio. Pruebe leche de arroz y leche de soja enriquecidas con calcio y vitamina D. Tal vez pueda comprar leche sin lactosa en la tienda de alimentos. Si le gusta el queso, puede comprar las marcas que no tienen lactosa. Pregúntele a su tendero.

El medicamento de venta libre *Lactaid* ayuda al cuerpo a descomponer la lactosa. No hay advertencias ni precauciones sobre su uso en el embarazo, pero consulte a su proveedor de servicios médicos *antes* de usarlo.

¿Cuánto calcio?

Puede ser algo difícil determinar cuánto calcio recibe de los alimentos que come. Las etiquetas de los empaques generalmente mencionan el *porcentaje* de calcio de un alimento. Esto puede ser confuso porque es difícil decir a cuánto equivale.

La solución es entender que el etiquetado se basa en la recomendación RDA para una mujer no embarazada, que es de 800 mg por día. Si en un paquete se lee "calcio 20%", simplemente multiplique 800 por 0.2, lo que le dará un total de 160 mg. Lleve un registro escrito de la cantidad de calcio que ingiere todos los días. Usted necesita un total de unos 1200 mg de calcio por día.

ᴏᕼ *Listeriosis*

Todos los años, en Estados Unidos se informan 1500 casos de listeriosis, una forma de intoxicación alimentaria. Aproximadamente 500 de estos casos se presentan en mujeres embarazadas, quienes son más susceptibles a infecciones. Los bebés nacidos de madres que tuvieron listeriosis tienen un riesgo mayor de desarrollar problemas.

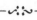

Su cuerpo no puede absorber más de 500 mg de calcio a la vez, así que reparta su ingesta todos los días. En el desayuno, si consume jugo de naranja enriquecido con calcio, pan enriquecido con calcio, cereales con leche y un pote de yogurt, tal vez esté ingiriendo mucho más que 500 mg, ¡pero su cuerpo no podrá absorberlo!

Para evitar la listeriosis, no consuma leche sin pasteurizar ni ningún alimento elaborado a partir de leche sin pasteurizar. Evite los quesos blandos sin pasteurizar, como el Camembert, el Brie, el feta, el Gorgonzola, el queso azul y el Roquefort. *Si se los ha elaborado con leche pasteurizada,* los quesos blandos se pueden consumir durante el embarazo. Lea atentamente las etiquetas.

También es necesario que preste atención a otros productos que no están pasteurizados, como algunos jugos. Sea cauta cuando compre jugos de frutas en un mercado de granjeros o en el puesto de una granja. Pueden no estar pasteurizados. El jugo fresco sin pasteurizar puede contener muchos gérmenes.

El pollo, la carne roja, los mariscos y los perros calientes mal cocinados también pueden contener listeriosis. Cocine cuidadosamente las carnes y los mariscos. Tenga cuidado con la contaminación cruzada de los alimentos. Si pone mariscos o perros calientes crudos en una encimera o tabla de cortar, lave concienzudamente el área con agua cliente y jabón, o desinfectante, *antes* de poner otro alimento en esa superficie.

Lo que también debería saber

ᴏᕼ *Intimidad sexual durante el embarazo*

Muchas parejas quieren saber si está bien tener relaciones sexuales durante el embarazo. Muchos hombres se preguntan si el sexo puede dañar a un bebé en desarrollo. Por lo general, las relaciones sexuales están bien para una embarazada sana y su pareja.

La actividad sexual frecuente no debería perjudicar un embarazo sano. Ni el coito ni el orgasmo deberían ser un problema si usted tiene un embarazo de poco riesgo. El bebé está bien protegido dentro del saco amniótico.

Si tiene preguntas, lléveras a la consulta prenatal. Si su pareja la acompaña a las citas, puede beneficiarse al oír el consejo de su proveedor de servicios médicos. Si no la acompaña, asegúrele que no debería haber problemas si su proveedor de servicios médicos le da el visto bueno.

Consejo para el papá

Es importante saber lo que le está diciendo su pareja cuando le habla de su embarazo. Si usa términos que usted no entiende, pídale que se los explique. O dele un vistazo a nuestro Glosario para encontrar una definición, en la página 620. Es útil familiarizarse con todos los términos técnicos del embarazo que oirá en los meses que vendrán.

El sexo no solo significa coito. Hay otras maneras en que las parejas pueden tener placer sensual, entre ellas, darse un masaje el uno al otro, bañarse juntos y hablar sobre sexo. No importa lo que hagan, sea honesta con su pareja acerca de lo que usted sienta, ¡y mantenga el sentido del humor!

✂ Vitaminas prenatales

Tomar vitaminas prenatales puede ser muy importante para usted y el bebé. Asegúrese de que las vitaminas prenatales contengan yodo; es importante para el desarrollo cerebral del bebé. Un estudio reciente demostró que solo la mitad de las vitaminas prenatales lo contiene.

No beba café ni té durante una hora después de tomar las vitaminas. Estas bebidas impiden la absorción del hierro.

Los ácidos grasos omega-3 y el ADH son buenos para el desarrollo cerebral del bebé. Pregúntele al farmacéutico o a su proveedor de servicios médicos si sus vitaminas prenatales los contienen.

✂ ¿Necesita hierro adicional?

Casi todos los alimentos que proveen suficientes calorías para que usted aumente de peso durante el embarazo tienen bastantes minerales para evitar su carencia. Sin embargo, pocas mujeres tienen reservas de hierro para satisfacer los requerimientos del embarazo. La dosis diaria recomendada es de 27 mg.

Una mirada a las vitaminas prenatales

Las vitaminas prenatales contienen muchas sustancias necesarias para usted y el bebé. Por esa razón, debería tomarlas todos los días hasta el nacimiento del bebé. Las vitaminas prenatales típicas contienen lo siguiente:

- calcio, para desarrollar los dientes y los huesos del bebé, y para ayudar a fortalecer los suyos
- cobre, para ayudar a prevenir la anemia y para ayudar en la formación de los huesos
- ácido fólico, para reducir el riesgo de anomalías del tubo neural y para ayudar en la producción de glóbulos sanguíneos
- yodo, para ayudar a controlar el metabolismo
- hierro, para evitar la anemia y ayudar al desarrollo sanguíneo del bebé
- vitamina A, para la salud general y el metabolismo corporal
- vitamina B_1, para la salud general y el metabolismo corporal
- vitamina B_2, para la salud general y el metabolismo corporal
- vitamina B_3, para la salud general y el metabolismo corporal
- vitamina B_6, para la salud general y el metabolismo corporal
- vitamina B_{12}, para promover la formación de sangre
- vitamina C, para colaborar en la absorción de hierro por parte de su cuerpo
- vitamina D, para fortalecer los huesos y los dientes del bebé, y para ayudar a su cuerpo a usar el fósforo y el calcio
- vitamina E, para la salud general y el metabolismo corporal
- cinc, para ayudar a equilibrar los líquidos de su cuerpo y para colaborar con el funcionamiento de los nervios y los músculos

Durante el embarazo, las necesidades de hierro aumentan. La ingesta de hierro es más importante en la segunda mitad del embarazo. La mayoría de las mujeres no necesitan aportes complementarios de hierro durante el primer trimestre. Si usted ingiere hierro en ese momento, puede empeorar los síntomas de las náuseas y los vómitos. Además, el hierro puede irritarle el estómago y provocar estreñimiento.

✎ Otros aportes complementarios

El cinc puede ayudarla si está delgada o tiene peso insuficiente. Creemos que el cinc ayuda a una mujer delgada a aumentar sus probabilidades de dar a luz un bebé más grande y más sano. Informes recientes han relacionado el uso del cinc para reducir la duración y la gravedad de un resfriado. Incluso, usted puede haber usado antes alguno de esos remedios para el resfriado. Sin embargo, le recomendamos que hable con su proveedor de servicios médicos antes de usar cualquier producto con cinc para un resfriado. No tenemos información sobre cómo el uso del cinc para ayudar a combatir un resfriado podría afectar a una embarazada. Mejor prevenir que curar.

El valor del fluoruro y el aporte complementario de fluoruro en una embarazada no está claro. Algunos investigadores creen que el aporte complementario de fluoruro durante el embarazo produce dientes mejores en el niño, pero no todos están de acuerdo. No se ha probado que el aporte complementario de fluoruro en una embarazada sea perjudicial para el bebé. Algunas vitaminas prenatales contienen fluoruro.

☞ Hiperactividad de la vejiga y medicamentos para tratar la incontinencia

¿Toma medicamentos para tratar una vejiga hiperactiva? Si lo hace, tiene que hablar con su proveedor de servicios médicos antes del embarazo o apenas sepa que está embarazada. Puede aconsejarla acerca de continuar el uso de su medicamento durante el embarazo.

Información que puede asustarla

Con el propósito de brindarle la mayor cantidad de información posible sobre el embarazo, incluimos en todo el libro explicaciones serias que a algunos podrían parecerles "atemorizantes". La información no se ofrece para asustarla; está ahí para proporcionar datos acerca de situaciones médicas particulares que pueden producirse durante el embarazo.

Si una mujer experimenta un problema grave, seguramente ella y su pareja querrán saber lo más posible acerca de eso. Si una mujer tiene una amiga o conoce a alguien que tiene problemas durante el embarazo, la lectura sobre ellos podría aliviar sus temores. Esperamos asimismo que nuestras explicaciones puedan ayudarla a iniciar un diálogo con su médico, si es que tiene preguntas.

Casi todos los embarazos transcurren sin incidentes y no surgen situaciones graves. No obstante, tenga en cuenta que hemos tratado de cubrir la mayor cantidad de aspectos sobre el embarazo que nos ha sido posible, de modo que usted tenga a mano toda la información que pueda necesitar y desear. El conocimiento es poder, por lo tanto, tener diversos hechos a su disposición puede ayudarla a sentir que tiene más control de su embarazo. Esperamos que la lectura de esta información le sirva para despreocuparse y disfrutar de la experiencia de su embarazo.

Si le parece que las explicaciones serias la asustan, ¡no las lea! O si la información no se aplica a su embarazo, simplemente pásela por alto. Pero tenga presente que la información está ahí, por si desea saber más acerca de una situación particular.

El problema de la vejiga hiperactiva ocurre cuando el cerebro les dice a los nervios de la vejiga que existe la necesidad de orinar, incluso si la vejiga no está llena. Algunos de los síntomas son ir al baño más de 12 veces por día, levantarse dos o más veces por noche, y una necesidad repentina e inmediata de orinar. Incluso puede perder orina.

Los medicamentos para tratar el problema funcionan relajando los músculos. Algunos medicamentos recetados comúnmente son Ditropan, Detrol LA, Sanctura y Enablex.

Ejercicio para la 7.ª semana

Párese con su costado derecho junto al sofá o a una silla sólida. Soste-
niéndose del sofá o la silla con la mano derecha, levante el pie derecho y
colóquelo en el brazo del mueble. Inclínese hacia adelante hasta que
sienta un estiramiento en la pierna. Sostenga durante 10 segundos. Repita con la pierna izquierda. *Estira los tendones isquiotibiales y fortalece
los músculos del muslo.*

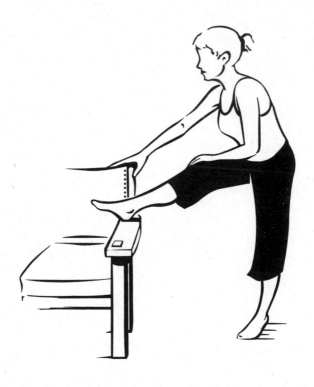

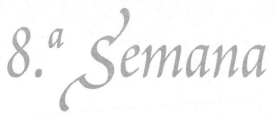

8.ª Semana

Edad del feto: 6 semanas

Si se acaba de enterar de que está embarazada,
podría empezar por leer los capítulos anteriores.

¿Qué tamaño tiene el bebé?

Para esta semana de embarazo, la longitud craneocaudal del bebé es de ½ a ¾ pulgada (de 1.4 a 2 cm). Es más o menos el tamaño de un frijol pinto.

¿Qué tamaño tiene usted?

Su útero se está agrandando, así que usted debe estar notando un cambio en la cintura y en cómo le queda la ropa. Su proveedor de servicios médicos verá que el útero está más grande, si le hace un tacto vaginal.

Cómo crece y se desarrolla el bebé

El bebé sigue creciendo y cambiando. Compare la ilustración de la página 114 con las anteriores. ¿Ve los cambios?

Los ojos se están desplazando hacia la parte media de la cara. Aparecen los pliegues de los párpados y están empezando a desarrollarse las células nerviosas de los ojos.

Está presente la punta de la nariz. Se están formando el oído interno y el externo. La zona del tronco está alargándose y enderezándose.

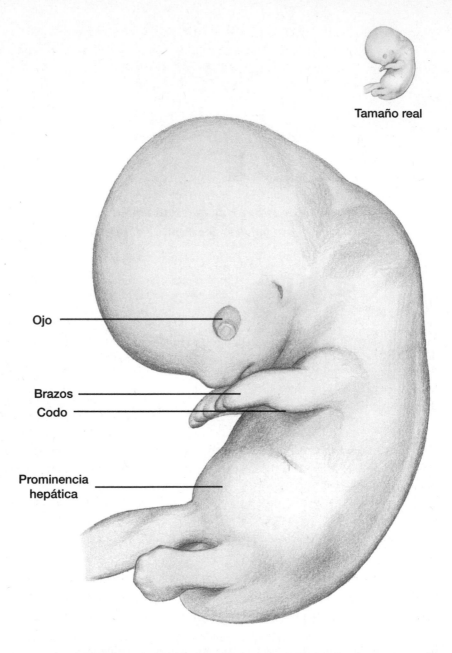

Tamaño real

Ojo

Brazos
Codo

Prominencia
hepática

Embrión a las 8 semanas (edad fetal: 6 semanas).
La longitud craneocaudal es de aproximadamente ¾ pulgada (20 mm).
Los brazos son más largos y se doblan en los codos.

Los brazos son más largos. Los codos están presentes, y los brazos se doblan en los codos y se curvan levemente sobre el corazón. Brazos y piernas se extienden hacia delante. Puede verse el comienzo de los dedos en pies y manos.

Cambios en usted

A medida que el útero crece, usted puede sentir calambres o incluso dolor en la parte baja del abdomen o en los costados. Algunas mujeres sienten tensión en el útero durante todo el embarazo. Si no lo siente, no se preocupe. Pero si también tiene metrorragia, llame a su proveedor de servicios médicos inmediatamente.

ᕁ *Dolores de cabeza y jaquecas*

Algunas embarazadas tienen dolores de cabeza durante el embarazo. Los *dolores de cabeza por tensión* pueden ser causados por estrés, fatiga, calor, ruido, sed, hambre, música fuerte y luces brillantes. Preste atención a lo que come. Algunos alimentos pueden ocasionar dolor de cabeza, como los maníes, el chocolate, el queso y algunas carnes. Si sus senos paranasales están obstruidos, eso también puede aumentar los dolores de cabeza.

Los *dolores de cabeza en racimo* se producen en grupos, duran aproximadamente una hora y continúan por semanas o meses. Para este tipo de dolores de cabeza está bien tomar acetaminofeno.

> Un dolor de cabeza o una jaqueca que no cede al final del embarazo podría ser signo de problemas. ¡Llame a su proveedor de servicios médicos inmediatamente!

¿No quiere tomar medicamentos para un dolor que le martillea la cabeza? Existen otras cosas que puede probar. El ejercicio puede ayudar. Masajéese el cuello y los hombros para relajar los músculos tensos. Si tiene un dolor de cabeza sinusal, póngase una toallita tibia sobre la nariz y los ojos. O póngase una compresa fría en la base del cuello. Doble un pañuelo a lo largo de modo que forme una tira de dos pulgadas de ancho, átesela alrededor de la cabeza y haga el nudo en el lugar donde el dolor es más intenso. Puede ayudar.

Jaquecas. Las jaquecas son frecuentemente un problema hereditario. Cerca del 20% de todas las embarazadas tienen una migraña en algún momento del embarazo. Una migraña puede durar desde unas pocas horas hasta 3 días. Algunas mujeres sufren más durante el embarazo debido a los cambios en sus niveles hormonales.

Consejo para la 8.ª semana

Lávese las manos a fondo todo el día, especialmente después de manipular carne cruda o de usar el baño. Este acto sencillo ayuda a prevenir la propagación de bacterias y virus que causan infecciones.

El jengibre puede ayudar con las Jaquecas: una pizca de jengibre en polvo disuelto en agua puede ser tan beneficioso como un medicamento recetado. En cuanto empiece a sentir los síntomas, mezcle ⅓ de cucharadita de jengibre en polvo en un vaso de agua. Tome esto tres o cuatro veces por día durante tres días.

✑ Dolor del nervio ciático y dolor de la articulación sacroilíaca

Muchas mujeres experimentan ocasionalmente un dolor terrible en las nalgas y en la parte posterior o lateral de las piernas a medida que el embarazo avanza. Esto se llama *dolor del nervio ciático* o *ciática*. Algunos pueden referirse a él equivocadamente como dolor sacroilíaco. Sin embargo, la ciática y el dolor sacroilíaco no son lo mismo.

La ciática es un dolor agudo y punzante que se extiende por las nalgas, los muslos y las piernas. El mejor tratamiento es acostarse sobre el costado opuesto para aliviar la presión en el nervio. También puede ayudar sentarse sobre una pelota de tenis en una superficie dura.

La *disfunción de la articulación sacroilíaca (DASI)* se relaciona con la articulación y se siente como un golpe de dolor agudo en uno de los lados de la espalda o de las caderas. Puede extenderse a las piernas. Ayudan los baños tibios (no calientes) y el acetaminofeno.

Cómo afecta al desarrollo del bebé lo que usted hace

✑ El acné durante el embarazo

Algunas mujeres notan un aumento del acné durante el embarazo, pero esto no les ocurre a todas. Para algunas mujeres, el acné se transforma en un problema durante el embarazo, aunque esto no las haya molestado en el pasado.

El acné abarca desde puntos blancos y puntos negros hasta granos rojos inflamados. Los brotes en el primer trimestre son bastante comunes, porque las hormonas cambian rápidamente. Pueden aparecer granos en el cuello, los hombros, la espalda y la cara.

Para tratar el acné, use una crema de limpieza suave y, a continuación, un producto humectante con filtro solar, que no tape los poros. No use productos que contengan ácido salicílico; no conocemos su nivel de riesgo durante el embarazo. Parece que beber mucha agua también ayuda.

Hable con su proveedor de servicios médicos antes de usar tratamientos de venta libre. Evite *cualquier* producto para la piel que le hayan recetado antes del embarazo hasta no hablar de él con su proveedor de servicios médicos. No es peligroso usar ácido azelaico al 15% (Finacea) dos veces por día.

Para tratar el acné se prescribe comúnmente Accutane (isotretinoína). ¡*No* tome Accutane durante el embarazo! Si lo toma durante el primer trimestre, puede aumentar las probabilidades de aborto natural y de defectos congénitos en el bebé.

ᠵ Aborto natural y muerte intrauterina

Casi todas las embarazadas piensan en el aborto durante el embarazo, pero esto ocurre solamente en aproximadamente el 20% de todos los embarazos. El *aborto natural* se produce cuando un embarazo termina antes de que el embrión o el feto pueda sobrevivir por sí solo fuera del útero, generalmente dentro de los 3 primeros meses. Después de las 20 semanas, la pérdida de un embarazo se llama *muerte intrauterina*. Muchas de las causas de aborto natural se aplican también a la muerte intrauterina y, en esta explicación, aplicaremos el término "aborto" a ambos. Luego hay un comentario sobre la muerte intrauterina.

> Las pruebas de *detección* indican la probabilidad de que un problema esté ocurriendo. Las pruebas *diagnósticas* determinan si un problema está presente.

Algunas señales de aborto pueden ser hemorragia vaginal, cólicos, dolor recurrente, dolor que empieza en la región baja de la espalda y se traslada al abdomen inferior, y pérdida de tejido. Si usted experimenta cualquiera de estos síntomas, llame a su proveedor de servicios médicos inmediatamente.

¿Qué causa un aborto? Por lo general no sabemos y, con frecuencia, no podemos descubrir qué causa un aborto. La razón más común de los abortos al inicio del embarazo es el desarrollo anormal del embrión. Los expertos creen que hay muchas razones de que ocurra un aborto, entre ellas:

- problemas cromosómicos
- problemas hormonales
- problemas con el útero
- enfermedades crónicas
- fiebre alta al comienzo del embarazo
- trastornos autoinmunitarios
- infecciones poco comunes
- edad de la futura madre
- obesidad, especialmente en mujeres que tienen una IMC mayor de 35
- tabaquismo
- ingesta de alcohol
- traumatismo por causa de accidente o cirugía mayor
- cuello uterino insuficiente después del primer trimestre

El consumo de aspirina y antiinflamatorios no esteroides (AINE) puede aumentar el riesgo de aborto. También el consumo de cafeína antes y durante el embarazo puede aumentarlo. Algunos expertos creen que la edad del futuro padre puede influir en el riesgo de aborto. Cuando un hombre tiene más de 35 años, puede ser mayor el riesgo de aborto que para los hombres más jóvenes, independientemente de la edad de la mujer.

A continuación hay un comentario sobre los diferentes tipos de aborto y sus causas. Su propósito es alertarla para que esté atenta en caso de tener alguno de los síntomas. Si le surgen preguntas, coméntelas con su proveedor de servicios médicos.

Diferentes tipos de aborto. Si usted tiene una *amenaza de aborto,* aparece en forma de hemorragia vaginal durante la primera mitad del embarazo. Puede durar días y hasta semanas. Es posible que no haya cólico ni dolor alguno. Si hay dolor, puede sentirse como un cólico menstrual o un dolor de espalda leve. El reposo en cama es todo lo que puede hacer, aunque mantenerse activa no provoca aborto. No existe procedimiento ni medicación que impida que una mujer aborte.

Un *aborto inevitable* sucede cuando la bolsa de las aguas se rompe (rotura de membranas), el cuello del útero se dilata y usted expulsa coágulos sanguíneos o tejido. Bajo estas circunstancias, el aborto es prácticamente seguro. Generalmente, el útero expulsa el feto o los productos de la concepción.

Con un *aborto incompleto,* no se pierde el embarazo completo de inmediato. Parte se expulsa mientras que parte permanece en el útero. La hemorragia puede ser abundante y no se detiene hasta que el útero se vacía.

Un *aborto retenido* puede ocurrir si el cuerpo retiene un embrión que ya ha muerto. Quizás no haya síntomas ni hemorragia. El período de tiempo desde cuando fracasa el embarazo hasta el momento en que se descubre el aborto son generalmente semanas.

Aproximadamente del 1% al 2% de todas las parejas experimentarán un *aborto recurrente* o *habitual.* Esto se refiere por lo general a tres abortos consecutivos o más. Los estudios muestran que entre el 60% y el 70% de las parejas que tienen abortos recurrentes o habituales finalmente tienen un embarazo exitoso.

Un *embarazo químico* sucede cuando los tejidos producen la hormona (hCG, por su sigla en inglés) que hace que una prueba de embarazo dé positivo. Sin embargo, el tejido embrionario muere muy pronto, entonces, en realidad, no hubo embarazo.

> Si usted sufre un aborto, la investigación muestra que tiene un 90% de posibilidades de tener un embarazo sano la próxima vez que se embarace.

Si tiene problemas. Si tiene problemas, ¡notifíqueselo a su proveedor de servicios médicos inmediatamente! Frecuentemente aparece primero una hemorragia seguida de cólicos. También hay que considerar el embarazo ectópico. Una prueba de determinación cuantitativa de hCG puede ser útil para identificar un embarazo normal, pero un solo resultado por lo general no alcanza. El proveedor de servicios médicos tiene que repetir la prueba durante un período de siete días.

Si usted lleva más de 5 semanas de gestación, una ecografía puede servir. Aunque la metrorragia continúe, ver el ritmo cardíaco del bebé puede ser tranquilizador. Si la primera ecografía no confirma el embarazo, tal vez le pidan que espere una semana o diez días para luego repetir la prueba.

Cuanto más tiempo se tengan hemorragias y cólicos, mayor es la probabilidad de aborto. Si usted expulsa todo el embarazo, la hemorragia se detiene y los cólicos se van, lo ha finalizado. Sin embargo, si no se expulsa todo, quizás sea necesario practicar una *dilatación y curetaje (D y C)* para vaciar el útero. Es mejor hacer esto para evitar una hemorragia prolongada con riesgo de anemia e infecciones.

A algunas mujeres les dan progesterona para tratar de mantener el embarazo. Los expertos en medicina no se ponen de acuerdo en su prescripción ni su efectividad.

Consejo para el papá

Si tienen mascotas, hágase cargo usted de cuidarlas durante el embarazo de su pareja. Cambie la caja de arena higiénica del gato (ella no debe hacerlo mientras esté embarazada). Saque a pasear el perro (los tirones de la correa podrían lastimarle la espalda). Compre el alimento y demás artículos para las mascotas (le ahorrará a ella el esfuerzo de levantar las pesadas bolsas de alimento). Pida los turnos con el veterinario y lleve usted las mascotas a las citas.

Sensibilización al factor Rh y aborto. Si usted es Rh negativo y tiene un aborto, necesitará recibir RhoGAM. Esto se aplica *solamente* si usted es Rh negativo. Se le da RhoGAM para protegerla de la producción de anticuerpos contra la sangre Rh positivo.

Muerte intrauterina. La muerte intrauterina es la muerte de un feto después de las 20 semanas de embarazo. Son diversas las razones de la muerte intrauterina, entre ellas, la edad, haber tenido más hijos y llevar más de un bebé. Cerca del 50% de las muertes intrauterinas que no tienen explicación pueden estar relacionadas con malformaciones del feto.

Si usted es obesa antes de embarazarse, hay mayor riesgo de muerte intrauterina. Otras causas pueden ser hipertensión arterial, diabetes, lupus, enfermedad renal, trombofilia, embarazos múltiples, algunas infecciones, y trastornos de la placenta o del cordón umbilical.

La muerte intrauterina de un bebé puede ser una experiencia traumática para usted y llevará tiempo recuperarse de ella. Seguramente, usted y su pareja tendrán muchas preguntas e inquietudes. Su proveedor de servicios médicos podrá ayudarlos a hallar algunas respuestas.

Si tiene un aborto o una muerte intrauterina. Tener un aborto o una muerte intrauterina es difícil. Algunas parejas experimentan más de un aborto, lo cual puede ser complicado de sobrellevar. En la mayoría de los casos, los abortos repetidos ocurren debido a la casualidad o a la "mala suerte". La mayoría de los proveedores de servicios médicos no recomiendan hacer pruebas para hallar la razón de un aborto, a menos que se hayan tenido tres o más seguidos.

No se culpe ni culpe a su pareja por la pérdida de un embarazo. Normalmente, es imposible recordar todo lo que ha hecho, lo que ha comido o a lo que se ha expuesto para encontrar la causa.

Si se produce un aborto o una muerte intrauterina, dese el tiempo suficiente para recuperarse física y emocionalmente. Antes recomendábamos a las parejas que no trataran de embarazarse inmediatamente y esperaran 3 o 4 meses hasta que el organismo de la mujer retomara su ciclo normal y los niveles hormonales también se normalizaran. No obstante, algunos expertos creen ahora que la pareja no tiene que esperar varios meses para volver a intentarlo. Creen que no hay peligro en que la mujer intente embarazarse nuevamente no bien tenga un período menstrual. Hable con su proveedor de servicios médicos si tiene preguntas.

En cuanto a la pareja, es posible que quieran tomarse un tiempo para recuperarse emocionalmente. Esto puede ser más prolongado que la recuperación física.

Su alimentación

No es sencillo comer nutritivamente en *todas* las comidas. Quizás no siempre ingiera los nutrientes que usted necesita, en las cantidades que necesita. En la página 122 hay una tabla que indica de dónde se pueden obtener los diversos nutrientes que debería ingerir todos los días. En cada comida durante el embarazo, trate de incluir un producto de cereales integrales, frutas y verduras, algo que contenga proteínas sin grasas y algo con grasas saludables.

Las vitaminas prenatales *no* reemplazan los alimentos, por lo tanto, no cuente con ellas para suplir todas las vitaminas y los minerales esenciales que necesita.¡Los alimentos son la fuente de nutrientes más importante!

Lo que también debería saber

¿Frenos dentales durante el embarazo?
Parece que en estos días la gente se pone frenos dentales a cualquier edad. Hemos tenido consultas acerca de su uso durante el embarazo. Las mujeres han querido saber si podían seguir usándolos y también si podían ponérselos cuando estaban embarazadas.

Fuentes de nutrientes

Nutriente (requerimiento diario)	Fuentes
Calcio (1200 mg)	productos lácteos, verduras de hojas oscuras, frijoles y guisantes, tofu
Ácido fólico (0.4 mg)	hígado, frijoles y guisantes, huevos, brócoli, productos de cereales integrales, naranjas, jugo de naranja
Hierro (30 mg)	pescado, hígado, carne vacuna, carne de ave, yema de huevo, frutos secos, frijoles y guisantes, verduras de hojas oscuras, frutas deshidratadas
Magnesio (320 mg)	frijoles y guisantes, cacao, mariscos, productos de cereales integrales, frutos secos
Vitamina B_6 (2.2 mg)	productos de cereales integrales, hígado, carne vacuna
Vitamina E (10 mg)	leche, huevos, carne vacuna, pescado, cereales, verduras de hojas oscuras, aceites vegetales
Cinc (15 mg)	mariscos, carne vacuna, frutos secos, leche, frijoles y guisantes

Si usted ya tiene los frenos, algunas cosas podrían complicarle un poco el tratamiento. Si tiene náuseas del embarazo y vomita mucho, tendrá que cuidarse bien los dientes. El cepillado es importante para quitar el ácido de los dientes. Cuando le ajustan los frenos, usted quiere comer cosas blandas, pero eso es aceptable unos días. Puede tomar acetaminofeno para las molestias.

Si ya tiene programado ponerse los frenos y descubre que está embarazada, no entre en pánico. Llame a su ortodoncista y cuéntele que está embarazada. ¡Comente sus planes sobre los frenos con su proveedor de servicios médicos para el embarazo *y* con su ortodoncista *antes* de hacer nada!

El problema viene si tienen que tomarle radiografías de los dientes, que quizás sean esenciales para el tratamiento. Sin embargo, con equipamiento moderno y el uso de radiografías digitales, este riesgo puede reducirse.

Es posible que necesiten extraerle una o más piezas dentales. La extracción dental en sí misma no es peligrosa, pero la anestesia que hace falta poner para extraer un diente puede no ser buena para usted o para el bebé. Antes de empezar, su proveedor de servicios médicos para el embarazo y su ortodoncista tienen que conversar y ponerse de acuerdo sobre el tratamiento.

Si finalmente deciden seguir adelante y ponerle los frenos, después usted seguramente querrá comer alimentos blandos por unos días. Tal vez sienta algo de dolor cuando le coloquen los frenos o cuando se los ajusten. Puede tomar acetaminofeno para las molestias.

✧ Pruebas de laboratorio que puede ordenar su proveedor de servicios médicos

Cuando vaya a su primera o a su segunda visita prenatal, posiblemente su proveedor de servicios médicos le ordene muchas pruebas, incluso análisis de sangre. También puede pedirle un análisis de orina, un urocultivo y cultivos cervicouterinos para verificar la ausencia de ETS. Puede hacerse también una prueba de Papanicolaou. A media que hagan falta, se harán otros exámenes.

La mayoría de las pruebas se hacen en la sangre, generalmente solo se necesitan uno o dos tubos para hacer todas las pruebas. Si usted tiene dificultades para que le extraigan sangre, si se marea o se desmaya después de la extracción, puede pedirle a su pareja que la acompañe a hacerse la prueba. Los análisis de sangre que le pueden pedir incluyen:

- hemograma completo (HC) para comprobar sus reservas de hierro y si hay infecciones
- valores de rubéola para ver si ha tenido inmunidad contra la rubéola (sarampión alemán)
- grupo sanguíneo para determinar si su grupo sanguíneo es A, B, AB u 0.
- examen del factor Rh para determinar si usted es Rh negativo
- examen de glucemia para ver si hay diabetes
- prueba de varicela para verificar si ha tenido la enfermedad en el pasado
- prueba de anticuerpos de la hepatitis B para determinar si alguna vez ha estado expuesta a esta enfermedad
- prueba de detección de la sífilis (VDRL o TRA, por sus siglas en inglés).
- prueba de trombofilia
- prueba de VIH/SIDA para ver si no se ha infectado con el virus del SIDA

No es rutina hacerles la prueba del VIH a todas las mujeres durante el embarazo. Se la pueden ofrecer; usted debe decidir si desea hacerla. Algunos expertos recomiendan que todas las mujeres hagan la prueba durante el embarazo. Háblelo con su proveedor de servicios médicos.

Consulte a su proveedor de servicios médicos acerca de la prueba del hipotiroidismo. Los investigadores creen que las mujeres deben hacer el examen de la hormona estimulante del tiroides (TSH, por su sigla en inglés) al inicio del embarazo. Un estudio mostró que, después de las 16 semanas, las embarazadas que tenían niveles de TSH más altos de lo normal tenían 4 veces más posibilidades de tener un aborto o una muerte intrauterina que las mujeres con niveles normales.

✍ Toxoplasmosis

Si tiene un gato, seguramente está preocupada por la *toxoplasmosis*. La enfermedad se transmite por comer carne cruda e infectada o por contacto con heces de gato infectado. Generalmente la infección no tiene síntomas en la futura madre, pero puede pasar al bebé a través de la placenta.

Afecciones médicas y medicamentos "seguros" durante el embarazo

Afección	Medicamentos a elegir que no presentan riesgos
Acné	peróxido de benzoílo, clindamicina, eritromicina
Asma	inhaladores: antagonistas beta-adrenérgicos, corticosteroides, cromoglicato, ipratropio
Infección bacteriana	cefalosporina, clindamicina, cotrimoxazol, eritromicina, nitrofurantoína, penicilina
Trastorno bipolar	clorpromazina, haloperidol
Tos	pastillas para la tos, dextrometorfano, difenhidramina, codeína (corto plazo)
Depresión	fluoxetina, antidepresivos tricíclicos
Dolor de cabeza	acetaminofeno
Hipertensión	hidralazina, metildopa
Hipertiroidismo	propiltiouracilo
Jaquecas	codeína, dimenhidrinato
Náuseas y vómitos	doxilamina y piridoxina
Enfermedad por úlcera péptica	antiácidos, ranitidina

La infección durante el embarazo puede ocasionar aborto o un bebé infectado al nacer. La toxoplasmosis en una futura madre puede causarle problemas graves al bebé. Para tratar la toxoplasmosis se pueden administrar antibióticos, pero el mejor plan es la prevención. Las medidas sanitarias previenen la transmisión de la enfermedad.

Pida a otra persona que cambie la caja higiénica del gatito. Lávese muy bien las manos después de acariciar a su gato y manténgalo fuera de encimeras y mesas. Lávese las manos después de tocar carne y tierra. Cocine muy bien las carnes. Evite la contaminación cruzada de alimentos cuando los prepara y los cocina.

Ejercicio para la 8.ª semana

Siéntese en el piso, en una posición cómoda. Inhale mientras levanta el brazo derecho sobre la cabeza. Extiéndalo lo más alto que pueda estirando desde la cintura. Doble el codo y baje el brazo hacia el costado del cuerpo mientras exhala. Repita del lado izquierdo. Hágalo 4 o 5 veces de cada lado. *Alivia dolores en la parte alta de la espalda y la tensión en los hombros, el cuello y la espalda.*

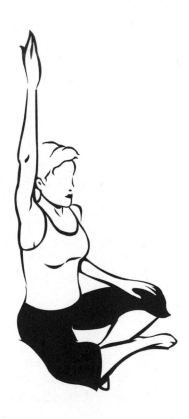

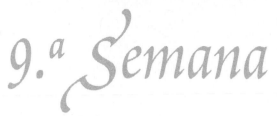

9.ª Semana

Edad del feto: 7 semanas

Si se acaba de enterar de que está embarazada,
podría empezar por leer los capítulos anteriores.

¿Qué tamaño tiene el bebé?

La longitud craneocaudal del embrión es de 1 a 1¼ pulgadas (2.2 a 3 cm). Esto se aproxima al tamaño de una aceituna verde mediana.

¿Qué tamaño tiene usted?

Su cintura puede estar engrosándose. Esto ocurre a medida que el útero llena el área pélvica y empieza a crecer hacia el área abdominal.

Cómo crece y se desarrolla el bebé

Si pudiera mirar dentro del útero, vería muchos cambios en su bebé. La ilustración de la página 128 muestra algunos de ellos.

Los brazos y las piernas del bebé son más largos. Los dedos de las manos son más largos, y las puntas están ligeramente alargadas donde se están desarrollando las yemas. Los pies se están acercando a la línea media del cuerpo y pueden encontrarse frente al torso.

La cabeza está más erguida, y el cuello está más desarrollado. Esta semana se forma la pupila, y empieza a formarse el nervio óptico. Los párpados casi cubren los ojos; hasta este momento, los ojos han estado descubiertos. Los oídos externos

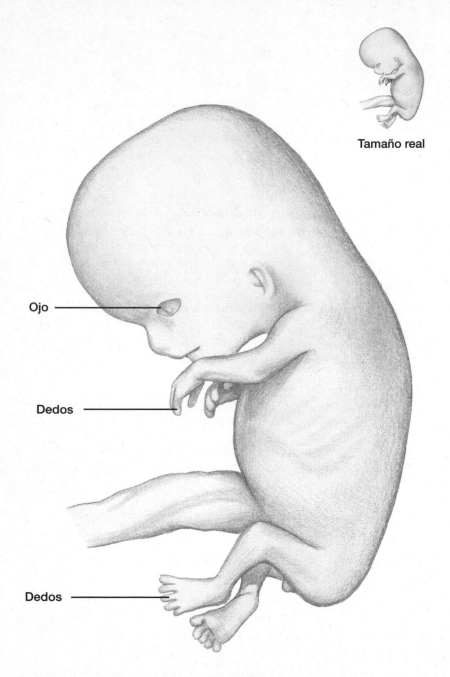

Tamaño real

Ojo

Dedos

Dedos

Embrión a las 9 semanas de embarazo (edad fetal: 46 a 49 días). Los dedos de los pies están formados y los pies son más reconocibles. La longitud craneocaudal es de aproximadamente 1 pulgada (25 mm).

son evidentes y están bien formados. Ahora, su bebé mueve el cuerpo y las extremidades. Este movimiento se puede ver durante una ecografía.

El bebé se ve más reconocible como un humano, a pesar de que todavía es extremadamente pequeño. Pero todavía no se puede saber la diferencia entre un niño y una niña. No podrá saberlo durante unas pocas semanas más.

Cambios en usted

Su sistema sanguíneo cambia mucho durante el embarazo, y la cantidad de sangre de su cuerpo, llamada *volemia*, aumenta en un 50%. La volemia más alta ayuda a satisfacer los requerimientos del bebé en desarrollo y ayuda a protegerlos a los dos. Es importante también durante el trabajo de parto y el parto, cuando se pierde algo de sangre.

Consejo para el papá

Pregúntele a su pareja a qué consulta prenatal le gustaría que usted vaya. Cuando es posible, algunas parejas van juntas a todas las consultas. Pídale que le avise la fecha y la hora de cada cita.

El aumento de la volemia empieza durante el primer trimestre. El mayor incremento ocurre en el segundo trimestre. Durante el tercer trimestre, sigue aumentando, pero a un ritmo más lento.

El incremento de glóbulos rojos aumenta la necesidad de hierro de su cuerpo y puede provocar anemia. Si está anémica durante el embarazo, puede cansarse fácilmente o sentirse enferma.

Cómo afecta al desarrollo del bebé lo que usted hace

֍ Celiaquía

La celiaquía, llamada también *esprúe celíaco, esprúe no tropical* y *enteropatía sensible al gluten,* es una enfermedad digestiva que afecta al intestino delgado. Si usted padece celiaquía, tiene alergia al gluten, que se encuentra en el trigo, la avena, el centeno y la cebada. Esta alergia hace que el sistema inmunitario ataque a los intestinos, por lo tanto se absorben menos nutrientes. Los síntomas incluyen diarrea, dolor abdominal, hinchazón abdominal por gases, irritabilidad y depresión.

¿Cómo se distribuye el aumento de peso durante el embarazo?

Cuando un bebé nace, una madre de peso medio debería haber aumentado entre 25 y 35 libras. Una mujer que ha engordado 30 libras puede ver su peso distribuido de la siguiente manera.

11 libras	Grasa, proteínas y otros nutrientes de la mamá
4 libras	Aumento del volumen de líquido
2 libras	Agrandamiento de los senos
2 libras	Útero
7½ libras	Bebé
2 libras	Líquido amniótico
1½ libras	Placenta

La enfermedad es hereditaria y aparece con mayor frecuencia en las mujeres que en los hombres. Es más común en los europeos occidentales, y rara en los africanos y los asiáticos. Creemos que la celiaquía afecta a una de cada 100 personas en todo el mundo y a uno de cada 133 estadounidenses. Puede pasarse por alto durante el embarazo, ya que los síntomas pueden ser iguales a los de otros problemas. Muchos proveedores de servicios médicos no saben mucho sobre esta enfermedad, y puede ser difícil de diagnosticar.

Un análisis de sangre puede determinar la probabilidad de que tenga un problema con la celiaquía. Esto se puede confirmar con una biopsia de intestino delgado.

Consejo para la 9.ª semana

Las creencias populares dicen que, si se hace la permanente durante el embarazo, su cabello no se va a enrular. Nuestra única precaución es que, si los olores la afectan, los vapores de una permanente o el teñido del cabello pueden hacerla sentir mal.

Si usted padece de celiaquía, es importante tenerla controlada antes del embarazo comiendo una dieta sin gluten. Puede enterarse de si un alimento contiene gluten leyendo las etiquetas, porque los fabricantes están obligados por ley a poner esta información. Ahora, muchos alimentos no tienen gluten. Debido a que el ácido fólico se encuentra en muchos productos enriquecidos derivados de cereales, probablemente necesite aportes complementarios para garantizar que reciba suficiente ácido fólico.

La celiaquía puede aparecer por primera vez durante el embarazo o después del parto. Si tiene síntomas, hable con su proveedor de servicios médicos. Tal vez necesite una consulta con un especialista en nutrición para desarrollar un plan de comidas nutritivas.

⌘ Precauciones acerca del estilo de vida

Algunas mujeres están preocupadas por el uso de *saunas, jacuzzis* y *balnearios* durante el embarazo. Quieren saber si está bien relajarse de esta manera.

Le recomendamos que no corra el riesgo con una sauna, un jacuzzi ni un balneario. Su bebé depende de que mantenga la temperatura corporal correcta. Si su temperatura corporal sube demasiado, y sigue así por un tiempo, puede dañar al bebé.

No hay acuerdo con respecto al uso de *mantas eléctricas* o *almohadillas térmicas* para mantenerse caliente en la cama. Algunos expertos se preguntan si pueden causar problemas de salud.

Las mantas eléctricas y las almohadillas térmicas producen un campo electromagnético bajo. El bebé en desarrollo puede ser más sensible que un adulto a estos campos electromagnéticos. Como no tenemos un "nivel aceptable" de exposición para usted y el bebé, probablemente lo mejor sea no usarlas durante el embarazo. Hay otras maneras de mantenerse abrigada, como un edredón de plumas y mantas de lana, o acurrucarse con su pareja. Cualquiera de estas opciones puede ser mejor.

Su alimentación

Las frutas y las verduras son importantes durante el embarazo. Como hay diferentes tipos de productos en las distintas estaciones, son una fantástica manera de

La FDA está actualizando las etiquetas de los medicamentos recetados para incluir un *resumen de riesgo fetal*. Esto le dirá los posibles efectos de una droga en un feto. También está actualizando las etiquetas para incluir información sobre qué cantidad de un medicamento puede estar presente en la leche materna después de tomarlo. Si está interesada, pregúntele a su farmacéutico.

Cuando compre vitaminas, busque el símbolo de verificado por la USP, lo que significa que las vitaminas son, generalmente, de buena calidad.

agregar variedad a su alimentación. Hay excelentes fuentes de vitaminas, minerales y fibra. Comer frutas y verduras variadas puede aportarle hierro, folato, calcio y vitamina C.

Cuando coma verduras crudas, incluya algo de grasa para ayudar a absorber sus nutrientes. También pueden realzar el sabor con un poco de aderezo para ensaladas, un pedazo de aguacate o algunos frutos secos. Cuando no tenga ganas de comer verduras, las sopas pueden darle variedad y sustancia a su plan de comidas. Las sopas de verduras hechas con caldo pueden brindarle más nutrientes y menos calorías que un sándwich o un plato de pastas. Para agregar verduras a su plan de comidas, pruebe asarlas a la parrilla, hornearlas o hervirlas. Haga un revuelto de verduras con algo de carne, o agregue frijoles a sus estofados o sopas. Prepare tabule y deles sabor con hierbas.

Fuentes de vitamina C deliciosas e hipocalóricas

Hay cinco excelentes fuentes de vitamina C fáciles de agregar a su alimentación, y si está controlando su peso, ¡también tienen pocas calorías! Pruebe lo siguiente:

- fresas: 94 mg en 1 taza
- jugo de naranja: 82 mg en 1 taza
- kiwi: 74 mg en 1 kiwi mediano
- brócoli: 58 mg en ½ taza, cocinado
- pimientos rojos: 57 mg en ¼ de pimiento rojo mediano

✑ La vitamina C es importante

La vitamina C puede ser muy importante durante el embarazo. Puede ayudarlos a usted y su bebé de diferentes maneras.

La dosis diaria recomendada de vitamina C es de 85 mg, un poco más de lo que contienen las vitaminas prenatales. Puede obtener algo más de la vitamina C que necesita comiendo frutas y verduras ricas en esa vitamina.

Cada día, coma una o dos porciones de una fruta con mucha vitamina C y, al menos, una verdura verde oscura o amarilla fuerte, para obtener más hierro, fibra y folato. Algunas de las frutas y verduras que puede elegir, y el tamaño de las porciones, son las siguientes:

- uvas: ¾ tazas
- banana, naranja, manzana; 1, mediana
- frutas deshidratadas: ¼ taza
- jugo de frutas: ½ taza
- frutas enlatadas o cocidas: ½ taza
- brócoli, zanahorias y otras verduras: ½ taza
- papa: 1, mediana
- verduras de hoja verde: 1 taza
- jugo de verduras: ¼ taza

No consuma más vitamina C que la dosis recomendada; demasiada cantidad puede provocar cólicos estomacales y diarrea. También puede afectar negativamente el metabolismo del bebé.

Lo que también debería saber

✍ *Evite los programas de TV que producen ansiedad*

Algunas mujeres se ponen muy ansiosas después de mirar programas de televisión que tienen que ver con el trabajo de parto y el parto. Ver estos programas puede ser interesante, pero queremos que sea consciente de que pueden presentar "el peor de los casos". Con esto queremos decir que pueden tratar situaciones que no son la norma para un gran porcentaje de los partos de Estados Unidos.

La mayoría de las experiencias de trabajo de parto/parto no son tan cruciales ni tan sensacionalistas como las que se muestran en la TV. Piénselo: ¿quién quiere ver un trabajo de parto y un parto comunes? No hay un drama real en ello, así que estos programas, frecuentemente, se concentran en cierto tipo de problemas inusuales que podría enfrentar una mujer.

Aun cuando el contenido no cause sensación, hemos visto que algunas embarazadas que miran estos programas frecuentemente se ponen ansiosas. Si no ha tenido una experiencia de trabajo de parto y parto, puede estar algo asustada por lo que pasará durante su propio trabajo de parto y parto. Es normal.

El trabajo de parto y el parto son lo desconocido: nadie puede decirle lo que le sucederá hasta que pase. Cuando empiece su trabajo de parto, su equipo de servicios médicos cuidará de usted, de la mejor manera posible, para garantizarle el parto seguro de su bebé y su buena salud.

ᴗ Tenga cuidado con lo que lee en Internet

Algunas embarazadas nos han hecho las preguntas más raras o nos presentan información que es totalmente incorrecta, o solo parcialmente correcta. Cuando les preguntamos dónde encontraron estos datos, frecuentemente nos dicen que "en Internet".

Solo porque lo leyó en Internet no significa que sea verdad. Algunas personas creen que, si lo encuentran en Internet, es un hecho. Frecuentemente no es así.

Sabemos que puede encontrar mucha información buena en Internet, pero también puede encontrar mucha información errónea. Si está buscando consejo o datos sobre algo, lea con *mucho* cuidado lo que encuentre. Si tiene preguntas sobre algo que encuentre, imprima la información y llévela a una consulta prenatal para poder comentarla con su proveedor de servicios médicos.

Remedio de la abuela

Si quiere evitar el consumo de medicamentos, pruebe un remedio popular. Mastique una combinación de menta fresca y hojas de perejil para tratar el mal aliento y los gases intestinales.

No cambie nada de lo que su proveedor de servicios médicos le haya dicho. Aborde sus preguntas y sus preocupaciones en una consulta prenatal. Su proveedor de servicios médicos conoce la situación única de su embarazo. Si no está de acuerdo o cuestiona lo que le dijeron, pida una segunda opinión.

ᴗ Tuberculosis (TB)

En Estados Unidos, la tuberculosis aparece con mayor frecuencia hoy que en el pasado. En nuestro país, la enfermedad afecta principalmente a los ancianos, los pobres, los grupos minoritarios y a los que tienen SIDA. La inmigración de mujeres de Asia, África, México y América Central ha producido un aumento de la TB

Potenciador del crecimiento de las pestañas

Los potenciadores del crecimiento de las pestañas recetados, como Latisse, y los productos de venta libre, como Revitalash, se usan para ayudar a que las pestañas se alarguen y se engrosen. Si normalmente usa estos productos, es mejor dejar de hacerlo durante el embarazo. No tenemos información suficiente para saber si son inocuos durante el embarazo. Mejor prevenir que curar.

en embarazadas. Además, las mujeres que son VIH positivas tienen un riesgo mayor de contraer tuberculosis debido al descenso de la inmunidad.

El mundo entero ha dirigido su atención hacia casos raros y graves de TB. Pero tranquilícese, es altamente improbable que la tuberculosis sea un problema para usted o su bebé. Aun con un aumento del número de casos de TB, el riesgo es muy bajo para la mayoría de las mujeres.

La tuberculosis la causa la bacteria *Mycobacterium tuberculosis*. El lugar más común de infección de tuberculosis son los pulmones, pero la infección también puede aparecer en otras partes del cuerpo. Se contagia por respirar la bacteria; se transmite a los demás a través de la tos y los estornudos.

La tuberculosis se diagnostica con un examen de la piel; la prueba cutánea de la TB es inocua durante el embarazo. Si la prueba cutánea es negativa, no se hace ninguna prueba adicional. Si da positiva, generalmente, se hace una radiografía de tórax. Si está vacunada con la vacuna contra la TB, la BCG, el diagnóstico puede ser más difícil.

La infección puede estar activa o permanecer inactiva por un largo período. La TB activa, generalmente, aparece en una radiografía de tórax. La TB latente, a menudo, no da síntomas; si se hace una radiografía de tórax, será normal. La mayoría de las personas infectadas con tuberculosis tienen la forma latente. La tuberculosis latente puede volverse activa y causar tos, con o sin producción de esputo, fiebre, sudores nocturnos, esputo con sangre (hemoptisis), fatiga y pérdida de peso.

Para tratar la TB se usan medicamentos. Muchas de las drogas que se usan para tratar la tuberculosis son inocuas durante el embarazo.

Un bebé se puede infectar con TB activa o latente a través de la sangre de la madre o al respirar la bacteria después de nacer. Si tiene tuberculosis, el pediatra del bebé debe tomar parte inmediatamente después del nacimiento. Si usted puede contagiar a los demás, tal vez sea necesario separarla del bebé por un corto período. La mayoría de las personas ya no contagian después de 2 semanas de tratamiento. Después de ese período, no hay problemas para dar de mamar.

෴ *¡Tener un bebé cuesta dinero!*

Todas las parejas quieren saber cuánto costará tener un bebé. En realidad, hay dos respuestas a esa pregunta: cuesta mucho, y el costo varía de un lugar a otro del país. En Estados Unidos, desde el cuidado prenatal hasta el nacimiento, el costo promedio de tener un bebé hoy es de aproximadamente $8000.

Tener un seguro crea una gran diferencia en el costo. Si no lo tiene, tendrá que pagar todo. Si tiene un seguro, necesita verificar algunas cosas. Hágale a su empleador o a su agente de seguros las siguientes preguntas.

- ¿Qué tipo de cobertura tengo?
- ¿Incluye beneficios por maternidad? ¿Cuáles son?
- ¿Qué porcentaje de los costos está cubierto?
- ¿Tengo que pagar un deducible? Si la respuesta es sí, ¿cuánto es?
- ¿Hay un tope (límite) de la cobertura total?
- Si mi embarazo no se desarrolla todo dentro del mismo año, ¿tendré que pagar el valor del deducible correspondiente a los dos años?
- ¿Cómo presento reclamos?
- Los beneficios por maternidad, ¿cubren partos por cesárea?
- ¿Qué tipo de cobertura existe para un embarazo de alto riesgo?
- ¿Está cubierto el costo de tomar clases de educación sobre el parto?
- ¿Restringe mi cobertura el tipo de instalaciones hospitalarias que puedo elegir, como una maternidad o una sala de parto?
- ¿Qué procedimientos debo seguir antes de ingresar en el hospital?
- ¿Cubre mi póliza una enfermera partera (si le interesa)?
- La cobertura, ¿incluye los medicamentos?
- Durante el embarazo, ¿qué pruebas están cubiertas?
- Durante el trabajo de parto y el parto, ¿qué pruebas están cubiertas?
- ¿Qué clases de anestesias están cubiertas durante el trabajo de parto y el parto?
- ¿Cuánto tiempo puedo permanecer en el hospital?
- El pago, ¿va directamente a mi proveedor de servicios médicos o a mí?
- ¿Qué condiciones o servicios no están cubiertos?
- ¿Qué tipo de cobertura hay para el bebé después de que haya nacido?
- ¿Cuánto tiempo puede permanecer el bebé en el hospital?

- ¿Hay algún costo adicional para agregar al bebé a la póliza?
- ¿Cómo agrego al bebé a la póliza?
- ¿Qué tan pronto tenemos que agregar al bebé a la póliza?
- ¿Podemos tomar un porcentaje de un honorario de la póliza de mi esposo y el resto de la mía?

Tener un bebé implica costos diferentes. Gran parte del costo cubierto para el hospital está determinado por el tiempo que usted esté internada y los "servicios" que use. Aumentan el costo una anestesia epidural o un parto por cesárea. La factura de su proveedor de servicios médicos va aparte, excepto en algunos planes. Otro costo es el pediatra, quien generalmente revisa al bebé, le hace un examen físico y ve al bebé cada día en el hospital.

Sería bueno pensar en los costos antes del embarazo y asegurarse de tener un seguro como ayuda. Sin embargo, la mitad de los embarazos son sorpresas. ¿Qué puede hacer? Primero, encuentre respuesta a sus preguntas. Hable con su compañía de seguros, luego hable con la persona que, en la oficina de su proveedor de servicios médicos, se encarga de los reclamos al seguro. Esta persona puede tener respuestas o conocer recursos en los que usted no haya pensado. No se sienta incómoda por hacer preguntas. Estará más contenta si obtiene respuestas.

El embarazo no es el momento para acortar el presupuesto para ahorrar dinero. Haga llamadas para que pueda comparar hospitales y precios. A veces, es mejor dedicar algo de tiempo para conseguir lo que quiere. Cuando llame, pregunte concretamente qué está incluido en los precios que le dan. Tal vez consiga un precio que parezca más bajo y mejor que otros, pero que, en realidad, no cubre nada de lo que usted quiere y necesita.

Algunos hospitales y centros médicos ofrecen "paquetes de embarazo". Un paquete puede cubrir muchos servicios por una tarifa. Averigüe por este servicio en su zona.

Costos de tener un bebé en Canadá. El sistema de salud canadiense es diferente del que hay en Estados Unidos. Los canadienses pagan una prima mensualmente. Los costos por maternidad varían, dependiendo de en qué provincia viva. El gobierno le paga al proveedor de servicios médicos que atiende su parto. Quien envía la factura al gobierno es él, no usted.

Enfermeras obstétricas certificadas, enfermeras de práctica avanzada y asociados médicos

En las prácticas médicas obstétricas y ginecológicas de hoy, usted puede hallar a muchas clases de personas altamente calificadas para ayudar a atenderla. Estas personas —casi todas mujeres, ¡pero no siempre!— están a la vanguardia para guiar a las mujeres durante el embarazo hasta el parto. ¡Incluso pueden ayudar en el parto de sus bebés!

Una *enfermera obstétrica certificada (EOC)* es una enfermera de práctica avanzada matriculada (EM). Ha recibido capacitación adicional para atender partos y brindar a las mujeres asistencia prenatal y puerperal. Una EOC trabaja estrechamente con un médico o con un equipo de médicos para tratar cuestiones específicas de un embarazo en particular, y el trabajo de parto y parto. A menudo, es una EOC quien trae los bebés al mundo.

Una enfermera obstétrica diplomada puede proporcionar a una mujer embarazada muchos tipos de información, como orientación sobre nutrición y ejercicios, maneras de tratar los malestares del embarazo, consejos para controlar el aumento de peso, resolución de diversos problemas del embarazo y charlas sobre los diferentes métodos para aliviar el dolor en el trabajo de parto y el parto. Una EOC puede tratar también cuestiones relativas a la planificación familiar y los métodos anticonceptivos, y otros cuidados ginecológicos, como exámenes de mamas, pruebas de Papanicolaou y otras pruebas de detección. Las EOC pueden recetar medicamentos; cada estado tiene sus propios requisitos específicos.

Una *enfermera practicante (EP)* es también una enfermera de práctica avanzada matriculada (EM). Ha recibido capacitación adicional para brindar a las mujeres asistencia prenatal y puerperal. Una enfermera practicante puede trabajar con un médico o de manera independiente para tratar cuestiones específicas del embarazo de una mujer, y del trabajo de parto y el parto.

Una EP puede proporcionar a una mujer embarazada muchos tipos de información, como orientación sobre nutrición y ejercicios, maneras de tratar los malestares del embarazo, consejos para controlar el aumento de peso, resolución de diversos problemas del embarazo y charlas sobre los diferentes métodos para aliviar el dolor en el trabajo de parto y el parto. Puede tratar también cuestiones relativas a la planificación familiar y los métodos anticonceptivos, y otros cuidados ginecológicos, como exámenes de mamas, pruebas de Papanicolaou y otras pruebas de detección. En algunos casos, una enfermera practicante puede recetar medicamentos o brindar alivio para el dolor durante el trabajo de parto y el parto (como enfermera anestesista diplomada registrada [CRNA, por su sigla en inglés]).

(continúa)

Un *asociado médico (AM)* es un profesional de la salud diplomado que puede cuidar de usted durante el embarazo. Esta persona está autorizada a ejercer la medicina en asociación con un médico matriculado. En un embarazo normal, sin complicaciones, muchas o la mayoría de las consultas prenatales pueden realizarse con un AM, no con el doctor. Esto puede incluir el trabajo de parto y el parto. La mayoría de las mujeres creen que esta es una buena opción; a menudo estos proveedores de servicios médicos tienen más tiempo para dedicarse a responder sus preguntas y aclarar sus inquietudes.

El propósito de un AM es proveer muchos servicios médicos que tradicionalmente realiza un doctor. Atienden a personas que atraviesan determinados estados (el embarazo es un estado por el cual ven a las mujeres), diagnostican y tratan enfermedades, indican e interpretan pruebas, orientan sobre asistencia médica preventiva, realizan ciertos procedimientos, ayudan en cirugías, extienden recetas y hacen exámenes físicos. Un AM *no* es un asistente médico, quien realiza tareas administrativas o clínicas sencillas.

Tenemos suerte de contar con estos dedicados profesionales que trabajan en consultorios y clínicas de obstetricia y ginecología. La asistencia que ellos brindan es crucial para la comunidad médica y otorga a la atención médica femenina la calidad que todas las mujeres pueden desear.

Ejercicio para la 9.ª semana

Sujétese del marco de una puerta o del respaldo de una silla sólida. Empezando con la pierna derecha, con el pie en punta, levante la pierna hacia adelante hasta formar un ángulo de 90°, luego bájela hasta el piso. Sin detenerse, levante la misma pierna hacia un lado, lo más que pueda, pero sin pasar de los 90°. Vuelva a la posición inicial. Repita 10 veces con cada pierna. *Tonifica los músculos de las piernas y los glúteos.*

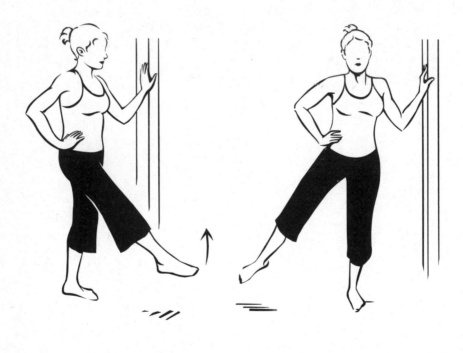

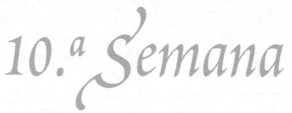

10.ª Semana

Edad del feto: 8 semanas

Si se acaba de enterar de que está embarazada,
podría empezar por leer los capítulos anteriores.

¿Qué tamaño tiene el bebé?

Para esta semana, la longitud craneocaudal del bebé es aproximadamente dc 1¼ a 1¾ pulgadas (de 3.1 a 4.2 cm). Ahora podemos empezar a medir también cuánto pesa el bebé. Antes de esta semana, el peso era demasiado pequeño para medir diferencias semanales. Ahora el bebé está empezando a aumentar un poco de peso, así que agregaremos el peso en esta sección. El bebé pesa cerca de 0.18 onzas (5 g) y tiene el tamaño de una ciruela pequeña.

¿Qué tamaño tiene usted?

Hay una afección que puede hacerla engordar demasiado rápido, es el embarazo molar, llamado a veces *neoplasia trofoblástica gestacional* (NTG) o *mola hidatidiforme*. Un embarazo molar se desarrolla a partir de un óvulo fecundado de manera anormal.

Cuando se produce un embarazo molar, generalmente no se desarrolla un embrión. En su lugar crece tejido placentario anormal. El síntoma más común es metrorragia durante el primer trimestre. La mujer puede tener muchas náuseas y vómitos. Otro síntoma es el tamaño de la futura madre y cuánto tiempo lleva el supuesto embarazo. La mitad de las veces, la mujer se ha agrandado demasiado. Veinticinco por ciento dc las veces, está demasiado pequeña.

La manera más efectiva de diagnosticar un embarazo molar es con una ecografía. Las imágenes ecográficas tienen una apariencia de "copo de nieve". El problema se descubre generalmente cuando se hace la prueba para buscar la causa de hemorragia o de crecimiento acelerado del útero.

Un embarazo molar puede llegar a ser canceroso. Una vez diagnosticado, normalmente se practica una cirugía (dilación y curetaje [D y C]) lo más pronto posible.

Después de un embarazo molar, es importante un método anticonceptivo efectivo a fin de asegurar su completa eliminación. La mayoría de los proveedores de servicios médicos recomiendan usar un método anticonceptivo confiable durante por lo menos un año antes de intentar un nuevo embarazo.

Cómo crece y se desarrolla el bebé

El final de esta semana es el final del período embrionario. Durante el período embrionario, el bebé ha sido más susceptible a cosas que podían dañarlo. La mayoría de los defectos congénitos ocurren en ese tiempo. Es bueno saber que una parte vital del desarrollo de su bebé ha quedado atrás.

Después de esta etapa, son pocos los defectos congénitos que se producen. No obstante, las drogas y otras amenazas, como el estrés profundo o la radiación (radiografías), pueden perjudicar al bebé en cualquier momento del embarazo. Siga evitándolos.

Cambios en usted

ᴄ⌐ Cambios emocionales

Cuando el embarazo se confirma, eso puede afectarla de muchas maneras. Algunas mujeres ven el embarazo como un signo de femineidad. Otras lo consideran una bendición. Hasta hay quienes lo sienten como un problema. Si usted no se entusiasma con el embarazo, no se sienta sola. Es común.

Cuándo y cómo empieza a sentirse el feto como una persona es diferente en cada caso. Algunas mujeres dicen que es cuando la prueba de embarazo les da positivo. Otras dicen que sucede cuando oyen los latidos cardíacos fetales, normalmente alrededor de las 12 semanas. Incluso para otras, ocurre cuando sienten por primera vez que el bebé se mueve, entre las 16 y las 20 semanas.

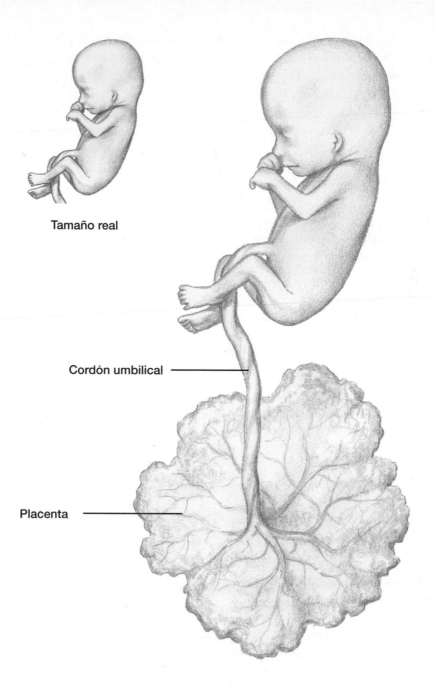

Tamaño real

Cordón umbilical ——————

Placenta ——————

Se ve el bebé unido a la placenta por el cordón umbilical.
Los párpados están fundidos y permanecerán cerrados
hasta la 27.ª semana (edad fetal: 25 semanas).

Es posible que muchas cosas la sensibilicen. Tal vez se sienta deprimida, que llore por cosas ínfimas o que se deje llevar por fantasías. Los vaivenes emocionales son normales y, hasta cierto punto, continúan durante todo el embarazo.

Muchas embarazadas se preguntan por qué se producen estos cambios emocionales. La mayoría de las veces, la gente les dice: "Es porque estás embarazada". Pero lo más frecuente es que sean las hormonas que produce su organismo durante el embarazo. Esos cambios pueden ciertamente afectarle el humor, y provocar falta de memoria y pensamiento poco claro.

Algunas sensaciones pueden tener otro origen. Por ejemplo, si usted llora y se siente desanimada por más de 2 semanas, se siente que no vale nada o desesperanzada, o que la mayoría de las cosas no la conforman, puede estar deprimida. Asegúrese de hablar con su proveedor de servicios médicos acerca de cómo se siente afectivamente.

> ## Consejo para la 10.ª semana
>
> Es común sentir cosquilleos o dolor en los senos al inicio del embarazo. De hecho, pueden ser una de las primeras señales del embarazo.

Puede ayudarse si consigue un buen cuidado prenatal y si sigue los consejos de su proveedor de servicios médicos. Vaya a todas las citas prenatales. Establezca una buena comunicación con su proveedor de servicios médicos y con todo el personal. Haga preguntas. Si algo la molesta o la preocupa, coméntelo con alguien de su confianza.

Cómo afecta al desarrollo del bebé lo que usted hace

↪ Cuando está demasiado delgada

Si su peso es bajo cuando se inicia el embarazo, usted se enfrenta a desafíos especiales. Durante su embarazo, usted tiene que aumentar entre 28 y 40 libras. Sin embargo, los estudios muestran que el 20% de todas las embarazadas no llegan a aumentar el peso que su proveedor de servicios médicos les recomienda.

Puede ocurrir una pérdida de peso durante el primer trimestre, si tiene náuseas. Si su peso es bajo y sigue perdiéndolo por las náuseas del embarazo u otros problemas, hable con su proveedor de servicios médicos.

El aumento de peso le proporciona a su bebé los nutrientes que necesita para crecer y desarrollarse. Si usted necesita aumentar de peso durante el embarazo, tenga en cuenta los siguientes consejos para alcanzar su objetivo.

- No tome gaseosas de dieta ni consuma alimentos hipocalóricos.
- Elija alimentos nutritivos que la ayuden a ganar peso, como quesos, frutas deshidratadas, frutos secos, aguacates, leche entera y helados.
- Coma alimentos hipercalóricos.
- Agregue refrigerios nutritivos y ricos en calorías a su menú diario.
- Evite la comida chatarra, que contiene muchas calorías vacías.
- Tal vez necesite hacer *menos* ejercicios, si quema muchas calorías cuando se ejercita.
- Comer menos cantidad y con más frecuencia puede ayudar.

Haga un buen plan nutricional al comienzo del embarazo. Pídale a su proveedor de servicios médicos que le recomiende un dietista.

☙ Vacunas e inmunidad

Las inmunizaciones y las vacunas la protegen de las enfermedades. Las vacunas se administran generalmente de manera inyectable o por vía oral. Cada dosis contiene una muy pequeña cantidad de una forma debilitada de la enfermedad. Cuando usted recibe una vacuna, su sistema inmunitario produce anticuerpos para combatir la enfermedad en el futuro. En la mayoría de los casos, esto es suficiente para que usted no contraiga la enfermedad. Sin embargo, en algunos casos, no impide la enfermedad por completo, sino que atenúa los síntomas.

Hay tres formas de vacunas: virus vivos, virus muertos y toxoides (proteínas de bacterias inocuas, que han sido alteradas químicamente). La mayoría de las vacunas se hacen de virus muertos; es prácticamente imposible contraer la enfermedad después de recibir este tipo de vacunas. Con las vacunas de virus vivos, el virus está tan debilitado que, si su sistema inmunitario es normal, probablemente usted no se enferme.

En Estados Unidos y Canadá, se ha inmunizado a muchas mujeres de edad reproductiva contra sarampión, paperas, rubéola, tétanos y difteria. Para determinar la inmunidad contra el sarampión y la rubéola es necesario hacer un análisis de sangre. Para saber si usted es inmune a las paperas hace falta un diagnóstico médico o una vacuna.

Riesgo de exposición. Durante el embarazo, trate de reducir sus posibilidades de exposición a enfermedades y afecciones. Evite visitar lugares en los que se sepa que hay enfermedades. Evite el contacto con personas (generalmente niños) que estén enfermas. No obstante, es prácticamente imposible impedir la exposición a todas las enfermedades. Si usted está expuesta o si la exposición es inevitable, el riesgo de contraer la enfermedad debe equilibrarse con los probables efectos de la vacunación.

Las vacunas deben medirse además desde el punto de vista de su efectividad y de sus efectos esperados en un embarazo. No existe mucha información sobre efectos nocivos de las vacunas en el feto en desarrollo. Sin embargo, la vacuna de virus vivo contra el sarampión *nunca* debe aplicarse a una mujer embarazada.

Vacunas que se debe aplicar durante el embarazo. Los únicos agentes inmunizantes recomendados para aplicar durante el embarazo son la vacuna *Tdap* (o DPT) y la *vacuna contra la gripe.* La vacuna Tdap (tétanos, difteria, pertussis) puede evitar la tos ferina. Asegúrese de darse un refuerzo de la Tdap si han pasado 10 años desde la última que recibió. Si trabaja en el jardín, con las manos en la tierra, necesita un refuerzo.

Si se engripa durante el embarazo, puede tener complicaciones, como una neumonía. El embarazo puede alterar el sistema inmunitario, lo cual aumenta los riesgos.

Se recomienda que *todas* las mujeres que se embarazan durante la época de gripe se vacunen contra ella. Una aplicación de la vacuna antigripal puede protegerla contra tres cepas de influenza. Las vacunas de la gripe pueden darse sin peligro durante los tres trimestres. Hable con su proveedor de servicios médicos sobre este tema.

Otras vacunas durante el embarazo. Un 35% de todas las embarazadas corren riesgos de contraer sarampión, paperas o rubéola, porque no se han vacunado o porque, aun vacunadas, su inmunidad se ha debilitado. La *vacuna SPR* debe aplicarse antes del embarazo o después del parto. Los Centros para el Control y Prevención de Enfermedades (CCE) recomiendan a las mujeres esperar por lo menos un mes para embarazarse después de haber recibido la vacuna SPR.

Una mujer embarazada debería recibir una vacuna contra la *polio* solamente si el riesgo de exposición a la enfermedad es alto. Únicamente debe usarse la vacuna de virus inactivados contra la poliomielitis.

Si su proveedor de servicios médicos cree que usted puede correr riesgo de contraer *hepatitis B,* es seguro aplicar la vacuna durante el embarazo. Si está preocupada por esto, hable con su proveedor de servicios médicos.

Consulte acerca de la vacuna neumocócica si usted tiene una dolencia crónica, como problemas pulmonares, asma o problemas cardíacos. Esta vacuna la protege contra bacterias que pueden causar neumonía, meningitis e infecciones del oído. ¡Una ventaja de recibir esta vacuna es que los anticuerpos que usted produce después de recibirla se transmiten a su bebé y pueden protegerlo de las infecciones del oído hasta 6 meses!

La vacuna del *papilomavirus humano (PVH)* se da en una serie de aplicaciones a lo largo de 6 meses para proteger contra el PVH. El PVH es responsable del 70% de los cánceres cervicales y del 90% de los casos de verrugas genitales. No se aplique esta vacuna durante el embarazo; no es aconsejable. Si una mujer descubre que está embarazada mientras está recibiendo la vacuna, debe demorar la finalización de la serie hasta después de haber dado a luz. Durante la lactancia materna se puede recibir la vacuna.

Uso del timerosal (tiomersal) durante el embarazo. El *timerosal* es un conservante usado en las vacunas que contienen mercurio etílico. Se eliminó de las vacunas infantiles hace varios años, pero todavía se usa en la mayoría de las vacunas contra la gripe. Algunos expertos recomiendan a las mujeres embarazadas que pidan una vacuna contra la gripe libre de timerosal.

Los Centros para el Control y Prevención de Enfermedades (CCE) creen que no hay inconvenientes en que las embarazadas reciban vacunas contra la gripe que contengan timerosal. Sostienen que los beneficios tienen más peso que los riesgos. El Colegio Estadounidense de Obstetras y Ginecólogos (CEOG) ha emitido una afirmación similar.

Hasta 2001, el timerosal se usaba en los preparados del RhoGAM. No obstante, ya no se usa timerosal en el RhoGAM en este país. (Para saber más sobre el Rho-GAM, vea la 16.ª Semana).

✑ *Influenza (gripe)*

La gripe parece ser un problema todos los años, ya que los diferentes virus de la gripe van y vienen. En 2009 y 2010, el virus H1N1 afectó a mucha gente. Cuando se produce un brote del virus H1N1 u otro tipo de influenza, puede tener mayor impacto en una embarazada debido a que está alterado su sistema inmunitario.

Si usted llega a estar embarazada cuando se produzca un brote, debe recibir la vacuna contra la gripe específica *y* la vacuna contra la gripe estacional. Puede vacunarse en cualquier momento del embarazo.

Además de aplicarse una vacuna contra una gripe estacional, hay otras maneras de protegerse. Hágalo manteniendo "distancia social". Evite las áreas abarrotadas de gente, use una mascarilla y lávese las manos frecuentemente (el virus de la gripe puede vivir hasta dos horas sobre superficies como perillas de puertas y teléfonos).

> Antes de aplicarse una vacuna contra la gripe, acuéstese más temprano la noche anterior. Cuando usted está bien descansada, su organismo produce el doble de anticuerpos para combatir la infección.

Siga las indicaciones de su proveedor de servicios médicos acerca del consumo de los medicamentos que le aconsejen tomar. Los beneficios de tomar un medicamento son mayores que los riesgos que pueda correr el bebé. El tratamiento debe comenzar cuanto antes; no espere los resultados del laboratorio para confirmar el tipo de gripe.

ᕍ *Inmunidad a la rubéola*

Conviene verificar que usted esté inmunizada contra la rubéola antes de embarazarse. La rubéola (sarampión alemán) durante el embarazo puede ser la responsable de varios problemas. Debido a que no existe tratamiento conocido para la rubéola, lo mejor es la prevención.

Si usted no está inmunizada, puede recibir una vacuna después del parto, mientras utilice un método anticonceptivo confiable. No se vacune poco antes o durante el embarazo para evitar la posibilidad de exponer al bebé al virus de la rubéola.

ᕍ *Varicela durante el embarazo*

¿Tuvo usted varicela cuando era pequeña? Hoy el 90% de las mujeres son inmunes a la varicela. Solo 1 de entre 2000 mujeres la desarrolla durante el embarazo. Si usted no la tuvo antes, podría ser ese caso. La varicela es más grave durante las 10 primeras semanas del embarazo. Si la contrae durante el tercer trimestre, podría afectar el desarrollo del cerebro del bebé.

Efectos de las infecciones en el bebé

Algunas de las infecciones y las enfermedades que contrae una mujer pueden afectar el desarrollo del bebé. La siguiente tabla cita algunas infecciones o enfermedades y los efectos que cada una puede tener en un bebé en desarrollo.

Infecciones	Efectos en el feto
Citomegalovirus (CMV)	microcefalia, daño cerebral, pérdida del oído
Rubéola (sarampión alemán)	cataratas, sordera, lesiones cardíacas, puede afectar a todos los órganos
Sífilis	muerte del feto, defectos en la piel
Toxoplasmosis	posibles efectos en todos los órganos
Varicela	posibles efectos en todos los órganos

Generalmente, la varicela afecta a los niños; solamente el 2% de todos los casos ocurren en el grupo de personas que tiene entre 15 y 49 años de edad. Los CCE, la Academia Estadounidense de Pediatría y la Academia Estadounidense de Médicos de Familia recomiendan que todos los niños sanos que tengan 1 año o más reciban la vacuna contra la varicela; normalmente se aplica entre los 12 y los 18 meses de edad.

Si contrae varicela durante el embarazo, cuídese mucho. Aproximadamente el 15% de quienes contraen varicela desarrollan también una forma de neumonía, que puede ser muy grave para una embarazada. Si usted contrae varicela 5 días antes o 2 días después del parto, también el bebé puede desarrollar una infección de varicela severa.

¡Si está expuesta a la varicela, contacte a su proveedor de servicios médicos inmediatamente! Una mujer embarazada debe recibir inmunoglobulina de varicela-zóster (IGVZ). Si la recibe dentro de las 72 horas de la exposición, puede prevenir la infección o atenuar los síntomas. Si contrae varicela, seguramente la tratarán con aciclovir.

Su alimentación

El embarazo aumenta las necesidades de proteínas. Son importantes para usted y el bebé. Trate de ingerir 6 onzas de proteínas por día durante el primer trimestre y 8 onzas al día durante el segundo y el tercer trimestre. No ingiera demasiadas proteínas; deberían componer aproximadamente el 15% de su ingesta total de calorías.

Muchas fuentes de proteínas tienen alto contenido de grasas. Si necesita controlar sus calorías, elija fuentes de proteínas de bajo contenido graso. Algunos alimentos proteínicos que puede elegir, y el tamaño de sus porciones, son los siguientes:

- garbanzos: 1 taza
- queso, *mozzarella:* 1 onza
- pollo, asado y sin piel: ½ pechuga (aproximadamente 4 onzas)
- huevos: 1
- hamburguesa, a la parrilla y magra: 3½ onzas
- leche: 8 onzas
- mantequilla de maní: 2 cucharaditas
- atún, enlatado en agua: 3 onzas
- yogur: 8 onzas

Cuando coma huevos o productos lácteos para ingerir proteínas, asegúrese de agregar una fuente de proteínas vegetales complementaria para que la ingesta proteínica sea completa. Arroz y frijoles, tofu y semillas de sésamo, o judías verdes con almendras son buenas opciones. Si la ingesta de proteínas la descompone, busque un alimento con carbohidratos (como galletas, cereales, *pretzels*) que contenga proteínas.

☞ *Desarrollo cerebral*

La colina y el ácido docosahexaenoico (ADH) pueden ayudar a la formación de las células cerebrales del bebé. La colina se encuentra en la leche, la yema de huevo, el hígado de pollo, el germen de trigo, el bacalao, el brócoli cocido, los maníes y la mantequilla de maní, el pan de trigo integral y la carne vacuna.

¡Permanezca saludable!

Los estudios sugieren que comer 2 tazas de fruta fresca al día puede ayudar a reducir cerca de un 35% su riesgo de resfriarse o de engriparse. La fruta fresca ayuda a que el organismo aumente las células antivirales de la garganta y de la nariz. Su mejor opción son las frutas de colores vivos, como las naranjas, los kiwis, las uvas rojas, las fresas y las piñas. Si se resfría, el consumo de alimentos nutritivos puede ayudar a su organismo a producir más glóbulos blancos para combatir el resfrío. Coma ½ taza de piña o ½ taza de batatas para aumentar su resistencia.

Se necesitan por lo menos 450 mg de colina por día durante el embarazo. El ADH se encuentra en el pescado, la yema de huevo, la carne de ave, la carne vacuna, el aceite de canola, las nueces y el germen de trigo.

Algunas barras nutritivas para el embarazo contienen ADH; otras tienen vitaminas y minerales agregados. Si usted ingiere alimentos variados que contengan colina y ADH durante el embarazo y la lactancia, puede ayudar a que su bebé obtenga nutrientes importantes.

☞ Debe aumentar de peso

Lentamente, usted tiene que ir aumentando de peso; de lo contrario, puede ser perjudicial para su bebé. Hasta un cierto punto, el peso que usted aumenta permite que su proveedor de servicios médicos sepa cómo van las cosas.

El embarazo no es momento de experimentar con dietas diversas ni de reducir el consumo de calorías. No obstante, esto no significa que tenga luz verde para comer todo lo que quiera en cualquier momento que quiera. El ejercicio y un plan de alimentación adecuado, sin comida chatarra, la ayudarán a controlar su peso. Sea inteligente con la elección de los alimentos.

Lo que también debería saber

☞ Síndrome de Down

Casi todas las embarazadas reciben información sobre el síndrome de Down. Tradicionalmente, se ha ofrecido a las mujeres mayores diversas pruebas para determinar si su feto está afectado por esta enfermedad.

El médico británico J. Langdon Down dio el nombre al síndrome en el siglo XIX. Él descubrió que los bebés que nacían con el síndrome tenían un cromosoma 21 adicional; esto se llama *aneuploidia*. El número normal de cromosomas en los humanos es 46. Con el síndrome de Down, un individuo tiene 47 cromosomas.

El síndrome de Down es la anomalía cromosómica más común y la causa más común de retraso mental. Ocurre en aproximadamente 1 de cada 800 nacimientos. Hoy en día, quienes nacen con síndrome de Down pueden tener una vida bastante larga. Algunas de las mujeres con mayor riesgo de dar a luz un niño con esta enfermedad son las mujeres mayores, las que anteriormente ya han tenido un niño con síndrome de Down y aquellas que tienen el síndrome.

Hay disponibles muchas pruebas para detectar el síndrome de Down en un feto. Entre ellas:

- prueba de alfafetoproteína maternal
- prueba triple de detección sistemática
- prueba cuádruple de detección sistemática
- detección por translucidez de la nuca
- ecografía

Las pruebas para diagnosticar el síndrome de Down son la amniocentesis y el muestreo de vellosidades coriónicas (MVC).

Recomendaciones del CEOG. El Colegio Estadounidense de Obstetras y Ginecólogos recomienda ofrecer una prueba para de detección del síndrome de Down a *todas* las embarazadas independientemente de su edad. Antes se les ofrecía la prueba principalmente a las mujeres de más de 35 años y a las que pudieran correr algún riesgo. Aunque muchas mujeres no piensan en poner fin a un embarazo de un niño con síndrome de Down, es importante conocer esta información antes del nacimiento a efectos de planificar una atención especializada para el parto.

Si bien la enfermedad ocurre con más frecuencia en las madres mayores, la mayoría de los bebés con síndrome de Down nacen de mujeres jóvenes. Las mujeres jóvenes dan a luz a un gran número de bebés, por lo tanto, nacen de ellas un gran número de bebés con síndrome de Down. El 80% de los bebés que nacen con síndrome de Down nacen de mujeres que tienen *menos* de 35 años.

Si su proveedor de servicios médicos le ofrece esta prueba de detección, téngala en cuenta. Formule todas las preguntas que puedan surgirle sobre la enfermedad y, junto con su pareja, decidan si harán la prueba. Esta información es más útil cuando la detección se realiza durante el primer trimestre.

Los niños con síndrome de Down son especiales. La gente quiere saber si hay algún aspecto positivo de tener un niño con síndrome de Down. La respuesta es "¡Sí!".

Un niño nacido con síndrome de Down puede traer al mundo una calidad de vida especial y valiosa. Es bien conocido el amor y la alegría que los niños Down traen a su familia y a sus amigos. Cuando aprenden destrezas nuevas, nos recuerdan el placer que implica hacer tareas sencillas. Ellos personifican el concepto del amor incondicional y, a menudo, al interactuar con ellos, aprendemos a hacer frente a los problemas y crecemos. Muchas familias están en listas de espera para adoptar un niño con síndrome de Down.

Criar a uno de estos niños puede ser un desafío, pero muchos de quienes lo han afrontado tienen una opinión positiva al respecto. Si usted tiene un niño con síndrome de Down, posiblemente tendrá que trabajar mucho para que él logre cada pequeño avance en su vida. A veces, experimentará frustración y sentimientos de desesperanza, pero todos los padres tienen estas sensaciones en algún momento.

Todos los futuros padres deben conocer los siguientes datos acerca de los niños nacidos con síndrome de Down. El CI medio de un niño con síndrome de Down está entre 60 y 70. La mayoría está en el rango de retraso leve. Algunos niños Down tiene un CI normal. Las puntuaciones del CI de las personas que padecen síndrome de Down se han elevado considerablemente en los últimos 100 años. Menos del 50% de ellas tienen un retraso grave o profundo.

Los niveles de lectura de las personas con síndrome de Down que asisten a los programas de educación especial de las escuelas públicas van del kindergarten al 12.º grado. El promedio está alrededor del 3.er grado

Cerca del 90% de todos los afectados con el síndrome de Down pueden emplearse en la adultez. La mayoría de estos adultos son capaces de vivir independientemente o en residencias comunitarias. Las personas con síndrome de Down tienen una expectativa de vida media de unos 55 años, si sobreviven a la infancia.

♋ *Fetoscopia*

La fetoscopia provee una vista del bebé y la placenta dentro del útero. En algunos casos, pueden detectarse y corregirse anomalías y problemas.

El objetivo de la fetoscopia es corregir un problema antes de que empeore, lo cual podría impedir que el bebé se desarrolle normalmente. Los médicos pueden ver algunos problemas más claramente con una fetoscopia que con una ecografía.

La prueba se realiza introduciendo un instrumento óptico, como el que se usa en laparoscopia, a través del abdomen. El procedimiento es similar a una amniocentesis, pero el fetoscopio es más grande que la aguja utilizada para la amniocentesis.

Si su proveedor de servicios médicos sugiere una fetoscopia, consulte los riesgos posibles, las ventajas y las desventajas del procedimiento. La prueba debe realizarla solamente alguien con experiencia en la técnica. Existe un riesgo de aborto de un 3% a un 4%. No se realiza esta prueba en todas partes. Si a usted le practican una fetoscopia y es Rh negativa, deberá recibir RhoGAM después del procedimiento.

↔ *Muestreo de vellosidades coriónicas*

El muestreo de vellosidades coriónicas (MVC) es una prueba diagnóstica altamente precisa usada para detectar anomalías genéticas. El muestreo se hace al comienzo del embarazo, generalmente entre la 9.ª y la 11.ª semana. Esta prueba ofrece una ventaja sobre la amniocentesis, porque se hace mucho antes y los resultados se obtienen en aproximadamente una semana. Si se debe poner fin a un embarazo, es posible hacerlo antes, con menos riesgos para la mujer.

El muestreo de vellosidades coriónicas consiste en introducir un instrumento a través del cuello del útero o del abdomen para retirar tejido fetal de la placenta para luego analizarlo y detectar anomalías. Más del 95% de las mujeres que se hacen un MVC descubren que su bebé *no* tiene el trastorno para el cual se hizo la prueba.

Si su proveedor de servicios médicos le recomienda un MVC, consulte acerca de los riesgos. La prueba debe realizarla solamente alguien con experiencia en la técnica. El riesgo de aborto es menor —entre el 1% y el 2%— y la prueba se considera tan segura como la amniocentesis. Si a usted le practican un MVC y es Rh negativa, deberá recibir RhoGAM después del procedimiento.

↔ *¿Se puede saber esta semana el sexo del bebé?*

Quizás haya visto publicidades de pruebas que, con una muestra de su sangre o de su orina, pueden determinar el sexo del bebé. Con frecuencia se ofrecen en Internet.

Sin embargo, los expertos coinciden en que las pruebas que se consiguen hoy día no ofrecen resultados precisos.

Una de las pruebas de venta libre dice que puede predecir el sexo del bebé ya en esta semana. Se llama *prueba Intelligender para la determinación del sexo* y, con un análisis de orina simple, provee resultados inmediatos que indican el sexo del bebé según una coincidencia de color. El verde indica que es niño y el anaranjado indica que es niña.

No obstante, antes de salir corriendo a comprarla, debe tener en cuenta que en realidad los resultados son exactos solamente en un 80%. Indican solo la *posibilidad* de determinar si el bebé es niña o niño.

Para hacer la prueba, use su primera orina de la mañana. Se deben evitar las relaciones sexuales por lo menos 48 horas antes y no se puede tomar ningún tipo de hormonas, como la progesterona.

Otro método casero es la *prueba rosa o azul* desarrollada para determinar el sexo del bebé examinando el ADN de la futura mamá. La investigación ha demostrado que el ADN fetal se encuentra en el torrente sanguíneo de la madre. La mujer envía una pequeña muestra de su sangre al laboratorio y ellos envían el resultado (niño o niña) a los futuros padres. Los fabricantes aseguran que la prueba tiene un 95% de exactitud y que puede predecir el sexo del bebé a partir de las 6 semanas posteriores a la concepción.

Algunas autoridades médicas temen que, basadas en el resultado de estas pruebas, ciertas parejas puedan pensar en dar fin a un embarazo debido al sexo del bebé. Si tiene preguntas o inquietudes, consúltelas con su proveedor de servicios médicos.

Consejo para el papá

¿Está preocupado acerca del sexo durante el embarazo? Posiblemente usted y su pareja tengan preguntas, así que hablen acerca de ellas entre ustedes y con su proveedor de servicios médicos. En ocasiones es necesario evitar el coito durante un embarazo. Sin embargo, el embarazo es una oportunidad para aumentar el acercamiento y la intimidad en la pareja. El sexo puede ser una parte positiva de esta experiencia.

Ejercicio para la 10.ª semana

Arrodíllese y apóyese sobre las manos; las manos deben estar a la altura de los hombros y las rodillas a la altura de las caderas. Inhale a medida que levanta la cabeza y mira hacia el frente. Luego exhale mientras baja lentamente la cabeza redondeando la espalda y los hombros, y contrayendo el abdomen. Hágalo 4 veces. *Estira los músculos de la espalda y el abdomen, y aumenta la flexibilidad.*

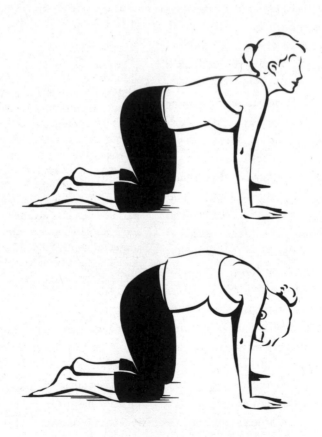

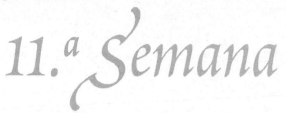

11.ª Semana

Edad del feto: 9 semanas

¿Qué tamaño tiene el bebé?

La longitud craneocaudal del bebé es de 1½ a 2½ pulgadas (4.4 a 6 cm). El peso fetal es de alrededor de 0.3 onzas (8 g). El bebé tiene aproximadamente el largo de una lima grande.

¿Qué tamaño tiene usted?

¡Está casi al final del primer trimestre! Su útero es lo bastante grande para llenar la pelvis y se lo puede sentir en el abdomen bajo, por encima de la mitad del pubis.

Cómo crece y se desarrolla el bebé

Ahora, el crecimiento fetal es rápido. Como puede ver en la ilustración de la página 159, la cabeza mide casi la mitad del largo del bebé. A medida que la cabeza retrocede en dirección a la columna vertebral, el mentón se levanta del pecho y el cuello se desarrolla y se alarga. Aparecen las uñas.

Los genitales externos empiezan a mostrar sus características distintivas. El desarrollo en varón o mujer se completa en otras tres semanas. Todos los embriones empiezan la vida con el mismo aspecto, al menos hasta donde dejan ver las apariencias externas. Que el embrión se desarrolle como niño o niña está determinado por la información genética que contiene en su interior.

En este momento, el intestino delgado empieza a contraerse y relajarse, lo que hace que las sustancias se muevan en él. El intestino delgado es capaz de pasar azúcar de su interior hacia el cuerpo del bebé.

Cambios en usted

Durante el embarazo, algunas mujeres notan cambios en el cabello y las uñas de las manos o de los pies. Algunas embarazadas afortunadas notan un aumento en el crecimiento del cabello y las uñas. Otras, durante este tiempo, notan que pierden cabello o que las uñas se les quiebran más fácilmente. Esto no les sucede a todas, pero si le sucede a usted, no se preocupe.

Algunos expertos creen que estos cambios ocurren debido al aumento de circulación en el cuerpo. Otros los atribuyen a los cambios hormonales. En cualquiera de los casos, estos cambios son raramente permanentes.

✂ *El embarazo puede revelar problemas futuros*

Durante el embarazo, su cuerpo atraviesa muchos cambios, que empiezan casi en el momento de la concepción. Ellos permiten que su cuerpo acepte y tolere al feto genéticamente "diferente". Los cambios también ayudan a que su cuerpo se adapte a alimentar y apoyar al feto, y a prepararla para el parto.

Consejo para el papá

¡Recuerde que, a pesar de las náuseas del embarazo, los dolores de cabeza y una cintura que cambia, el embarazo es un milagro! El embarazo y el parto ocurren solo pocas veces en su vida. Disfruten juntos este momento especial. Recordarán con cariño el desafío de convertirse en padres e, incluso, es probable que diga: "No fue tan malo". ¡Lo sabemos porque las parejas vuelven a quedar embarazadas y tienen más niños!

La mayoría de las mujeres sanas no tienen problemas con los cambios; sin embargo, en algunas mujeres, estos cambios originan problemas en el embarazo. El embarazo puede revelar la probabilidad que tiene una mujer de contraer una enfermedad. Puede darle una pista a una mujer de qué problemas de salud a largo plazo podrían esperarle. Puede ayudarla a tomar los pasos necesarios ahora para ayudar a prevenir problemas serios más adelante.

Un ejemplo es la diabetes gestacional. Las mujeres que tienen diabetes del embarazo tienen mayor probabilidad de tener diabetes con los años. Otro ejemplo son las mujeres que tienen preeclampsia; tienen un riesgo mayor de tener un derrame cerebral en la madurez.

Hable con su proveedor de servicios médicos sobre cualquier cambio que experimente durante el embarazo. Comenten los pasos que usted puede tomar ahora y después del embarazo para ayudar a reducir su riesgo de tener problemas en la madurez.

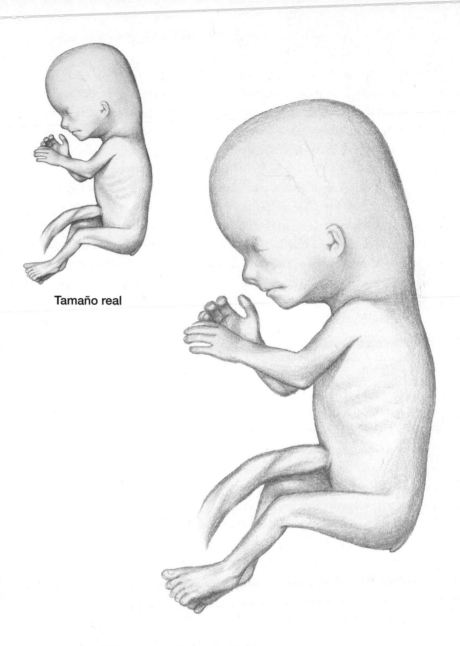

Tamaño real

En la 11.ª semana de gestación (edad fetal: 9 semanas),
empiezan a aparecer las uñas.

Cómo afecta al desarrollo del bebé lo que usted hace

✂ *Viajar durante el embarazo*

Las embarazadas preguntan frecuentemente si los viajes pueden dañar al bebé. Si su embarazo no es complicado y usted no corre riesgos, generalmente no hay problemas para viajar. Pregúntele a su proveedor de servicios médicos acerca de cualquier viaje que esté considerando *antes* de hacer planes en firme o de comprar pasajes.

Ya sea que viaje en automóvil, autobús, tren, barco o avión, levántese y camine, por lo menos, cada hora. Las visitas regulares al baño pueden encargarse de esto.

El riesgo más grande de viajar durante el embarazo es tener un problema mientras usted está lejos de los que conocen sus antecedentes médicos y del embarazo. Si decide hacer un viaje, sea prudente en la planificación. No se exceda. ¡Tómeselo con calma! Entre las señales que indican que no debería viajar están:

- hinchazón grave de la cara, los brazos, las piernas, las manos o los pies
- hemorragias
- náuseas y vómitos intensos
- cólicos
- dolores de cabeza muy fuertes o continuos
- fiebre

Viajar en avión. Los viajes en avión son seguros para la mayoría de las embarazadas. La mayoría de las aerolíneas de EE. UU. permiten que las mujeres viajen hasta las 36 semanas de embarazo. Para viajes internacionales, el límite son, comúnmente, las 35 semanas de embarazo.

Las embarazadas más vulnerables deben evitar todo viaje en avión. Si lo desea, tenga presente las siguientes opciones si está pensando en volar durante el embarazo.

- Visite a su proveedor de servicios médicos antes de irse para estar segura de que su viaje sigue siendo posible.
- Evite vuelos muy altos (al exterior sin escalas o vuelos a través del país), porque vuelan a una altitud mayor y los niveles de oxígeno pueden disminuir. Esto aumenta su frecuencia cardíaca, así como la del bebé; el bebé también recibe menos oxígeno.
- Si tiene problemas de hinchazón, use ropa y zapatos sueltos. (Este es un buen consejo para todos los viajeros.) Evite las pantimedias, la ropa ajustada, calcetines hasta la rodilla o medias, y ropa ajustada en la cintura.

- Si sabe que en su vuelo dan de comer, puede pedir comidas especiales. Si su vuelo es largo y no sirven alimentos, lleve refrigerios nutritivos.
- Beba mucha agua para mantenerse hidratada. Lleve una botella vacía y llénela después de pasar por seguridad.
- Durante el vuelo, levántese y camine cuando pueda. Trate de caminar al menos 10 minutos cada hora. A veces, simplemente ponerse de pie ayuda a la circulación.
- Trate de conseguir un asiento junto al pasillo, cerca del baño. Si tiene que ir mucho al baño, es más fácil si no tiene que pasar por encima de alguien para ir.

ﾠSeguridad en el automóvil durante el embarazo

Muchas mujeres están preocupadas con respecto a manejar y usar el cinturón de seguridad y el arnés para hombros durante el embarazo. No hay razón para no manejar mientras esté embarazada, si su embarazo es normal y usted se siente bien (y si sabe cómo hacerlo).

Durante el embarazo, es importante usar sujeciones de seguridad; realmente disminuye las probabilidades de lastimarse en un accidente. Si no usa un cinturón de seguridad, podría provocar una lesión grave al bebé si usted tiene un accidente.

Los cinturones de seguridad *no* aumentan el riesgo de lesión para usted o el bebé. En realidad, los protegen a ambos de lesiones potencialmente mortales. No deje de usar el cinturón de seguridad, cuando su tamaño aumente, porque no se siente cómoda. Los estudios demuestran que las embarazadas que no usaban cinturón de seguridad cuando tuvieron un accidente tuvieron dos veces más probabilidades de tener una hemorragia intensa y tuvieron casi tres veces más probabilidades de perder el embarazo.

A continuación hay algunas excusas comunes (y nuestras respuestas) para no usar cinturón de seguridad ni arnés para hombros en el embarazo.

"Utilizar un cinturón de seguridad va a dañar a mi bebé." No hay evidencia de que el uso del cinturón de seguridad aumente las probabilidades de lesionar a un bebé. Su probabilidad de supervivencia con un cinturón de seguridad es mejor que sin uno. Su supervivencia es importante para el feto.

La forma adecuada de utilizar el cinturón de regazo y el arnés para hombros

Hay una manera adecuada de usar un cinturón de seguridad durante el embarazo. Use la tira de hombros y el cinturón de regazo. Coloque el cinturón de regazo por debajo del abdomen y a través de la parte superior de los muslos. La parte de los hombros del cinturón debe descansar entre sus senos y sobre el medio de la clavícula. No se quite el cinturón del hombro. Tanto el cinturón de hombros como el de regazo deben estar ajustados, pero confortables. Acomode su posición para que el cinturón le cruce por el hombro sin apoyarse en el cuello. Si lo desea, pruebe un prolongador para cinturón de seguridad o un cinturón de seguridad para maternidad, para que evite que el cinturón de seguridad le suba por el abdomen.

"No quiero quedar atrapada dentro del auto en caso de incendio." Pocos accidentes automovilísticos terminan en incendio. Incluso si se produce uno, probablemente pueda soltar el cinturón y escapar si estuviera consciente. La expulsión de un automóvil explica aproximadamente el 25% de las muertes en accidentes automovilísticos. El uso del cinturón de seguridad evita esto.

"Yo manejo bien." Conducir con precaución no evita los accidentes.

"No necesito usar el cinturón de seguridad; solo es una distancia corta." La mayoría de las lesiones ocurren dentro de las 25 millas del hogar.

Sabemos que el sistema de cinturón de regazo/hombros es seguro para usar durante el embarazo, así que abróchese el cinturón por usted *y* por su hijo. Aleje el asiento lo más posible de la bolsa de aire; 10 pulgadas es una buena distancia. Podría pensar en la posibilidad de viajar en el asiento trasero cuando no conduce. El asiento trasero de la mitad es el lugar más seguro del automóvil.

✑ *Clasificación de los medicamentos para el embarazo*

Los medicamentos que una embarazada podría usar han sido clasificados por la *Food and Drug Administration* (FDA, Administración de Medicamentos y Alimentos) para mostrar el riesgo para el bebé si la futura madre los consume. Si tiene preguntas sobre cualquier medicamento que usa, consulte a su proveedor de servicios médicos acerca de su inocuidad.

No sabemos mucho acerca de algunos medicamentos, porque no hemos estudiado sus efectos en una embarazada o su bebé. Es por eso que creemos que estos fármacos pueden ser peligrosos y podrían dañar al bebé. Nadie quiere poner a un bebé en desarrollo deliberadamente en riesgo exponiéndolo a una sustancia perjudicial con el objetivo de reunir información. Así que, casi toda la información que tenemos proviene de la exposición accidental.

Categoría A: Estudios bien controlados en embarazadas no han demostrado ningún riesgo para el bebé. La posibilidad de daño parece remota. En este nivel, se han probado pocos medicamentos. Se consideran medicamentos de la Categoría A las vitaminas prenatales y el ácido fólico.

Categoría B: Los estudios en animales indican que el riesgo para un bebé es probablemente bajo, pero no se han hecho estudios en humanos. Ejemplos de medicamentos de la Categoría B incluyen algunos antibióticos, como Ceclor (cefaclor).

Categoría C. Ningún estudio en animales ha revelado efectos adversos o no hay estudios controlados en mujeres. Las drogas se deben dar solo si los beneficios potenciales para la embarazada justifican los riesgos potenciales para el feto. Un ejemplo de medicamento de la Categoría C es la codeína.

Categoría D: Los estudios en animales han demostrado un efecto perjudicial en el bebé, o los estudios no se han hecho ni en humanos ni animales. Hay evidencia de riesgo para el bebé. Los beneficios de usarlo en una embarazada pueden pesar más que los riesgos si el medicamento es necesario para una situación potencialmente mortal o para una enfermedad grave para la cual no se pueden usar drogas más inocuas. Un ejemplo de un medicamento de la Categoría D es el fenobarbital.

Categoría X. Hay evidencia de que el medicamento causa defectos congénitos en un bebé. Los riesgos pesan más que cualquier beneficio potencial para las mujeres, y no se dan durante el embarazo. Un medicamento de la Categoría X es el Accutane.

El riesgo de intoxicación alimentaria aumenta

Cuando está embarazada, corre un riesgo mayor de intoxicación alimentaria. Evite comer ostras y almejas crudas. No coma mariscos ahumados ni encurtidos, a menos que estén cocidos. Limite el consumo de hígado. Evite las cremas de carne y los patés refrigerados.

Su alimentación

Los alimentos con carbohidratos brindan la fuente principal de energía para el bebé en desarrollo. Estos alimentos también ayudan a que su cuerpo use las proteínas de manera eficiente. Los alimentos de este grupo son casi intercambiables, por lo tanto debería ser fácil obtener todas las porciones que necesita. Algunos alimentos con carbohidratos que puede elegir, y el tamaño de las porciones, son los siguientes:

- tortilla: 1, grande
- pasta, cereales o arroz, cocidos: ½ taza
- cereales, listos para comer: 1 onza
- rosca de pan: ½, pequeña
- pan: 1 rebanada
- panecillo: 1, mediano

Lo que también debería saber

ᵔ Evaluación instantánea del riesgo (IRA, por su sigla en inglés)

Existe una prueba de detección para el síndrome de Down llamada *IRA (Instant Risk Assessment,* evaluación instantánea del riesgo) que ofrece a las mujeres resultados más rápidos en una etapa temprana del embarazo. Tiene un 91% de exactitud. El IRA tiene dos partes, un análisis de sangre y una ecografía. Las mujeres reciben un kit de recolección por parte de un proveedor de servicios médicos o el hospital.

La mujer se pincha el dedo y marca con su sangre una tarjeta del kit, que se envía al laboratorio para analizarla. Se hacen pruebas para determinar los niveles de hCG (coriogonadotropina humana) y una sustancia llamada *proteína plasmática A asociada al embarazo (PPAE-A).* Los niveles elevados se han asociado con el síndrome de Down.

La segunda parte de la prueba, la ecografía, es un examen de translucidez de la nuca, en el cual una ecografía mide el espacio que hay en la parte posterior del cuello del bebé. Vea la 13.ª semana. Cuanto más grande es el espacio en esta zona, más alta es la probabilidad de que el bebé tenga síndrome de Down. Su proveedor de servicios médicos puede programar la ecografía.

Si se siente cansada, observe los carbohidratos que come. Los carbohidratos complejos que el cuerpo usa lentamente proporcionan una glucemia más estable, lo que es mejor para el bebé. También pueden ayudar en algo con los cambios de humor. Los carbohidratos complejos que se pueden elegir incluyen frutas y verduras, así como frijoles, lentejas y avena.

✣ Síndrome del cromosoma X frágil

El síndrome del cromosoma X frágil es una de las causas hereditarias más comunes de retraso mental. Esta afección puede presentarse tanto en niños como en niñas.

La prueba para buscar el gen que la causa se hace con un análisis de ADN. El diagnóstico prenatal requiere la extracción de ADN del líquido amniótico. El examen prenatal debería ofrecerse a portadores conocidos del gen del cromosoma X frágil y a las familias que tienen antecedentes de retraso mental.

✣ Ecografía en el embarazo

En este punto, tal vez haya hablado de la ecografía con su proveedor de servicios médicos. O tal vez ya se haya hecho un examen ecográfico. La ecografía es una de nuestras herramientas más valiosas para evaluar un embarazo. Los proveedores de servicios médicos, los hospitales y las compañías de seguro (sí, también están involucradas en esto) no se ponen de acuerdo en si se deben hacer ecografías o si todas las embarazadas necesitan un examen ecográfico durante el embarazo. Es un examen atraumático, y no existen riesgos conocidos asociados con él. ¡En Estados Unidos, cada año se realizan millones de ecografías obstétricas!

La ecografía implica el uso de ondas sonoras de alta frecuencia producidas al aplicar una corriente alterna a un transductor. Se pasa un lubricante sobre la piel para mejorar el contacto con el transductor. El transductor se pasa sobre el vientre, por encima del útero. Las ondas sonoras se envían desde el transductor, a través del abdomen, hasta la pelvis. Cuando las ondas sonoras rebotan en los tejidos, vuelven dirigidas hacia el transductor. La reflexión de las ondas sonoras puede compararse con el "radar" que usan los aviones y los barcos.

Los diferentes tejidos del cuerpo reflejan las señales ecográficas de manera distinta, y podemos diferenciarlas. También se puede ver el movimiento, por lo tanto, podemos detectar el movimiento del bebé o de partes del bebé, como el corazón. Con la ecografía, se puede ver latir el corazón fetal ya a las cinco o seis semanas de embarazo. Se puede ver el movimiento del cuerpo y las extremidades del bebé a las cuatro semanas de crecimiento embrionario (6.ª semana de embarazo).

En relación con su embarazo, su proveedor de servicios médicos usa la ecografía de muchas maneras, para por ejemplo:

- ayudar en la identificación temprana del embarazo
- mostrar el tamaño y el ritmo de crecimiento del bebé
- identificar la presencia de dos o más bebés
- medir la cabeza, el abdomen o el fémur del feto para determinar la etapa de embarazo
- identificar algunos fetos con síndrome de Down
- identificar algunos defectos congénitos
- identificar algunos problemas con órganos internos
- medir la cantidad de líquido amniótico
- identificar la ubicación, el tamaño y la madurez de la placenta
- identificar anomalías de la placenta
- identificar anomalías uterinas o tumores
- determinar la posición de un DIU
- diferenciar entre un aborto natural, un embarazo ectópico y un embarazo normal
- en combinación con distintas pruebas, como la amniocentesis, el muestreo percutáneo de sangre del cordón umbilical (MPSCU) y el muestreo de vellosidades coriónicas (MVC), para elegir un lugar seguro donde hacer cada prueba

Antes de un examen ecográfico, tal vez le pidan que beba mucha agua. La vejiga está enfrente del útero. Cuando la vejiga está vacía, es más difícil ver el útero, porque está más abajo, dentro de los huesos coxales. Los huesos interrumpen las señales ecográficas y hacen que la imagen sea más difícil de interpretar. Con la vejiga llena, el útero se eleva de la pelvis y es más fácil de ver. La vejiga actúa como una ventana por la que se pueden ver el útero y el feto que está en su interior.

Otras pruebas ecográficas. La *sonda ecográfica vaginal*, llamada también *ecografía transvaginal*, se puede usar al principio del embarazo para tener una visión mejor del bebé y la placenta. Se coloca una sonda dentro de la vagina y, desde este ángulo, se ve el embarazo.

La *Prueba UltraScreen* identifica los bebés que tienen un riesgo elevado de tener algunos defectos congénitos. La prueba combina análisis de sangre de la madre y una medición por ecografía en las semanas 11 a 13. La Prueba *UltraScreen* es bastante efectiva para detectar el síndrome de Down.

Otro tipo de examen ecográfico es la *evaluación del hueso nasal fetal*, que aumenta al 95% la exactitud en la detección del síndrome de Down, con un pequeño porcentaje de positivos falsos. El beneficio de la detección en el primer trimestre es el diagnóstico temprano.

En muchas zonas también está disponible la ecografía *tridimensional*. Se la trata en la 17.ª semana.

¿Se puede determinar el sexo del bebé con una ecografía? Algunas parejas piden una ecografía para determinar si van a tener un niño o una niña. Si el bebé está en una buena posición y tiene suficiente edad para que los genitales se hayan desarrollado y se puedan ver claramente, la determinación puede ser posible. Sin embargo, muchos proveedores de servicios médicos sienten que esta razón, por sí sola, no es suficiente para hacer un examen ecográfico. Háblelo con su proveedor de servicios médicos. Comprenda que la ecografía es una prueba y que, en ocasiones, los resultados pueden ser erróneos.

↬ IRM fetal

La ecografía es la prueba estándar que se usa para diagnosticar defectos congénitos y otros problemas. A menudo, es la primera prueba que se usa. Sin embargo, hay algunas limitaciones para la ecografía. Si una mujer es obesa, si hay menos líquido amniótico o un bebé está en una posición anormal, la ecografía puede no revelar problemas. Además, en la mitad del embarazo es el mejor momento para usar la ecografía, así que el uso más temprano o más tardío puede no ser tan útil.

> ## Consejo para la 11.ª semana
>
> Tal vez pueda conseguir una "foto" de su bebé antes del nacimiento, tomada en un examen ecográfico. En algunos lugares, incluso, pueden darle un DVD o un video. Consulte antes de hacer la prueba, si la tiene programada.

¡No se preocupe y disfrute de su embarazo!

Es natural sentirse nerviosa acerca de estar embarazada y lo que le espera: el trabajo del parto y el parto, e ir a casa con el bebé. Es importante enfrentar cualquier ansiedad que pueda tener y concentrarse en tener un embarazo fantástico. A continuación hay algunas pautas para ayudarla a hacer eso.

- No se asuste si alguien le golpea levemente el abdomen. El bebé está bien protegido.
- No hay problema en levantar cosas; simplemente no levante objetos pesados. Las bolsas del mercado y un niño pequeño no la lastimarán. Evite levantar cosas pesadas.
- No tiene que preocuparse por usar la computadora, el teléfono celular, el horno de microondas o por pasar un control de seguridad en un aeropuerto. Ninguna de las máquinas implicadas en estos procedimientos produce suficientes "malas vibraciones" para dañarlos a usted o su bebé.
- No hay problema en teñirse el pelo o hacerse la permanente. Los productos químicos que se usan en estas preparaciones no la dañarán. Sin embargo, si los vapores la hacen sentir mal, espere hasta que los olores no la molesten tanto para hacerse una permanente o teñirse el pelo.
- Pídale a su pareja que le saque fotos a lo largo del embarazo. Es divertido volver a mirarlas y recordar cómo estaba en ese momento.
- Aun cuando pueda no sentirse sexy, use un sostén hermoso y reforzado, hecho para embarazadas. Puede ayudarla a sentirse linda y deseable (¡lo que es de todos modos!). Para que sus senos estén más confortables, mire los sostenes para dormir. Pueden brindar refuerzo adicional a los senos doloridos mientras usted duerme.
- Mime sus pies. Use zapatos buenos y cómodos. Vaya al pedicuro o hágase un masaje de pies. Ponga en remojo los pies cuando estén doloridos. Use crema para ayudar a mantener suave la piel de los pies.

Otra prueba que los proveedores de servicios médicos usan tiene menos limitaciones: la IRM fetal. La IRM fetal (imagen por resonancia magnética) es más útil cuando los resultados de una ecografía no son claros o no se pueden ver claramente.

La IRM no usa radiación. Varios estudios han demostrado que la IRM es inocua para usarla durante el embarazo. Por prudencia, aun así, la IRM no se aconseja durante el primer trimestre. El examen es más útil para diagnosticar a bebés con defectos congénitos específicos.

Es importante observar que la ecografía está más difundida y tiene menores costos que la IRM. La ecografía sigue siendo la primera opción para descubrir problemas. Sin embargo, la IRM puede ser útil en situaciones especiales, como se mencionó arriba.

Ejercicio para la 11.ª semana

Coloque la mano izquierda en el respaldo de una silla o contra la pared.
Levante la rodilla derecha y ponga la mano derecha debajo del muslo.
Redondee la espalda y lleve la cabeza y la pelvis hacia adelante. Cuente
hasta cuatro en esa posición, enderécese y luego baje la pierna. Repita
con la pierna izquierda. Hágalo cinco u ocho veces con cada pierna.
Reduce la tensión de la espalda y aumenta la circulación hacia los pies.

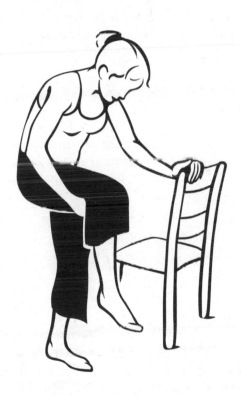

12.ª Semana

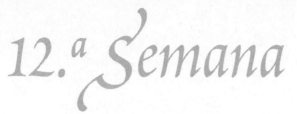

Edad del feto: 10 semanas

¿Qué tamaño tiene el bebé?

Su bebé pesa entre ⅓ y ½ onza (de 8 a 14 g) y la longitud craneocaudal es de casi 2½ pulgadas (6.1 cm). Como puede ver en la página 172, ¡el tamaño de su bebé prácticamente se ha duplicado en las últimas 3 semanas!

¿Qué tamaño tiene usted?

Alrededor de esta época, posiblemente sienta el útero encima del pubis (sínfisis púbica). Antes del embarazo, el útero tiene una capacidad de ⅓ onza (10 ml) o menos. Durante el embarazo, se transforma en un envase muscular lo suficientemente grande como para contener al bebé, la placenta y el líquido amniótico. ¡El útero aumenta su capacidad de 500 a 1000 veces durante el embarazo! Para el momento en que nace el bebé, ha alcanzado el tamaño de una sandía mediana. También el peso del útero cambia. Cuando el bebé nace, el útero pesa casi 40 onzas (1.1 kg) comparadas con las 2½ onzas (70 g) de antes del embarazo.

Cómo crece y se desarrolla el bebé

Unas pocas estructuras están formadas en el bebé después de esta semana, pero las que ya se formaron continúan creciendo y desarrollándose. En su visita de la 12.ª semana (o cerca de ella), ¡probablemente podrá oír el ritmo cardíaco del bebé! Se puede oír con un *Doppler*, una máquina especial para escuchar (no es un estetoscopio), que amplifica el sonido del ritmo cardíaco del bebé para que usted pueda oírlo.

Están formándose los huesos. Se han separado los dedos de las manos y de los pies, y están creciendo las uñas. Sobre el cuerpo, empieza a aparecer un poquito de pelo.

El intestino delgado es capaz de impulsar el alimento a través de los intestinos. También es capaz de absorber azúcar.

Está empezando a funcionar la glándula pituitaria del bebé. Ha seguido desarrollándose su sistema nervioso. Al estimularlo, el bebé puede entrecerrar los ojos, abrir la boca y mover los dedos de las manos y de los pies.

Está aumentando la cantidad de líquido amniótico. Ahora el volumen total es de aproximadamente 1½ onzas (50 ml).

> ## Consejo para el papá
> En esta visita prenatal, quizás sea posible oír el ritmo cardíaco del bebé. Si usted no puede estar presente, pídale a su pareja que lo grabe para que pueda escucharlo después.

Cambios en usted

Para este momento, con frecuencia empiezan a mejorar las náuseas del embarazo; eso es siempre una ventaja. Su tamaño no ha aumentado mucho y probablemente usted todavía se sienta bastante cómoda.

Si este es su primer embarazo, quizás aún esté usando su ropa habitual. Si ya ha tenido otros embarazos, este puede empezar a notarse antes y usted tal vez se sienta más cómoda con ropa más holgada, como la ropa de maternidad.

Además del abdomen, pueden estar agrandándose otras partes en usted. Probablemente estén creciéndole los senos y quizás note aumento de peso en las caderas, las piernas y los costados.

∾ Cambios en la piel
Durante el embarazo, pueden provocar cambios en la piel muchas cosas, como las hormonas y el estiramiento de la piel. Abajo explicamos algunos de los cambios que puede experimentar.

Cambios de color en la piel. Las células de melanina de la piel producen pigmentos; las hormonas pueden causar que el organismo produzca más pigmentos. Esto puede llevar a una serie de cambios de color en la piel. En las mujeres de color aumenta el riesgo de que cambie el color de la piel, que puede quedar más oscura o más clara que antes.

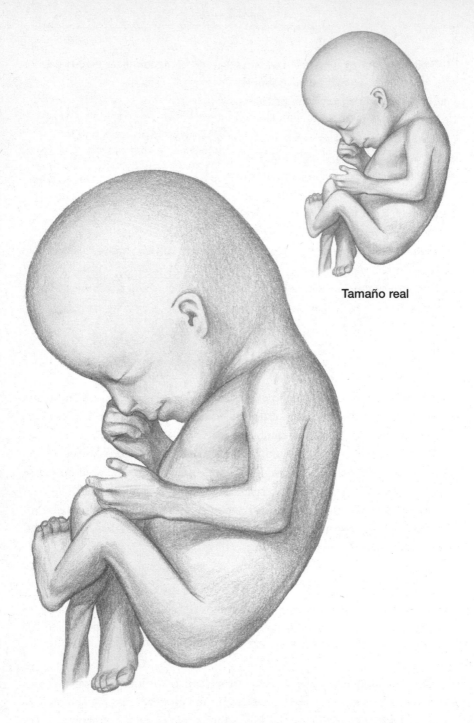

Tamaño real

Su bebé está creciendo rápidamente. En las 3 últimas semanas,
ha duplicado su longitud.

Picazón en la piel. Es frecuente que a las embarazadas se les reseque la piel y sientan picazón. Las cremas humectantes pueden ayudar, pero también es útil ingerir ácidos grasos omega-3. Son beneficiosos para usted y para el bebé. El aceite de oliva, las almendras y las nueces de macadamia contienen ácidos grasos omega-3; consúmalos si no come pescado.

Si usted tiene piel sensible y sufre urticaria, pruebe a frotar el área afectada con leche de magnesia. Esto ayuda a reducir el prurito.

Colestasis del embarazo. Un repentino ataque de prurito en las palmas y las plantas puede indicar colestasis del embarazo. Luego el prurito se extiende al resto del cuerpo. La colestasis del embarazo, llamada también *colestasis intrahepática del embarazo (CIE)* o *prurigo gravidarum,* es una afección que provoca prurito intenso en todo el cuerpo, pero sin sarpullido.

Es una afección poco común. En Estados Unidos, vemos alrededor de un caso en 10,000 embarazos.

El prurito intenso generalizado empieza en el tercer trimestre. Generalmente empeora mucho de noche. Otros síntomas son ictericia, deposiciones de color claro y orina oscura.

Se trata con crema antipruriginosa y fototerapia con luz ultravioleta B. En general los síntomas desaparecen unos días después del nacimiento del bebé.

Cloasma. Ocasionalmente aparecen manchas irregulares color café en la cara y el cuello, se llaman *cloasma* o *máscara del embarazo.* Después del parto, desaparecen o se aclaran. Las píldoras anticonceptivas pueden causar cambios parecidos. Hasta un 70% de todas las embarazadas desarrollan cloasma después de exponerse al sol. Las mujeres de procedencia asiática, hispana, norteafricana, india y del Oriente Medio son más propensas a desarrollar cloasma.

La mejor manera de prevenir el cloasma es permanecer fuera del sol, especialmente durante las horas del día de más calor (entre las 10 a. m. y las 3 p. m.). Use pantalla solar y ropa que la proteja (sombreros, camisas de mangas largas, pantalones largos). Normalmente, las manchas café se desvanecen unos meses después del parto. Si no es así, consulte a su proveedor de servicios médicos acerca del uso de Retin-A.

Placas del embarazo (PUPP, por sus siglas en inglés). Algunas mujeres tienen un severo sarpullido de granos rojos con picazón que se inicia en el vientre y se extiende a la parte inferior del cuerpo, y luego a los brazos y las piernas. Se llama *placas del embarazo, rash toxémico, erupción polimórfica del embarazo o pápula urticaria prurítica (PUPP)*. Si hay placas del embarazo, quizás su proveedor de servicios médicos descarte primero la sarna.

Las PUPP son el problema cutáneo más común que padecen las embarazadas; es más común en las mujeres blancas. La causa puede ser el estiramiento rápido de la piel, lo cual daña los tejidos y provoca granos e inflamación.

Esta afección aparece por lo general en el primer embarazo durante el tercer trimestre. Con frecuencia afecta a mujeres que aumentan mucho de peso o a las que tienen un embarazo múltiple.

La buena noticia es que las PUPP no dañarán al bebé. Y la mala es que el prurito puede ser tan intenso que el alivio sea en lo único en lo que usted piense, especialmente de noche, ya que hasta puede hacerle perder el sueño. Generalmente, las PUPP desaparecen dentro de la primera semana del parto y no suelen reaparecer en futuros embarazos.

Para el alivio se han recomendado muchos tratamientos, entre ellos Benadryl, polvos, cremas, loción de calamina, remojos en tina fría, baños de avena, solución de hamamélide de Virginia, quedarse desvestida y fototerapia con luz ultravioleta (UVB). Si no puede hallar alivio, hable con su proveedor de servicios médicos. Tal vez pueda recomendarle remedios caseros que han dado resultado en otras mujeres. Como último recurso, pueden indicarse antihistamínicos orales, esteroides tópicos o crema de cortisona.

Penfigoide gestacional (PG; herpes gestacional). El *penfigoide gestacional (PG)* empieza generalmente con ampollas alrededor del ombligo. Puede ocurrir en el segundo o el tercer trimestre, o inmediatamente después del nacimiento. A pesar de su nombre, el PG no tiene relación con el virus del herpes común. Se le ha dado ese nombre porque las ampollas son semejantes a las de las infecciones por herpes. Se produce en 1 entre 50,000 embarazos.

En aproximadamente el 50% de los casos, el problema comienza con una aparición repentina de ampollas con prurito intenso en el abdomen. En el otro 50%, las ampollas pueden aparecer en cualquier parte del cuerpo. Frecuentemente el PG desaparece durante la última parte del embarazo. Puede recrudecer en el parto o inmediatamente después del nacimiento del bebé, lo cual ocurre más del 60% de las veces.

El objetivo del tratamiento es calmar el prurito y limitar la formación de ampollas. Se usan baños de avena, cremas suaves y esteroides. Por lo general, el PG se calma unas semanas después del parto, pero puede repetirse en próximos embarazos y con el uso de anticonceptivos orales. Los bebés no corren riesgos.

Otros cambios de la piel. Las arañas vasculares (llamadas *telangiectasias* o *angiomas*) son pequeñas elevaciones rojas en la piel con ramificaciones que se extienden hacia fuera. Una afección similar es el enrojecimiento de las palmas, llamada *eritema palmar.* A menudo las arañas vasculares y el eritema palmar ocurren juntos. Los síntomas son temporales y desaparecen poco después del parto.

En muchas mujeres, la piel de la parte media del abdomen se oscurece notablemente o se pigmenta de un color negro amarronado. Se forma una línea vertical llamada *línea negra.* No causa problemas y puede ser permanente.

La *erupción atópica del embarazo* (AEP, por sus siglas en inglés) abarca tres afecciones cutáneas del embarazo que provocan prurito: eccema del embarazo, prurigo del embarazo y foliculitis pruriginosa del embarazo. Si usted padece *eccema,* puede necesitar una crema recetada para la piel. La investigación ha demostrado que el Elidel y el Protopic pueden tener un riesgo potencial de causar cáncer. No los utilice para tratar la irritación que causan los pañales ni ningún otro tipo de sarpullido en el bebé.

El *prurigo del embarazo* es una afección cutánea del embarazo poco comprendido. Puede tener el aspecto de picaduras de insectos y da picazón. El tratamiento incluye cremas antipruriginosas y cremas con esteroides. La afección cede generalmente después del parto. No presenta riesgos para usted ni para el bebé.

La foliculitis pruriginosa del embarazo (FPE) ocurre en el segundo y el tercer trimestre. Habitualmente aparece como una zona elevada y enrojecida en los folículos pilosos del pecho y la espalda. Por lo general, presenta cierto prurito leve; el problema se resuelve 2 o 3 semanas después del parto.

✌ *Comenzar el embarazo con hipertensión arterial*

La tensión arterial es la cantidad de fuerza que ejerce la sangre contra las paredes de las arterias. Si usted ya ha tenido hipertensión arterial antes del embarazo, usted tiene *hipertensión crónica.*

Consejo para la 12.ª semana

Si tiene diarrea que no cesa en 24 horas o que se repite, llame a su proveedor de servicios médicos. Asegúrese de tomar mucha agua o bebidas hidratantes, como Gatorade. Ingiera alimentos insípidos, como arroz, tostadas y bananas. No consuma ningún medicamento sin el consentimiento de su proveedor de servicios médicos.

Su afección no cesará durante el embarazo y debe estar controlada para evitar problemas.

Si usted tiene hipertensión arterial crónica, tiene mayores probabilidades de tener complicaciones durante el embarazo. El bebé puede tener bajo peso al nacer o ser prematuro.

Si su tensión arterial es alta cuando queda embarazada, es posible que tenga que hacerse más ecografías para observar el crecimiento del bebé. Compre un tensiómetro de uso doméstico para poder verificar su presión en cualquier momento.

La mayoría de los medicamentos para controlar la tensión arterial no tienen contraindicaciones durante el embarazo. No obstante, deben evitarse los inhibidores ACE.

Cómo afecta al desarrollo del bebé lo que usted hace

☞ Lesiones físicas durante el embarazo

En el 6% al 7% de todos los embarazos ocurren lesiones físicas. Los accidentes de vehículos automotores alcanzan al 65% de estos casos; las caídas y las agresiones constituyen el 35% restante. Más del 90% de los casos son lesiones menores.

Si usted sufre una lesión cualquiera, puede asistirla personal de emergencias médicas, cirujanos de trauma, cirujanos generales y su obstetra. La mayoría de los expertos recomiendan observar unas horas a una embarazada después de un accidente para monitorizar al bebé con el tiempo necesario. Puede hacer falta una observación más prolongada en un accidente más grave.

Es importante cuidar de no lastimarse durante el embarazo. Existen muchas maneras de hacerlo; solo requiere práctica y conciencia. Siga los siguientes consejos.

• Mantenga abiertos los ojos y preste atención a lo que la rodea.

Si tiene psoriasis

Sabemos que más de la mitad de las mujeres que padecen psoriasis ven que esta afección cutánea se recrudece durante el embarazo. Este recrudecimiento puede deberse al aumento de los niveles de estrógenos. El tratamiento para la psoriasis puede incluir productos humectantes o esteroides tópicos; ninguno de ellos implica riesgos durante el embarazo. El tratamiento para la psoriasis en el embarazo debe ser muy individualizado.

- Vaya más despacio. No se apure a llegar a ningún lugar; así es como ocurren muchos accidentes, ya sea que esté caminando, conduciendo o simplemente abriéndose paso.
- No intente hacer demasiado, eso puede distraer su atención de donde haya peligro.
- Use ropa y calzado que sean cómodos *y* seguros. Evite las faldas largas que puedan hacerla tropezar, lleve un bolso de mano más pequeño, deje de lado los tacones altos y opte por zapatos cómodos. Durante el embarazo, comodidad y seguridad pueden ir de la mano.
- Use los pasamanos que tenga disponibles, como en escaleras, escaleras mecánicas, autobuses y demás sitios.
- Póngase el cinturón de seguridad *todas las veces* que viaje en un automóvil.

Su alimentación

Algunas mujeres no comprenden el concepto de aumentar su ingesta de calorías durante el embarazo. ¡No caiga en esta trampa! No es saludable para usted ni para el bebé que aumente demasiado de peso, especialmente al comienzo del embarazo. Hace más incómodo llevar al bebé y puede dificultar el parto. También podrá costarle más perder las libras adicionales después del embarazo.

Mastique cada bocado durante 10 segundos para deshacer el alimento. Esto facilita al organismo la absorción de vitaminas y minerales.

Después del nacimiento del bebé, la mayoría de las mujeres están ansiosas de volver a usar su ropa "normal" y a verse como eran antes del embarazo. La lucha contra las libras de más puede interferir con lograr este objetivo.

◌ *Comida chatarra*

¿Es la comida chatarra su tipo de alimento? ¿La come varias veces al día? ¡El embarazo es el momento de romper ese hábito!

Los refrigerios constituyen cerca del 20% de la ingesta de calorías diarias del estadounidense medio. Ahora que está embarazada, puede tener que dejar de lado la comida chatarra. Lo que usted come afecta a otra persona además de usted misma..., a su bebé. Si está acostumbrada a saltearse el desayuno, a tomar algo "de una máquina" para almorzar y luego cenar en un restaurante de comidas rápidas, esto no ayuda a su embarazo.

Qué come y cuándo lo come se vuelven más importantes cuando usted se da cuenta de cómo afecta al bebé lo que usted hace. La buena alimentación requiere planificación de su parte, pero usted puede hacerlo. Evite los alimentos que contengan gran cantidad de azúcar o de grasas. Opte por alternativas sanas. Si trabaja, lleve consigo alimentos sanos para el almuerzo y los refrigerios. Apártese de las comidas rápidas y la comida chatarra.

◌ *Grasas y dulces*

Quizás tenga que ser cautelosa con las grasas y los dulces, a menos que su peso sea insuficiente y necesite aumentarlo un poco. Muchos de estos alimentos tienen alto contenido calórico y bajo valor nutritivo. Cómalos con moderación.

En vez de elegir algo con poco valor nutritivo, como patatas fritas o galletas, opte por una fruta, algún queso o una rebanada de pan de trigo integral con un poco de mantequilla de maní. ¡Satisfará su hambre y sus necesidades alimenticias al mismo tiempo! Algunas grasas y dulces que puede elegir, y el tamaño de sus porciones, son:

- azúcar o miel: 1 cucharada
- aceite: 1 cucharada
- margarina o mantequilla: 1 trocito
- mermelada o jalea: 1 cucharada
- aliños para ensaladas: 1 cucharada

Observe su consumo de maníes y de mantequilla de maní. La investigación indica que el consumo de gran cantidad de productos derivados del maní durante el embarazo puede incrementar las posibilidades de que el bebé tenga asma.

Lo que también debería saber

✥ Eritema infeccioso

El eritema infeccioso, llamado también *parvovirus B19*, fue la quinta enfermedad con cierto tipo de erupción en ser descrita. (*No* se relaciona con el parvovirus que es común en los perros.) Es una infección leve, moderadamente contagiosa que se esparce en el aire y se extiende fácilmente entre los grupos de personas, como salones de clases o guarderías infantiles. Aproximadamente el 60% de las embarazadas ya ha tenido el eritema infeccioso, o sea que el 40% está en riesgo de contraerlo. Sin embargo, usted tiene solamente el 10% de probabilidades de contagiarse después de haberse expuesto.

La erupción presenta enrojecimiento de la piel como el que causa una bofetada. El enrojecimiento se desvanece y se repite, y dura de 2 a 34 días. Otro síntoma son los dolores de las articulaciones. No hay tratamiento. El eritema infeccioso es más perjudicial para el bebé durante el primer trimestre.

Si cree que ha estado expuesta al eritema infeccioso, contacte a su proveedor de servicios médicos. Un análisis de sangre puede determinar si ha tenido el virus anteriormente. Si no fue así, su proveedor de servicios médicos puede observarla para detectar problemas en el bebé. Algunos de ellos pueden tratarse antes del nacimiento.

✥ Fibrosis quística

La fibrosis quística (FQ) es un trastorno genético que ocasiona problemas digestivos y respiratorios. Hace que el organismo produzca una mucosidad pegajosa que se acumula en los pulmones, el páncreas y otros órganos, lo cual puede provocar problemas respiratorios y digestivos. A quienes padecen el trastorno generalmente se lo diagnostican de muy jóvenes.

Ahora tenemos la posibilidad de determinar si existe riesgo de tener un bebé con FQ. Usted y su pareja pueden hacerse un análisis antes del embarazo para determinar si alguno es portador. También puede hacerse una prueba en el primer o el segundo trimestre del embarazo para ver si el bebé tiene fibrosis quística. Los expertos en medicina insisten en que las personas caucásicas se hagan la prueba de la FQ. Es el defecto congénito más común en este grupo. También se recomienda la detección en otros grupos con alto riesgo de FQ, como los judíos askenazíes. Para la prueba de detección se necesita una muestra de sangre o de saliva.

Para que el bebé tenga fibrosis quística, *ambos* padres deben ser portadores. Si solo uno de ellos es portador, el bebé *no* tendrá FQ. Un portador *no* tiene FQ. Usted podría ser portadora aunque nadie de su familia tenga FQ. También podría serlo si ya tuvo hijos y ellos no tienen FQ. Sus probabilidades de llevar el gen de la fibrosis quística aumentan si algún miembro de su familia tiene FQ o si es portador conocido.

Detección de la fibrosis quística. Con frecuencia la detección de la fibrosis quística se ofrece a las parejas como parte del asesoramiento genético. Hay un análisis disponible que se llama *prueba completa de la fibrosis quística (FQ)*. Puede identificar más de 1000 mutaciones del gen de la FQ. La prueba recomendada es la del panel que detecta 23 mutaciones de la FQ.

Si ustedes dos portan el gen de la FQ, su bebé tendrá un 25% de probabilidades de tener fibrosis quística. Se le puede hacer un análisis al feto en desarrollo mediante un muestreo de vellosidades coriónicas (MVC) alrededor de la 10.ª o 11.ª semana del embarazo. También se puede analizar al feto con una amniocentesis.

Algunas mutaciones del gen de la FQ no las detecta la prueba que se hace habitualmente. Quiere decir que podrían decirle que usted no porta el gen, cuando en realidad sí lo tiene. La prueba no puede detectar todas las mutaciones de la FQ porque los investigadores no las conocen todas en este momento. No obstante, las mutaciones del gen de la FQ desconocidas son poco comunes.

Los refrigerios nutritivos durante la noche son beneficiosos para algunas mujeres. Sin embargo, para muchas, tomar un refrigerio de noche es innecesario. Si está acostumbrada a los helados u otras golosinas antes de acostarse, puede pagarlos con un excesivo aumento de peso durante el embarazo. El alimento que de noche queda en el estómago puede ocasionar también acidez gástrica o indigestión.

Si cree que la fibrosis quística es una preocupación seria o si tiene antecedentes familiares de la enfermedad, hable con su proveedor de servicios médicos. El análisis es una decisión personal que usted y su pareja deben tomar.

Muchas parejas optan por no hacer la prueba, porque ello no cambiaría lo que harán durante el embarazo. Además, no desean exponer a la futura madre ni al feto en desarrollo a los riesgos del MVC o de la amniocentesis. No obstante, la prueba se recomienda para tomar los pasos necesarios para el bebé después del nacimiento.

Ejercicio para la 12.ª semana

Acuéstese sobre el costado izquierdo, con el cuerpo en línea recta. Apoye la cabeza en la mano izquierda y coloque la mano derecha sobre el piso delante de usted para mantener el equilibrio. Inhale y relájese. Mientras exhala, eleve lentamente la pierna derecha lo más alto que pueda sin doblar la rodilla ni el cuerpo. Mantenga el pie flexionado. Inhale y baje la pierna lentamente. Repita del lado derecho. Hágalo 10 veces de cada lado. *Tonifica y fortalece los músculos de caderas, nalgas y muslos.*

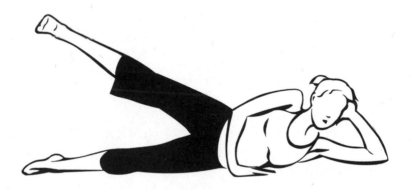

13.ª Semana

Edad del feto: 11 semanas

¡El bebé sigue creciendo rápidamente! La longitud craneocaudal es de 2½ a 3 pulgadas (6.5 a 7.8 cm) y pesa entre ½ y ¾ onzas (13 a 20 g). Su tamaño es, aproximadamente, el de un melocotón.

¿Qué tamaño tiene usted?

Probablemente sienta el borde superior del útero a unas 4 pulgadas (10 cm) por debajo del ombligo. El útero llena la pelvis y está creciendo hacia arriba dentro del abdomen. Se siente como una bola suave y blanda.

Probablemente, en este momento, haya aumentado algo de peso. Si las náuseas del embarazo han sido un problema y ha tenido muchas dificultades para comer, quizás no haya engordado mucho. A medida que se sienta mejor y que el bebé empiece a aumentar de peso rápidamente, usted también aumentará de peso.

Aunque este libro está pensado para explicarle paso a paso su embarazo examinando una semana a la vez, quizás usted busque información específica. Debido a que el libro no puede incluir *todo* lo que usted necesita *antes* de que sepa que está buscándolo, verifique que ese tema determinado esté en el índice, que empieza en la página 637. Tal vez no tratemos el tema hasta una semana posterior.

Cómo crece y se desarrolla el bebé

El crecimiento fetal es particularmente sorprendente a partir de ahora y durante unas 24 semanas de embarazo. El bebé ha duplicado su longitud desde la 7.ª semana. Los cambios en el peso del feto también han sido espectaculares.

Hay una disminución relativa en el crecimiento de la cabeza del bebé comparada con el resto del cuerpo. En la 13.ª semana, la cabeza mide aproximadamente la mitad de la longitud craneocaudal. Hacia la 21.ª semana, la cabeza mide aproximadamente ⅓ del cuerpo del bebé. Al nacer, la cabeza del bebé mide solo ¼ del tamaño del cuerpo. El crecimiento del cuerpo se acelera mientras que el crecimiento de la cabeza se desacelera.

Los ojos se están juntando en el rostro. Las orejas se mueven a su posición normal a los lados de la cabeza. Los órganos sexuales están lo bastante desarrollados como para que se pueda distinguir un varón de una mujer si se lo examina fuera del útero.

Los intestinos empiezan a desarrollarse dentro de una gran hinchazón del cordón umbilical fuera del cuerpo. Para este momento, retroceden dentro de la cavidad abdominal. Si esto no ocurre y los intestinos permanecen fuera del abdomen al momento de nacer, se produce una afección llamada *onfalocele*. Es rara (se produce en 1 de cada 10,000 nacimientos). Esta afección se puede reparar, generalmente, con una cirugía y, después de ella, los bebés no tienen problemas.

Cambios en usted

✧ Estrías

Muchas mujeres tienen marcas por estiramiento, llamadas *estrías del embarazo*. Se producen cuando las fibras elásticas y el colágeno de las capas más profundas de la piel se separan al dar lugar para el bebé. Cuando la piel se rasga, el colágeno se rompe y aparece en la capa superior de la piel como una mancha hendida rosada, roja o morada.

Casi nueve de cada diez embarazadas desarrollan estrías en los senos, el abdomen, las caderas, las nalgas o los brazos. Pueden aparecer en cualquier momento durante el embarazo. Después del nacimiento, pueden atenuarse hasta quedar del mismo color que el resto de la piel, pero no desaparecen.

Usted puede ayudarse aumentando de peso de manera *lenta* y *constante* durante el embarazo. Un gran aumento de peso puede hacer que las estrías aparezcan más fácilmente.

Beba mucha agua y coma alimentos saludables. Los alimentos ricos en antioxidantes proporcionan los nutrientes que usted necesita para reparar y cicatrizar los tejidos.

También puede ayudarla comer suficientes proteínas y pequeñas cantidades de grasas "buenas", como linaza, aceite de linaza y aceites de pescado.

> Aunque quiera pensar que puede evitar que le salgan estrías, realmente no hay mucho que pueda hacer para evitarlas. Las cremas y las lociones que ve en las publicidades de la televisión y las revistas realmente no funcionan. Tendrá estrías si tienen que aparecerle (a algunas mujeres afortunadas les aparecen pocas, ¡si es que las tienen!). Simplemente, forman parte del embarazo.

¡Manténgase lejos del sol! Continúe con su programa de ejercicio.

Pregúntele a su proveedor de servicios médicos acerca de usar cremas con alfahidroxiácidos, ácido cítrico o ácido láctico. Algunas de estas cremas y lociones mejoran la calidad de las fibras elásticas de la piel.

No use cremas con esteroides, como la hidrocortisona o el Topicort, para tratar las estrías durante el embarazo sin primero consultarlo con su proveedor de servicios médicos. Algo de los esteroides pasan a su sistema, y los esteroides pueden pasar al bebé. Y las cremas para estrías realmente no pueden penetrar lo bastante para reparar el daño a su piel.

Tratamiento después del embarazo. Después del embarazo, tiene muchas opciones de tratamiento. Algunos tratamientos cumplen lo que prometen. Si a usted le quedaron muchas estrías, puede pedir que le receten cremas, como Retin-A o Renova, o tratamientos con láser.

La crema Retin-A, combinada con ácido glicólico, ha demostrado ser muy efectiva. Para comprar Retin-A y Renova, necesita receta; el ácido glicólico puede pedírselo al dermatólogo. El Cellex-C, con ácido glicólico, también ayuda con las estrías.

El tratamiento más efectivo es el tratamiento con láser, pero puede ser costoso. A menudo se hace en combinación con los métodos con medicamentos descritos más arriba. Sin embargo, el láser no funciona para todas.

Los masajes pueden servir: aumentan el flujo sanguíneo en la zona, lo que ayuda a eliminar las células superficiales muertas. Converse con su proveedor de servicios médicos sobre los tratamientos si le molestan las estrías después del embarazo.

ᗒ Cambios en los senos

Sus senos están cambiando. (Vea la ilustración de la página 187.) La glándula mamaria (otro nombre para el seno) recibió su nombre del término latino para seno: *mamma*.

Antes del embarazo, sus senos pueden pesar unas 7 onzas (200 g) cada uno. Durante el embarazo, aumentan en tamaño y peso a medida que se agrega grasa en el tejido mamario. Cerca del final del embarazo, cada seno puede pesar de 14 a 28 onzas (400 a 800 g). Durante la lactancia, cada seno puede pesar 28 onzas (800 g) o más.

Un seno está formado por glándulas, tejido para brindar sostén y tejido graso para brindar protección. Cada pezón tiene terminaciones nerviosas, fibras musculares, glándulas sebáceas, glándulas sudoríparas y unos 20 conductos galactóforos. Unos sacos productores de leche se conectan con los conductos que van al pezón.

> ### Remedio de la abuela
>
> Si quiere evitar el consumo de medicamentos, pruebe un remedio popular. Si se corta con un papel, aplique un poco de protector labial para ayudar a cicatrizar el corte y a reducir la irritación de la piel.

Desde el comienzo del embarazo, su cuerpo se está preparando para amamantar. Poco después de que empieza el embarazo, los alvéolos empiezan a aumentar en número y a hacerse más grandes. Empiezan a formarse los senos lácteos, ubicados cerca del pezón; contienen la leche que usted producirá. Hacia las 20 semanas de embarazo, sus senos empezarán a producir leche. Incluso si da a luz semanas antes de la fecha de parto, la leche materna será lo suficientemente nutritiva para alimentar a un bebé prematuro.

Puede notar que empiezan a aparecer venas por debajo de la piel y un cambio en los pezones. Se hacen más grandes y se vuelven más sensibles. El pezón está rodeado por la areola, una zona circular y pigmentada. Durante el embarazo, la areola se oscurece y se hace más grande. Una areola más oscura puede actuar como una señal visual para el bebé. Unas protuberancias en los pezones, llamadas *glándulas de Montgomery*, segregan un líquido para lubricar y proteger los pezones si da de mamar.

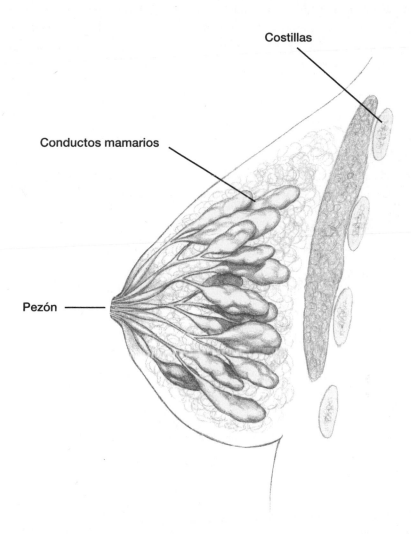

Costillas

Conductos mamarios

Pezón

Desarrollo de los senos maternos hacia el final del tercer trimestre (13 semanas de embarazo).

Durante el segundo trimestre, empieza a formarse un líquido amarillo poco espeso llamado *calostro*. A veces se lo puede extraer del pezón haciendo un masaje suave. También puede notar estrías en sus senos. Durante el tercer trimestre, sus senos pueden picar cuando la piel se estira. Puede ayudarla un humectante sin alcohol ni perfume. Sus senos alcanzarán su máximo tamaño unos días *después* del nacimiento del bebé.

Cómo afecta al desarrollo del bebé lo que usted hace

ꝏ Trabajar durante el embarazo

Hoy, muchas mujeres trabajan fuera de su casa, y muchas siguen haciéndolo durante el embarazo. La mayoría de las embarazadas trabajan hasta el parto, si así lo eligen.

En Estados Unidos, millones de bebés nacen de mujeres que han estado empleadas en algún momento durante el embarazo. Frecuentemente, estas mujeres tienen preocupaciones acerca de la seguridad en el trabajo. Es común que las mujeres y sus empleadores tengan preguntas.

"*¿Es seguro trabajar durante el embarazo?*"

"*¿Puedo trabajar durante todo el embarazo?*"

"*¿Corro peligro de perjudicar a mi bebé si trabajo?*"

Tal vez se sienta ansiosa cuando tenga que decirle a su jefe que está embarazada, pero es algo que debe hacer. Es mejor que se lo diga usted y no que se entere por otra persona.

Averigüe cuál es la póliza de licencia por maternidad de su compañía y qué beneficios le da a las embarazadas y a las nuevas madres. Asegúrese de documentar todo a medida que avanza el embarazo.

Legislación que puede afectarla. La *Ley contra la Discriminación por Embarazo de EE.UU.* prohíbe la discriminación laboral por embarazo o nacimiento. Dice que el embarazo y las afecciones relacionadas deben tratarse de igual manera que cualquier otra discapacidad o estado médico. Se le puede pedir a un proveedor de servicios médicos que certifique que una embarazada puede trabajar sin exponerse ella ni exponer al bebé.

Usted puede experimentar una *incapacidad relacionada con el embarazo*. Puede venir del embarazo mismo, de complicaciones del embarazo o de una situación laboral, como estar de pie durante mucho tiempo o estar expuesta a distintas sustancias.

Si ha trabajado para su empleador actual por lo menos un año, puede servirle la *Ley de Licencias por Razones Familiares y Médicas* (FMLA, por su sigla en inglés). La ley permite que un padre (mamá o papá) se tome hasta 12 semanas de licencia sin goce de sueldo en cualquier período de 12 meses para el nacimiento del bebé. Si está cubierta, usted tiene derecho al mismo o igual empleo después de que regrese al trabajo.

Para cumplir los requisitos, debe trabajar en su empleo por lo menos 1250 horas por año (aproximadamente el 60% de una semana laboral normal de 40 horas). Esta ley se aplica solo a compañías que tienen 50 o más empleados dentro de un radio de 75 millas. Los estados pueden permitirle a un empleador que niegue la devolución del trabajo a los empleados que estén en el 10% superior del grupo de compensación. Si *ambos padres* trabajan para el mismo empleador, solo se les permite un *total* de 12 semanas *entre los dos*.

Cualquier período que se tome *antes* del nacimiento del bebé se cuenta dentro de las 12 semanas a las que una persona tiene derecho en cualquier año. (Podría tener que tomarse ese tiempo si tiene problemas de salud o médicos.) La licencia se puede tomar de manera intermitente o toda al mismo tiempo.

Consejo para el papá

¿Sabía que hacer ejercicio es importante para la mujer embarazada? Si no hay complicaciones que lo impidan, se aconseja a casi todas las mujeres embarazadas que hagan ejercicio al menos 5 veces por semana. Pregunte al proveedor de servicios médicos si hay algún ejercicio que puedan hacer regularmente los dos, como caminar, nadar o jugar al golf o al tenis. Esto también puede ayudarlo a ponerse en forma.

Si trabaja para una compañía pequeña, de menos de 15 personas, no está cubierta por la FMLA ni por la Ley contra la Discriminación por Embarazo. Probablemente quiera averiguar cuál es la póliza de su compañía con respecto a la licencia por embarazo mucho antes de la fecha de parto. Revise las leyes de su estado y cualquier otra ley local que se aplique a usted para determinar qué tipo de licencia puede tomar.

La *Ley de Responsabilidad y Transferibilidad de Seguros Médicos* (HIPAA, por su sigla en inglés) también puede corresponderle. Esta ley protege a la mayoría de las mujeres que cambian sus planes de salud o se inscriben en un plan nuevo después de quedar embarazadas. La ley dice que si usted cambia de trabajo y de planes de seguro durante el embarazo, no le pueden negar una cobertura de seguro si tenía un seguro en su trabajo anterior. Y a su bebé no le podrán negar la cobertura si lo registra dentro de los 30 días del nacimiento.

Licencia para padres y leyes estatales o provinciales. Aproximadamente la mitad de los estados de Estados Unidos han aprobado legislaciones estatales que tratan la licencia para padres. Algunos estados brindan un seguro de incapacidad si tiene que dejar el trabajo debido al embarazo o al nacimiento. Si usted es autónoma, no está en condiciones para recibir pagos del estado por discapacidad. Tal vez quiera considerar una póliza privada por incapacidad para que la cubra durante el tiempo que su proveedor de servicios médicos le diga que no puede trabajar. El problema es que debe tener la póliza *antes* de quedar embarazada.

En Canadá, existe una licencia sin costo para padres. La duración del período que puede estar sin trabajar varía de una provincia a otra.

Las leyes estatales sobre licencia para padres difieren, así que consulte en la oficina laboral de su estado o al director de personal del departamento de recursos humanos de su compañía. También tiene a su disposición un resumen de las leyes estatales sobre licencias familiares en:

Women's Bureau
Departamento de Trabajo de EE. UU.
200 Constitution Avenue NW
Oficina S-3311
Washington, D. C. 20210

En Canadá, para obtener información, póngase en contacto con la oficina de Recursos Humanos o llame a Service Canada al 1-800-206-7218.

Ahora que está embarazada, tal vez se esté preguntando acerca de tomar algún medicamento que usted usa normalmente. *Zicam* es un producto de venta libre que ayuda a disminuir los síntomas del resfriado. *Amitiza* es un medicamento recetado que se toma para el estreñimiento. *Ambien* y *Rozerem* son medicamentos para ayudarla a dormir. Si está pensando usar cualquiera de estos medicamentos, consulte primero a su proveedor de servicios médicos, que determinará si debe usarlos.

Algunos riesgos de trabajar durante el embarazo. Puede ser difícil saber el riesgo exacto de un trabajo particular. En la mayoría de los casos, no tenemos suficiente información para saber todo lo que puede dañar a un bebé en desarrollo.

El objetivo es minimizar el riesgo para la mamá y el bebé mientras se sigue permitiendo que la mujer trabaje. Una mujer normal con un trabajo normal debe poder trabajar durante el embarazo. Sin embargo, puede necesitar cambiar algunas cosas con

> Probablemente sepa que la cafeína se encuentra en muchos alimentos y bebidas. ¿Pero sabía que ahora se agrega a algunos alimentos? La encontramos en algunas papas fritas, dulces y cereales. Asegúrese de leer las etiquetas, porque la cafeína puede estar incluida como ingrediente; sin embargo, la cantidad puede no estar incluida.

respecto a su trabajo. Si su trabajo implica levantar peso, subirlo, transportarlo o estar de pie durante largo tiempo, tal vez necesite hacer algunos cambios. Al principio del embarazo, tal vez se sienta mareada, cansada o nauseada, lo que podría aumentar la probabilidad de lesiones. El peso excesivo y un abdomen grande pueden afectar su equilibrio y, al final del embarazo, aumentan la probabilidad de caerse.

Si está expuesta a cualquier sustancia peligrosa, querrá hacer algunos cambios. Puede estar expuesta a pesticidas, productos químicos perjudiciales, solventes para limpieza o metales pesados, como plomo, si trabaja en una fábrica, en una lavandería en seco, en el negocio de la impresión, en el negocio de las artesanías, en la industria electrónica o en una granja. Las trabajadoras de la salud, las maestras o las que se dedican a cuidar niños pueden estar expuestas a virus perjudiciales.

Si usted tiene cualquier tipo de problema de salud, su proveedor de servicios médicos puede limitar sus actividades dentro y fuera del trabajo. También puede certificar que usted tiene una incapacidad relacionada con el embarazo. Esto significa que usted tiene un problema de salud provocado por el embarazo que le impide realizar sus tareas normales.

Trabaje con su proveedor de servicios médicos y su empleador. Si surgen problemas, como trabajo de parto prematuro o hemorragia, escuche a su proveedor de servicios médicos. Si se le sugiere reposo en la cama en su hogar, siga ese consejo. A medida que el embarazo progresa, tal vez tenga que trabajar menos horas o hacer un trabajo más liviano. Sea flexible. No la ayuda a usted ni al bebé si se agota y empeora las cosas.

Cuídese. Si trabaja, ¡sea inteligente! No participe en nada que sea peligroso para usted o el bebé. No permanezca de pie durante largos períodos. No use ropa ajustada en la cintura, especialmente si está sentada la mayor parte del día.

Siéntese derecha en el escritorio. Coloque una banqueta baja en el piso para apoyar los pies. Descanse en las pausas y durante el almuerzo. Levántese y camine cada 30 minutos. Ir al baño puede ser una buena razón para levantarse y caminar.

Beba mucha agua. Lleve almuerzos y refrigerios saludables para que la ayuden a controlar su ingesta de calorías. La comida rápida puede estar llena de calorías vacías.

Trate de mantener al mínimo el estrés. No acepte proyectos nuevos o aquellos que llevan mucho tiempo y atención.

Su alimentación

La cafeína es un estimulante que se encuentra en muchas bebidas y alimentos, entre ellos el café, el té, distintos refrescos y el chocolate. También se la puede encontrar en algunos medicamentos, como los remedios para los dolores de cabeza.

Una advertencia sobre la cafeína

Si una mujer ingiere mucha cafeína, puede afectar al aparato respiratorio del bebé. Un estudio demostró que la exposición antes del nacimiento podría estar relacionada con el síndrome de muerte súbita del lactante (SMSL).

Usted puede ser más sensible a la cafeína durante el embarazo. Durante más de 20 años, la Administración de Medicamentos y Alimentos (FDA, por su sigla en inglés) ha recomendado que las embarazadas eviten la cafeína. No es buena ni para usted ni para el bebé. Si bebe aunque sea dos tazas de 8 onzas de café por día, puede estar duplicando su riesgo de aborto natural temprano.

Recorte la cafeína o elimínela de su alimentación. La cafeína atraviesa la placenta hasta el bebé: si usted está nerviosa, el bebé podría tener los mismos efectos. Y la cafeína pasa a la leche materna, lo que puede provocar irritabilidad e insomnio si le da de mamar al bebé.

La siguiente lista detalla las cantidades de cafeína de distintas fuentes:

- café, 5 onzas: de 60 a 140 mg o más
- té, 5 onzas: de 30 a 65 mg
- cacao, 8 onzas: 5 mg
- barra de chocolate de 1½ onzas: de 10 a 30 mg
- chocolate para repostería, 1 onza: 25 mg
- refrescos, 12 onzas: de 35 a 55 mg
- tabletas analgésicas, dosis estándar: 40 mg
- remedios para la alergia y el resfriado, dosis estándar: 25 mg

Consejo para la 13.ª semana

Cuando reduzca la cafeína durante el embarazo, lea las etiquetas. ¡Contienen cafeína más de 200 alimentos, bebidas y medicamentos de venta libre!

Lo que también debería saber

⌇ Enfermedad de Lyme

La enfermedad de Lyme es transmitida al humano por las garrapatas. Aproximadamente el 80% de las personas mordidas tiene una mordida con un aspecto distintivo, llamada *ojo de buey*. También pueden aparecer síntomas gripales. Después de cuatro a seis semanas, los síntomas pueden volverse más graves.

En etapas tempranas, los análisis de sangre pueden no diagnosticar la enfermedad de Lyme. Un análisis de sangre hecho más adelante puede establecer el diagnóstico.

Sabemos que la enfermedad de Lyme puede atravesar la placenta. Sin embargo, en este momento, no sabemos si es peligrosa para el bebé.

El tratamiento para la enfermedad de Lyme requiere una larga terapia con antibióticos. Muchos medicamentos que se usan para tratar la enfermedad de Lyme son inocuos para usar durante el embarazo.

Si puede, evite exponerse. Manténgase alejada de áreas con garrapatas, especialmente zonas muy boscosas. Si no puede, use camisas de manga larga, pantalones largos, un sombrero o un pañuelo, y botas o zapatos cerrados. Asegúrese de revisarse el cabello cuando regrese; a menudo, las garrapatas se sujetan allí. Revise su ropa para asegurarse de que no queden garrapatas en pliegues, puños ni bolsillos.

Información que puede asustarla

Con el propósito de brindarle la mayor cantidad de información posible sobre el embarazo, incluimos en todo el libro explicaciones serias que a algunos podrían parecerles "atemorizantes". La información no se ofrece para asustar; está ahí para proporcionar datos acerca de situaciones médicas particulares que pueden producirse durante el embarazo.

Si una mujer experimenta un problema grave, seguramente ella y su pareja querrán saber lo más posible acerca de eso. Si una mujer tiene una amiga o conoce a alguien que tiene problemas durante el embarazo, la lectura sobre ellos podría aliviar sus temores. Esperamos asimismo que nuestras explicaciones puedan ayudarla a iniciar un diálogo con su médico, si es que tiene preguntas.

Casi todos los embarazos transcurren sin incidentes y no surgen situaciones graves. No obstante, tenga en cuenta que hemos tratado de cubrir la mayor cantidad de aspectos sobre el embarazo que nos ha sido posible, de modo que usted tenga a mano toda la información que pueda necesitar y desear. El conocimiento es poder, por lo tanto, tener diversos hechos a su disposición puede ayudarla a sentir que tiene más control de su embarazo. Esperamos que la lectura de esta información le sirva para despreocuparse y disfrutar de la experiencia de su embarazo.

Si le parece que las explicaciones serias la asustan, ¡no las lea! O si la información no se aplica a su embarazo, simplemente pásela por alto. Pero tenga presente que la información está ahí, por si desea saber más acerca de una situación particular.

✂ Gases (Flatulencia)

¿Tiene más gases (flatulencia) que lo normal? Es común. Lo que usted come tiene, definitivamente, influencia en la producción de gases. Y los alimentos que desencadenan gases pueden cambiar cada trimestre.

Comer lentamente puede ayudar a reducir la cantidad de aire que entra, lo que, a su vez, ayuda a reducir los gases. Siga haciendo ejercicio; puede ayudarla a romper las burbujas de gas. Aléjese de ciertos alimentos, entre ellos, el azúcar, algunos productos derivados de la leche y del pan. También puede causar gases el sorbitol, un sustituto del azúcar que se encuentran en muchos alimentos dietéticos.

✂ Detección por translucidez de la nuca

La *detección por translucidez de la nuca* es un examen que ayuda a los proveedores de servicios médicos y a las embarazadas a encontrar respuesta sobre si un bebé tiene síndrome de Down. Una ventaja de esta prueba es que los resultados están

disponibles en el primer trimestre. Como los resultados están disponibles antes, una pareja puede tomar decisiones más tempranas con respecto al
embarazo, si deciden hacerlo.

Una ecografía detallada permite que el proveedor de servicios médicos mida el espacio que hay

> Tenga cuidado con las aguas embotelladas: algunas pueden contener cafeína.

detrás del cuello del bebé. Cuando se combina con los análisis de sangre, los resultados de estas *dos* pruebas (ecografía y análisis de sangre) se pueden usar para
predecir el riesgo que una mujer tiene de tener un bebé con síndrome de Down.

Ejercicio para la 13.ª semana

Párese con los pies separados y las rodillas relajadas. Sosteniendo un peso liviano en la mano derecha (una lata de 16 onzas servirá), extienda el brazo derecho por encima de la cabeza. Contraiga los músculos del abdomen, incline ligeramente la cintura y baje el brazo por encima del pie izquierdo. Complete el ejercicio haciendo un círculo completo y volviendo el brazo a la posición original, por encima del hombro derecho. Repita 8 veces de cada lado. *Fortalece la espalda y los músculos del hombro.*

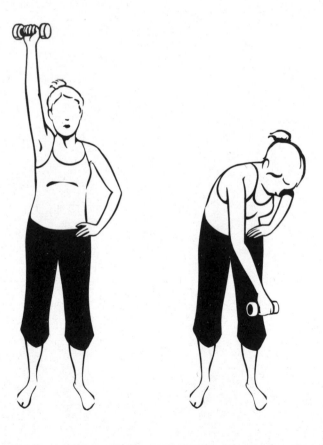

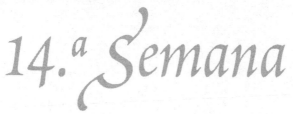

14.ª Semana

Edad del feto: 12 semanas

¿Qué tamaño tiene el bebé?

La longitud craneocaudal es de 3¼ a 4 pulgadas (de 8 a 9.3 cm). Su bebé tiene ahora el tamaño de su puño y pesa casi 1 onza (25 g).

¿Qué tamaño tiene usted?

Posiblemente ahora la ropa de maternidad ya es "obligatoria". Algunas mujeres tratan de arreglarse un tiempo evitando abotonar o subir del todo el cierre de sus pantalones, o usando bandas elásticas o alfileres de gancho para aumentar el tamaño de las cinturas. Otras usan la ropa de su pareja, pero eso funciona solo poco tiempo. Usted disfrutará más su embarazo y se sentirá mejor con ropa que le quede cómoda y le dé espacio para agrandarse.

Cómo crece y se desarrolla el bebé

Como puede ver en la ilustración de la página 198, las orejas del bebé se han desplazado a los lados de la cabeza. El cuello continúa creciendo y el mentón ya no se apoya en el pecho.

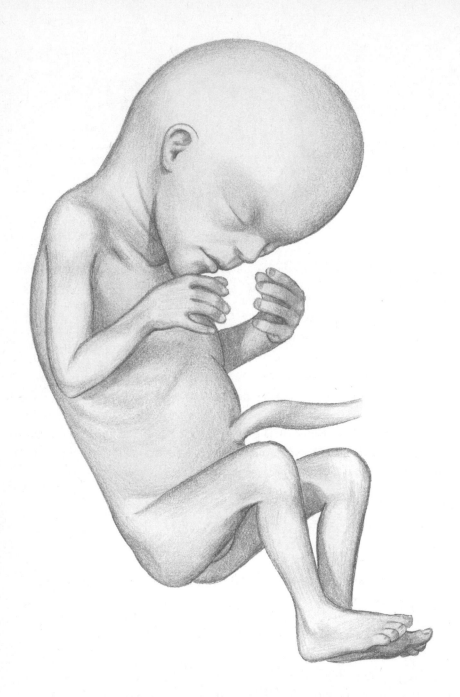

Su bebé continúa cambiando. Para esta semana, las orejas
y los ojos se desplazan a una posición más normal.

Cambios en usted

✿ *Papilomas cutáneos y lunares*

El embarazo puede hacer que los papilomas cutáneos y los lunares cambien y crezcan. Los *papilomas cutáneos* son pequeñas papilas de piel que pueden aparecer por primera vez o que pueden agrandarse durante el embarazo. Los *lunares* pueden aparecer por primera vez durante el embarazo o los existentes pueden agrandarse y oscurecerse. ¡Si nota cambios en un lunar, muéstreselo a su proveedor de servicios médicos!

✿ *¿Tiene hemorroides?*

Las hemorroides (vasos sanguíneos dilatados alrededor o dentro del ano) son un problema común durante el embarazo o después de él. En las embarazadas, las hemorroides aparecen frecuentemente durante el segundo y el tercer trimestre. Contribuyen factores como los cambios hormonales y el crecimiento del bebé. Las hemorroides pueden empeorar hacia el final del embarazo. También pueden empeorar con cada embarazo subsiguiente.

> No tome aceite de lino (no es lo mismo que aceite de linaza). A menudo el aceite de lino se recomienda como tratamiento a base de hierbas para el estreñimiento. Si se toma durante el segundo y el tercer trimestre, puede aumentar el riesgo de parto prematuro.

Coma muchas fibras y beba mucho líquido. También pueden ayudar los ablandadores de heces y los productos que contienen gran cantidad de fibras. Pueden ser buenos remedios además las tabletas de fibras, los barquillos o los productos con fibras que se pueden añadir a cualquier comida o bebida sin agregar textura.

Si las hemorroides causan mucho malestar, coménteselo a su proveedor de servicios médicos. Él sabrá cuál es el mejor método de tratamiento para usted. Como alivio, pruebe lo siguiente.

- Descanse por lo menos 1 hora todos los días con los pies y las caderas elevados.
- Para dormir de noche, acuéstese con las piernas elevadas y las rodillas levemente dobladas.
- Coma muchas fibras y beba mucho líquido.
- Tome baños tibios (no calientes).
- Los supositorios medicinales, que se consiguen sin receta, pueden ayudar.
- Los productos de venta libre que contienen hidrocortisona pueden servir para calmar el prurito y la hinchazón. Consulte a su proveedor de servicios médicos acerca de ellos.

- Aplique hielo, compresas frías o bolas de algodón embebidas en solución de hamamélide de Virginia sobre la zona afectada.
- No permanezca sentada ni de pie durante períodos largos.
- Levántese y camine con frecuencia para aliviar la presión sobre el ano.
- Si siente dolor, el acetaminofeno puede ayudar a calmarlo.

Después del embarazo, las hemorroides generalmente mejoran, pero quizás no desaparezcan por completo. Siga los métodos de tratamiento anteriores cuando el embarazo haya concluido.

Cómo afecta al desarrollo del bebé lo que usted hace

๛ *Radiografías, TAC e IRM durante el embarazo*

Durante el embarazo, algunas mujeres se preocupan por las pruebas que aplican radiación. ¿Pueden estas pruebas perjudicar al feto? ¿Pueden realizarse en cualquier momento del embarazo? Lamentablemente, no conocemos si existe una cantidad "segura" para un feto en desarrollo.

En las embarazadas, pueden ocurrir y, de hecho ocurren, problemas, como neumonías o apendicitis, que pueden requerir radiografías para el diagnóstico y el tratamiento. Converse sobre la necesidad de las radiografías con su proveedor de servicios médicos. Antes de realizarse cualquier examen médico, es responsabilidad suya hacer saber a su proveedor de servicios médicos y a otros que usted está embarazada o puede estarlo. Es más sencillo deliberar sobre la seguridad y los riesgos *antes* de que una prueba se realice.

Si disfruta de escuchar el ritmo cardíaco de su bebé, ¡existen artefactos para poder escucharlo en casa! Algunos creen que esto ayuda a que la pareja se vincule con el bebé. Si está interesada en un equipo Doppler de uso doméstico, consúltelo con su proveedor de servicios médicos en una de las visitas al consultorio. O busque estos aparatos en Internet.

Si se ha sacado una radiografía o una serie de radiografías y luego descubre que está embarazada, pregunte a su proveedor de servicios médicos los riesgos posibles para su bebé. Él podrá aconsejarla.

Las tomografías axiales computarizadas, también llamadas *TC* o *TAC*, son una forma de radiografía especializada. Esta técnica combina la radiografía con el análisis computarizado.

Muchos investigadores creen que la cantidad de radiación que recibe un feto de una TC es mucho menor que la que recibe de una radiografía común. No obstante, sea cautelosa a la hora de hacerse estas pruebas hasta tanto sepamos más acerca de los efectos de siquiera esta pequeña cantidad de radiación sobre un bebé.

Las imágenes por resonancia magnética, llamadas también *IRM,* son otra prueba ampliamente usada hoy en día. Hasta este momento, no se han informado efectos nocivos en el embarazo por el uso de las IRM. Sin embargo, puede ser mejor evitarlas durante el primer trimestre.

᠅ *Cuidado dental*

Vea a su odontólogo por lo menos una vez durante el embarazo. Dígale que está embarazada. Si necesita tratamiento odontológico, postérguelo hasta después de la 13.ª semana, de ser posible. Sin embargo, quizás no pueda esperar si tiene una infección; una infección no tratada podría ser perjudicial para usted y para su bebé.

Posiblemente hagan falta antibióticos o analgésicos. Si necesita medicación, consulte con su proveedor de servicios médicos para el embarazo antes de tomar nada. Muchos antibióticos y analgésicos no están contraindicados durante el embarazo.

> Si el cepillado de los dientes le provoca náuseas, inténtelo con otra pasta dental o con bicarbonato de soda puro. Evite los enjuagues bucales que contienen alcohol.

Preste atención a las anestesias para los trabajos odontológicos durante el embarazo. No hay problema con la anestesia local. Evite las anestesias gaseosas y generales cuando sea posible. Si es necesaria una anestesia general, asegúrese de que la administre un anestesista experimentado que sepa que usted está embarazada.

Enfermedad de las encías. Durante el embarazo, las hormonas pueden empeorar los problemas de las encías. El aumento de la volemia puede ocasionar inflamación en las encías y predisponerlas a las infecciones.

> Si por alguna afección durante el embarazo usted sufre dolor intenso, como por un tratamiento de conductos radiculares o un esguince severo, y el acetaminofeno no surte efecto, consulte con su proveedor de servicios médicos sobre el consumo de la codeína como analgésico. Se la considera segura durante el primer y el segundo trimestre.

Consejo para la 14.ª semana

Si debe hacerse un trabajo odontológico o una prueba diagnóstica, dígale a su odontólogo o a su proveedor de servicios médicos que está embarazada, de modo que puedan tomar precauciones adicionales con usted. Para ellos puede ser útil hablar antes de tomar cualquier decisión.

La *gingivitis* es la primera fase de la enfermedad periodontal. Las encías se inflaman, sangran y están enrojecidas. Su causa son las bacterias que se desarrollan en los espacios entre las encías y los dientes. Los expertos creen que estas bacterias pueden ingresar en el torrente sanguíneo, extenderse a otras partes del cuerpo y provocar infecciones.

El uso del hilo dental y el cepillado regular ayudan a prevenir la gingivitis. El cepillado con cepillo eléctrico, especialmente uno que tenga temporizador de 2 minutos, puede ayudar a lograr una higiene dental más exhaustiva y a fortalecer las encías.

Emergencias dentales. Las emergencias dentales ocurren. Entre ellas, se le podrían presentar un tratamiento de conductos radiculares, extracción de una pieza dentaria, una caries grande, un absceso dental o problemas ocasionados por un accidente o una lesión. Un problema dental grave

Comer pasas de uva puede inhibir la producción de las bacterias que causan la enfermedad de las encías y las caries.

debe ser tratado. Los problemas que podrían derivarse de no tratarlo son más serios que los riesgos a los que se expondría con el tratamiento.

A veces es necesario tomar radiografías dentales y puede hacerse durante el embarazo. Antes de tomarlas, se debe proteger el abdomen con un delantal de plomo.

Su alimentación

Tener sobrepeso al comienzo del embarazo puede presentar problemas especiales para usted. Probablemente su proveedor de servicios médicos aconsejará subir menos de las 25 a 35 libras que en promedio se recomiendan para una mujer de peso normal. Seguramente tendrá que elegir alimentos con menos calorías y menos contenido graso. Tal vez haga falta una visita al nutricionista para elaborar un plan de alimentación sana. Le aconsejarán *no* hacer dietas durante el embarazo. Vea la siguiente explicación sobre cómo tratar la obesidad durante el embarazo.

Lo que también debería saber

↷ *Sobrepeso/la obesidad conlleva precauciones especiales*

Si usted tiene sobrepeso al momento de quedar embarazada, no está sola. Las estadísticas indican que hasta un 38% de las mujeres embarazadas tienen sobrepeso. Aproximadamente el 20% son obesas cuando quedan embarazadas.

A las pautas de aumento de peso en el embarazo se ha agregado una categoría nueva. La categoría es para las mujeres obesas y la recomendación es aumentar entre 11 y 20 libras durante un embarazo entero. Algunos expertos citan también la obesidad mórbida como una subcategoría de la obesidad; sugieren que el aumento de peso debe determinarse de manera individual en los casos de las mujeres de esta categoría.

Se considera que una persona tiene sobrepeso si el índice de masa corporal (IMC) está entre 25 y 29; con más 30, se considera que es *obesa*. Si tiene un IMC de 40 o más, se la considera *mórbidamente obesa*.

Pídale a su proveedor de servicios médicos que la ayude a calcular su IMC en una cita prenatal o hágalo usted misma siguiendo la fórmula de la página 204. Cuando calcule su IMC, use su *peso previo al embarazo*. Por ejemplo, una mujer que mide 5' 4" de estatura y pesa 158 libras tiene un IMC de 27, y se la considera con sobrepeso. Una mujer que mide 5' 4" de estatura y pesa 184 libras tiene un IMC de 32, y se la considera obesa. Una mujer que mide 5' 4" de estatura y pesa 239 libras tiene un IMC de 41, y se la considera mórbidamente obesa.

Si usted tiene sobrepeso, esto puede contribuir a una serie de problemas. La investigación demuestra que más del 65% de todas las mujeres con sobrepeso aumentan durante el embarazo más de lo que su proveedor de servicios médicos recomienda. Aumentar demasiado de peso (por encima de la cantidad que su proveedor de servicios médicos aconseja) puede incrementar las probabilidades de tener un parto por cesárea. Además puede hacer más incómoda la carga del bebé y dificultar más el parto. Asimismo, después de que el bebé nazca, será más difícil deshacerse del peso aumentado durante el embarazo.

Cálculo del IMC
(índice de masa corporal)

El IMC se determina a partir de la medi ción de la estatura y del peso. Para este cálculo, asegúrese de usar su *peso previo al embarazo*. Se calcula de la siguiente manera:

$$IMC = \frac{peso \ (en \ libras) \times 703}{estatura \ al \ cuadrado \ (en \ pulgadas)}$$

Por ejemplo, el IMC de una mujer que mide 5' 4" de estatura y pesa 152 libras se calcularía de esta manera:

$$\frac{152 \times 703}{64 \times 64} = IMC \ de \ 26$$

Una mujer que tiene sobrepeso puede necesitar ver a su proveedor de servicios médicos con mayor frecuencia. Quizás necesite una ecografía para precisar una fecha de parto. Puede necesitar también otras pruebas.

Cuídese. Trate de aumentar el peso total del embarazo *lentamente*. Pésese semanalmente y observe su ingesta de alimentos. Coma alimentos nutritivos y saludables, y elimine los que tienen calorías vacías. Una visita al nutricionista puede ayudar a elaborar un plan de alimentación sana.

No haga dietas durante el embarazo. Para recibir los nutrientes que necesita, elija productos libres de grasas o con bajo contenido de grasas, carnes, productos con cereales, frutas y verduras. Muchos de ellos proporcionan nutrientes diversos. Tome sus vitaminas prenatales todos los días durante todo el embarazo.

Hable con su proveedor de servicios médicos sobre hacer ejercicios. Por ejemplo, nadar y caminar, que son buenos ejercicios para *cualquier* mujer embarazada.

Coma de manera regular: de 5 a 6 comidas *pequeñas* por día es un buen objetivo. Su ingesta total de calorías debería estar entre 1800 y 2400 al día. Un diario de alimentación diaria puede ser de ayuda para llevar la cuenta de cuánto y cuándo está comiendo. Puede ayudarla a identificar dónde hay que hacer cambios, si hace falta.

✧ *Embarazo en las fuerzas armadas*

¿Está usted embarazada y actualmente en servicio activo en las fuerzas armadas? Si es así, es que ha tomado la decisión de permanecer en ellas. Antes de 1972, si una mujer estaba en servicio activo y quedaba embarazada, se la separaba automáticamente de la fuerza, ¡fuera su deseo o no!

Hoy día, si quiere permanecer en el servicio, puede hacerlo. Cada cuerpo del servicio tiene políticas particulares referentes al embarazo. A continuación damos un resumen de esas políticas del Ejército, la Armada, la Fuerza Aérea, la Infantería de Marina y la Guardia Costera.

Políticas del Ejército. Durante el embarazo, usted está exenta de las pruebas de composición corporal y de aptitud física. No pueden destinarla al extranjero. A las 20 semanas, se le exige que en la formación permanezca en posición de descanso o de atención durante 15 minutos como máximo. A las 28 semanas, su semana laboral se limita a 40 horas semanales, 8 horas diarias.

Políticas de la Armada. Durante el embarazo, usted está exenta de las pruebas de composición corporal y de aptitud física. No se le permite servir a bordo después de las 20 semanas de embarazo. Su servicio activo queda limitado a lugares que estén dentro de las 6 horas de una asistencia médica. Su semana laboral se limita a las 40 horas y se le exige que en la formación permanezca en posición de descanso o de atención durante 20 minutos como máximo.

Políticas de la Fuerza Aérea. Durante el embarazo, usted está exenta de las pruebas de composición corporal y de aptitud física. Las restricciones se basan en su ambiente de trabajo. Si está designada a un área sin asistencia obstétrica, su designación se restringirá a la 24.ª semana.

Políticas del Cuerpo de Infantería de Marina. Seguirá en servicio pleno hasta que un médico certifique que el servicio pleno ya no es médicamente aconsejable. Puede dejar de participar en operaciones de contingencia y de estar destinada a bordo de buques de la Armada. El personal de vuelo queda en tierra, a menos que una exención médica lo autorice. Si un médico considera que usted no está en condiciones de realizar entrenamiento físico o no puede permanecer en formación, quedará eximida de estas actividades. Sin embargo, quedará en disponibilidad para misiones en cualquier lugar del mundo.

No se destacará a las infantes de marina de Hawai a bordo de un buque después de su 26.ª semana. En caso de estar sirviendo a bordo de un buque, una mujer embarazada será redestinada en la primera oportunidad, pero siempre antes de las 20 semanas.

Guardia Costera de EE. UU. Durante el embarazo, usted está exenta de las pruebas de composición corporal y de aptitud física. Después de las 28 semanas de embarazo, su semana laboral se limitará a 40 horas. No la destinarán al exterior. Las demás restricciones de servicio dependerán de su trabajo; no obstante, no se le asignarán tareas de salvamento acuático durante su embarazo.

Consejo para el papá

Sea considerado y permanezca en contacto. Si tiene que salir de la ciudad, llame a su pareja por lo menos una vez al día. Hágale saber que usted piensa en ella y en el bebé. También puede pedir a amigos y a miembros de la familia que comprueben cómo está y que estén disponibles para dar una ayuda.

Tiene derecho a que no la redestinen desde la 20.ª semana de su embarazo hasta los 6 meses de puerperio. No se la designará para ningún servicio en vuelo después de su segundo trimestre (26 semanas) y sus funciones se limitan a lugares que estén dentro de las 3 horas de una asistencia médica.

Algunas precauciones generales. Sabemos que las mujeres que quedan embarazadas mientras están en servicio activo enfrentan muchos desafíos. La presión de cumplir los estándares de peso corporal militares puede tener un efecto en su salud; por ese motivo, estos requisitos disminuyen durante el embarazo.

Esfuércese por comer alimentos saludables para tener los niveles de hierro y de ácido fólico adecuados. Examine su trabajo para verificar a qué peligros puede estar expuesta, como estar de pie por largo tiempo, levantar elementos pesados y la exposición a productos químicos tóxicos. Antes de recibir vacunas o inoculaciones, consúltelo con su proveedor de servicios médicos. Cualquiera de estos factores puede tener impacto en su embarazo.

Si está preocupada por cualquiera de ellos, coméntelo con un oficial superior. Es posible que haya que hacer otros cambios además de los descritos.

✎ Llevar a otras personas a las visitas médicas

Lleve consigo a su pareja a cuantas citas prenatales sea posible. Es bueno que su pareja y su proveedor de servicios médicos se conozcan antes de que empiece el trabajo de parto. Tal vez a su madre o a la otra futura abuela le gustaría acompañarla y oír el ritmo cardíaco del bebé. O quizás usted prefiera grabar el ritmo

Chinches de cama

Existe mucha información en las noticias acerca de las chinches de cama. Muchas embarazadas quieren saber si estos insectos pican o si los productos químicos que se usan para matarlos son peligrosos para ella y su bebé, antes y después de que nazca.

Las chinches de cama son insectos redondos y sin alas que se esconden en las gritas de camas, colchones, zócalos y sofás. No duele cuando pican, pero a la mañana siguiente usted se despierta con picaduras semejantes a las de un mosquito u otro insecto. La picadura de una chinche de cama no puede identificarse a simple vista. Si la pican, busque los insectos en los pliegues, las arrugas y debajo de los colchones; son diminutos, de modo que puede ser difícil verlos.

Las picaduras de las chinches de cama pueden ser más un fastidio que un riesgo para la salud. Las picaduras pueden dar picazón y hasta infecciones secundarias por rascarse. No se sabe que las chinches de cama transmitan enfermedades infecciosas a los humanos, por eso no tiene que preocuparse por quién fue picado antes si usted recibe una picadura.

Si las chinches de cama la pican, no entre en pánico, eso no dañará a su bebé. Pero trate de no rascarse. Sería mejor usar cremas antipruriginosas y cremas antibióticas sobre la piel. Llame a su proveedor de servicios médicos y pregúntele qué recomienda.

No exagere con los insecticidas tratando de deshacerse de las chinches, la exposición a los productos químicos podría ser peor que ellas mismas. Si encuentra chinches de cama y está segura de tener un problema, consiga la ayuda de un experto. Los tratamientos para eliminarlas son los insecticidas y por calor. Cualquiera que elija, sea precavida y sepa a lo que está exponiéndose.

cardíaco para que los demás lo escuchen. Las cosas han cambiado desde que su madre la tuvo a usted; muchas futuras abuelas disfrutan de este tipo de visitas.

Es una buena idea esperar a que usted haya oído el ritmo cardíaco del bebé antes de llevarlo a otras personas. No siempre puede oírse la primera vez y eso puede ser frustrante y desalentador.

Algunas mujeres llevan a sus hijos a una cita prenatal. La mayoría del personal de consultorio no pone objeción en que se lleve a los otros hijos de vez en cuando. Ellos entienden que no siempre es posible encontrar a alguien que los cuide. No obstante, si tiene problemas o si tiene mucho que conversar con su proveedor de servicios médicos, no traiga a sus otros hijos.

Si un niño está enfermo, acaba de reponerse de una varicela o está resfriado, déjelo en casa. No exponga a todas las demás personas que están en la sala de espera.

A algunas mujeres les gusta llevar a las visitas a un niño a la vez, si tienen más de uno. Eso lo hace especial para la mamá y para el niño. Pero los niños que lloran o se quejan pueden crear una situación difícil, de manera que pregúntele a su proveedor de servicios médicos cuándo es mejor llevar a los miembros de la familia antes de ir con ellos.

Ejercicio para la 14.ª semana

Los ejercicios Kegel fortalecen los músculos pélvicos; su práctica ayuda a relajar los músculos para el parto. Estos ejercicios pueden ser útiles también para que los músculos vaginales retomen su forma después del parto de su bebé. ¡Los puede hacer en cualquier parte, en cualquier momento, sin que nadie sepa que los está haciendo!

Mientras está sentada, contraiga los músculos más bajos de la pelvis con toda la fuerza que pueda. Tense los músculos más altos de la pelvis en etapas hasta alcanzar los músculos de la parte superior. Cuente hasta 10 lentamente mientras eleva la pelvis. Sostenga un momento, luego afloje lentamente en etapas, contando hasta 10 otra vez. Repita 2 o 3 veces por día.

También puede hacer un ejercicio Kegel tensando primero los músculos pélvicos y luego el músculo anal. Sostenga unos segundos, luego afloje lentamente en orden inverso. Para ver si está haciendo los ejercicios correctamente, detenga el flujo de orina cuando está yendo al baño.

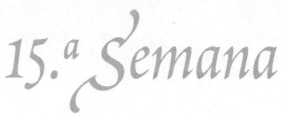

15.ª Semana

Edad del feto: 13 semanas

¿Qué tamaño tiene el bebé?

En esta semana de embarazo, la longitud craneocaudal del feto es de 4 a 4½ pulgadas (de 9.3 a 10.3 cm). El feto pesa alrededor de 1¾ onzas (50 g). Se aproxima al tamaño de una pelota de sóftbol.

¿Qué tamaño tiene usted?

Los cambios en su abdomen inferior cambia la manera en que le queda la ropa. Tal vez su embarazo no sea obvio para otras personas cuando usted usa ropa común. Pero puede serlo si empieza a usar ropa de maternidad o se pone un traje de natación. Puede sentir su útero a unas 3 o 4 pulgadas (de 7.6 a 10 cm) por debajo del ombligo.

Cómo crece y se desarrolla el bebé

Todavía es algo temprano para sentir movimiento, ¡aunque, en las próximas semanas, debería sentir que el bebé se mueve! La piel del bebé es delgada y, a través de ella, se pueden ver los vasos sanguíneos.

El bebé puede chuparse el pulgar. Esto se ha visto con un examen ecográfico.

Como puede ver en la ilustración de la página 212, las orejas ahora parecen más normales. De hecho, el bebé parece más humano cada día. Los huesos que ya se formaron se están haciendo más resistentes. Si se hiciera una radiografía en este momento, sería visible el esqueleto del bebé.

☞ *Prueba de alfafetoproteína (AFP)*

A medida que el bebé crece, produce *alfafetoproteína* (AFP) en el hígado, y algo de ella pasa a su flujo sanguíneo. Es posible medir la AFP en su sangre; demasiada o insuficiente proteína en su sangre puede ser una señal de problemas.

La prueba de AFP se hace normalmente entre las 16 y las 18 semanas de gestación. El momento exacto es importante y se debe relacionar con la edad gestacional de su embarazo y su peso. Un uso importante de la prueba es ayudar a una mujer a decidir si se hace una amniocentesis.

Un nivel elevado de AFP puede indicar problemas en el bebé. Se ha encontrado una conexión entre un nivel bajo de AFP y el síndrome de Down. Si su nivel de AFP es anormal, su proveedor de servicios médicos puede elegir hacer otras pruebas para buscar problemas.

> ## Consejo para la 15.ª semana
>
> Empiece ahora a aprender a dormir de costado; le dará buenos resultados más adelante, cuando su abdomen esté más grande. A veces es útil usar algunas almohadas adicionales. Ponga una detrás de usted, así, si gira sobre la espalda, no quedará horizontal. Ponga otra almohada entre sus piernas, o descanse la pierna de arriba sobre una almohada. Piense en la posibilidad de usar una "almohada para embarazo", que sostenga todo su cuerpo.

La prueba de AFP no se le hace a todas las embarazadas, aunque se la exija en algunos estados. No se usa habitualmente en Canadá. La AFP se usa frecuentemente con otras pruebas. Si no le ofrecen hacerse esta prueba, pregunte. El riesgo es muy bajo, y ayuda a su proveedor de servicios médicos a determinar cómo está creciendo y desarrollándose el bebé.

Cambios en usted

Durante su primera consulta prenatal, probablemente le hayan hecho una prueba de Papanicolaou; generalmente se hace una al comienzo del embarazo. Ahora, ya tiene el resultado y lo ha comentado con su proveedor de servicios médicos, particularmente si era anormal.

La prueba de Papanicolaou identifica las células cancerosas o precancerosas que vienen del cuello del útero. Esta prueba ha ayudado a disminuir el número de muertes por cáncer de cuello uterino, debido a la detección y el tratamiento precoces.

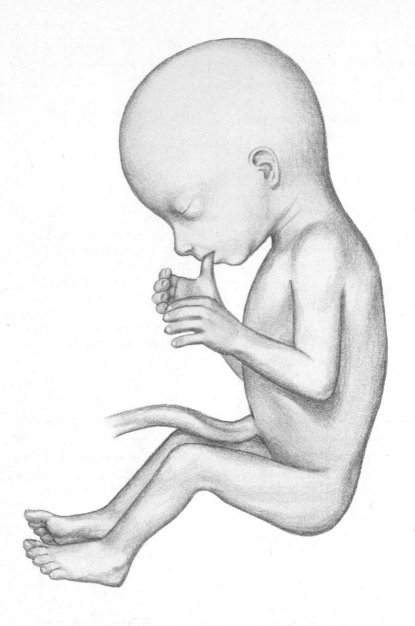

En la 15.ª semana de embarazo (edad fetal: 13 semanas),
el bebé puede chuparse el pulgar. Los ojos están en la parte delantera
de la cara, pero siguen estando muy separados.

Una prueba de Papanicolaou anormal durante el embarazo debe tratarse de manera personal. Cuando las células anómalas no son "demasiado malas" (precancerosas o no tan graves), es posible controlarlas durante el embarazo.

Si su proveedor de servicios médicos está preocupado, puede hacerle una *colposcopia*, un procedimiento para examinar el cuello del útero. Se pueden ver las áreas anormales, así se pueden tomar biopsias después del embarazo. La mayoría de los obstetras/ginecólogos pueden realizar este procedimiento en el consultorio.

Hay muchas maneras de tratar las células anómalas del cuello del útero, pero la mayoría de los métodos de tratamiento no se hacen durante el embarazo. Después del embarazo, se volverá a tratar el problema.

Las mujeres que tienen un parto vaginal pueden ver un cambio en las pruebas de Papanicolaou anormales. Un estudio mostró que más de la mitad de las mujeres que padecieron problemas antes de dar a luz tuvieron pruebas de Papanicolaou normales después del nacimiento del bebé.

Cómo afecta al desarrollo del bebé lo que usted hace

↶ *Ecografía durante el segundo trimestre*

La ecografía se puede usar durante el segundo trimestre por varias razones. Estas incluyen el diagnóstico de fetos múltiples, con amniocentesis, con una hemorragia relacionada con placenta previa o desprendimiento prematuro de placenta, restricción del crecimiento intrauterino (RCIU) y evaluación del bienestar del bebé. Se puede hacer una ecografía alrededor de las 20 semanas para determinar si la placenta se ha adherido de manera normal y si está sana.

↶ *Cambie ahora las posiciones para dormir*

Algunas mujeres tienen preguntas acerca de las posiciones para dormir y los hábitos de sueño mientras están embarazadas. Algunas quieren saber si pueden dormir sobre el abdomen. Estar acostada sobre el abdomen le pone más presión al útero en crecimiento. Otras quieren saber si deberían dejar de dormir en su colchón de agua. (No hay problemas en seguir durmiendo sobre un colchón de agua.)

A medida que su vientre se agranda, será más difícil encontrar posiciones cómodas para dormir. Cuando duerma, no descanse sobre la espalda. A medida que el útero se agranda, acostarse sobre la espalda puede hacer que el útero quede sobre la aorta y la vena cava inferior, que bajan por la parte posterior del abdomen. Esto puede disminuir la circulación hacia el bebé y hacia partes de su cuerpo.

A algunas embarazadas también les resulta más difícil respirar cuando están acostadas sobre la espalda.

Es importante que aprenda a dormir de costado. Para algunas mujeres, ¡lo que más les gusta después del parto es poder volver a dormir sobre el abdomen!

✂ *Comunicación con su proveedor de servicios médicos*

La comunicación entre usted y su proveedor de servicios médicos es fundamental para una relación exitosa; una comunicación pobre puede afectar su capacidad para obtener la mejor atención médica posible. Ser capaz de comunicarse de manera eficaz la ayudará a tratar con mayor facilidad los temas personales relacionados con el embarazo, la sexualidad y la intimidad. Vale la pena hacer el esfuerzo para encontrar un proveedor con el que pueda establecer este tipo de relación.

Para tener una exitosa relación proveedor de servicios médicos-paciente, ambos deben estar dispuestos a tratar de entenderse y respetarse. A veces, la comunicación es difícil porque todos están muy ocupados.

Para obtener la mejor atención posible, encuentre a alguien con quien se sienta cómoda y con quien pueda comunicarse de manera fácil y efectiva. La falta de comunicación entre el proveedor de servicios médicos y el paciente es, frecuentemente, fuente de muchos conflictos.

Si el lenguaje es una barrera, trate de encontrar un proveedor de servicios médicos que hable su idioma con fluidez. Si no es posible, averigüe si, en el personal, hay alguien que hable su idioma o si hay otros recursos disponibles para usted. Si el idioma sigue siendo una barrera, encuentre a alguien (una amiga o hasta un intérprete profesional) para que la acompañe a todas las consultas, para que usted pueda hacer preguntas y recibir información precisa. Usted podrá entender mejor los consejos y las instrucciones, los planes de tratamientos o las indicaciones.

Para recibir la mejor atención posible, tiene que ser la mejor paciente que pueda. Siga las instrucciones de su proveedor de servicios médicos; si tiene preguntas o no está de acuerdo con algo, no ignore el consejo. En su lugar, háblelo. Hable cuando esté confundida o insatisfecha. Cuando se ordene una prueba o un procedimiento, pregunte por qué lo hacen. Y asegúrese de tener los resultados después.

No se guarde información, incluso si se siente avergonzada. Cuéntele a su proveedor de servicios médicos todo lo que necesita saber sobre usted. De esta manera, su equipo de servicios médicos tendrá toda la información necesaria para brindarles a usted y al bebé la mejor atención posible.

Vaya a las consultas preparada con las preguntas y las preocupaciones escritas. Luego escriba las respuestas que reciba o pídale a alguien que vaya con usted para ayudarla a recordar las instrucciones o sugerencias importantes. Sea una participante activa de su atención médica por su buena salud y la buena salud del bebé.

Consejo para el papá

Tener un bebé puede significar muchos cambios financieros en su vida. Tiene que examinar y actualizar sus testamentos, si fuera necesario. También tiene que nombrar a un tutor para su hijo, en caso de que algo les suceda a los dos. Otras tareas importantes incluyen revisar su seguro de vida y el seguro médico para estar seguro de que la cobertura sea suficiente para su familia. También tiene que tener en cuenta los costos de cuidar al bebé, si uno de ustedes no se va a ocupar de su cuidado.

Cambio de proveedor de servicios médicos. Si todas estas sugerencias no funcionan, no hay problema en cambiar de proveedor de servicios médicos; sucede todo el tiempo. Si cree que necesita encontrar a uno nuevo, empiece lo antes posible. Podría pensar en llamar al departamento de obstetricia del hospital donde planea tener al bebé. Pregunte a las enfermeras a quién le recomendarían.

Cuando elija al nuevo proveedor de servicios médicos, asegúrese de que acepta pacientes nuevos. También verifique si su plan de seguro cubre a este proveedor de servicios médicos. Dígale a su proveedor de servicios médicos actual que lo va a dejar, y explíquele la razón. Una buena manera de hacerlo puede ser escribirle una carta.

Pídale sus registros. Es mejor tenerlos con usted en lugar de pedir que se los envíen, lo que podría llevar algo de tiempo. Asegúrese también de pedir copias de todas las pruebas y sus resultados.

Lleve sus registros a la primera consulta. Lleve una lista de todos los medicamentos recetados y de venta libre que ingiera, incluidas las hierbas, los aportes complementarios y otros fármacos o sustancias químicas. Esté preparada para incluir de manera detallada sus antecedentes de salud y del embarazo para darle al nuevo proveedor de servicios médicos una idea completa de su atención médica hasta la fecha.

Su alimentación

Aproximadamente en este momento, es probable que necesite empezar a agregar 300 calorías adicionales a su plan de alimentación para cubrir las necesidades del bebé en desarrollo y de los cambios de su cuerpo. A continuación hay algunas opciones de alimentos adicionales para un día que la pueden ayudar a obtener esas 300 calorías. Tenga cuidado: 300 calorías *no* es mucha comida.

- Opción 1: 2 rodajas finas de cerdo, ½ taza de col, 1 zanahoria
- Opción 2: ½ taza de arroz integral cocido, ¾ tazas de fresas, 1 taza de jugo de naranja, 1 rodaja de piña fresca
- Opción 3: 4½ onzas de bife de salmón, 1 taza de espárragos, 2 tazas de lechuga romana
- Opción 4: 1 taza de pasta cocida, 1 rodaja de tomate fresco, 1 taza de leche descremada al 1%, ½ taza de judías verdes cocidas, ¼ melón
- Opción 5: 1 yogurt, 1 manzana mediana

Lo que también debería saber

⤳ *Cómo tener una noche de sueño reparador*

Dormir profundamente puede ser difícil para usted ahora o cuando avance el embarazo. Las molestias del embarazo pueden influir en su sueño.

Las investigaciones demuestran que, si una mujer experimenta interrupción del sueño durante el embarazo, puede correr un riesgo mayor de tener algunos problemas en el embarazo. Dormir menos puede también aumentar el riesgo de tener depresión puerperal. Y si está agotada cuando empiece el trabajo de parto, puede correr un riesgo mayor de terminar en un parto por cesárea.

La falta de sueño puede afectarla de otras maneras. Los estudios demuestran que, si duerme menos de 6 horas por noche durante las últimas semanas de embarazo, su trabajo de parto puede ser más largo. Si duerme menos de 7 horas por noche, corre un riesgo mayor de contagiarse un resfriado cuando se exponga al virus.

Las alteraciones del sueño son comunes en el embarazo: entre el 65 y el 95% de las embarazadas experimenta algunos cambios en el sueño. Pruebe algunas de las siguientes sugerencias para ayudarla a conseguir una noche de sueño reparador.

- Desarrolle una ritual para la hora de dormir. Váyase a dormir y levántese a la misma hora cada día.
- No beba mucho después de las 4 p. m., para que no tenga que levantarse para ir al baño en toda la noche.
- Evite la cafeína después del final de la tarde.
- Beba lentamente un vaso de leche antes de dormir.
- Haga ejercicio regularmente.
- Mantenga su dormitorio a oscuras y fresco.
- El perfume a jazmín puede ayudarla a dormirse más rápido, a dormir mejor y a despertarse sintiéndose más refrescada.
- Grabe sus programas preferidos de televisión que dan tarde y véalos al día siguiente.
- Aun cuando se sienta agotada, no duerma una siesta cerca de la hora de ir a dormir.
- Si tiene acidez gástrica por la noche, duerma erguida o sentada en una silla cómoda.

Los estudios demuestran que escuchar sonidos relajantes antes de ir a dormir puede entrenar a su cerebro a dormirse más rápido y como si hubiera tomado un medicamento para dormir. Se tardan unos 10 días de escucha constante para entrenar al cerebro con este efecto calmante.

Estirarse durante 15 a 30 minutos durante el día puede también ayudarla a dormir mejor. El estiramiento libera la tensión muscular, así estará más relajada cuando vaya a la cama. Trate de sentarse en el borde de una silla e inclínese hacia adelante todo lo que pueda para tocar las rodillas con el pecho. Deje que los brazos cuelguen a los lados y, lentamente, estire las puntas de los dedos hasta el piso.

> Las investigaciones demuestran que, si usted come alimentos ricos en grasa durante el día, puede tener consecuencias durante la noche, dando más vueltas en la cama. Pueden ayudar a relajarla las pastas y otros carbohidratos complejos.

Si sigue teniendo problemas para dormir después de probar las sugerencias de arriba, hable con su proveedor de servicios médicos. Puede recetarle un medicamento. También puede pedirle a su proveedor de servicios médicos que revise sus niveles de hierro, que pueden tener impacto en el sueño.

Puede experimentar falta de aire debido al abdomen más grande, lo que puede interferir con el sueño. Acuéstese sobre el lado izquierdo. Dele apoyo a la cabeza y los hombros con más almohadas. Si esto no ayuda, podría hacerlo dándose una ducha templada o un baño de inmersión en agua templada (no caliente). Si no encuentra una posición cómoda en la cama, trate de dormir parcialmente sentada en un sillón reclinable.

✍ Violencia doméstica

La violencia doméstica es un problema epidémico en Estados Unidos; todos los años, casi 5 millones de mujeres experimentan un ataque grave por parte de alguien que dice que las ama. El término *violencia doméstica* se refiere a la violencia contra mujeres adolescentes y adultas dentro de una relación familiar o íntima. Puede tomar la forma de maltrato físico, sexual, emocional, económico o psicológico. Las acciones o las amenazas de acción tienen la intención de asustar, intimidar, humillar, herir o lastimar a una persona. El maltrato afecta a todos los niveles de ingresos y a todos los grupos étnicos.

Desafortunadamente, los malos tratos por lo general no se detienen durante el embarazo. Las investigaciones demuestran que la mayoría de las mujeres que experimentan violencia durante el embarazo pueden haberla experimentado antes.

Las investigaciones muestran que una de cada seis mujeres recibe malos tratos durante el embarazo; el maltrato ocurre en 4 al 8% de los embarazos. La violencia doméstica mata a más embarazadas que cualquier complicación médica sencilla del embarazo. De hecho, es la causa del 20% de las muertes relacionadas con el embarazo. Algunos estudios indican que el maltrato puede *empezar* durante el embarazo; incluso otros estudios demuestran que el maltrato aumenta durante el embarazo. Un hecho alarmante para estar conscientes: hasta un 60% de los hombres que maltrata a su pareja también maltrata a sus hijos.

El maltrato puede ser un obstáculo para el cuidado prenatal. Algunas mujeres maltratadas no buscan cuidado prenatal hasta el final del embarazo. Pueden faltar a más consultas prenatales. Las mujeres en riesgo pueden no engordar lo suficiente o pueden padecer más lesiones durante el embarazo. Otros riesgos incluyen traumas para la madre, aborto natural, parto prematuro, hemorragia vaginal, bebés con bajo peso al nacer, lesión fetal y un gran número de partos por cesárea.

Si no está segura de si está en una relación abusiva, hágase las siguientes preguntas.

- Mi pareja, ¿me amenaza o me lanza cosas cuando está enojado?
- ¿Hace bromas a mi costa y me rebaja?
- ¿Me lastimó físicamente en el último año?
- ¿Me ha obligado a tener relaciones sexuales?

- ¿Dice que es mi culpa cuando me golpea?
- ¿Me promete que no volverá a suceder, pero sucede?
- ¿Me mantiene lejos de mi familia y mis amigos?

Si respondió "sí" a cualquiera de estas preguntas, su relación puede no ser sana y puede ser violenta.

Muchas víctimas de malos tratos se culpan a sí mismas; *usted no es culpable.* No es culpa suya, no importa lo que pueda decir su novio o su esposo. Si está recibiendo malos tratos, la animamos a buscar ayuda inmediatamente. La intervención puede salvarle la vida a usted y al niño que va a nacer.

Hable con alguien; son buenos recursos un amigo, un familiar, alguien de su iglesia o su proveedor de servicios médicos. Usted tiene a su disposición muchos programas de violencia doméstica, líneas directas para casos de crisis, refugios y servicios de ayuda legal. Comuníquese con la línea directa a Violencia Doméstica Nacional, al 800-799-7233, para buscar ayuda y consejos.

Planifique para su seguridad. Esto puede incluir una "salida rápida". Un plan de seguridad recomendado incluye los siguientes puntos.

- Arme una maleta.
- Busque un lugar seguro para quedarse, sin importar si es de día o de noche.
- Esconda algo de dinero.
- Sepa a dónde ir a buscar ayuda si está lastimada.
- Guarde en un lugar seguro los elementos necesarios, como medicamentos recetados, tarjetas del seguro médico, tarjetas de crédito, chequera, licencia de conductor y los registros médicos.
- Esté preparada para llamar a la policía.

Si está lastimada antes de que pueda irse permanentemente, vaya a la sala de emergencias más cercana. Dígale al personal de la sala de emergencias dónde está lastimada. Pida una copia de los registros médicos y désela a su propio proveedor de servicios médicos.

Estos pasos pueden parecer drásticos, pero recuerde, la violencia doméstica es un problema grave con consecuencias graves. ¡Protéjase y proteja al bebé que va a nacer!

⋙ *Creencias populares*

Ahora que está embarazada, puede recibir toda clase de información, sin importar si usted la acepta. Alguna puede ser útil, alguna puede ser atemorizante y otra puede ser ridícula. ¿Debe creer en todo lo que oye? Probablemente no.

A continuación hay una lista de creencias populares que, definitivamente, puede ignorar. Cuando oiga alguna de ellas, sonría y asienta. ¡Usted sabrá la verdad y no se preocupe porque esto le suceda!

- Si tiene antojo de helado, necesita calcio.
- Los pies fríos indican que va a tener un niño.
- Negarse a comer las puntas del pan significa que va a tener una niña.
- Colgar un anillo de bodas sobre el vientre indica el sexo del bebé.
- Si ve un ratón, el niño nacerá con una marca de nacimiento peluda.
- Si tiene la panza en punta, es un niño; si la panza está redondeada, es una niña.
- Comer bayas provoca manchas rojas en la piel del bebé.
- Si transpira mucho, es una niña.
- Darse un baño puede lastimar, o incluso ahogar, a un feto. (Pero tenga cuidado de estar mucho tiempo metida en agua caliente, como en un *spa*: esto podría dañar al feto.)
- Si tiene antojo de jugo de naranja, es una niña.
- Estirar los brazos sobre la cabeza puede hacer que el cordón umbilical se enrosque alrededor del cuello del bebé.
- Si su abdomen está alto, es un niño; si está bajo, significa que es una niña.
- Las manos secas significan que va a tener un niño.
- Tener antojo de alimentos grasosos significa que el trabajo de parto será corto.
- Tener antojo de espinaca significa que necesita hierro.
- Su bebé será bizco si usted usa tacones.
- Sus estados de ánimo durante el embarazo afectan la personalidad del bebé.
- El uso de distintas técnicas o sustancias químicas desencadenará el trabajo de parto. No trate de inducir el trabajo de parto caminando, haciendo ejercicio, tomando aceite de castor, dando un paseo muy movido (de todos modos, no es una buena idea durante el embarazo) ni tomando laxantes.

Hay algunas creencias populares que son verdaderas. Si ha oído que si padece acidez gástrica, el bebé tendrá la cabeza llena de cabello, ¡es verdad! ¡Los estudios demuestran que más del 80% de las mujeres que experimentó acidez gástrica moderada a intensa durante el embarazo tuvo bebés con mucho cabello! Las hormonas que causan la acidez gástrica controlan también el crecimiento del cabello. ¿Quién lo hubiera dicho?

Otra creencia verdadera es que, si tiene relaciones sexuales durante el final del embarazo, puede hacer que empiece el trabajo de parto. Si tiene relaciones sexuales después de las 36 semanas de embarazo, es más probable que dé a luz antes que las mujeres que no las tienen. El semen contiene prostaglandina y, cuando se combina con sus hormonas, puede hacer que empiecen las contracciones.

᧕ Enfermedad de Tay-Sachs

La enfermedad de Tay-Sachs es una enfermedad hereditaria del sistema nervioso central. La forma más común de la enfermedad afecta a los bebés, que se ven sanos al momento de nacer y parecen desarrollarse normalmente durante los primeros meses de vida. Luego, el desarrollo se hace más lento y empiezan a aparecer los síntomas. Desafortunadamente, no hay tratamiento ni cura para la enfermedad de Tay-Sachs en este momento, y la muerte ocurre, generalmente, antes de los cinco años.

La enfermedad aparece con mayor frecuencia en los descendientes de los judíos askenazies de Europa central y oriental. Aproximadamente uno de cada 30 judíos estadounidenses son portadores del gen de Tay-Sachs. Algunos no judíos de ascendencia francocanadiense (del valle oriental del río San Lorenzo, en Quebec) y los miembros de la población cajún de Luisiana también tienen un riesgo mayor. Estos grupos tienen, aproximadamente, 100 veces la tasa de aparición de otros grupos étnicos. Sin embargo, la forma infantil de Tay-Sachs puede no aumentarse en estos grupos. Vea la explicación más abajo.

A los bebés que nacen con la enfermedad de Tay-Sachs les falta una proteína llamada *hexosaminidasa A* o *hex-A*. Esta proteína es necesaria para descomponer ciertas sustancias grasas en el cerebro y las células nerviosas. Cuando la hex-A no está disponible, las sustancias se desarrollan y, gradualmente, destruyen el cerebro y las células nerviosas, hasta que el sistema nervioso central deja de funcionar.

La enfermedad de Tay-Sachs se puede diagnosticar antes del nacimiento. Durante el embarazo, se pueden diagnosticar mediante la amniocentesis y el muestreo de vellosidades coriónicas (MVC). Si una prueba prenatal muestra que la hex-A está presente, el bebé *no* tendrá Tay-Sachs.

La enfermedad es hereditaria; un portador de Tay-Sachs tiene un gen normal para la hex-A y un gen de Tay-Sachs. Se pueden hacer pruebas a una persona para medir la cantidad de enzima hex-A en la sangre. Los portadores de Tay-Sachs tienen aproximadamente la mitad de las enzimas de los que no lo son, lo que es suficiente para sus propias necesidades. Un portador no tiene la enfermedad y lleva una vida sana y normal.

Cuando dos portadores son padres, hay una posibilidad en cuatro de que cualquier niño que tengan herede el gen de Tay-Sachs de cada padre y tenga la enfermedad. Hay dos posibilidades en cuatro de que el niño herede un gen de cada clase y sea portador como los padres. Hay una posibilidad en cuatro de que el niño herede el gen normal de cada padre y esté completamente libre de la enfermedad. Si solo un padre es portador, ninguno de los hijos puede tener la enfermedad, pero cada uno tiene un 50% de probabilidades de heredar el gen de Tay-Sachs y ser portador.

Hay varios tipos de enfermedad de Tay-Sachs. El tipo clásico, que afecta a los bebés, es el más común. Otras deficiencias raras de la enzima hex-A están a veces incluidas dentro del término genérico de enfermedad de Tay-Sachs. Generalmente, se las menciona como las formas *infantil*, *crónica* y *adulta* de la insuficiencia de hex-A.

Los individuos afectados tienen niveles bajos de la enzima hex-A (está completamente ausente en el tipo que tienen los bebés). Los síntomas empiezan más tarde y, generalmente, son más leves. Los niños que padecen insuficiencia infantil de hex-A desarrollan, entre los dos y los cinco años, síntomas similares a los de la clásica forma de los lactantes. El curso de la enfermedad es más lento; sin embargo, la muerte se produce, generalmente, a los 15 años.

¿Fue difícil vivir con usted cuando tuvo las náuseas del embarazo?

Si usted sufrió con las náuseas del embarazo y está empezando a sentirse mejor, tal vez quiera evaluar la relación con su pareja. ¿Fue difícil vivir con usted cuando no se sentía bien? Su pareja necesita su apoyo a medida que avanza el embarazo, así como usted necesita el apoyo de él. Tal vez necesiten hacer un esfuerzo para trabajar mucho en tratarse bien el uno al otro: ¡están juntos en esto!

Los síntomas de la insuficiencia crónica de hex-A también pueden empezar a los cinco años, pero son, frecuentemente, más leves que los de las formas del lactante y la infantil. La visión y la audición permanecen intactas, pero pueden aparecer lenguaje mal articulado, debilidad muscular, calambres musculares, temblores, marcha inestable y, a veces, enfermedad mental. Los individuos que tienen insuficiencia adulta de hex-A experimentan muchos de los mismos síntomas que los individuos que tienen la forman crónica, pero los síntomas empiezan más tarde.

Ejercicio para la 15.ª semana

Coloque una silla en un rincón para que no se deslice cuando usted haga presión sobre ella. Coloque el pie derecho en el asiento de la silla; si es necesario, apóyese contra la pared con la mano. Estire la pierna izquierda, levante el pecho y arquee la espalda. Gire los hombros y lleve el torso hacia la derecha. Mantenga de 25 a 30 segundos. Haga tres estiramientos de cada lado. Haga este estiramiento antes de empezar ejercicios abdominales. *Tonifica los músculos de la espalda.*

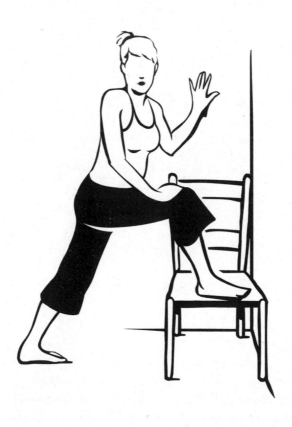

16.ª Semana

Edad del feto: 14 semanas

¿Qué tamaño tiene el bebé?

La longitud craneocaudal de su bebé para esta semana es de 4⅓ a 4⅔ pulgadas (de 10.8 a 11.6 cm). El peso es de aproximadamente 2¾ onzas (80 g).

¿Qué tamaño tiene usted?

Hace seis semanas, su útero pesaba unas 5 onzas (140 g). Hoy pesa unas 8¾ onzas (250 g). La cantidad de líquido amniótico que rodea al feto está aumentando. Ahora hay unas 7½ onzas (250 ml) de líquido. Usted puede sentir fácilmente su útero a unas 3 pulgadas (7.6 cm) debajo del ombligo.

Cómo crece y se desarrolla el bebé

Una vellosidad fina cubre la cabeza del bebé. La ilustración de la página 226 muestra una vellosidad suave, llamada *lanugo*. El cordón umbilical está unido al abdomen; esta unión se ha desplazado hacia abajo en el cuerpo del feto. Las uñas están bien formadas.

En esta etapa, se mueven los brazos y las piernas. Se puede ver el movimiento durante una ecografía. También es posible que usted sienta que el bebé se mueve; muchas mujeres describen las sensaciones de movimiento como una "burbuja de gas" o un "aleteo". Frecuentemente, es algo que tal vez ya haya estado notando desde hace unos días, pero no comprendía qué estaba sintiendo. ¡Entonces se da cuenta de que lo que está sintiendo es el movimiento del bebé dentro de usted!

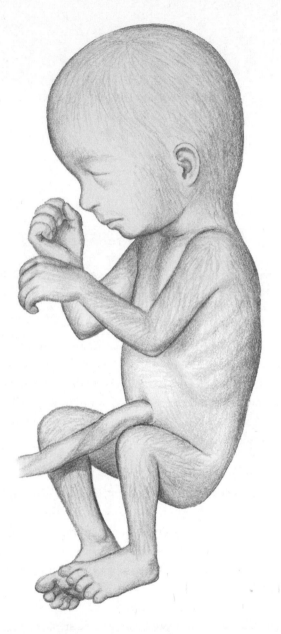

Para esta semana, un vello fino, el lanugo, cubre el cuerpo
y la cabeza del bebé.

Cambios en usted

Si todavía no ha sentido el movimiento de su bebé, no se preocupe. El movimiento fetal, llamado también *movimiento fetal activo,* se siente generalmente entre la 16.ª y la 20.ª semana de embarazo. El momento es diferente para todas las mujeres y puede ser diferente de un embarazo a otro. Un bebé puede ser más activo que otro. También el tamaño del bebé o el número de fetos pueden afectar sus sensaciones.

✑ *Prueba de marcadores múltiples*

Las prueba de marcadores múltiples, como la prueba triple de detección sistemática y la prueba cuádruple de detección sistemática, se hacen generalmente entre las 15 y las 18 semanas posteriores a su último período menstrual. Estas pruebas miden los niveles de ciertas sustancias químicas en la sangre y varían de acuerdo con la edad, el peso, la raza y si usted fuma o tiene diabetes dependiente de insulina. La prueba triple de detección sistemática se explica a continuación. La prueba cuádruple de detección sistemática se explica en la 17.ª Semana.

Consejo para el papá

¿Tiene inquietudes que no haya compartido con nadie? ¿Está preocupado por la salud de su pareja o la del bebé? ¿Tiene dudas acerca de su función en el trabajo de parto y el parto? ¿No sabe si podrá ser un buen padre? Comparta sus pensamientos con su pareja. No serán una carga para ella. De hecho, seguramente se aliviará al saber que no es la única que se siente un tanto abrumada por este enorme cambio de vida.

Prueba triple de detección sistemática. La *prueba triple de detección sistemática* puede ir más allá que la prueba de alfafetoproteína para que su proveedor de servicios médicos determine la probabilidad de que usted esté gestando un niño con síndrome de Down. La prueba triple de detección sistemática comprueba su nivel de alfafetoproteína, junto con las cantidades de coriogonadotropina humana (hCG, por su sigla en inglés) y de estriol no conjugado (una forma de estrógeno que produce la placenta). Los niveles anormales pueden indicar que el bebé tiene un problema.

Esta prueba tiene un nivel de resultados falsos positivos más alto, lo que significa que la prueba puede indicar que existe un problema cuando en realidad no lo hay. Una razón para esto es una fecha de parto equivocada. Si usted cree que está en la 16.ª semana de embarazo, pero en realidad está en la 18.ª, los niveles hormonales no serán estables, lo cual podría ocasionar resultados incorrectos de la

prueba. Si usted está gestando más de un bebé, también eso puede causar resultados inexactos. Si tiene un resultado anormal, pueden recomendarle una ecografía
y una amniocentesis.

Este análisis de sangre se usa para hallar *posibles* problemas. Es una prueba
de detección. Generalmente se hará una prueba *diagnóstica* para confirmar cualquier diagnóstico.

Cómo afecta al desarrollo del bebé lo que usted hace

ꙅ *Amniocentesis*

Si es necesaria, la amniocentesis se realiza a menudo alrededor de las 16 a 18 semanas de embarazo. Para este momento, su útero tiene el tamaño suficiente y hay
líquido suficiente alrededor del feto para que sea posible hacer esta prueba.

Las células fetales que flotan en el líquido amniótico pueden desarrollarse en
cultivos para identificar ciertos defectos congénitos. Conocemos más de 400 anomalías con las que un niño puede nacer; la amniocentesis identifica unas 40 (10%)
de ellas, incluidas las siguientes:

- problemas cromosómicos, particularmente el síndrome de Down
- sexo fetal, si hay problemas específicos del sexo, como la hemofilia o la
  distrofia muscular de Duchenne, deben determinarse
- enfermedades óseas
- infecciones fetales
- enfermedades del sistema nervioso central
- enfermedades de la sangre
- problemas químicos o deficiencias enzimáticas

Mediante una ecografía, se encuentra una bolsa de líquido donde no estén el
bebé ni la placenta. Se higieniza el abdomen encima del útero. Se anestesia la piel
y se pasa una aguja a través de la pared abdominal hasta entrar en el útero. Se extrae con una jeringa aproximadamente una onza de líquido de la cavidad amniótica (área que rodea al bebé); si usted está gestando mellizos, se puede tomar
líquido de cada saco.

La amniocentesis presenta riesgos, como lesiones al bebé, la placenta o el cordón umbilical; infecciones; aborto o trabajo de parto prematuro. El uso de la ecografía para guiar la aguja ayuda a evitar problemas, pero no elimina todos los
riesgos.

Puede ocurrir una hemorragia del bebé hacia la madre, lo cual sería un problema, porque la sangre fetal y la materna están separadas y pueden ser de tipos

diferentes. Este es un riesgo particular para una madre Rh negativa que está gestando un bebé Rh positivo (ver la explicación que comienza en la página 234) y puede causar isoinmunización. Una madre Rh negativa debe recibir RhoGAM en el momento de la amniocentesis para prevenir la isoinmunización.

Más del 95% de las mujeres que se hacen una amniocentesis descubren que su bebé *no* tiene el trastorno por el cual se hizo la prueba. Las pérdidas fetales por causa de amniocentesis se estiman en menos del 3%. El procedimiento debe realizarlo solamente alguien que tenga experiencia en ello.

¿Es usted una futura madre mayor?

Más mujeres están quedando embarazadas después de los 30 o de los 40 años de edad. Si usted esperó para iniciar una familia, no es la única. Ahora, cerca del 15% de las madres de recién nacidos tienen 35 años o más.

Cuando usted es mayor, también su pareja puede ser mayor. Tal vez usted haya esperado para casarse, o tal vez este sea su segundo matrimonio y esté iniciando otra familia. Algunas parejas han padecido esterilidad y no logran un embarazo hasta que pasan por ciertas pruebas o una cirugía. O quizás usted sea una madre soltera que ha elegido la inseminación de un donante para lograr el embarazo.

Hoy en día, para calcular los riesgos del embarazo, muchos profesionales de los servicios médicos

> ### Remedio de la abuela
>
> Si quiere evitar el consumo de medicamentos, pruebe un remedio popular. Si tiene tos, pruebe a calmarla con una cucharadita do miel común o de miel de alforfón. A veces, es tan efectiva como los medicamentos para la tos.

se basan en el estado de salud de la embarazada, no en su edad. Las afecciones médicas preexistentes tienen el mayor impacto en el bienestar de una mujer durante el embarazo.

Por ejemplo, una mujer de 39 años tiene menos probabilidades de desarrollar problemas que una mujer diabética de 20 o de 30 años. También el estado físico de una mujer puede tener un mayor efecto en el embarazo que su edad.

La mayoría de las mujeres maduras que quedan embarazadas gozan de buena salud. Una mujer en buenas condiciones físicas que ha hecho ejercicios regularmente puede pasar por un embarazo con tanta facilidad como otra 15 o 20 años menor. Una excepción: las mujeres mayores de 40 años que tienen un primer embarazo pueden tener más problemas que otras de la misma edad que ya hayan tenido hijos. No obstante, la mayoría tendrá un parto seguro.

Algunos problemas de salud pueden deberse a la edad y el riesgo de desarrollar una enfermedad aumenta con el tiempo. Quizás usted no sepa que tiene un problema, a menos que vea a su proveedor de servicios médicos regularmente.

El asesoramiento genético puede ser una elección sabia. Si usted o su pareja tienen más de 35 años, puede ser aconsejable el asesoramiento genético; esto les despejará muchas preguntas. El riesgo de problemas cromosómicos excede el 5% para el grupo de más de 35 años.

El asesoramiento genético reúne a una pareja y a los profesionales que están capacitados para responder preguntas acerca de la ocurrencia, o el riesgo de ocurrencia, de un problema genético. Con el asesoramiento genético, la información sobre la genética humana se aplica a la situación de una pareja en particular. La información se interpreta para que la pareja pueda tomar decisiones con fundamento.

Cuando una madre es mayor, frecuentemente lo es el padre también; la edad del padre puede afectar el embarazo. Puede ser difícil determinar qué importa más, si la edad de la madre o la del padre. Es necesario investigar más antes de que sepamos definitivamente los efectos de la edad del padre en el embarazo.

¿Será diferente el embarazo si usted es una mujer mayor? Si usted es mayor, es posible que su proveedor de servicios médicos la vea más a menudo o que le haga más pruebas. Quizás le aconsejen hacerse una amniocentesis o un MVC para saber si su hijo tiene síndrome de Down. Aunque usted jamás vaya a poner fin a un embarazo, esta información es útil para que usted y el equipo médico se prepararen para el nacimiento de su bebé.

Si usted tiene más de 35 años, son más las probabilidades de que tenga problemas. Tal vez la observen más detenidamente durante el embarazo para buscar signos de esos problemas. Algunos pueden ser complicados, pero con una buena asistencia médica, generalmente pueden manejarse bastante bien.

El embarazo cuando se es mayor puede tener sus costos. Posiblemente aumente más de peso, vea estrías donde antes no había nada, note que los senos se caen más y sienta falta de tono en los músculos. Prestar atención a la alimentación, hacer ejercicios y descansar pueden ser de mucha utilidad.

Debido a las exigencias de tiempo y energía, uno de sus mayores problemas quizás sea la fatiga. Es una queja común. El descanso es fundamental para su salud y la de su bebé. Descanse y haga una siesta cuando sea posible. No se comprometa

a hacer más tareas ni a cumplir nuevas funciones. No se involucre voluntaria-
mente en grandes proyectos. Aprenda a decir: "No". ¡Se sentirá mejor!

El ejercicio moderado puede ayudar a incrementar los niveles de energía y a
aliviar ciertas molestias. Sin embargo, compruebe primero con su proveedor de
servicios médicos cualquier programa de ejercicios antes de iniciarlo.

También el estrés puede ser un problema. El ejercicio, la alimentación sana y el
buen descanso pueden ayudar a aliviar el estrés. Dedíquese tiempo.

Para algunas mujeres, un grupo de apoyo para el embarazo resulta ser una manera excelente de afrontar las dificultades que puedan experimentar. Pídale más
información a su proveedor de servicios médicos.

Gracias a la investigación, sabemos que para una mujer mayor el trabajo de
parto y el parto pueden ser diferentes. El trabajo de parto puede durar más
tiempo. Las mujeres mayores tienen además una alta tasa de partos por cesárea.
Después del nacimiento del bebé, quizás su útero no se contraiga tan rápidamente, y la hemorragia puerperal puede ser más prolongada y más abundante.

Para obtener una visión más exhaustiva del embarazo en mujeres mayores de
35 años, sugerimos leer nuestro libro *El embarazo después de los 35.*

Su alimentación

¡Buenas noticias: las embarazadas deben tomar refrigerios más a menudo, especialmente durante la segunda mitad del embarazo! Usted tiene que tomar tres o
cuatro refrigerios al día, además de las comidas normales. Aunque, hay un par de
trucos. Primero, los refrigerios deben ser nutritivos. Segundo, las comidas tienen
que ser más reducidas para poder ingerir esos refrigerios. Un objetivo de la alimentación en el embarazo es ingerir el alimento necesario para que su organismo
y el feto en desarrollo siempre tengan disponibilidad de nutrientes.

Por lo general, uno desea que un refrigerio sea rápido y sencillo. Pero para asegurarse de tener preparados alimentos nutritivos para los refrigerios, quizás hagan falta cierta planificación y algo de esfuerzo de su parte. Prepare cosas por
anticipado. Corte verduras frescas para usar después en ensaladas y para acompa-
ñarlas con salsas de bajas calorías. Tenga a mano unos huevos duros. Un queso
con bajo contenido de grasas y el queso *cottage* proporcionan calcio. Son buenas
opciones la mantequilla de maní (con grasas reducidas o común), los *pretzels* y las
palomitas de maíz sin sal ni azúcar. Reemplace las gaseosas por jugos de frutas. Si
el jugo tiene más azúcar de la que necesita, rebájelo con agua.

Lo que también debería saber

✢ No se acueste más boca arriba

La 16.ª semana es un momento decisivo: debe dejar de acostarse boca arriba para descansar, para dormir o cuando se acuesta en el piso a hacer ejercicios o a relajarse. Sí puede reclinarse en una silla o apoyarse contra almohadas. ¡Sólo evite acostarse boca arriba!

Acostarse sobre la espalda supone una presión adicional sobre la aorta y la vena cava, y eso puede disminuir el flujo sanguíneo al bebé. El feto no recibirá todos los nutrientes que necesita para desarrollarse y crecer. No haga peligrar el bienestar del bebé solo por olvidarse de esta importante acción.

✢ Consideraciones ecológicas durante el embarazo

En la actualidad, muchos buscan la manera de volverse más "ecologistas". Desean hacer lo que puedan para ayudar a proteger el medio ambiente para sí mismos, para sus hijos y para el resto del mundo. Una manera de empezar es teniendo *consideraciones ecológicas durante el embarazo*.

Esas consideraciones ecológicas pueden abarcar desde ser selectiva respecto de los productos que usa hasta cómo trata su cuerpo. Hemos reunido algunas ideas de consideraciones ecológicas durante el embarazo y las enumeramos a continuación.

- Verifique que sus cosméticos y demás productos de uso personal no contengan productos químicos nocivos. Elija aquellos que sean propicios para el ambiente.
- Ingiera alimentos orgánicos parte del tiempo a fin de reducir su exposición a pesticidas y otras sustancias químicas dañinas.
- Pida a sus amigas que le den una "fiesta verde". Anótese en una lista de productos ecológicos.
- Compre ropa de segunda mano para el bebé.
- Transforme el reciclado en parte de su vida diaria.
- Done o venda los elementos que ya no necesita a fin de hacer espacio para el bebé y todas las cosas que necesitará para él.
- Trate de evitar los contaminantes externos, como los gases del tubo de escape de los vehículos y el esmog.
- Camine cuando pueda en vez de conducir.
- Cultive sus propias verduras cuando sea posible. Una huerta puede ser algo maravilloso para agregar a su estilo de vida.

- Ponga lámparas de bajo consumo en sus artefactos de iluminación.
- Elija productos de limpieza, detergentes para la ropa y demás productos de uso doméstico que sean ecológicos. Asegúrese de que no sean riesgosos para el embarazo, no todos los productos ecológicos son seguros.
- Compre una botella de agua para su uso personal y úsela todos los días.

Tome 1200 mg de calcio todos los días mientras esté amamantando para reducir la cantidad de plomo en la leche. Si usted no tiene calcio suficiente en los huesos, su organismo expulsará el plomo de ellos.

Si su casa es antigua, deje correr el agua fría de 30 segundos a 2 minutos antes de beberla o de usarla para cocinar. El flujo de agua fría ayuda a eliminar el plomo de las tuberías; el agua caliente tiende a absorber el plomo de las tuberías. Un buen filtro de agua también puede ser útil.

Cuando prepare la habitación para el bebé, elija pintura que no contenga COV o que contenga muy poco, ya que tiene menos contaminantes. (*COV* significa compuesto orgánico volátil.) Si va a colocar una alfombra, seleccione si es posible fibras naturales, como lana, yute o sisal. O busque una que tenga la etiqueta ecológica *Green Label Plus,* que contienen menor cantidad de productos químicos con COV. También podría pedirle al vendedor que airee la alfombra 24 horas antes de instalarla para reducir los productos químicos nocivos. Una vez que la alfombra esté colocada, cierre la puerta de la habitación, abra las ventanas y déjelas abiertas 72 horas.

Podría además mantener la cama y la ropa de cama del bebé de manera natural. Existen muchos productos libres de dioxinas, productos petroquímicos sintéticos y formaldehído, entre ellos colchones y ropa de cama para cunas.

Observe su consumo de energía eléctrica y trate de vivir más naturalmente. Cuanto más reduzca su huella de CO_2, mejor será para el medio ambiente. Por ejemplo, beber agua del grifo casi no libera CO_2 a la atmósfera. En cambio, si bebe

Consejo para la 16.ª semana

Algunos de los alimentos que a usted normalmente le encantan pueden caerle mal al estómago durante el embarazo. Quizás tenga que sustituirlos por otros alimentos nutritivos que tolere mejor.

agua embotellada, ¡*todas* las botellas de agua liberan 1 libra de CO_2! Si toma una ducha caliente de 5 minutos, se liberan 3.5 libras de CO_2 a la atmósfera. Si su ducha dura 10 minutos, se liberan 7 libras de CO_2. Si toma el autobús, se libera 0.2 libra de CO_2 por milla comparado con la 0.9 libra que libera si conduce un vehículo que rinde 23 millas por galón.

Recuerde: ¡si no es bueno para usted, no es bueno para el bebé!

ᴖ La enfermedad del Rh y la sensibilidad

Durante el embarazo, es importante que sepa su grupo sanguíneo (0, A, B, AB) y su factor Rh. El factor Rh es una proteína de la sangre, determinada por un rasgo genético.

Todos tenemos sangre Rh positivo o sangre Rh negativo. Si usted tiene el factor Rh en la sangre, usted es Rh positiva; la mayoría de las personas son Rh positivas. Si no tiene el factor Rh, usted es Rh negativa. El factor Rh negativo afecta a aproximadamente el 15% de la población blanca y al 8% de los afroamericanos de Estados Unidos.

Una mujer Rh negativa que está gestando un niño Rh positivo puede enfrentar problemas cuyo resultado podría ser un bebé muy enfermo. Si usted es Rh positiva, no tiene que preocuparse por nada de esto. Si usted es Rh negativa, *tiene* que saberlo.

La enfermedad del Rh. La *enfermedad del Rh* es una afección causada por la incompatibilidad entre la sangre de una madre y la sangre de su bebé. Si usted es Rh negativa, puede sensibilizarse si su bebé es Rh positivo. Su bebé puede ser Rh positivo *solamente* si su pareja es Rh positivo. Si usted es Rh positiva y su pareja es Rh negativo, no tendrá problemas.

Todos los años, más de 4000 bebés desarrollan la enfermedad del Rh antes de nacer. Si usted es Rh negativa y su bebé no lo es, o si usted ha tenido una transfusión de sangre o ha recibido hemoderivados de alguna clase, podría tener problemas. Existe riesgo de que usted se sensibilice o se isoinmunice por el factor Rh. *Isoinmunizarse* significa que usted produce anticuerpos que circulan dentro de su sistema. Los anticuerpos no le hacen daño a usted, pero atacan la sangre Rh positiva del feto en desarrollo. (Si su bebé es Rh negativo, no hay problema.)

Causa de los problemas. Usted y su feto no comparten el sistema sanguíneo durante el embarazo. Sin embargo, en algunas situaciones, pasa sangre del bebé a la madre. En ocasiones, cuando ocurre esto, el organismo de la madre reacciona como si ella fuera alérgica a la sangre del feto. Ella se sensibiliza y produce anticuerpos. Estos anticuerpos pueden traspasar la placenta y atacar la sangre del feto. Los anticuerpos pueden destruir los glóbulos rojos del bebé, cuya consecuencia es una anemia del bebé que puede ser muy grave.

Con el primer bebé, si la sangre fetal entra en el torrente sanguíneo de la madre, el bebé puede nacer antes de que el organismo de la mujer se sensibilice. Probablemente, ella no producirá anticuerpos suficientes para dañar al niño. No obstante, los anticuerpos permanecen en la circulación sanguínea de la mujer para siempre. En el siguiente embarazo, el feto puede desarrollar anemia debido a que en la madre ya están formados los anticuerpos. Si estos anticuerpos traspasan la placenta, pueden atacar los glóbulos rojos del bebé y provocarle anemia.

Prevención de los problemas. Si usted es Rh negativa, al comienzo del embarazo, le harán pruebas para saber si tiene anticuerpos. Si los tiene, ya está sensibilizada. Si no tiene anticuerpos, no está sensibilizada (esto es bueno).

La sangre Rh positiva puede mezclarse con la sangre de una mujer Rh negativa, lo cual ocasiona sensibilización, de muchas maneras. Entre ellas: aborto natural; aborto terapéutico; embarazo ectópico; amniocentesis; muestreo de vellosidades coriónicas; MPSCU o cordocentesis; transfusión de sangre; hemorragia durante el embarazo, como por desprendimiento prematuro de placenta, o en un accidente, o por lesiones, como un trauma en el útero producido por objeto contundente en un accidente automovilístico.

Si usted es Rh negativa y *no* está sensibilizada, existe un tratamiento para prevenir que se sensibilice. Se llama *RhoGAM* e *inmunoglobulina Rh* (IgRh), son lo mismo. El RhoGAM es un producto que se extrae de la sangre humana. (Si usted tiene razones religiosas, éticas o personales para no utilizar sangre o hemoderivados, consulte a su médico o a su ministro.) Si su sangre se mezcla con la sangre del bebé, el RhoGAM previene que usted se sensibilice. Si usted ya está sensibilizada, el RhoGAM no ayudará.

Su proveedor de servicios médicos probablemente le sugerirá que reciba Rho-GAM alrededor de la 28.ª semana para prevenir la sensibilización en el último tramo del embarazo. Las probabilidades de que usted esté expuesta a la sangre del bebé son mayores durante los 3 últimos meses del embarazo y durante el parto. En caso de pasarse de la fecha de parto, su proveedor de servicios médicos puede sugerir otra dosis de RhoGAM.

La inyección de RhoGAM se aplica dentro de las 72 horas después del parto, si el bebé es Rh positivo. Si el bebé es Rh negativo, usted no necesita RhoGAM después del parto ni lo necesitó durante el embarazo. Sin embargo, es mejor no correr ese riesgo y aplicar la inyección de RhoGAM durante el embarazo.

Después del parto, si el análisis de sangre muestra que un número de glóbulos sanguíneos Rh positivos (del bebé) mayor que el normal ha ingresado en su torrente sanguíneo, le pueden aplicar RhoGAM. El tratamiento de RhoGAM es necesario para todos los embarazos.

Al comienzo del embarazo, se hace un análisis de sangre para determinar si usted es Rh positiva o Rh negativa, y si tiene anticuerpos. Si usted es Rh positiva, como la mayoría de las personas, no tiene que preocuparse por nada de esto. Si usted es Rh negativa, puede:

- estar *sensibilizada* (ya tiene anticuerpos); se observará su embarazo más detenidamente para detectar anemia fetal y otros problemas en el feto
- *no estar sensibilizada* (no tiene anticuerpos); recibirá una inyección de RhoGAM a las 28 semanas
- recibir una inyección de RhoGAM a las 40 semanas, si todavía está embarazada
  Al bebé se le practica un análisis de sangre para ver si es Rh positivo o Rh negativo.
- Si el bebé es Rh negativo, no se hará nada más.
- Si el bebé es Rh positivo, se le practicará a usted un análisis de sangre para determinar cuánto RhoGAM debe recibir.

La enfermedad del Rh y crecimiento del bebé. Cuando la enfermedad del Rh destruye los glóbulos sanguíneos del feto, puede provocar enfermedades de la sangre en el feto o en el recién nacido. Si su proveedor de servicios médicos sospecha problemas fetales por la enfermedad del Rh, la amniocentesis y la cordocentesis pueden ayudar a determinar si el bebé está desarrollando anemia y cuál es su gravedad.

Es posible que sea necesario repetir estas pruebas cada 2 o 4 semanas. La amnio-centesis puede determinar también si el feto es Rh negativo o Rh positivo.

Se puede realizar una ecografía para medir la velocidad del flujo sanguíneo por una arteria de la cabeza del bebé. Esto puede servir para detectar una anemia moderada a una grave, pero no una anemia leve.

A usted se le practica un análisis de sangre para proporcionar información del feto a su equipo médico. El análisis determina el estado del factor Rh del feto, lo cual significa que usted no necesitará una amniocentesis en el futuro para determinar este factor.

Si su bebé tiene un problema, existen medidas que pueden tomarse antes del nacimiento. Se han practicado transfusiones de sangre a bebés ya a las 18 semanas de embarazo.

Ejercicio para la 16.ª semana

Ya sabe por qué no debe acostarse boca arriba para hacer ejercicios después de la 16.ª semana, por lo tanto, se acabaron los ejercicios abdominales. Sin embargo, usted puede hacer un ejercicio modificado y beneficioso en el embarazo. Siéntese en el piso con las piernas cruzadas. Apoye la espalda contra la pared. Use una almohada para más comodidad. Mientras exhala por la nariz, empuje el ombligo hacia la columna vertebral. Mantenga 5 segundos, luego inhale por la nariz. Empiece con 5 repeticiones y aumente hasta 10. *Fortalece los músculos del estómago y mantiene firmes la zona lumbar y la columna vertebral.*

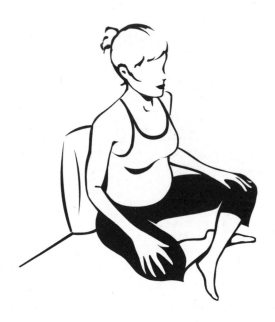

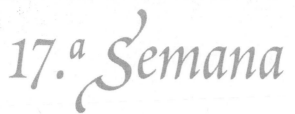

17.ª Semana

Edad del feto: 15 semanas

¿Qué tamaño tiene el bebé?

La longitud craneocaudal del bebé es de 4½ a 4¾ pulgadas (de 11 a 12 cm). El peso del feto se ha duplicado en dos semanas y ahora es de unas 3½ onzas (100 g). Esta semana, el bebé tiene aproximadamente el tamaño de una mano abierta.

¿Qué tamaño tiene usted?

Su útero está de 1½ a 2 pulgadas (de 3.8 a 5 cm) por debajo del ombligo. Ahora tiene una hinchazón obvia en el abdomen inferior. La ropa de maternidad o expandible es una necesidad para estar cómoda. Cuando su pareja la abraza, puede sentir la diferencia en su abdomen inferior. En este punto del embarazo, es normal un aumento de peso total de 5 a 10 libras (de 2.25 a 4.5 kg).

Cómo crece y se desarrolla el bebé

Si mira la ilustración de la página 240 y luego mira las semanas anteriores, verá los cambios increíbles que se producen en su bebé. En esta semana, empieza a formarse grasa, llamada también *tejido adiposo*. Es importante para la producción de calor y el metabolismo del bebé. En el momento de nacer, la grasa aporta unas 5¼ libras (2.4 kg) del peso total de 7¾ libras (3.5 kg).

Ha sentido al bebé moverse, o lo sentirá pronto. Tal vez no lo sienta todos los días. A medida que el embarazo continúa, los movimientos se vuelven más fuertes y más frecuentes.

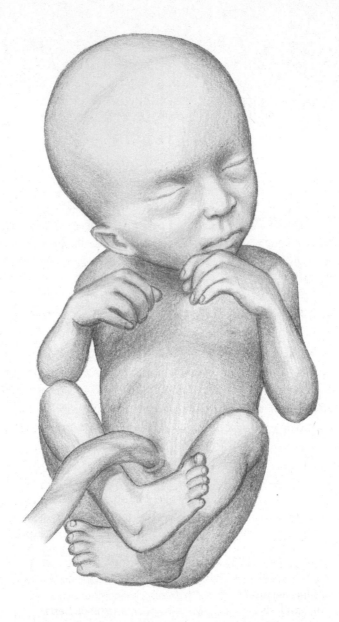

Las uñas del bebé están bien formadas.
El bebé está empezando a acumular algo de grasa.

Cambios en usted

Sentir que el bebé se mueve puede darle confianza de que su embarazo está marchando bien. Esto es especialmente cierto si ha tenido problemas.

Cuando el embarazo avanza, el útero se vuelve más ovalado que redondeado a medida que llena la pelvis y empieza a crecer dentro del abdomen. Sus intestinos se desplazan hacia arriba y a los lados. Finalmente, su útero llega casi hasta el hígado.

Cuando usted está de pie, el útero toca la pared abdominal en el frente. Puede sentirlo más fácilmente en esta posición. Cuando usted está acostada de espalda, cae hacia atrás sobre la columna vertebral y los vasos sanguíneos (vena cava y aorta).

๛ *Dolor de los ligamentos redondos*

Los ligamentos redondos están sujetos a cada lado de la parte superior del útero y a la pared pélvica lateral. Con el crecimiento del útero, estos ligamentos se estiran y tiran, y se vuelven más largos y finos. Moverse puede causar un dolor o una molestia llamada *dolor de los ligamentos redondos*. El dolor puede presentarse en un lado solo o en ambos, o puede ser peor en un lado que en el otro. Este dolor no le hace daño a usted ni a su bebé.

Si tiene este dolor, tal vez se sienta mejor si se acuesta y descansa. Hable con su proveedor de servicios médicos si el dolor es intenso o si aparecen otros síntomas. Entre las señales de advertencia de problemas graves se encuentran hemorragia por la vagina, pérdida de líquido por la vagina o dolor intenso.

Consejo para la 17.ª semana

Si tiene calambres en las pantorrillas durante el embarazo, hay algunas cosas que puede hacer. No permanezca de pie durante largos períodos. Descanse de costado con la mayor frecuencia posible. Haga ejercicios de estiramiento. También puede usar una almohadilla térmica en el área acalambrada, pero no la use por más de 15 minutos a la vez. Coma uvas pasas y bananas; son fantásticas fuentes de potasio. También puede afectar a los calambres en las pantorrillas una ingesta inadecuada de calcio. Asegúrese de consumir 1200 mg de calcio todos los días. Puede ayudar también beber mucha agua. Pruebe también el Remedio de la abuela para los calambres en las pantorrillas; vea el recuadro de la 25.ª semana.

Cómo afecta al desarrollo del bebé lo que usted hace

ᳬ *Ecografía en este momento*

La ecografía se realiza en momentos diferentes por razones diferentes. Durante el segundo trimestre, se puede usar junto con la amniocentesis, en hemorragias relacionadas con placenta previa o desprendimiento prematuro de placenta, cuando haya una preocupación sobre la restricción del crecimiento intrauterino (RCIU), para evaluar el bienestar fetal y para diagnosticar fetos múltiples.

La ecografía ha probado su efectividad para diagnosticar problemas y dar tranquilidad. Frecuentemente se la combina con otras pruebas.

ᳬ *Ecografía tridimensional.*
La ecografía tridimensional, disponible en muchas áreas, brinda imágenes claras y detalladas del bebé dentro de usted. Las imágenes casi parecen fotos. Para la mujer embarazada, la prueba es casi igual que una ecografía bidimensional. La diferencia está en el programa informático que "traduce" la foto en una imagen en tres dimensiones.

Una ecografía tridimensional se puede usar cuando hay sospechas de problemas con el bebé y el proveedor de servicios médicos quiera observarlo más de cerca. La ecografía tridimensional puede brindar información que ayuda con el diagnóstico y el tratamiento. Ayuda al personal médico a comprender la gravedad del problema para que se pueda planificar un programa de tratamiento que empiece inmediatamente después del nacimiento.

Esta ecografía es más útil en la evaluación de bebés con problemas faciales, problemas de manos y pies, problemas de columna vertebral y anomalías del tubo neural. Algunos estudios muestran que las imágenes tridimensionales pueden ser un valioso material didáctico para los padres, que pueden tener dificultades para ver los defectos. El personal médico ha encontrado muchos usos para la ecografía tridimensional, entre ellos:

- medición de volumen, como cuando se mide la cantidad de líquido amniótico
- mediciones más precisas de la translucidez de la nuca
- mejores imágenes del cráneo del bebé
- evaluación de la columna vertebral
- ver diferencias sutiles con problemas de labio leporino y de paladar hendido

- ver defectos en la pared abdominal
- mejor evaluación de la placenta, lo que puede ser muy útil cuando está embarazada de más de un bebé
- ayuda al proveedor de servicios médicos a ver algunas anomalías del cordón umbilical
- ayudar a descartar algunas defectos congénitos

ᴼ *Aumento del flujo vaginal*

Durante el embarazo, es normal tener un aumento de flujo vaginal, llamado *leucorrea*. Este flujo es, generalmente, blanco o amarillo, y bastante espeso. No es una infección. Creemos que su origen está en el aumento del flujo sanguíneo hacia la piel y los músculos que rodean la vagina; esto también causa una coloración violeta o azul de la vagina. Esta apariencia, visible para su proveedor de servicios médicos al principio del embarazo, se llama *signo de Chadwick*.

Si tiene un flujo abundante, tal vez tenga que usar toallas sanitarias.

Evite usar pantimedias y ropa interior de nylon. Elija ropa interior que tenga entrepierna de algodón para permitir mayor circulación de aire.

Las infecciones vaginales pueden ocurrir, y ocurren, durante el embarazo. Frecuentemente, el flujo de estas infecciones es fétido. Es amarillo o verdoso, y puede provocar irritación o prurito alrededor de la vagina o en su interior. Si tiene cualquiera de estos síntomas, llame a su proveedor de servicios médicos. Muchas cremas y antibióticos son inocuos para usarlos durante el embarazo.

ᴼ *Duchas vaginales durante el embarazo*

La mayoría de los proveedores de servicios médicos están de acuerdo con que usted no debe darse duchas vaginales durante el embarazo. ¡Las duchas con jeringa de pera están definitivamente prohibidas! Las duchas vaginales pueden provocarle hemorragias o problemas más graves. Evite esta práctica.

Consejo para el papá

Un masaje puede obrar maravillas para ayudar a calmar las molestias y el cansancio de su pareja. Puede también aliviar cualquier ansiedad que ella pueda sentir. ¡El masaje puede ser muy relajante para ella y para usted! Ofrezca a su pareja masajes que alivien la tensión y relajen los músculos de la cabeza, la espalda y los pies. Puede hacerlos sentir muy bien a los dos.

Su alimentación

ᔍ ¿Es usted vegetariana?

Algunas mujeres eligen comer una dieta vegetariana debido a preferencias personales o religiosas. A otras mujeres, durante el embarazo, la carne les provoca náuseas. ¿Es seguro comer una dieta vegetariana mientras está embarazada? Puede serlo, si presta mucha atención a los tipos y combinaciones de alimentos que come.

Las investigaciones demuestran que la mayoría de las mujeres que siguen una dieta vegetariana comen una variedad de alimentos más rica en nutrientes que las que comen carne. Las vegetarianas pueden hacer un esfuerzo adicional para incluir más frutas y verduras en sus planes alimentarios cuando eliminan productos cárnicos. Si usted es vegetariana por opción, y lo ha sido por un tiempo, tal vez sepa cómo obtener muchos de los nutrientes que necesita. Si tiene preguntas, hable con su proveedor de servicios médicos. Tal vez quiera que vea a un nutricionista si usted tiene cualquier factor de riesgo en el embarazo.

Durante el embarazo, necesita ingerir entre 2200 y 2700 calorías por día. Y debe comer el tipo *correcto* de calorías. Elija alimentos frescos que le brinden una variedad de vitaminas y minerales. Coma bastantes fuentes diferentes de proteínas que les proporcionen energía a usted y al bebé. Hable de su alimentación con el proveedor de servicios médicos en la primera consulta prenatal.

Hay diferentes planes vegetarianos de alimentación, cada uno con sus características únicas.

- Si usted es *ovo-lacto-vegetariana,* usted come productos lácteos y huevos.
- Si usted es *lacto-vegetariana,* su alimentación incluye productos lácteos.
- Una *dieta vegana* incluye solo alimentos de origen vegetal, como frutos secos, semillas, verduras, frutas, granos y legumbres.
- Una *dieta macrobiótica* limita los alimentos a granos integrales, frijoles, verduras y cantidades moderadas de pescado y frutas.
- Una *dieta frugívora* es la más restrictiva; permite solo frutas, frutos secos, aceite de oliva y miel.

Las dietas macrobióticas y frugívoras son demasiado restrictivas para una embarazada. No proporcionan suficientes vitaminas, minerales, proteínas ni calorías necesarios para el desarrollo del bebé.

Su objetivo es comer suficientes calorías para subir de peso durante el embarazo. No querrá que su cuerpo use las proteínas para generar energía, porque usted la necesita para su crecimiento y el crecimiento del bebé.

Al comer una gran variedad de granos integrales, legumbres, frutas deshidratadas, frijoles lima y germen de trigo, debería recibir suficiente hierro, cinc y otros oligoelementos. Si no bebe leche ni incluye productos lácteos en su dieta, debe encontrar otras fuentes de vitaminas D, B_2, B_{12} y calcio.

Para las vegetarianas, generalmente no es problema conseguir suficiente ácido fólico. El folato se encuentra en muchas frutas, legumbres y verduras (especialmente las de hojas oscuras).

Las mujeres que comen poca carne o nada tienen un riesgo mayor de padecer carencia de hierro durante el embarazo. Para obtener suficiente hierro, coma todos los días una variedad de granos, verduras, semillas y frutos secos, legumbres y cereales enriquecidos. La espinaca, las ciruelas pasas y el chucrut son excelentes fuentes de hierro, así como las frutas deshidratadas y las verduras de hoja oscura. Una buena fuente también es el tofu. Cocine en ollas de fundición porque pequeñas cantidades de hierro se adherirán a lo que esté cocinando.

> Si no come carne porque le hace mal, pida que la refieran a un nutricionista. Tal vez necesite ayuda para desarrollar un buen plan de alimentación.

Si usted es lacto u ovo-lacto-vegetariana, no tome leche con alimentos ricos en hierro; el calcio reduce la absorción de hierro. No beba té ni café con las comidas, porque los taninos presentes en esas bebidas inhiben la absorción de hierro en un 75%. Muchos alimentos y panes para el desayuno ahora están enriquecidos con hierro. Lea las etiquetas.

Para obtener ácidos grasos omega-3, agregue aceite de canola, tofu, linaza, soja, nueces y germen de trigo a su plan alimentario. Estos alimentos contienen aceite linolénico, un tipo de ácido graso omega-3. También puede comer harina de linaza y aceite de linaza, ambos se consiguen en mercados y tiendas de alimentos saludables. Pero evite el lino puro.

Las vegetarianas y las embarazadas que no comen carne pueden tener dificultades para obtener suficiente vitamina E. La vitamina E es importante durante el embarazo porque ayuda a metabolizar las grasas poliinsaturadas y contribuye a desarrollar los músculos y los glóbulos rojos. Los alimentos ricos en esa vitamina incluyen al aceite de oliva, el germen de trigo, la espinaca y las frutas deshidratadas.

Las vegetarianas tienen mayor probabilidad de tener carencia de cinc, así que preste mucha atención a recibir suficiente cinc todos los días. Son buenas fuentes de cinc los frijoles lima, los productos de grano integral, los frutos secos, los frijoles secos, los guisantes secos, el germen de trigo y las verduras de hoja oscura. Si usted es ovo-lacto-vegetariana, tal vez sea más difícil para usted obtener suficiente hierro y cinc.

> Las almendras contienen niveles altos de magnesio, vitamina E, proteína y fibra.

Si usted es vegana, no comer ningún producto animal puede dificultarle más la tarea. Tal vez necesite preguntarle a su proveedor de servicios médicos acerca de aportes complementarios de vitamina B_{12}, vitamina D, cinc, hierro y calcio. Coma hojas tiernas de nabo, espinaca, hojas de remolachas, brócoli, productos lácteos y quesos derivados de la soja, y jugos de frutas enriquecidos con calcio.

Lo que también debería saber

✧ Prueba cuádruple de detección sistemática

La prueba cuádruple de detección sistemática es otro examen que puede ayudar a averiguar si usted podría estar embarazada de un bebé con síndrome de Down. Este análisis de sangre puede también ayudar a descartar otros problemas, como las anomalías del tubo neural.

La prueba cuádruple de detección sistemática es igual a la prueba triple de detección sistemática, con el agregado de una cuarta medición: el nivel de inhibina A. Medir el nivel de inhibina A, junto con los otros tres factores analizados en la prueba triple de detección sistemática, aumenta la tasa de detección del síndrome de Down y disminuye la tasa de positivos falsos.

La prueba cuádruple de detección sistemática puede identificar el 79% de los fetos con síndrome de Down. Tiene un resultado positivo falso de 5%.

✧ Técnicas médicas complementarias y alternativas

Hay muchas técnicas de medicina complementaria y alternativa que pueden ayudar a una mujer durante el embarazo. La *medicina complementaria* se refiere a los tratamientos y productos que no se consideran parte de la medicina tradicional. Los proveedores de servicios médicos no aprenden sobre ellas durante la capacitación y, generalmente, no las practican. Cuando se usan con la medicina tradicional, se las llama *técnicas médicas complementarias.* Cuando se las usa en lugar de la medicina tradicional, se las llama *medicina alternativa.*

Muchos tratamientos complementarios y alternativos no se han probado científicamente. No hay una manera definida para determinar si un tratamiento es inocuo o efectivo, por eso es importante hablar con su proveedor de servicios médicos sobre cualquiera de estos tratamientos *antes* de que se haga uno.

La excepción a esta regla es la *osteopatía.* Utiliza la manipulación y terapias físicas para recuperar el equilibrio estructural y mejorar la función del cuerpo. Los doctores en medicina osteopática se han graduado en una escuela de medicina osteopática acreditada y han cumplido con los requisitos para obtener una matrícula en medicina. Los tratamientos de un médico osteópata se aprenden en escuelas de medicina osteopáticas y son seguros.

La *homeopatía* usa sustancias en cantidades pequeñas y muy diluidas para aliviar los síntomas. En dosis altas, estas mismas sustancias *causan* estos síntomas. La *quiropraxia* implica la manipulación de la columna vertebral para aliviar el dolor y ayudar a la capacidad del cuerpo para curarse a sí mismo.

La *técnica de Alexander* es un acercamiento suave al movimiento que puede ayudar a volver a equilibrar posturas incorrectas mediante la conciencia, el movimiento y el tacto. Los *campos electromagnéticos,* llamados también *curación por energía,* usan imanes para aliviar el dolor de nervios y articulaciones. Las ondas térmicas de baja frecuencia, la estimulación eléctrica de los nervios y las ondas electromagnéticas brindan energía para curar el cuerpo.

La *acupuntura* es la práctica de colocar pequeñas agujas a lo largo de recorridos que, se cree, conectan puntos de energía de su cuerpo con órganos específicos. La realizan practicantes capacitados. Las investigaciones demuestran que la acupuntura tiene muchos beneficios, entre ellos, los cambios en el flujo sanguíneo hacia el cerebro, así como ayudar al cuerpo a producir sus propias sustancias analgésicas. La *acupresión* es similar a la acupuntura, excepto que, en lugar de agujas, usa presión en puntos clave del cuerpo.

La *biorretroalimentación* emplea varios dispositivos para darle una respuesta visual o auditiva acerca de su esfuerzo por controlar las funciones corporales automáticas, como la tensión arterial, la frecuencia cardíaca, la temperatura y la actividad de las ondas cerebrales. La *visualización guiada* usa imágenes mentales imaginarias, combinadas con los sentidos de la vista, el olfato y el oído, para concentrarse en imaginarse a usted misma sintiéndose bien. Es particularmente útil para manejar problemas comunes relacionados con el estrés, como dolores de cabeza o hipertensión arterial.

El *toque terapéutico* implica hacer que un terapeuta pase las manos sobre el cuerpo de una persona para equilibrar la energía. La *reflexología* aplica presión en puntos específicos de las manos y los pies, especialmente en puntos blandos, que se cree que están unidos a órganos específicos del cuerpo.

Las *terapias de cuerpo y mente* involucran a la mente y el cuerpo para tratar un problema. Algunas terapias comunes incluyen masajes, meditación, yoga y distintos métodos de relajación. El *masaje terapéutico* emplea el antiguo arte sanador de frotar y manipular los tejidos corporales para ayudar a hacer que su cuerpo, su mente y su espíritu se relajen. Usted puede masajearse la cabeza y el cuello, la frente, las sienes, las manos y los pies, o puede ir a un profesional capacitado para hacerse un masaje corporal completo que puede servir para muchos males comunes.

La *meditación* relaja su mente y la ayuda a estar en contacto con pensamientos más profundos. Hay diferentes tipos de meditación; algunos implican concentrarse en la respiración, visualizando objetos diferentes o repitiendo una palabra o mantra. Otros tipos, como la meditación con conciencia plena, permiten que el cuerpo se vuelva menos reactivo al estrés. El *yoga*, que viene de la palabra "unión", usa posturas diseñadas para alinear todos los aspectos de una persona: espiritual, mental, emocional y físico.

La *aromaterapia* usa aceites de plantas aromáticas que se agregan a productos para oler o aplicar en la piel. Los *aportes complementarios alimenticios* incluyen las vitaminas, minerales, hierbas y aportes complementarios para ayudar a prevenir las enfermedades. Las hierbas y las preparaciones herbales se usan como medicinas. La *medicina china* se basa en la creencia de que la energía equilibrada (chi) fluye a través del cuerpo de una persona sana, y que la enfermedad hace que el flujo se interrumpa.

¿Está pensando en usar a una doula?

Tal vez se esté preguntando si quiere que una doula la ayude durante el nacimiento del bebé. Una *doula* es una mujer capacitada para brindar apoyo y asistencia durante el trabajo de parto y el parto. La doula se queda con usted desde el comienzo del trabajo de parto hasta que el bebé haya nacido.

Doula es el término griego para *ayudante mujer*. Las doulas no atienden el parto, ni reemplazan a un doctor o a una partera, ni desempeñan el papel de una enfermera. Están allí para confortar a la futura madre, para aliviar sus temores y para ayudarla durante el trabajo de parto. Pueden brindar una atención continua

Preguntas para una futura doula

Si está considerando tener una doula, entreviste a más de una antes de elegir a alguien. A continuación se enumeran algunas preguntas que tal vez quiera hacer y algunas percepciones que podría analizar después de las entrevistas.

- ¿Cuáles son sus títulos y cuál es su capacitación? ¿Está diplomada? ¿Por qué organización?
- ¿Tiene hijos? ¿Qué métodos de parto usó?
- ¿Cuál es su filosofía para el parto?
- ¿Está familiarizada con el método de parto que hemos elegido (si tiene un método particular que quiera usar)?
- ¿Qué clase de plan usaría para ayudarnos durante el trabajo de parto?
- ¿Qué tan dispuesta está para responder a nuestras preguntas antes del nacimiento?
- ¿Con qué frecuencia nos encontraremos antes del nacimiento?
- ¿Cómo nos ponemos en contacto con usted cuando empiece el trabajo de parto?
- ¿Qué pasa si usted no está disponible cuando empecemos el trabajo de parto? ¿Trabaja con otras doulas? ¿Podemos conocer a alguna?
- ¿Tiene experiencia en ayudar a una madre primeriza con la lactancia? ¿Qué tan disponible está después del nacimiento para ayudarnos con este u otros temas del puerperio?
- ¿Cuáles son sus honorarios?
- Las percepciones incluyen la facilidad para hablar con la doula y para comunicarse con ella. ¿Escuchó bien y respondió sus preguntas? ¿Se sintió cómoda con ella? Si no se llevó bien con una doula, ¡pruebe con otra!

durante el trabajo de parto. Brindan alivio para el dolor a través del masaje, las técnicas de respiración y la terapia acuática. En algunos casos, una doula puede guiar a las parejas para que ayuden durante el trabajo de parto y el parto. Una doula, incluso, puede ayudarla a empezar a amamantar a su bebé.

Otro punto fuerte de una doula es brindar apoyo a una mujer que ha elegido un trabajo de parto y un parto sin medicamentos. Si decidió que quiere usar anestesia, no importa cuál, tal vez una doula no sea una buena opción para usted.

Aunque la función principal de una doula es brindar apoyo a la mamá durante el parto, frecuentemente ayuda al asistente del parto. No sustituye al asistente del parto; trabaja con él. En algunas situaciones, una doula puede desempeñarse como asistente del parto.

Los servicios de una doula pueden ser caros y van desde los $250 a los $1500. Esto cubre, generalmente, las reuniones antes del nacimiento, la atención en el trabajo de parto y el parto, y una o más visitas puerperales.

Si usted y su pareja eligen que una doula esté presente durante el trabajo de parto y el nacimiento, hable con su proveedor de servicios médicos sobre su decisión. Tal vez considere invasiva esta presencia y vete la idea. O el proveedor de servicios médicos puede darle el nombre de alguien con quién él trabaje frecuentemente.

Si decide usar una doula, empiece a buscar una con tiempo. Empiece a buscarla, como temprano, en el 4.º mes de embarazo; ciertamente, no más allá del 6.º mes. Si espera más tiempo, todavía puede encontrar a alguien, pero las opciones son limitadas. Empezar con tiempo le permite relajarse y evaluar más críticamente a cualquier mujer que entreviste. Busque en el directorio local el nombre de doulas, o visite DoulaNetwork.com para encontrar a una doula en su área.

Doulas en el puerperio. Además de las doulas que ayudan durante el trabajo de parto y el parto, también existen las *doulas en el puerperio.* Estas mujeres ayudan a facilitar la transición hacia la maternidad. En el puerperio, una doula ayudará a la madre primeriza y a su familia para que aprendan a disfrutar y a cuidar del recién nacido a través de la enseñanza y la experiencia práctica.

Una doula en el puerperio brinda apoyo emocional y en la lactancia, y se asegura de que la madre primeriza esté alimentada, hidratada y cómoda. Puede ir con la mamá y el bebé a las consultas pediátricas. Una doula en el puerperio también puede ocuparse de comprar los alimentos, preparar la comida y otras tareas domésticas. Incluso puede ayudar a atender a los niños mayores.

Los servicios de una doula en el posparto se usan, con mayor frecuencia, en las primeras dos a cuatro semanas después del nacimiento, pero el apoyo puede durar desde una o dos visitas hasta visitas durante tres meses o más. Algunas doulas trabajan todo el día; otras trabajan en turnos de 3 a 5 horas durante el día, o en turnos después del horario escolar hasta que el padre regrese al hogar. Algunas doulas trabajan durante la tarde o la noche.

Las doulas no tratan la depresión puerperal, sino que ofrecen apoyo a una mujer que la padece. Algunas doulas están capacitadas para ayudar a las mujeres a detectar si tienen depresión y pueden referirla a proveedores de servicios médicos y grupos de apoyo.

Sugerencias para escoger ropa de maternidad

El uso de ropa de maternidad puede ser la primera señal pública de que está embarazada. Por suerte, la ropa de maternidad de hoy es más elegante que en el pasado. A continuación encontrará algunas sugerencias que la ayuden a elegir ropa moderna y cómoda que se adapte a usted.

• Asegúrese de que la ropa de maternidad le brinde lugar para crecer durante el embarazo.

• La cintura no debe ser demasiado ajustada. Le espera un largo camino antes de que llegue el bebé. La ropa que se ajusta a la cintura puede presionar las venas del abdomen, lo que puede cortar la circulación a las piernas. Los pantalones, las polleras y los shorts de cintura ajustable ayudan a evitar este problema.

• Elija un sostén para embarazo con tirantes anchos para evitar poner presión sobre el músculo trapecio, que está en su espalda. Si este músculo se tensa y se anuda, puede experimentar dolor en el cuello, dolor de cabeza, u hormigueo o adormecimiento en los brazos. Un sostén deportivo para corredoras distribuye de manera equitativa el peso de los senos.

• Elija ropa que pueda usar para trabajar (si trabaja fuera de su casa) y para el esparcimiento. Los pantalones y las blusas cómodas pueden cumplir frecuentemente la doble función.

• Si lo desea, compre un vestido lindo para tener a mano para ocasiones especiales.

• No se olvide de los zapatos: los estilos de tacón bajo pueden combinar con pantalones y vestidos.

Si cree que puede necesitar a una doula en el puerperio, organícese unos meses antes de la fecha de parto. Aun cuando no sepa exactamente cuándo llegará el bebé (a menos que tenga programado un parto por cesárea), contrate a una doula con anticipación para estar segura de su disponibilidad. El costo es de entre $15 y $30 por hora por este servicio, dependiendo de la capacitación adicional y la experiencia de la doula.

Ejercicio para la 17.ª semana

Siéntese en el piso con las piernas estiradas delante de usted. Levante los brazos rectos delante de usted, a la altura de los hombros. "Camine" seis pasos hacia adelante sobre sus nalgas, luego regrese a la posición inicial "caminando" hacia atrás. Repita siete veces hacia adelante y hacia atrás. *Fortalece los músculos abdominales y los músculos lumbares.*

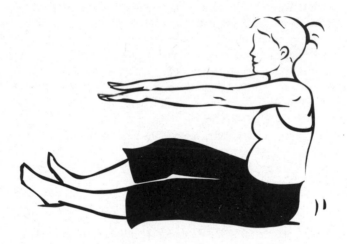

18.ª Semana

Edad del feto: 16 semanas

¿Qué tamaño tiene el bebé?

Para esta semana, la longitud craneocaudal de su bebé en desarrollo es de 5 a 5½ pulgadas (de 12.5 a 14 cm). El peso del feto es de aproximadamente 5¼ onzas (150 g).

¿Qué tamaño tiene usted?

Si se coloca los dedos horizontalmente y mide, su útero está a aproximadamente dos dedos (1 pulgada) debajo de su ombligo. Tiene el tamaño de un melón canta lupo o un poco más grande.

El aumento de peso total hasta este momento debe ser de 10 a 13 libras (de 4.5 a 5.8 kg), aunque esto puede variar. Si usted ha aumentado más que eso, hable con su proveedor de servicios médicos. Tal vez tenga que ver a un nutricionista. Todavía le queda más de la mitad del embarazo por delante y, definitivamente, aumentará más.

Cómo crece y se desarrolla el bebé

El bebé continúa desarrollándose, pero la rápida tasa de crecimiento disminuye. Como puede ver en la ilustración de la página 254, ahora su bebé tiene apariencia de humano.

Una ecografía puede detectar algunos problemas fetales. Si se tiene alguna sospecha, se pueden pedir otras ecografías para seguir el desarrollo del feto a medida que el embarazo avanza.

La sangre del bebé fluye a la placenta a través del cordón umbilical. En la placenta, se transportan oxígeno y nutrientes de su sangre a la sangre del feto. En el nacimiento,

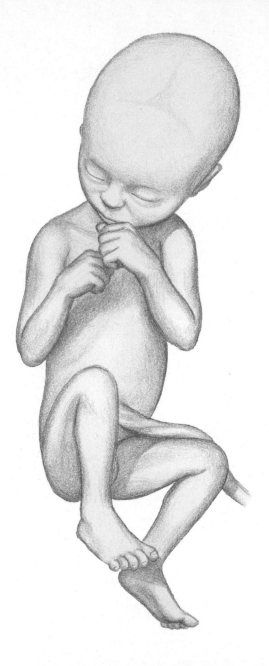

Para esta semana, el bebé mide unas
5 pulgadas (12.5 cm) desde la coronilla hasta las nalgas.
Ahora su aspecto es más humano.

el bebé debe pasar rápidamente de depender de usted para tener oxígeno a depender de su corazón y sus pulmones. El agujero oval se cierra en el nacimiento y la sangre va hacia el ventrículo derecho, la aurícula derecha y los pulmones para permitir la oxigenación. Es una conversión verdaderamente milagrosa.

Cambios en usted

♔ *¿Tiene dolor de espalda?*

Entre el 50 y el 80% de las embarazadas tiene dolor de espalda y de cadera en algún momento. El dolor se produce generalmente en el tercer trimestre, cuando el vientre se agranda más. Sin embargo, el dolor puede comenzar mucho antes y durar hasta bastante después del parto (hasta 5 o 6 meses).

Es mucho más común tener dolores de espalda suaves que problemas graves. Algunas mujeres tienen dolores de espalda fuertes después de hacer ejercicios, caminar, agacharse, levantar peso o permanecer de pie de manera excesiva. Algunas tienen que ser cuidadosas para levantarse de la cama o incorporarse de una posición sentada. En casos extremos, a algunas mujeres les resulta difícil caminar.

Parte del problema puede ser la hormona relaxina. Es la responsable de relajar las articulaciones que permiten que la pelvis se dilate para el parto del bebé. Pero, cuando las articulaciones se relajan, pueden provocar dolor en la zona lumbar y las piernas. Otros factores incluyen el aumento de peso (otra buena razón para controlar el peso), y el aumento del tamaño del busto y del vientre, lo que puede hacerla cambiar la postura.

> El *dolor de la columna lumbar* es una sensación dolorosa que se extiende por el centro de la parte inferior de la espalda. Frecuentemente, empieza en el primer o el segundo trimestre. Si usted ha tenido dolor lumbar antes del embarazo, es posible que padezca este malestar durante el embarazo. Una clase de yoga prenatal puede ofrecer alivio. También no estar parada es un buen remedio.

Un cambio en la movilidad de las articulaciones puede hacer que usted modifique la postura y provocar malestar en la zona lumbar, especialmente durante la última etapa del embarazo. El crecimiento del útero desplaza su centro de gravedad hacia delante, sobre sus piernas, y eso puede afectar las articulaciones que rodean la pelvis. Todas sus articulaciones están más flojas. Probablemente, la causa son los incrementos hormonales. Consúltelo con su proveedor de servicios médicos si el dolor de espalda es un problema para usted.

꒰ **Medidas que puede tomar para aliviar el dolor lumbar.** ¿Qué se puede hacer para evitar o calmar el dolor? Intente algunos o todos los siguientes consejos preferentemente desde el comienzo del embarazo. Más adelante darán su recompensa.

- Observe su aumento de peso; evite aumentar demasiado o demasiado rápido.
- Manténgase activa; continúe haciendo ejercicio durante el embarazo.
- Acuéstese de costado cuando duerma.
- No esté de pie y acuéstese 30 minutos de costado.
- Practique una buena postura.
- Si tiene otros niños, haga una siesta cuando ellos la hacen.
- No está mal tomar acetaminofeno para el dolor de espalda.
- Aplique calor sobre el área dolorida.
- Si el dolor se hace constante o más intenso, hable con su proveedor de servicios médicos al respecto.

Cuando tiene dolor lumbar, aplique gel refrigerante hasta 30 minutos tres o cuatro veces por día. Si el dolor persiste, pase a aplicar calor con una almohadilla térmica manteniendo el mismo régimen. Estirarse suavemente también puede ayudar.

El masaje prenatal puede servir para aliviar el dolor; pregunte a su proveedor de servicios médicos acerca de ello. Él puede sugerirle algún terapeuta masajista titulado. También puede sugerirle un cinturón de sujeción lumbar o ropa de apoyo para el embarazo.

El ejercicio puede ayudar a calmar el dolor de espalda. También puede ser beneficioso nadar, caminar y hacer ejercicios aeróbicos sin impacto. Vea la explicación de ejercicios que empieza en la página 259.

El malestar puede indicar además problemas más graves. Mencione todas sus preocupaciones a su proveedor de servicios médicos.

Aunque este libro está pensado para explicarle paso a paso su embarazo examinando una semana a la vez, quizás usted busque información específica. Debido a que el libro no puede incluir *todo* lo que usted necesita *antes* de que sepa que está buscándolo, verifique que ese tema determinado esté en el índice, que empieza en la página 637. Tal vez no tratemos el tema hasta una semana posterior.

ꙅ *Enfermedad intestinal inflamatoria (EII)*

La enfermedad intestinal inflamatoria (EII) describe dos problemas comunes: colitis ulcerosa y enfermedad de Crohn. (La enfermedad de Crohn se comenta en la 24.ª Semana.) La EII afecta a aproximadamente 2 millones de estadounidenses. (La EII no es lo mismo que el SCI, síndrome de colon irritable. Vea en la 30.ª Semana la explicación del SCI.)

Con la colitis ulcerosa, las paredes internas del intestino se enrojecen y se inflaman, y se forman úlceras. Puede ser más grave en la zona rectal, lo cual puede causar diarreas frecuentes. Si las paredes del colon están dañadas, a menudo aparecen mucosidad y sangre en las deposiciones.

La EII la pueden causar muchas cosas, incluso el medio ambiente y la dieta. Las opciones del estilo de vida pueden afectar la EII. La ausencia de tabaco y la ingesta de ácidos grasos omega-3 parecen ayudar. También un sistema inmunitario deficiente puede ser un motivo.

El problema parece presentarse en familias. Esto ha llevado a que los investigadores crean que una variante genética afecta la forma en que funciona el sistema inmunitario.

Consejo para el papá

Tal vez lo sorprenda lo cansada que parece su pareja. Hacer cualquier cosa puede demandarle mucho esfuerzo, especialmente si trabaja fuera de su casa. Usted puede ayudarla ofreciéndose a hacer los mandados. Lleve la ropa a la tintorería y retírela cuando esté lista. Deténgase en el banco por ella. Llévele el coche a lavar. Devuelva los libros que haya retirado de la biblioteca o los DVD alquilados.

Los síntomas más comunes de la EII son la diarrea y el dolor estomacal. La diarrea puede ser desde leve hasta grave. A veces, la EII puede provocar también estreñimiento. Las personas que tienen este problema pueden perder líquidos y nutrientes a raíz de la diarrea, lo que puede provocar fiebre, fatiga, pérdida de peso y desnutrición. El dolor estomacal se produce por la irritación de los nervios y los músculos que controlan las contracciones intestinales.

Algunas personas que tienen la EII pueden sufrir inflamación de otras partes del cuerpo, como las articulaciones, los ojos, la piel y el hígado. También pueden formarse papilomas cutáneos alrededor del ano.

Diagnóstico y tratamiento de la enfermedad inflamatoria intestinal (EII).
Diagnosticar este problema puede ser difícil, porque los síntomas de la EII a menudo se parecen a los de otras afecciones. Si usted pierde peso, tiene episodios de diarrea repetidos o cólicos abdominales, puede sospecharse que sea la EII.

Su proveedor de servicios médicos puede pedirle análisis de sangre para saber si hay inflamaciones o anemia, y para buscar otras causas de los síntomas. Podrían hacerse también un examen de materia fecal para comprobar si hay sangre o un examen de los intestinos con bario.

> Aumentar de peso más de lo aconsejado puede dificultar el embarazo y el parto. Además, puede ser más complicado perder después esas libras adicionales, así que preste atención a lo que come. Elija los alimentos de acuerdo con los nutrientes que les proporcionan a usted y a su bebé en crecimiento.

Los síntomas de la EII se tratan más frecuentemente con medicación. Pueden recetarle antiinflamatorios o agentes inmunosupresores. Si los síntomas no responden a ninguno de los medicamentos, puede hacer falta una cirugía. Si hay que practicarla durante el embarazo, debe hacerse durante el segundo trimestre.

Tal vez se necesiten más pruebas. Los expertos creen que durante el embarazo no hay riesgos en hacer colonoscopias, sigmoidoscopias, endoscopias superiores, biopsias rectales o ecografías abdominales. Evite las radiografías y las TC. Si le recomiendan una IRM, pregúntele a su obstetra y ginecólogo. Es importante que participe su gastroenterólogo. Pregunte a su proveedor de servicios médicos para el embarazo cómo proceder con esto.

La EII y el embarazo. La mayoría de las mujeres que tienen EII pueden llevar un embarazo normal y dar a luz a un bebé sano. Si usted no habló con su proveedor de servicios médicos antes de quedar embarazada, póngase en contacto con él antes de dejar de tomar cualquier medicación.

Si su EII se encuentra en remisión cuando usted queda embarazada, es posible que se mantenga así durante el embarazo. Esto sucede con aproximadamente el 65% de las embarazadas. Si su enfermedad está activa, probablemente continúe activa durante todo el embarazo.

Un tercio de las mujeres que tienen colitis ulcerosa sufren una recaída durante el embarazo, generalmente durante el primer trimestre. Los brotes ocurren con más frecuencia durante el primer trimestre e inmediatamente después del nacimiento.

Las mujeres que tienen EII grave corren más riesgos de tener problemas. Es posible que la vean más a menudo durante su embarazo y que le practiquen más pruebas.

Cómo afecta al desarrollo del bebé lo que usted hace

༄ *Ejercicios en el segundo trimestre*

Todo el mundo conoce casos de mujeres que sin problemas han continuado haciendo ejercicios extenuantes o actividades arduas hasta el día del parto. Se cuentan casos de atletas olímpicas que estaban embarazadas al momento de ganar medallas. Esta clase de entrenamiento y de estrés físico no es aconsejable para la mayoría de las embarazadas.

A medida que aumenta su tamaño, puede afectarse su equilibrio. Usted puede sentirse torpe. Esta no es época para deportes de choque o deportes en los que podría caerse fácilmente, lastimarse o golpearse el vientre.

Normalmente, las mujeres embarazadas pueden participar sin peligro en muchos deportes y ejercicios. Esta actitud es diferente de la que se tenía hace 30 o 40 años; entonces lo común era reducir la actividad. El ejercicio y la actividad pueden ser beneficiosos para usted y para su bebé.

Comente sus actividades en una visita prenatal. Si el suyo es un embarazo de alto riesgo o si ya ha tenido varios abortos, es particularmente importante hablar de los ejercicios con su proveedor de servicios médicos *antes* de empezar cualquier actividad. Ahora no es momento de entrenarse ni de aumentar la actividad. De hecho, puede ser mejor reducir la cantidad o la intensidad del ejercicio que usted hace. Escuche a su cuerpo. Él le indicará cuándo debe tomarse las cosas con más calma.

¿Qué ocurre con las actividades en las que ya participa o que le gustaría iniciar? A continuación hay un comentario sobre diversas actividades y qué efecto tendrán en usted en el segundo y el tercer trimestre.

Consejo para la 18.ª semana

Durante los ejercicios, sus exigencias de oxígeno aumentan. Su cuerpo está más pesado y su equilibrio puede cambiar. También es posible que se canse más fácilmente. Tenga presente estas razones cuando reorganice su programa de entrenamiento.

Actividades que puede disfrutar. La *natación* puede ser buena para usted. El apoyo y la flotabilidad del agua puede ser relajadores. Si usted nada, hágalo durante todo el embarazo. Si no sabe nadar y ha hecho ejercicios acuáticos (ejercicios que se hacen en el extremo menos profundo de una piscina), puede continuarlos durante el embrazo. Este es un tipo de ejercicios que pueden empezarse en cualquier momento durante el embarazo, si no se excede con ellos.

Las *caminatas* son excelentes durante el embarazo. Pueden ser una buena oportunidad para que usted y su pareja conversen. Aunque haga mal tiempo, pueden caminar en muchos lugares, como en un centro comercial cerrado, para hacer una buena sesión de ejercicio. Dos millas de caminata a un buen ritmo es apropiado. A medida que avance el embarazo, quizás tenga que reducir la velocidad y la distancia. Las caminatas son un tipo de ejercicio que puede empezarse en cualquier momento durante el embarazo, si no se excede con él.

Si se siente cómoda paseando en bicicleta y tiene lugares seguros donde hacerlo, puede disfrutar de *montar en bicicleta* con su pareja o su familia. Sin embargo, no es ahora el momento de aprender a montar en bicicleta. A medida que cambia su cuerpo, cambia su equilibrio. Esto puede dificultar el subirse y bajarse de una bicicleta. Una caída de una bicicleta puede lastimarla a usted o lastimar a su bebé.

Para el mal tiempo o para cuando el embarazo esté más avanzado, es aconsejable una *bicicleta fija*. Muchos expertos sugieren usar una bicicleta fija en los 2 o 3 últimos meses del embarazo para evitar el peligro de una caída. El *spinning* — ejercicio de alta intensidad en bicicleta fija— no es recomendable durante el embarazo, porque puede causar deshidratación y taquicardia.

El *trote* puede permitirse durante el embarazo, pero primero verifíquelo con su proveedor de servicios médicos. Algunas mujeres siguen trotando durante el embarazo. Si su embarazo es de alto riesgo, no es conveniente trotar. No es propicio aumentar distancias ni entrenar para una carrera durante el embarazo. Use ropa cómoda y calzado deportivo que brinde estabilidad y amortiguación. Tómese tiempo suficiente para hacer estiramiento y calmarse.

Durante el embarazo, usted probablemente tendrá que reducir la velocidad y el número de millas que corra. Tal vez tenga que caminar en lugar de correr. Si tiene dolor, hemorragia, contracciones u otros síntomas durante el trote o después de él, llame a su proveedor de servicios médicos inmediatamente.

A menudo nos consultan acerca de otras actividades deportivas. A continuación detallamos varios de los deportes sobre los que quizás desee informarse.

- El tenis y el golf no presentan peligro para continuarlos en el segundo y el tercer trimestre, pero pueden proporcionar poco ejercicio verdadero.
- Montar a caballo no es recomendable durante el embarazo.
- Evite el esquí acuático.

- Con los bolos no hay problema, aunque la cantidad de ejercicio que se hace varía. Sea precavida al final del embarazo; podría caerse o forzar la espalda. Como el equilibrio se modifica, practicar bolos podría ser más difícil para usted.
- Hable con su proveedor de servicios médicos acerca de esquiar antes de ir a las pistas o a las sendas. Ambos pueden estar bien durante el embarazo. Converse también acerca del *snowboarding,* si le gusta este deporte. Su equilibrio cambia significativamente durante el embarazo; podría ser perjudicial para usted y para su bebé. Algunos proveedores de servicios médicos pueden permitir esquiar sobre esquíes o sobre tabla al comienzo del embarazo, pero muchos coinciden en que no conviene realizar estas actividades en la segunda mitad del embarazo.
- No se aconseja montar en motonieves, motos acuáticas ni motocicletas. Algunos expertos consideran que no hay problema si la práctica no es muy enérgica. No obstante, la mayoría cree que el riesgo es demasiado grande, especialmente si usted ha tenido problemas en este embarazo o en otro anterior.

Su alimentación

Usted necesita aproximadamente 30 mg de hierro diarios para cubrir los crecientes requerimientos del embarazo. El bebé usa sus reservas de hierro para crear las suyas propias para sus primeros meses de vida. Esto ayuda a proteger al bebé de la carencia de hierro si le da de mamar.

Sus vitaminas prenatales contienen aproximadamente 60 mg de hierro, lo cual debe ser suficiente para usted. Si debe tomar complementos de hierro, tome sus píldoras con un vaso de jugo de naranja o de pomelo para mejorar su absorción. Evite tomar leche, café o té cuando tome complementos de hierro; impiden que el organismo absorba el mineral.

Si se siente cansada, tiene dificultades para concentrarse, padece dolores de cabeza, mareos o indigestión, o si se descompone fácilmente, es posible que tenga carencia de hierro. Una manera sencilla de verificarlo es examinando el interior de sus párpados inferiores. Si usted está recibiendo hierro suficiente, debe ser rosado oscuro. Las matrices de sus uñas también deben ser rosadas.

El bebé absorbe solamente del 10 al 15% del hierro que usted consume. Para mantener esas reservas, tiene que comer alimentos ricos en hierro de manera regular. Los alimentos que contienen mucho hierro son: pollo, carne roja, carnes de órganos (hígado, corazón, riñones), yemas de huevo, chocolate amargo, frutas deshidratadas, espinacas, coles crespas y tofu. Combinar un alimento que contenga vitamina C y otro rico en hierro asegura una mejor absorción. Un buen ejemplo es una ensalada de espinacas con trozos de naranjas.

Si usted ingiere una dieta bien equilibrada y toma sus vitaminas prenatales todos los días, quizás no necesite hierro adicional. Si esto la preocupa, háblelo con su proveedor de servicios médicos.

Lo que también debería saber

∽ Síndrome de fatiga crónica (SFC)

El síndrome de fatiga crónica (SFC) es una afección por la cual una persona sufre largos períodos de una fatiga profunda que no está causada directamente por otra afección. El descanso no ayuda a aliviar los síntomas. No sabemos mucho acerca del SFC y el embarazo. El SFC afecta a aproximadamente 1 millón de estadounidenses; 80% son mujeres.

Pueden estar presentes también otros problemas. La investigación sugiere que alrededor del 65% de las personas diagnosticadas con este problema tienen también fibromialgia. (Para saber más sobre la fibromialgia, vea la 21.ª Semana.)

El SFC afecta a las mujeres a menudo en la edad reproductiva. Muchas mujeres con síndrome de fatiga crónica han tenido embarazos satisfactorios y bebés sanos. En algunas embarazadas los síntomas mejoran. Generalmente, el mejoramiento se produce después del primer trimestre y puede deberse a las hormonas del embarazo. Algunas embarazadas no experimentan cambio alguno y otras empeoran. También es posible que una mujer empeore durante los embarazos posteriores.

Si usted tiene SFC y está embarazada, probablemente necesitará descansar más durante el embarazo. Algunas mujeres pueden tener que hacer reposo en cama.

A las semanas del parto, aproximadamente el 50% de las madres tienen una recaída o se sienten peor que antes del embarazo. La causa de esto pueden ser las exigencias que afronta una mujer para cuidar a un recién nacido junto con la pérdida de las hormonas del embarazo. No sabemos si las mujeres que tienen el SFC transmiten la afección a su bebé durante el embarazo o en la lactancia.

Hable con su proveedor de servicios médicos acerca de todos los medicamentos que toma, recetados o de venta libre. Quizás haya que suspender algunos o reducir las dosis. Se ha demostrado que el ácido fólico es beneficioso antes del embarazo y durante él.

✎ *Avodart y Propecia*

Es posible que haya oído en la televisión o leído en revistas que las embarazadas no deben manipular ciertos medicamentos, especialmente el *Avodart* y la *Propecia*. ¿Deben considerarse serias estas advertencias? ¿Se puede dañar al feto en crecimiento con solo tocarlos?

No debe manipular ninguna de estas pastillas durante el embarazo, debido a posibles problemas en caso de que las pastillas estén aplastadas o partidas, y luego se las toque. La medicación podría penetrar en su organismo. Si el contacto se produce accidentalmente, lave inmediatamente la zona con agua y jabón. Examinemos cada medicamento más detenidamente.

El Avodart (dutasteride) se usa para tratar el agrandamiento benigno de la próstata masculina. Esta potente hormona puede atravesar la piel, por lo tanto, no la manipule, aunque la pastilla no esté rota. Su manipulación puede ocasionar defectos congénitos en un bebé varón. Los hombres no deben donar sangre mientras estén tomando Avodart, porque le podrían poner su sangre a una embarazada y provocar un defecto congénito.

> Si las IVU son un problema, pruebe a comer menos carne de ave y de cerdo. Estos alimentos pueden contener una forma de *E. coli* resistente a los antibióticos.

La investigación halló también que el dutasteride está presente en el semen de un hombre que toma Avodart, por lo tanto, no tenga sexo sin protección durante el primer trimestre, cuando el bebé está formándose. Practique el sexo con un condón.

La Propecia (finasteride) se usa para tratar la calvicie masculina. Las tabletas de Propecia están revestidas, pero no es conveniente manipularlas en ningún momento. Podrían ocasionarle problemas a un bebé varón. No se han hallado defectos congénitos en bebas si la futura madre entró accidentalmente en contacto con finasteride.

✎ *Infecciones de la vejiga*

Una infección de las vías urinarias (IVU) es el problema más común que afecta a la vejiga o a los riñones durante el embarazo. A medida que el útero crece, se sitúa directamente encima de la vejiga y de los conductos que comunican los riñones con la vejiga. Esto puede bloquear el flujo de orina. Otros nombres dados a las

Mantenga sanas sus vías urinarias

- No retenga la orina, vaya cuando sienta ganas.
- Beba por lo menos 100 onzas de líquido todos los días para eliminar las bacterias de las vías urinarias; incluido jugo de arándanos.
- Orine inmediatamente después del coito.
- No use ropa interior o pantalones ajustados.
- Límpiese la vagina desde adelante hacia atrás después de una defecación.

infecciones de las vías urinarias son *infecciones de la vejiga* y *cistitis*.

Los síntomas son urgencia por orinar, orina frecuente y dolor al orinar, particularmente al terminar. Si la IVU es grave puede aparecer sangre en la orina.

Su proveedor de servicios médicos puede hacer un análisis de orina y un urocultivo en su primera visita prenatal. Quizás le indique análisis para saber si hay infecciones en su orina en otros momentos durante el embarazo y cuando aparecen síntomas molestos.

Usted puede evitar la infección si no retiene la orina. Vacíe la vejiga en cuanto sienta la necesidad. También ayuda vaciar la vejiga después del coito.

Beba mucho líquido. El jugo de arándanos puede ayudar. No tome complementos a base de arándanos sin antes preguntarle a su proveedor de servicios médicos.

Si usted tiene una IVU durante el embarazo, llame a su proveedor de servicios médicos. Las bacterias podrían atravesar la placenta y afectar al feto. Si no se tratan, las IVU pueden causar otros problemas en el embarazo.

Existen muchos antibióticos seguros para tratar una IVU, aunque algunos pueden presentar riesgos durante el embarazo. Su proveedor de servicios médicos puede aconsejarla.

Lleve a cabo el tratamiento completo del antibiótico que le receten. ¡Puede ser nocivo para el bebé que usted no trate el problema!

Otros problemas de los riñones. Un problema más serio derivado de una infección en los riñones es la *pielonefritis.* Este tipo de infección ocurre en el 1 al 2% de las embarazadas. Los síntomas son orina frecuente, sensación de quemazón al orinar, sensación de querer orinar pero la orina no sale, fiebre alta, escalofríos y dolor de espalda.

La pielonefritis puede requerir hospitalización y tratamiento con antibióticos intravenosos. Si usted tiene pielonefritis o infecciones de la vejiga recurrentes durante el embarazo, tal vez tenga que tomar antibióticos durante todo el embarazo para prevenir que se repitan las infecciones.

Otro problema que compromete a los riñones y la vejiga son los *cálculos renales (renal calculi; nefrolitiasis)*. Se producen aproximadamente en 1 de cada 1500 embarazos. Los cálculos renales ocasionan dolor intenso en la espalda o en el abdomen inferior, y puede aparecer sangre en la orina.

El dolor que provocan los cálculos renales puede ser lo suficientemente intenso como para requerir hospitalización. Un cálculo renal puede tratarse generalmente con medicación contra el dolor y bebiendo mucha cantidad de líquidos. De esta manera, se puede despedir el cálculo sin intervención quirúrgica ni litotricia (procedimiento realizado mediante ecografía).

Algunas mujeres tienen *enfermedad renal crónica*, que acarrea riesgos durante el embarazo. La investigación ha demostrado que existe gran riesgo de diversos problemas en las mujeres que padecen la enfermedad renal crónica.

Información que puede asustarla

Con el propósito de brindarle la mayor cantidad de información posible sobre el embarazo, incluimos en todo el libro comentarios de casos graves, algunos de los cuales pueden resultar "atemorizantes". La información no se ofrece para asustar; está ahí para proporcionar datos acerca de situaciones médicas particulares que pueden producirse durante el embarazo.

Si una mujer experimenta un problema grave, seguramente ella y su pareja querrán saber lo más posible acerca de eso. Si una mujer tiene una amiga o conoce a alguien que tiene problemas durante el embarazo, la lectura sobre ellos podría aliviar sus temores. Esperamos asimismo que nuestras explicaciones puedan ayudarla a iniciar un diálogo con su médico, si es que tiene preguntas.

Casi todos los embarazos transcurren sin incidentes y no surgen situaciones graves. No obstante, tenga en cuenta que hemos tratado de cubrir la mayor cantidad de aspectos sobre el embarazo que nos ha sido posible, de modo que usted tenga a mano toda la información que pueda necesitar y desear. El conocimiento es poder, por lo tanto, tener diversos hechos a su disposición puede ayudarla a sentir que tiene más control de su embarazo. Esperamos que la lectura de esta información le sirva para despreocuparse y disfrutar de la experiencia de su embarazo.

Si le parece que los comentarios de casos graves la asustan, ¡no los lea! O si la información no se aplica a su embarazo, simplemente pásela por alto. Pero tenga presente que la información está ahí, por si desea saber más acerca de una situación particular.

Ejercicio para la 18.ª semana

Párese con los pies totalmente apoyados en el piso y los brazos a los costados del cuerpo. Mientras levanta los brazos rectos hacia el frente y hacia arriba, adelante con fuerza la pierna derecha. Retroceda a la posición inicial a medida que baja los bazos a los lados del cuerpo. Repita 7 veces, luego haga lo mismo con la pierna izquierda. *Tonifica y fortalece los brazos, la zona dorsal, la parte posterior de las piernas y los glúteos.*

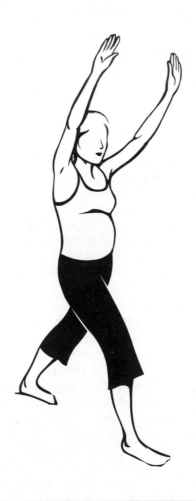

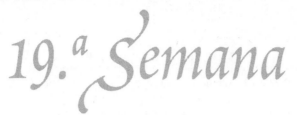

19.ª Semana

Edad del feto: 17 semanas

¿Qué tamaño tiene el bebé?

La longitud craneocaudal del feto que está creciendo es de 5¼ a 6 pulgadas (de 13 a 15 cm) esta semana. Su bebé pesa unas 7 onzas (200 g). ¡Es increíble pensar que el bebé aumentará su peso más de 15 veces entre ahora y el parto!

¿Qué tamaño tiene usted?

Puede sentir el útero a ½ pulgada (1.3 cm) por debajo del ombligo. La ilustración de la página 269 le da una idea del tamaño relativo de usted, de su útero y del bebé que crece. ¡Una vista lateral realmente muestra los cambios en usted!

Su aumento total de peso en este momento debería ser de entre 8 a 14 libras (de 3.6 a 6.3 kg). Solo unas 7 onzas (200 g) corresponden al bebé. La placenta pesa unas 6 onzas (170 g); el líquido amniótico pesa otras 11 onzas (320 g). El útero pesa 11 onzas (320 g). Sus senos han aumentado su peso en unas 6½ onzas (180 g). El resto del peso que ha aumentado se debe al incremento del volumen sanguíneo y otras reservas maternas.

Cómo crece y se desarrolla el bebé

En este momento, el bebé empieza a oír los sonidos que vienen de usted: los latidos del corazón, el aire que llena los pulmones, el sonido sibilante de la sangre, la digestión de los alimentos.

> ## ¡Aumente las veces que come durante el día!
>
> Comer con más frecuencia y en pequeñas cantidades durante el día puede brindarle una mejor nutrición al bebé que si come tres comidas grandes. Aunque esté comiendo la misma cantidad de calorías, hay diferencia. Los estudios demuestran que el mantenimiento constante del nivel de nutrientes en la sangre (haciendo comidas frecuentes y pequeñas) es mejor para el bebé que si usted hace una comida grande y luego no vuelve a comer por un buen rato. Tres comidas más grandes producen niveles de nutrientes que suben y bajan durante el día, lo que no es bueno para el bebé que crece. Comer con más frecuencia también puede ayudar a aliviar o a evitar algunos problemas del embarazo.

La "audición" en un feto es, en realidad, la percepción de vibraciones en el cráneo, que se transmiten al oído interno del bebé. El bebé "oye" su voz cuando vibra a través de sus huesos. Las investigaciones demuestran que los sonidos graves se oyen más claramente en el útero que los agudos.

‿ Hidrocefalia

La hidrocefalia causa un agrandamiento de la cabeza del bebé. Con una incidencia de 1 en 2000 bebés, es responsable de un 12% de todos los defectos congénitos graves. La hidrocefalia está asociada frecuentemente con espina bífida, mielomeningocele y onfalocele.

En el cráneo se pueden acumular entre 15 y 45 onzas (de 500 a 1500 ml) de líquido, pero se ha encontrado más. Todo este líquido comprime el encéfalo, lo que es una gran preocupación.

La mejor manera de diagnosticar el problema es haciendo una ecografía. Normalmente, la hidrocefalia se puede ver en una ecografía a las 19 semanas de embarazo. Ocasionalmente, se encuentra en pruebas habituales y "sintiendo" o midiendo el útero.

En el pasado, no se podía hacer nada hasta después del parto. Hoy, en algunos casos, se puede hacer un tratamiento mientras el feto todavía está en el útero. Hay dos métodos para tratar la hidrocefalia dentro del útero. En uno, se pasa una aguja a través del abdomen de la madre hasta la zona del encéfalo del bebé donde se está juntando el líquido. Se saca algo de líquido para aliviar la presión sobre el

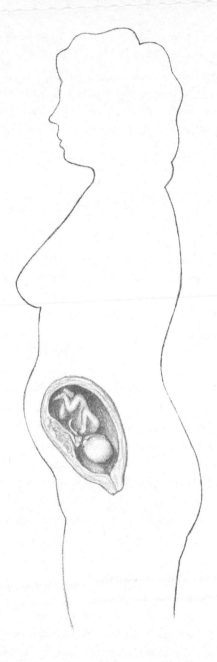

Tamaño comparativo del útero a las 19 semanas de embarazo
(edad fetal: 17 semanas). El útero se puede sentir
justo por debajo del ombligo.

encéfalo del bebé. En otro método, se coloca un pequeño tubo plástico en la zona del encéfalo del bebé donde se junta el líquido. Este tubo se deja colocado para drenar líquido continuamente.

La hidrocefalia es un problema de alto riesgo. Estos procedimientos son altamente especializados y deben ser realizados solo por alguien con experiencia en las últimas técnicas. Requiere hacer una consulta con un perinatólogo especializado en embarazos de riesgo.

Cambios en usted

๛ Sensación de mareo

La sensación de mareo durante el embarazo es un síntoma bastante común, frecuentemente causado por hipotensión arterial. Normalmente no aparece hasta el segundo trimestre, pero puede ocurrir antes.

Hay dos razones comunes para la hipotensión durante el embarazo. Puede causarla el agrandamiento del útero, que presiona la aorta y la vena cava. Esto se llama *hipotensión supina* y ocurre cuando usted está acostada. Esto se puede aliviar o evitar no durmiendo ni acostándose sobre la espalda. La segunda causa es incorporarse rápidamente cuando se está sentada, arrodillada o agachada. Esto se llama *hipotensión postural*. La tensión arterial baja cuando usted se incorpora rápidamente; el problema se soluciona levantándose lentamente.

Si está anémica, puede sentirse mareada, débil o cansada, o puede cansarse con facilidad. Habitualmente se le hace un control a su sangre durante el embarazo. Su proveedor de servicios médicos puede decirle si tiene anemia.

El embarazo también afecta a la glucemia. La hiperglucemia o la hipoglucemia pueden hacer que se sienta mareada o débil. Muchos proveedores de servicios médicos habitualmente hacen pruebas a las embarazadas para buscar problemas de glucemia durante el embarazo, especialmente si tienen problemas con los mareos o hay antecedentes familiares de diabetes.

La mayoría de las mujeres pueden evitar o mejorar el problema comiendo una alimentación equilibrada, no salteando comidas y no pasando mucho tiempo sin comer. Tenga con usted una fruta o varias galletas para un refuerzo rápido de la glucemia cuando lo necesite. También podría probar cruzando los tobillos y apretando los muslos, o apretando una pelota de goma con la mano. Ambas acciones tensan los músculos, así mejora el flujo sanguíneo hacia la cabeza, lo que puede ayudarla a dejar de sentirse débil.

✂ Roncar

Más del 35% de las embarazadas roncan. Cuando usted ronca, las vías aéreas superiores se relajan y se cierran parcialmente. Esto puede impedir que usted inhale cantidades adecuadas de oxígeno y exhale cantidades adecuadas de dióxido de carbono.

En el pasado, los expertos creían que si roncaba durante el embarazo, usted tenía una probabilidad mayor de tener problemas, como hipertensión arterial y dar a luz un bebé con bajo peso. Estudios recientes demuestran que los ronquidos no tienen un efecto dañino en el crecimiento y el desarrollo del bebé. Si tiene preguntas, hable con su proveedor de servicios médicos.

✂ Trombofilia

Algunas mujeres experimentan coágulos sanguíneos durante el embarazo; esta afección está descrita por el término *trombofilia*. La trombofilia abarca un amplio rango de trastornos de coagulación.

Las trombofilias hereditarias aparecen hasta en un 10% de las mujeres y pueden originar problemas durante el embarazo, tanto en la madre como en el bebé. Esta afección se ha asociado con el aumento del riesgo de coágulos sanguíneos y otros problemas durante el embarazo.

La mayoría de los proveedores de servicios médicos no hacen pruebas a las mujeres para buscar este problema. Si tiene antecedentes familiares de este trastorno, pida que le hagan una prueba. Algunos investigadores han descubierto que las trombofilias hereditarias están relacionadas con pérdida del feto en el segundo o el tercer trimestre, no con pérdidas en el primero.

> ### Depilación con cera
>
> No hay problemas con la depilación con cera durante el embarazo. Solo tenga cuidado alrededor del área púbica, y evite la depilación brasileña. Esto implica poner cera caliente sobre el tejido a ambos lados de la abertura vaginal (labios), que podría ser más sensible cuando está embarazada.

Se pueden hacer pruebas para ver si usted está en riesgo. Si un análisis de sangre muestra que tiene un problema, el proveedor de servicios médicos puede aconsejarle que use aspirina y heparina de bajo peso molecular durante el embarazo. Este tratamiento ha demostrado ser efectivo en algunas mujeres.

Consejo para la 19.ª semana

El pescado puede ser una opción de alimento saludable durante el embarazo, pero no coma más de 12 onzas de pescado en una semana en total.

Las complicaciones de la trombofilia pueden volver a aparecer en otros embarazos. Es importante que una mujer que ha tenido trombofilia elimine los riesgos en su próximo embarazo. Algunos tratamientos incluyen aportes complementarios de ácido fólico, el uso de heparina y un régimen de aspirina en dosis bajas.

Cómo afecta al desarrollo del bebé lo que usted hace

✍ *Señales de advertencia durante el embarazo*

Muchas mujeres están nerviosas porque no creen que se vayan a dar cuenta si algo importante o grave ocurre durante el embarazo. La mayoría de las mujeres tienen pocos o ningún problema durante el embarazo. Si está preocupada, la siguiente lista incluye los síntomas más importantes que se deben tener en cuenta. Llame a su proveedor de servicios médicos si experimenta cualquiera de los siguientes síntomas.

- hemorragia vaginal
- hinchazón severa de la cara o los dedos de las manos
- dolor abdominal intenso
- pérdida de líquido por la vagina, generalmente un chorro de líquido, pero, a veces un goteo o un mojado continuo
- un gran cambio en el movimiento del bebé o la falta de movimiento
- fiebre alta (más de 101.6 °F) o escalofríos
- vómitos intensos o una incapacidad para retener los alimentos o los líquidos
- visión borrosa
- orina dolorosa
- un dolor de cabeza que no se va o un dolor de cabeza intenso
- una lesión o accidente, como una caída o un accidente automovilístico, que le causa preocupación acerca del bienestar del bebé

Al final del embarazo, si no puede sentir el movimiento del bebé, siéntese o acuéstese en un cuarto tranquilo después de comer. Concéntrese en la frecuencia con que el bebé se mueve. Si no siente al menos 10 movimientos fetales en dos horas, llame a su proveedor de servicios médicos.

Asegúrese de hablar sobre cualquier preocupación que tenga. No se avergüence de hacer preguntas sobre cualquier cosa; es probable que su proveedor de servicios médicos las haya oído antes. Él sabe más acerca de estos problemas, por lo que puede ser más fácil tratarlos.

Si es necesario, la pueden referir a un *perinatólogo*, un obstetra que ha pasado dos años adicionales o más en una capacitación obstétrica especializada. Estos especialistas tienen experiencia en el cuidado de mujeres con embarazos de alto riesgo.

Tal vez usted no tenga un embarazo de alto riesgo al principio. Pero si se desarrollan problemas con usted o el bebé, la pueden referir a un perinatólogo para una consulta y una posible atención. Puede volver con su proveedor de servicios médicos habitual para el parto.

Si ve a un perinatólogo, tal vez tenga que dar a luz a su bebé en un hospital diferente del que había elegido. Generalmente eso es así porque el hospital tiene instalaciones especializadas o puede brindarles a usted o al bebé pruebas o cuidados especializados.

Consejo para el papá

Ya casi están a mitad del embarazo. El tiempo se les puede estar pasando muy rápido. Haga un esfuerzo para pasar tiempo con su pareja. Cuando pueda, tómense algo de tiempo fuera del trabajo u otras obligaciones. Juntos, concéntrense en el embarazo y prepárense para el nacimiento del bebé. Podría incluso sugerir una vacación antes del nacimiento para garantizar que pasen un tiempo juntos como pareja. Vea la información en la 27.ª semana.

Su alimentación

✧ Uso de hierbas durante el embarazo

Si usted usa normalmente hierbas y sustancias botánicas —en forma de tés, tinturas, píldoras o polvos— para tratar distintos problemas médicos y de salud, ¡deténgase! Le aconsejamos *no* automedicarse con cualquier remedio herbal durante el embarazo *¡sin consultarlo primero con su proveedor de servicios médicos!*

Tal vez crea que cualquier remedio herbal es inocuo, pero podría ser peligroso durante el embarazo. Por ejemplo, si está estreñida, tal vez decida usar sena como laxante. Sin embargo, la sena puede causar aborto. O tal vez haya usado hierba de San Juan antes del embarazo. Evítela ahora: la hierba de San Juan puede interferir con varios medicamentos. Durante el embarazo, evite la angélica china, el poleo, el romero (usado para problemas digestivos, no en la cocina), el enebro, la tuya, el caulófilo y la sena.

> Si tiene rinitis alérgica durante el comienzo del embarazo, su bebé tiene seis veces más probabilidades de tener también rinitis alérgica.

Manéjelos con precaución: sea extremadamente cuidadosa con cualquier sustancia que su proveedor de servicios médicos no le haya recomendado específicamente. ¡Pregúntele siempre a él antes de tomar cualquier cosa!

Lo que también debería saber

ᔰ *Alergias durante el embarazo*

Las alergias ocurren cuando el sistema inmunitario reacciona a una sustancia como si fuera perjudicial. El cuerpo libera sustancias químicas para luchar contra esa sustancia. Las reacciones comunes incluyen congestión nasal, estornudos, moqueo nasal y picazón en los ojos y los oídos internos. Las alergias pueden ser causadas por el polen de pastos, malezas, árboles y moho.

En Estados Unidos, padecen alergias cuarenta millones de personas. Casi el 10% de las embarazadas tiene alergias estacionales. Durante el embarazo, pueden empeorar algo. Algunas mujeres afortunadas observan que se sienten mejor durante el embarazo y que los síntomas mejoran.

Si usa medicamentos para la alergia, no dé por supuesto que son inocuos durante el embarazo. Algunos pueden no estar aconsejados, como el Sudafed, durante el primer trimestre. Muchos son combinaciones de varios medicamentos. Pregúntele a su proveedor de servicios médicos acerca de su medicación, ya sea recetada o no, incluyendo los aerosoles nasales.

Los medicamentos inocuos para usar durante el embarazo incluyen a los antihistamínicos y a los descongestionantes. Pregúntele a su proveedor de servicios médicos qué marcas son las más seguras para usted. Bajo su supervisión, usted puede seguir dándose vacunas contra las alergias, pero no las empiece ahora.

Trate de evitar cualquier cosa que desencadene sus alergias. Si el polvo la molesta, mantenga cerradas las ventanas. Use el acondicionador de aire en el auto y en su casa. No cuelgue en el exterior la ropa, las toallas ni las sábanas para que se sequen.

Evite realizar actividades al aire libre durante la mañana, cuando el polen, generalmente, está en su peor momento. Cuando esté al aire libre, use una máscara para filtrar el polen. Dese una ducha apenas vuelva de estar al aire libre, para eliminar el polen.

> Si tiene alergia a la ambrosía, no coma bananas, pepinos, calabacín, melones o semillas de girasol. Evite beber té de manzanilla. Todas pertenecen a la familia de la ambrosía y pueden empeorar los síntomas.

Limpie cuidadosamente el interior de su hogar. Use una máscara cuando pase la aspiradora y use una aspiradora con un filtro HEPA. Si vive en un clima seco, use un humidificador. Limpie el filtro de su hogar al menos una vez por mes.

ᨓ *Congestión nasal*

Durante el embarazo, la congestión es normal en muchas mujeres. Puede ser especialmente mala durante la temporada de alergias cuando está embarazada, ¡así que puede sentirse muy taponada!

Los descongestionantes reducen la hinchazón nasal reduciendo los vasos sanguíneos de la nariz. La mayoría de los expertos concuerdan con que puede usar Afrin como un alivio a corto plazo para ayudar a reducir la hinchazón. Para un alivio más duradero, hable con su proveedor de servicios médicos acerca de usar productos como el Nasalcrom, que se considera inocuo durante el embarazo. Háblelo con su proveedor de servicios médicos.

ᨓ *¿Va a ser una madre soltera?*

En años pasados, hemos visto un aumento en el número de madres solteras. Hoy, más del 40% de los bebés de Estados Unidos nació de mujeres solteras. El número más grande de madres solteras se da en las mujeres de entre 20 y 30 años: la edad promedio es de 26½.

Casi el 75% de las futuras madres que no están casadas quedaron embarazadas por accidente. Menos del 15% de las madres solteras están divorciadas. Casi el

45% de las madres solteras se consideran a sí mismas verdaderamente soltera. El 8% de las madres solteras tiene una pareja del mismo sexo.

Muchas mujeres eligen tener un hijo sin un esposo; las situaciones varían. Algunas mujeres están profundamente involucradas con el padre del bebé, pero eligen no casarse. Algunas mujeres están embarazadas sin el apoyo de su pareja. Incluso otras mujeres solteras han elegido la inseminación (artificial) con un donante como medio para quedar embarazada.

No importa cuál sea la situación personal, muchas de las preocupaciones las comparten todas las futuras madres solteras. Esta explicación refleja algunos de los problemas que les han surgido.

En la mayoría de las situaciones —ya sea que una madre sea soltera, viuda o divorciada—, el entorno general de un niño es más importante que la presencia de un hombre en la casa. Más del 85% de los hogares monoparentales de Estados Unidos está dirigido por mujeres. Los estudios demuestran que si una mujer tiene otros adultos de apoyo de quienes depender, a un niño le puede ir bien en un hogar dirigido por una mujer sola. Sin embargo, los niños y las niñas se benefician de la participación masculina en su vida desde una edad temprana.

Si usted va a ser una madre soltera, busque el apoyo de su familia y sus amigos. Las madres de niños pequeños pueden identificarse por sus experiencias: han tenido similares recientemente. Si tiene amigas o familiares con niños pequeños, hable con ellas.

Criar sola a un niño puede ser, a la vez, un desafío y una alegría. Una madre soltera debe tener un cuidado muy bueno de sí misma, física y emocionalmente. Si se siente aislada o abrumada, entonces es importante tener un fuerte sistema de apoyo de su familia o amigos. A muchas madres solteras les resulta más fácil vivir y ser madre cuando comparten gastos y actividades diarias con la familia o los amigos cuando viven juntos.

Encuentre a personas con quienes pueda contar para que la ayuden durante el embarazo y después de que llegue el bebé. Una mujer dijo que pensaba a quién podría llamar a las dos de la mañana si su bebé estuviera llorando descontroladamente. Cuando respondió esa pregunta, tuvo el nombre de alguien en quien creía que podría confiar en cualquier tipo de emergencia, ¡durante el embarazo y después!

Tal vez quiera elegir a alguien para que esté con usted en el momento del trabajo de parto y el parto, y que esté allí para ayudarla después. Una buena opción para usted puede ser una doula, si va a tener un parto natural. Incluso, su compañía de seguros puede pagar por los servicios de una doula.

Las clases de parto ahora se ofrecen en muchos lugares para madres solteras. Muchos hospitales y maternidades tienen opciones para mujeres solteras cuando dan a luz. Pida más información en el consultorio de su proveedor de servicios médicos.

La única parte de la experiencia de dar a luz que podría necesitar una planificación especial es cómo planea llegar al hospital cuando entre en trabajo de parto. Una mujer quería que la llevara su amiga, pero no la pudo encontrar cuando llegó el momento. Su siguiente opción (todo formaba parte de su plan) fue llamar a un taxi, que la llevó al hospital con tiempo suficiente.

¿Se está preguntando cuánto le costará criar a su hijo hasta los 18 años? El Departamento de Agricultura de EE. UU. (USDA, por su sigla en inglés) tiene, en su sitio web, información que la ayudará a calcularlo. Visite el sitio web del USDA y, para obtener más información, busque *Cost of Raising a Child Calculator* (Calculadora del costo para criar a un hijo).

Después del nacimiento, necesitará apoyo cuando vaya a su casa con el bebé. Piense en la posibilidad de pedir ayuda a miembros de su familia, amigos, colegas de trabajo y vecinos. Probablemente necesite mayor cantidad de ayuda durante el primer mes en casa. Algunas tareas y mandados que las personas pueden hacer incluyen pasar tiempo con usted, lavar la ropa, cocinar, limpiar y hacer las compras.

Si le parece que se siente separada de su familia y sus amigos, hágase amiga de otras madres solteras para que le den apoyo emocional y espiritual. Esto también puede brindarle un grupo de apoyo para tener interacciones sociales e intercambiar cuidado de los niños y otras tareas.

Necesita un testamento. Usted necesita un testamento. Si no tiene uno, ahora es el momento de hacerlo. Si ya tiene un testamento, revíselo antes del nacimiento del bebé para hacerle los cambios y los agregados que quiera.

Si algo le sucede, alguien tendrá que cuidar de su hijo. Deberá nombrar a un tutor legal para su hijo. Nombrar a un tutor puede ser una de las cosas más importantes que pueda tratar en este momento. Sin un testamento que nombre a un tutor, la corte decide quién cuidará de su hijo.

Después de que decida el tutor, *consulte* a esa persona antes de nombrarla como tal en su testamento. Tal vez tenga razones que usted no conoce para no estar dispuesta a aceptar este importante papel. Elija al menos dos personas que pudieran ser tutoras de su hijo. Pregúntele a su primera opción y, si acepta, ponga el nombre en su testamento. Elija un tutor alternativo (una vez más, asegúrese de preguntarle primero a la persona que eligió) y dígale a esa persona que la nombrará como alternativa.

Si usted cree que preferiría que otra persona maneje las finanzas de su hijo, puede nombrar un *tutor de la propiedad*. La principal responsabilidad de esta persona es encargarse de cualquier activo financiero que usted le deje a su hijo.

Algunas personas dirán que no necesitan un abogado para redactar su testamento si no tienen muchas propiedades ni muchos valores. Creen que los testamentos para completar que se venden en algunas tiendas o que vienen en varios programas informáticos cubrirán todos los aspectos. Algunos son bastante meticulosos; sin embargo, si no es abogada, tal vez ahorre dinero ahora, pero podría costarle a su hijo o a su familia más tarde. Si no está casada, un abogado puede ser útil para cubrir todos los aspectos necesarios para que su hijo o su pareja hereden sus activos.

Si usa un testamento para completar, puede pedirle a un abogado que lo revise cuando haya terminado, para estar segura de que ha cubierto todo. Puede costarle un poco más, pero bien podría valer la pena si le ahorra problemas a su hijo en el futuro.

Verifique su seguro. Asegúrese de revisar la cobertura de su seguro antes del nacimiento del bebé. Debe hacer arreglos para disponer de dónde vendrá el dinero para cuidar de su hijo en caso de que usted muera. También necesita un seguro de incapacidad suficiente para asegurar su futuro y el del bebé.

Si algo le sucede a usted, querrá saber que a su hijo no le faltará nada y que se cuidarán sus finanzas hasta que sea adulto. Frecuentemente, la mayoría de las veces, esto lo brinda una póliza de seguro de vida. Cuando revise su seguro de vida, busque otros tipos de seguro que tenga. Revise la cobertura que tiene ahora, y determine qué tipo de cobertura necesitará después de la llegada del bebé. ¡Es el momento de hacer los cambios necesarios!

Cuando el seguro lo provea su empleador, consulte al representante de recursos humanos (RR. HH.) para que le dé información específica sobre el seguro y sus beneficios. No ignore este importante recurso.

Es importante tener un seguro de vida suficiente para cubrir la crianza de su hijo durante el colegio universitario. El gobierno de EE. UU. estima que cuesta entre $225,000 y $300,000 criar a un niño nacido hoy y hasta los 18 años. Agregue a eso cuáles pueden ser, en 18 años, los costos proyectados del colegio universitario. Este es el monto de la cobertura que debería tener. Usted necesita una cobertura por seguro de vida suficiente para asegurarse de que habrá bastante dinero para cuidar de su hijo hasta la adultez.

También debería revisar su seguro médico. Si no tiene una cobertura de salud, tal vez le sea difícil encontrar una cobertura en este momento. Muchas compañías tienen un período de espera de un año antes de cubrir los costos relacionados con el nacimiento. Podría revisar para ver si hay algún tipo de cobertura disponible a través de distintos programas comunitarios. O revise los programas de seguro de salud para niños de su estado. Algunos brindan cobertura médica para la embarazada y su bebé (después del nacimiento). Algunos programas son gratuitos; otros tienen un costo bajo. Están a su disposición incluso si está trabajando.

Revise su póliza del seguro médico para ver cuál es el tiempo límite para agregar al bebé al seguro. En algunos casos, el bebé se debe agregar dentro de los 30 días posteriores al nacimiento, o no se brindará cobertura.

Si tiene un accidente que requiere que usted pase tiempo fuera del trabajo, una buena cobertura es el seguro de incapacidad. Este le paga una cantidad de dinero predeterminada mientras está incapacitada. La mayoría de los empleadores brindan cierto seguro de incapacidad, pero todo *padre trabajador* debería tener un seguro suficiente para cubrir entre el 65 y el 75% de su ingreso.

Su empleador puede brindarle un seguro de incapacidad. El inconveniente del seguro de incapacidad a través de su trabajo es que la cobertura se termina cuando usted deja el trabajo y que los beneficios pueden ser bastante bajos. También necesita estar en el trabajo una cierta cantidad de tiempo antes de que esté cubierta. Si su empleador no le brinda un seguro de incapacidad, considere comprar usted misma una póliza. Para obtener más información, consulte a un especialista en seguros.

Proteja sus documentos

Una vez que haya hecho su testamento, guarde el original en un lugar seguro. Si el suyo lo prepara un abogado, guardará un original en la oficina. Piense en la idea de guardar una copia en una caja de seguridad a prueba de incendios en su hogar.

Si usa un testamento para completar, guarde el documento original en una caja de seguridad en el banco y una copia en una caja de seguridad a prueba de incendios en su hogar. Si elige que un familiar sea el ejecutor de su herencia, también podría pensar en darle una copia para que la tenga a mano.

Asuntos legales. Como su situación es única, pueden ocurrir distintas situaciones que pueden generar preguntas. Tal vez se pregunte cómo completar el certificado de nacimiento del bebé. Tiene opciones. Puede completar el nombre del padre o dejarlo en blanco. Si usted no quiere que se conozca la identidad del padre, puede omitirla en el certificado de nacimiento. Si el padre del bebé es un donante, puede marcar el nombre como *desconocido o confidencial*.

Hoy, por ley, se requiere que el padre sea responsable de la pensión alimenticia del niño, incluso si no está involucrado en su vida. Consulte con un abogado para revisar las leyes de su estado. Si pone el nombre del padre del bebé en el certificado de nacimiento, puede ser más fácil pedir legalmente la manutención del niño. Sin embargo, esto le da al padre algunos derechos legales. En algunos estados, un hombre puede firmar un formulario de *reconocimiento de paternidad* antes de que usted lo ponga como padre del bebé en el certificado de nacimiento.

También puede tener preguntas acerca de qué apellido darle al bebé. Tiene que tomar una decisión con respecto a cuál será. ¿El suyo? ¿El del papá? En algunos estados, si no está casada, el padre debe dar el permiso para que usted use su apellido.

No tiene que llenar el certificado de nacimiento antes de dejar el hospital. Dispone de unos meses antes de que tenga que entregarlo. Sin embargo, no puede conseguir un número de seguridad social para el bebé sin entregar el certificado de nacimiento. El número de seguridad social es necesario para abrir una cuenta bancaria a nombre del bebé y para declararlo en formularios de impuestos. También puede ser necesario para agregar al bebé a su seguro médico.

Es importante tener respuestas para sus preguntas. Las siguientes preguntas las han hecho mujeres que eligieron ser madres solteras. Las repetimos aquí sin respuestas porque hay cuestiones legales que deben ser revisadas por un abogado de su zona especializado en leyes familiares. Pueden ayudarla a aclarar los tipos de preguntas que usted tiene que considerar como madre soltera. Si queda embarazada a través de la inseminación de un donante, gran parte de los temas legales serán resueltos en sus tratativas con la organización a través de la cual recibió el esperma del donante.

- Una amiga que tuvo sola a su bebé me dijo que sería mejor considerar las ramificaciones legales de esta situación. ¿De qué estaba hablando?
- He oído que, en algunos estados, si no estoy casada, tengo que conseguir un certificado de nacimiento especial. ¿Es verdad?
- Voy a tener sola a mi bebé y estoy preocupada acerca de quién puede tomar decisiones médicas por mí y por el bebé que espero. ¿Puedo hacer algo con respecto a esto?
- No estoy casada, pero estoy profundamente involucrada con el padre de mi bebé. ¿Puede mi pareja tomar decisiones médicas por mí si tengo problemas durante el trabajo de parto o después del nacimiento?
- Si algo me sucede, ¿puede mi pareja tomar decisiones médicas por nuestro bebé después de nacido?
- ¿Cuáles son los derechos legales del padre de mi bebé si no estamos casados?
- ¿Tienen los padres de mi pareja derechos legales con respecto a su nieto (mi hijo)?
- El padre de mi bebé y yo nos separamos antes de que supiera que estaba embarazada. ¿Tengo que contarle del bebé?
- Elegí tener una inseminación (artificial) de donante. Si algo me sucede durante el trabajo de parto o el parto, ¿quién puede tomar decisiones médicas por mí? ¿Quién puede tomar decisiones por mi bebé?
- Quedé embarazada por una inseminación de donante. ¿Qué pongo en el certificado de nacimiento bajo "nombre del padre"?
- ¿Hay una manera de que pueda averiguar más acerca de los antecedentes médicos familiares de mi donante de esperma?
- ¿Me enviará el banco de esperma noticias si aparecen problemas médicos en la familia de mi donante de esperma?
- Cuando mi hija crezca, tal vez necesite alguna clase de ayuda médica (como un riñón donado) de un hermano. ¿Me dará información familiar el banco de esperma?

- Me hice una inseminación de donante y estoy preocupada por los derechos del padre del bebé a ser parte de la vida de mi hijo en el futuro. ¿Debo preocuparme?
- Alguien bromeó con respecto a que mi hijo podría casarse con su hermana o hermano algún día, y yo no lo sabría porque recibí una inseminación de donante. ¿Es posible?
- ¿Hay otras cosas que debo considerar debido a mi situación única?

Si el padre del bebé pudiera reclamar la custodia de su hijo, es mejor arreglar los detalles con un abogado. No asuma que usted tendrá automáticamente la custodia exclusiva si el padre no participó en el embarazo ni en el nacimiento.

Ejercicio para la 19.ª semana

Párese con el pie derecho a unos dos pies de la pared. Ponga el pie izquierdo a 12 pulgadas delante del pie derecho. Doble ligeramente las rodillas. Apoye la mano derecha en la pared. Levante el brazo izquierdo y estírese hacia la pared, inclinando la cabeza. A continuación, rodeando la cabeza con el brazo izquierdo, tóquese la oreja derecha. Sostenga durante 5 segundos. Vuelva a la posición erguida. Repita cinco veces, luego gire y estírese con el brazo derecho. *Estira los músculos lumbares y laterales.*

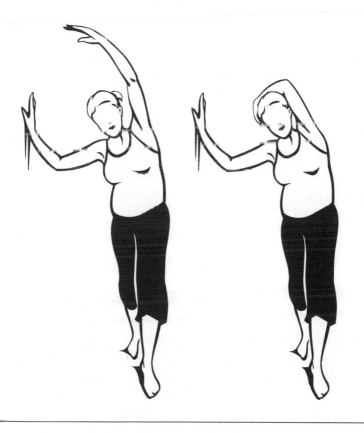

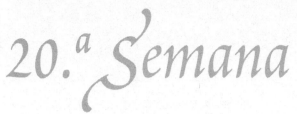

20.ª Semana

Edad del feto: 18 semanas

¿Qué tamaño tiene el bebé?

A estas alturas del desarrollo, la longitud craneocaudal es de 5⅔ a 6½ pulgadas (de 14 a 16 cm). Su bebé pesa alrededor de 9 onzas (260 g).

¿Qué tamaño tiene usted?

¡Felicitaciones!, las 20 semanas marcan el punto medio. ¡Usted está en la mitad de su embarazo!

Su útero está probablemente casi nivelado con su ombligo. Su proveedor de servicios médicos ha estado observando su aumento de tamaño y el agrandamiento de su útero. Quizás el aumento de tamaño ha sido irregular hasta ahora, pero se regularizará más después de la 20.ª semana.

Medir el crecimiento del útero

El útero se mide para seguir el crecimiento del bebé. Su proveedor de servicios médicos puede usar una cinta métrica o los dedos y medir por el ancho de ellos. Para medir el crecimiento, necesita un punto de referencia. Algunos proveedores de servicios médicos miden a partir del ombligo. Muchos miden a partir de la sínfisis púbica, el lugar donde se encuentran los huesos púbicos en la parte media del bajo vientre, de 6 a 10 pulgadas (de 15.2 a 25.4 cm) debajo del ombligo. Se puede sentir cerca del nacimiento del vello púbico.

No todos los proveedores de servicios médicos miden de la misma manera y no todas las mujeres tienen el mismo tamaño. Y los bebés varían de tamaño. Las medidas difieren entre las mujeres y con frecuencia son diferentes de un embarazo a otro en una misma mujer.

Si ve a un proveedor de servicios médicos al que no visita normalmente o si ve a uno nuevo, quizás sus medidas sean diferentes. Esto no significa que existe un problema ni que alguien la está midiendo incorrectamente. Es solo que cada quien mide un poco diferente.

Las medidas se toman desde la sínfisis púbica hasta la parte superior del útero. A partir de este momento, usted aumentará casi ½ pulgada (1 cm) por semana. Si mide 8 pulgadas (20 cm) a las 20 semanas, en su próxima visita (2 semanas más adelante), debe medir unas 10 pulgadas (24 cm).

Si usted mide 11¼ pulgadas (28 cm) en este momento del embarazo, puede ser recomendable una ecografía para ver si está esperando mellizos o para verificar si su fecha de parto es correcta. Si usted mide solamente 6 pulgadas (de 15 a 16 cm), su fecha de parto podría estar equivocada o tal vez surja la inquietud de una restricción del crecimiento intrauterino (RCIU) o algún otro problema.

Dentro de ciertos límites, la variación de las medidas son una señal del bienestar y del crecimiento fetal. Si no son normales, pueden ser una señal de alerta. Si está preocupada por su tamaño y por el crecimiento de su embarazo, convérselo con su proveedor de servicios médicos.

Cómo crece y se desarrolla el bebé

⤳ La piel del bebé

La piel que recubre a su bebé empezó a desarrollarse a partir de dos capas, la *epidermis*, que está en la superficie, y la *dermis*, que es la capa más profunda. En este momento, hay cuatro capas. Una de estas capas contiene crestas, que son las responsables de formar los patrones de las yemas de los dedos, las palmas de las manos y las plantas de los pies. Se determinan genéticamente.

Cuando un bebé nace, su piel está cubierta de una sustancia blanca que parece engrudo, llamada *unto sebáceo*. Lo segregan

Consejo para la 20.ª semana

Si se hace ahora una ecografía, quizás sea posible saber el sexo del bebé, pero él debe colaborar. Tienen que poderse ver los genitales. ¡Aunque el sexo parezca obvio, se sabe que los ecografistas cometen errores!

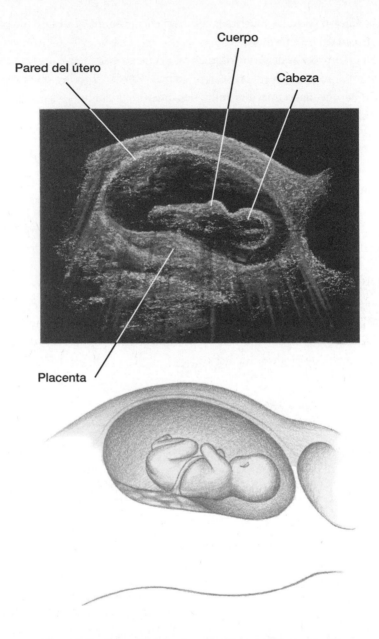

Pared del útero

Cuerpo

Cabeza

Placenta

Ecografía de un bebé a las 20 semanas de gestación
(edad fetal: 18 semanas). La ilustración interpretativa
puede ayudarla a ver más detalles.

las glándulas de la piel a partir de esta semana aproximadamente. El unto sebáceo protege la piel del bebé del líquido amniótico.

El vello aparece alrededor de las 12 a 14 semanas y crece de la epidermis. Se ve primero sobre el labio superior y en las cejas. Este vello generalmente se pierde alrededor del momento del nacimiento y se reemplaza por pelo más grueso que nace de folículos nuevos.

☞ *Imágenes ecográficas*

La ilustración de la página 286 muestra una ecografía (y una ilustración interpretativa) de una mujer embarazada a aproximadamente las 20 semanas de gestación. Con frecuencia es más fácil entender una ecografía en el momento en que se la está haciendo. Las imágenes se parecen más a las de una película.

Si mira atentamente la ilustración, cobrará más sentido para usted. Lea las leyendas y trate de visualizar el bebé dentro del útero. Una imagen ecográfica es como mirar una rebanada de un objeto. La imagen que usted ve es bidimensional.

> No se haga una de esa ecografías "de recuerdo" que hacen en los centros comerciales. Las ecografías de los centros comerciales pueden ser riesgosas para usted y el bebé, porque es posible que hagan la prueba técnicos sin capacitación que no usen el equipo correctamente. Además, en 2002, la FDA dictaminó que es ilegal realizar ecografías sin receta.

Las ecografías que se hacen a esta altura del embarazo sirven para confirmar o para establecer la fecha de parto. Si esta prueba se hace muy pronto o muy tarde (2 primeros o 2 últimos meses), es posible que la fecha del embarazo no sea muy precisa. Si hay dos bebés o más presentes, generalmente pueden verse. En este momento, pueden verse también algunos problemas fetales.

☞ *Muestreo percutáneo de sangre del cordón umbilical (MPSCU)*

El muestreo percutáneo de sangre del cordón umbilical (MPSCU), llamado también *cordocentesis,* es una prueba que se le hace al feto dentro del útero. Los resultados de la prueba se obtienen a los pocos días. Esta prueba tiene un riesgo de aborto ligeramente más alto que el de la amniocentesis.

Con la guía de una ecografía, se inserta una fina aguja en el abdomen de la madre para penetrar una diminuta vena del cordón umbilical. Se toma una muestra de la sangre del bebé para analizarla. El MPSCU detecta trastornos sanguíneos, infecciones e incompatibilidad del Rh.

Se puede observar un bebé antes del nacimiento y hacerle una transfusión de sangre, si es necesaria. El MPSCU ayuda a prevenir una anemia potencialmente mortal que puede desarrollarse si la madre es Rh negativa y tiene anticuerpos que están destruyendo la sangre de su bebé. Si usted es Rh negativa, debe recibir Rho-GAM después de este procedimiento.

Cambios en usted

✎ Estiramiento de los músculos abdominales

Sus músculos abdominales se están estirando y separando a medida que su bebé crece. Los músculos unidos a la porción inferior de las costillas descienden verticalmente hacia la pelvis. Pueden separarse en la línea media. Son los llamados músculos rectos; cuando se separan, se forma una hernia llamada *diástasis de los rectos*.

Usted puede notar la separación cuando se acuesta y levanta la cabeza, tensando los músculos abdominales. Parece que hubiera un abultamiento en la mitad del vientre. Incluso es posible que sienta el borde del músculo a cada lado del abultamiento. No es doloroso y no la daña a usted ni daña a su bebé. Lo que siente en la brecha entre los músculos es el útero. Ahí puede sentir el movimiento del bebé más fácilmente.

Si este es su primer bebé, quizás no note la separación. A menudo, la separación se nota más con cada embarazo. El ejercicio puede ayudar a fortalecer estos músculos, aunque usted puede seguir teniendo el abultamiento o la brecha.

Más avanzado el embarazo, estos músculos se tensan y cierran la brecha. La separación no será tan notoria, pero puede seguir presente.

✎ Artritis reumatoide (AR)

La artritis reumatoide (AR) afecta a 1 de cada 1000 embarazadas. Es una enfermedad autoinmunitaria que puede atacar las articulaciones y los órganos de su cuerpo. Durante el embarazo, los síntomas pueden mejorar y hasta desaparecer. Cerca del 75% de las mujeres que tienen AR se sienten mejor cuando están embarazadas. Menos dolor puede significar que usted necesita menos medicación.

Algunos de los medicamentos que se usan para tratar la AR pueden ser peligrosos para una embarazada, pero muchos otros son seguros. Asegúrese de hablar con su proveedor de servicios médicos acerca de cualquier medicación que tome para su artritis reumatoide *antes* de quedar embarazada.

No hay problema con el acetaminofeno durante el embarazo. No obstante, los AINE están contraindicados al final del embarazo, ya que pueden incrementar el riesgo de problemas cardíacos en el bebé. La prednisona es aceptable generalmente, aunque el metotrexato *no* debe usarse, porque puede provocar aborto y defectos congénitos.

El Enbrel es uno de los medicamentos nuevos que se usan para tratar la AR. No lo utilice sin consultarlo primero con su proveedor de servicios médicos.

Es probable que la AR no afecte su trabajo de parto y su parto; sin embargo, el 25% de las mujeres que la padecen tienen un parto prematuro. Puede ser difícil encontrar posiciones cómodas para el trabajo de parto si las articulaciones están restringidas.

Los síntomas pueden regresar unos meses después de que el bebé haya nacido. Vea a su reumatólogo dentro de las 4 semanas después de tener a su bebé. Es posible que le indique comenzar de nuevo la medicación suspendida durante el embarazo. Si usted amamanta a su bebé, consulte a su proveedor de servicios médicos sobre qué opciones de medicamentos tiene antes de tomarlos de nuevo.

Consejo para el papá

Alrededor de esta época, su pareja puede tener que hacerse una ecografía para ver cómo está desarrollándose el bebé. Su proveedor de servicios médicos la hace para saber muchas cosas. Usted podría presenciar esta feliz prueba, ¡será la primera vez que pueda ver realmente al bebé moviéndose! Pida a su pareja que tenga en cuenta sus horarios cuando pida el turno para esta ecografía.

Cómo afecta al desarrollo del bebé lo que usted hace

Relaciones sexuales

El embarazo puede ser una época importante de acercamiento a su pareja. A medida que su tamaño aumenta, el coito puede hacerse difícil, debido a su incomodidad. Con un poco de imaginación y diferentes posiciones (en las que usted no esté boca arriba y su pareja directamente encima de usted), se pueden seguir disfrutando las relaciones sexuales.

Si siente presión emocional de parte de su pareja —ya sea que esté preocupado porque sea seguro el coito o porque le pida tener relaciones con frecuencia—, háblelo con él abiertamente. Pida a su pareja que la acompañe a una visita prenatal para conversar de estas cosas con su proveedor de servicios médicos.

Si está teniendo problemas de contracciones, hemorragias o complicaciones, usted y su pareja deben hablar con su proveedor de servicios médicos. Juntos pueden decidir si deben continuar teniendo relaciones sexuales. Si su proveedor de servicios médicos no las recomienda, pregunte si eso significa no tener el coito o no tener orgasmos.

Puede ser más sexy de lo que piensa

¡El embarazo es *sexy*! Sabemos que muchos hombres opinan que embarazada su pareja está más bella y más *sexy* que nunca antes, especialmente durante esta etapa media del embarazo. Las siguientes son las razones que los hombres nos han dado de por qué piensan que embarazada su pareja es *sexy*:

- Su piel puede estar más lisa y más tersa porque usted usa más lociones y más aceites.
- Usted le pide masajes y que le frote la espalda, lo que induce a masajear más y a la intimidad sexual.
- Descubrir maneras diferentes de hacer el amor puede ser divertido.
- El sexo durante el embarazo requiere a menudo algo de creatividad de parte de ambos.
- Su embarazo hace que él se sienta más varonil. Para muchos hombres, el embarazo de su pareja es un motivo de orgullo.
- Tal vez usted tenga más escote (o tenga escote ahora si antes no lo tenía).
- Puede tener el cabello abundante, las uñas largas y la piel radiante.
- Usted puede sentirse muy sensual debido al aumento de flujo sanguíneo en la zona pélvica.
- Sus curvas pueden ser *sexis*.
- Las hormonas del embarazo pueden aumentar su deseo sexual.
- Su cambiante figura, como el agrandamiento del busto, puede excitarlo.
- El nivel de compromiso que usted siente hacia su pareja puede intensificar la intimidad, tanto sexualmente como en otros aspectos. Tener un hijo juntos puede ser el máximo acto de confianza.
- Están despreocupados, porque no tienen que usar métodos anticonceptivos.

✂ *Tatuajes o perforaciones*

Hemos visto un incremento en la práctica de perforaciones y tatuajes en las mujeres. Este tipo de prácticas durante el embarazo puede llevar a situaciones de las que haya que ocuparse; por lo tanto, conocer ciertos problemas que pueden ocurrir servirá para entender cuál es el punto de vista de su proveedor de servicios médicos si se muestra preocupado.

La *perforación corporal* se ha practicado desde las civilizaciones antiguas y se ha vuelto a poner de moda. La perforación más popular es la del lóbulo de la oreja, muchas mujeres tienen las orejas perforadas. Este es un tipo de perforación que a su proveedor de servicios médicos no lo preocupará.

Sin embargo, pueden perforarse otras partes del cuerpo, por ejemplo: cejas, orificios nasales, tabique nasal, labios, lengua, pezones, ombligo, pliegues de los labios y del clítoris; estas perforaciones sí pueden preocupar a su proveedor de servicios médicos. En el caso de las perforaciones orales, hay riesgo de diversas infecciones y de tragarse la joya. Las perforaciones en los pezones pueden dañar los conductos galactóforos e interferir en la lactancia. Las joyas colocadas en el ombligo deben retirarse después de los 3 o 4 meses de embarazo debido al estiramiento del vientre. Dejar la joya en el ombligo puede provocar desgarros o cortes. Con cualquier tipo de perforación, existe la posibilidad de que se forme tejido de cicatrización. Esto es especialmente común en las personas de ascendencia africana.

Si usted tiene perforaciones orales, posiblemente su proveedor de servicios médicos hable de retirarlas antes del parto. En algunos casos, si la joya no se retira, es una preocupación para los anestesistas que sus vías aéreas se mantengan abiertas. Esta situación no es común, pero nadie puede predecir qué puede traer aparejado el trabajo de parto y el parto, por eso es más seguro retirar la joya cuando se está acercando la fecha de parto.

Si usted tiene perforaciones (aparte de las del lóbulo de la oreja), hágaselo saber a su proveedor de servicios médicos. Converse sobre cualquier sugerencia de retirar la joya, si eso la preocupa.

Igual que las perforaciones corporales, los *tatuajes* han existido en muchas culturas desde hace miles de años. Hoy día, muchas personas tienen tatuajes; los lugares más comunes son: brazos, pecho, espalda, abdomen y piernas. Las embarazadas han tenido algunos problemas con los tatuajes, como infecciones, reacciones alérgicas, formación de tejido de cicatrización en el lugar del tatuaje, estrías en el área del tatuaje y eliminación de un tatuaje no deseado.

No se sorprenda de ver que su tatuaje cambia si está situado en una parte del cuerpo o en una zona que el embarazo puede afectar. Por ejemplo, la hermosa mariposita de su abdomen puede crecer mucho durante el embarazo.

¿Se siente poco atractiva durante el embarazo? Ayúdese a sentirse hermosa poniendo cosas bonitas a su alrededor, como flores o un lindo cuadro. También sirve decirse a una misma que es bonita. Compre lencería *sexy* que la haga sentirse sensual. Los culotes favorecerán sus piernas y las blusas holgadas pueden camuflar el vientre.

Además, pueden formarse estrías a través de ella. Después del embarazo, la piel puede permanecer estirada y la mariposita se verá caída y encorvada hasta que la piel vuelva a la "normalidad", que quizás ya no sea tan "normal" como antes del embarazo.

Eliminar un tatuaje durante el embarazo no es aconsejable. Como tampoco hacerse un tatuaje nuevo. No hay por qué aumentar las posibilidades de tener una infección, lo cual es un riesgo cuando uno se hace un tatuaje. Espere hasta después de que nazca el bebé para retirar un tatuaje o hacerse uno nuevo.

Se dice que las mujeres que tienen tatuajes en la zona lumbar no pueden recibir anestesias locales, como la epidural y la raquídea. Sin embargo, no hay estudios que hayan demostrado que eso sea verdad. Comente todas las inquietudes que tenga sobre las anestesias y sus tatuajes con su proveedor de servicios médicos.

Su alimentación

Muchas mujeres consumen azúcar y edulcorantes artificiales antes del embarazo. ¿Son seguros durante el embarazo?

Los edulcorantes calóricos contienen azúcares procesados y azúcares naturales, como el azúcar granulado, el azúcar moreno y el jarabe de maíz. Entre los azúcares naturales encontramos la miel, el néctar de agave y el azúcar sin refinar. El contenido calórico va de 16 a 22 calorías por cucharadita. Si usted consume edulcorantes calóricos, está agregando calorías vacías a su plan de comidas.

Los edulcorantes artificiales (no calóricos) ayudan a reducir las calorías. Algunos de los más comunes son: aspartamo, acesulfamo k, sucralosa, estevia y sacarina. ¿Puede una embarazada usar edulcorantes artificiales?

El aspartamo está presente en muchos alimentos y bebidas para ayudar a reducir las calorías, y se vende bajo las marcas Nutrasweet y Equal. Es una combinación de dos aminoácidos: fenilalanina y ácido aspártico. Si usted sufre de fenilcetonuria, no puede ingerir aspartamo. Debe seguir una dieta con bajo contenido de fenilalanina o su bebé podrá resultar adversamente afectado.

La sucralosa, que se vende bajo la marca Splenda, se produce a partir del azúcar y se encuentra en diversos productos. Pasa por el organismo sin ser metabolizada. Su organismo no la reconoce como un azúcar o un carbohidrato, lo que la hace baja en calorías.

La estevia es un producto hecho de las hojas de la planta de estevia. Se ha comercializado durante décadas en otras partes del mundo. Su uso en Estados Unidos fue aprobado en 2008 y se vende bajo las marcas PureVia y Truvia. Pida a su proveedor de servicios médicos información sobre su uso durante el embarazo.

La sacarina es un edulcorante artificial presente en muchos alimentos y bebidas. Aunque hoy ya no se usa tanto como en el pasado, todavía aparece es muchos alimentos, bebidas y otras sustancias químicas. La sacarina también se agrega a muchos alimentos y bebidas.

La investigación ha determinado que el uso de edulcorantes artificiales en pequeñas cantidades probablemente no implique riesgos durante el embarazo. Sin embargo, si puede evitarlos, es mejor *no* usarlos durante el embarazo. Elimine toda sustancia química que no necesite realmente de los alimentos y de las bebidas que ingiera. Hágalo por el bien de su bebé.

Remedio de la abuela

Si quiere evitar el consumo de medicamentos, pruebe un remedio popular. Si usted padece de mal olor en los pies, rocíelos con algún antitranspirante. Ayuda a reducir el mal olor y puede prevenir que se agriete la piel.

Lo que también debería saber

✑ Oír el ritmo cardíaco del bebé

En la 20.ª semana, puede ser posible oír el ritmo cardíaco del bebé con un estetoscopio. Antes de que contáramos con los equipos Doppler para oír el ritmo cardíaco y las ecografías para ver los latidos del corazón, se usaba un estetoscopio. En la mayoría de los casos, esto ocurría generalmente después de que la madre sintiera el movimiento fetal activo.

El sonido que se oye a través de un estetoscopio puede ser diferente de lo que se oye en el consultorio. No es fuerte. Si usted nunca escuchó a través de un estetoscopio, puede resultarle difícil oír al principio. Resulta más fácil a medida que el bebé crece y el sonido se hace más fuerte.

Si no puede oír el ritmo cardíaco de su bebé con un estetoscopio, no se preocupe. ¡Ni siquiera es siempre fácil para un proveedor de servicios médicos que lo hace regularmente!

Si oye un susurro (ritmo cardíaco del bebé), tiene que diferenciarlo de un latido (ritmo cardíaco de la madre). El corazón de un bebé late muy rápido, generalmente de 120 a 160 latidos por minuto. Su ritmo cardíaco, o pulsaciones, es más lento, está entre 60 y 80 latidos por minuto. Pida a su proveedor de servicios médicos que la ayude a distinguir los sonidos.

✑ ¿Podría tener osteoporosis?

La osteoporosis es una enfermedad ósea por la cual los huesos pierden densidad y los espacios dentro de ellos se agrandan, lo que incrementa la probabilidad de fracturas. Se diagnostica típicamente en mujeres mayores y postmenopáusicas. Sin embargo, ahora se está diagnosticando en mujeres más jóvenes.

Creemos que las posibles causas pueden ser las dietas bajas en calorías, el ejercicio excesivo y la ingesta excesiva de gaseosas de dieta. Además, el bajo peso, la anemia y la amenorrea (interrupción de la menstruación) pueden sumarse al problema. Su estilo de vida puede ponerla en riesgo. Las mujeres que fuman y beben mucho alcohol pueden aumentar ese riesgo.

La osteoporosis a una edad temprana puede ser algo serio. Los huesos pueden volverse tan delgados que verdaderamente se quiebran. A una edad más avanzada, la osteoporosis puede ser grave.

Si usted cree que puede tener un problema, hable con su proveedor de servicios médicos al respecto. Si tiene osteoporosis, podría afectarla durante el embarazo.

ᴦ *Virus del Nilo Occidental (VNO)*

El virus del Nilo Occidental (VNO) se transmite a los humanos por picaduras de mosquitos. Si usted contrae el VNO, quizás no tenga síntomas; el 80% de las personas que tienen el virus del Nilo Occidental *jamás* desarrollan síntomas. O tal vez contraiga la fiebre del Nilo Occidental o la enfermedad grave del Nilo Occidental. Se estima que el 20% de las personas que se infectan con el VNO desarrollarán la fiebre del Nilo Occidental.

Los síntomas aparecen entre los 3 y los 14 días posteriores a la picadura y son fiebre, dolor de cabeza, fatiga, inflamación de los ganglios linfáticos y dolores corporales. Ocasionalmente, aparece sarpullido en el torso. Aunque la enfermedad puede ceder en pocos días, se han informado casos de personas saludables que han estado enfermas varias semanas.

Cuando la enfermedad —llamada también *encefalitis* o *meningitis del Nilo Occidental,* o *poliomielitis del Nilo Occidental*— es grave, los síntomas incluyen dolor de cabeza, fiebre alta, anquilosamiento del cuello, estupor, desorientación, coma, temblores, convulsiones, debilidad muscular y parálisis. Estos síntomas pueden durar varias semanas.

No sabemos qué porcentaje de infecciones del VNO durante el embarazo provocan infección en el niño por nacer o problemas médicos en el recién nacido. El CCE y los departamentos sanitarios estatales y locales tienen registros de los efectos en los nacimientos entre las mujeres que tuvieron el virus de Nilo Occidental durante el embarazo.

No existe tratamiento para la infección del VNO. Si se diagnostica la enfermedad, se puede hacer una ecografía detallada para evaluar si el feto presenta anomalías estructurales. Esto debe hacerse de 2 a 4 semanas después de la aparición de la enfermedad.

Si usted está embarazada y vive en un área con VNO, sea precavida para reducir sus riesgos. Evite las áreas infestadas de mosquitos, coloque mosquiteros en ventanas y puertas, use ropa que la proteja y aplíquese un repelente que tenga número de registro de la EPA (que la Agencia de Protección Ambiental de Estados Unidos certifica que no implica riesgos). Puede usar un repelente contra insectos que contenga DEET. No ha habido casos informados de daños ocasionados por el uso de repelentes que contienen DEET en mujeres o en sus bebés. El CCE recomienda usar picaridin sobre la piel y la ropa, y permetrina sobre la ropa. El aceite de eucalipto limón es otra opción aconsejable, pero no dura tanto.

Si se enferma, llame a su proveedor de servicios médicos. Si él cree que usted ha contraído la enfermedad, puede hacerse una prueba diagnóstica. Después del nacimiento del bebé, si usted tiene síntomas del virus del Nilo Occidental, no lo amamante.

Ejercicio para la 20.ª semana

Arrodíllese apoyada en manos y rodillas, con las muñecas a la altura de los hombros y las rodillas a la altura de las caderas. Mantenga recta la espalda. Contraiga los músculos del vientre, luego extienda la pierna izquierda hacia atrás en línea recta con la cadera. Al mismo tiempo, extienda el brazo derecho en línea recta con el hombro. Mantenga 5 segundos y vuelva a la posición arrodillada. Repita del lado contrario. Empiece con 4 repeticiones de cada lado y aumente gradualmente hasta 8. *Fortalece los glúteos, los músculos de la espalda y los de las piernas.*

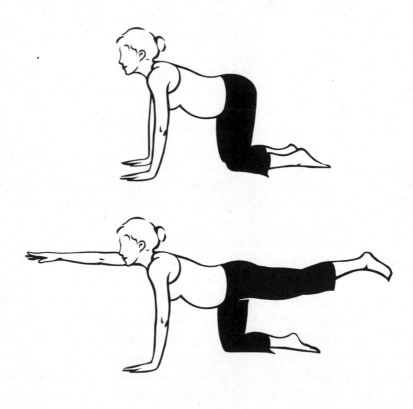

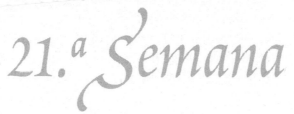

21.ª Semana

Edad del feto: 19 semanas

¿Qué tamaño tiene el bebé?

Ahora el bebé pesa alrededor de 10½ onzas (300 g); la longitud craneocaudal es de unas 7¼ pulgadas (18 cm). Tiene aproximadamente el tamaño de una banana grande.

¿Qué tamaño tiene usted?

Cuando su proveedor de servicios médicos toma la medida del útero, mide casi 8½ pulgadas (21 cm) desde la sínfisis púbica. Su aumento de peso debería ser de entre 10 y 15 libras (4.5 y 6.3 kg).

En esta semana, su cintura ha decididamente desaparecido. Sus amigos y familiares —y los extraños— saben que está embarazada. ¡Sería difícil ocultar su estado!

Cómo crece y se desarrolla el bebé

La rápida velocidad de crecimiento de su bebé ha disminuido. Sin embargo, el bebé sigue creciendo y desarrollándose a medida que maduran los diferentes sistemas de órganos que tiene en el interior.

El aparato digestivo del bebé está funcionando de manera simple, y el bebé traga líquido amniótico. Los investigadores creen que la acción de tragar puede ayudar a desarrollar el aparato digestivo. También puede condicionar al aparato digestivo para que funcione después del nacimiento. Después de tragar líquido, el bebé absorbe gran parte del agua y pasa el material no absorbido a través del intestino grueso. En la ecografía, se puede ver que el bebé traga.

Los estudios indican que los bebés a término pueden tragar unas 17 onzas (500 ml) de líquido amniótico en un período de 24 horas. Contribuye en una pequeña cantidad a las necesidades calóricas del bebé y puede contribuir nutrientes esenciales para el bebé en desarrollo.

⤳ *Meconio*

Durante el embarazo, tal vez pueda oír el término *meconio* y preguntarse qué significa. Se refiere al material sin digerir que hay en el aparato digestivo del bebé. El meconio está compuesto principalmente de células del revestimiento del tubo digestivo del bebé y del líquido amniótico que ha tragado.

Es una sustancia de color negro verdoso a marrón claro. Se elimina de los intestinos del bebé antes del parto, durante el trabajo de parto o después del nacimiento. Si está presente durante el trabajo de parto, el meconio puede ser una indicación de estrés fetal.

Si un bebé elimina meconio en el líquido amniótico, puede tragar el líquido. Si el meconio es inhalado hacia los pulmones, el bebé podría desarrollar neumonía o neumonitis. Por esta razón, cuando se encuentra meconio en el parto, se hace un intento de eliminarlo de la boca y la garganta del bebé con un pequeño tubo de succión.

Cambios en usted

⤳ *Hinchazón*

Usted puede notar hinchazón en varias partes del cuerpo, especialmente en la parte inferior de las piernas y los pies, particularmente al final del día. Si usted pasa mucho tiempo de pie, puede notar menos hinchazón si descansa durante el día.

La hinchazón empieza frecuentemente alrededor de la 24.ª semana. El 75% de las embarazadas sufre de dedos, tobillos y pies hinchados. Si se le hinchan los pies,

> Su rostro puede parecer más lleno durante el embarazo, debido al peso que se supone que tiene que aumentar y a la retención de agua, que puede causar cierta hinchazón en el área facial.

Quiste en el abdomen   Cuerpo

Cabeza

Vejiga de la
madre

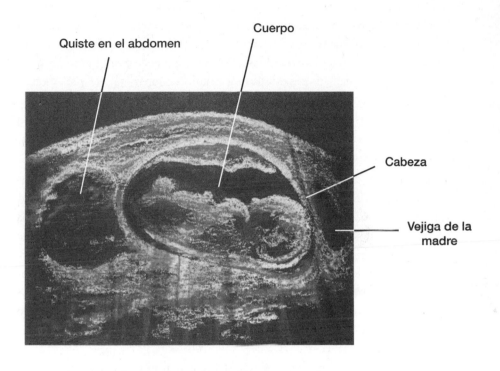

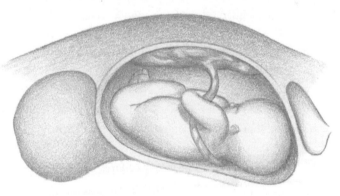

La ecografía se puede usar para detectar problemas.
En esta ecografía de un bebé en el útero, hay un quiste
en el abdomen de la futura madre. La ilustración interpretativa
aclara la imagen de la ecografía.

puede ser útil usar medias elásticas para el embarazo para evitar que la sangre se acumule en los pies. Consulte a su proveedor de servicios médicos acerca de ellas.

Hay algunas cosas que puede probar para ayudar a controlar la hinchazón. El masaje prenatal puede ser bueno. Coma gran cantidad de uvas pasas y bananas; ambas tienen mucho potasio. La carencia de potasio puede permitir que las células se llenen de agua, aumentando la hinchazón. Flexionar los pies y los tobillos durante el día ayuda a mantener en circulación la sangre. También puede probar pararse en puntas de pie; ayuda a bombear la sangre de regreso al corazón. Para hacer lo mismo, cuando esté sentada, presione los dedos de los pies como si estuviera empujando el acelerador del auto.

✺ Coágulos de sangre en las piernas

Una complicación grave del embarazo son los coágulos de sangre en las piernas o las ingles. Los síntomas pueden incluir hinchazón de las piernas, acompañada por dolor, y enrojecimiento o sensación de calor en la zona afectada.

Este problema tiene muchos nombres; entre ellos, *trombosis venosa, enfermedad tromboembólica, tromboflebitis* y *trombosis venosa profunda*. El problema no se limita al embarazo, pero este es un momento en el cual puede ser más probable que ocurra, debido al flujo sanguíneo más lento en las piernas y los cambios en los mecanismos de coagulación.

Durante el embarazo, la causa más probable es la disminución del flujo sanguíneo, llamada también *estasis*. Si ya ha tenido coágulos sanguíneos —en las piernas o en cualquier otra parte del cuerpo— dígaselo a su proveedor de servicios médicos al comienzo del embarazo. Es una información importante.

Ayude a protegerse de contraer el problema haciendo ejercicio, no permaneciendo sentada por más de dos horas, no fumando y no usando ropa ajustada en la cintura o por debajo de ella. Las medias quirúrgicas pueden ayudar a evitar el problema; en los casos graves, se puede recomendar el uso de heparina.

Trombosis superficial y trombosis venosa profunda (TVP). La trombosis superficial y la trombosis venosa profunda son enfermedades diferentes. La *trombosis superficial* es un coágulo sanguíneo en las venas que están cerca de la superficie de la piel. Usted puede ver y sentir estas venas. Esta situación no es grave y se puede tratar con un analgésico suave, elevación de la pierna, sujeción de la pierna con una venda elástica o medias elásticas y, ocasionalmente, calor.

La trombosis superficial no origina embolia pulmonar (EP). La embolia pulmonar es un bloqueo del flujo sanguíneo en los pulmones que hace fallar el funcionamiento de los pulmones. Si la afección no mejora rápidamente, se debe considerar una trombosis venosa profunda. La TVP es una enfermedad más grave, porque un coágulo puede viajar desde las piernas hasta los pulmones y causar EP.

La *trombosis venosa profunda (TVP)* afecta a casi dos millones de estadounidenses todos los años; un pequeño porcentaje de ellos son mujeres embarazadas. Aunque es una complicación grave, frecuentemente se puede evitar con el tratamiento precoz. Si ha tenido algún coágulo sanguíneo en el pasado, vea a su proveedor de servicios médicos al principio del embarazo. Cuéntele en la primera consulta prenatal acerca de *cualquier* coágulo sanguíneo anterior.

La TVP es un coágulo sanguíneo que se forma en las venas grandes de las piernas. Se origina en el bloqueo del flujo sanguíneo y en los cambios en la coagulación durante el embarazo. El comienzo puede ser rápido, con dolor agudo e hinchazón de la pierna y el muslo.

Los síntomas de la trombosis venosa profunda en la pierna pueden diferir, dependiendo de la ubicación del coágulo y de lo malo que sea. Los síntomas incluyen hinchazón de la pierna, empeoramiento de los calambres o el dolor en una pierna, decoloración de la pierna, que incluye pasar al rojo, azul o morado, o sensación de calor en la pierna afectada. A menudo, la piel que está sobre las venas afectadas es roja. Incluso puede haber manchas de color rojo en la piel sobre las venas en las que se han producido los coágulos. Si tiene cualquiera de estos síntomas, llame inmediatamente a su proveedor de servicios médicos.

Apretarse la pantorrilla o la pierna puede ser extremadamente doloroso y, del mismo modo, puede ser doloroso caminar. Una manera de saber si tiene trombosis venosa profunda es acostarse y flexionar los dedos de los pies hacia la rodilla. Si la parte posterior de la pierna está sensible, puede ser una señal del problema; se llama *signo de Homan*. (Este tipo de dolor puede presentarse también con un músculo distendido o un moretón.) Si esto ocurre, consulte con su proveedor de servicios médicos.

Normalmente, para diagnosticar el problema, se hace una ecografía. La mayoría de los centros médicos la ofrecen, pero la prueba no está disponible en todas partes.

Tratamiento de la TVP. Normalmente, el tratamiento consiste en la hospitalización y la terapia con heparina. La heparina y el Lovenox (enoxaparina) son anticoagulantes. Se dan intravenosamente y son de uso inocuo durante el embarazo.

Mientras se administra heparina, es necesario que la mujer permanezca en la cama. Se puede elevar la pierna y aplicarle calor. Frecuentemente se indican medicamentos suaves para el dolor.

El tiempo de recuperación, incluida la hospitalización, puede ser de 7 a 10 días. La mujer necesitará recibir heparina hasta el parto. Después del embarazo, necesitará seguir tomando un anticoagulante durante varias semanas, dependiendo de la gravedad del coágulo.

Si una mujer tiene un coágulo sanguíneo durante un embarazo, probablemente necesitará heparina durante los embarazos siguientes. Si es así, la heparina se puede administrar mediante un catéter i.v. permanente o mediante inyecciones diarias que la mujer se aplica a sí misma bajo la supervisión del proveedor de servicios médicos.

Un medicamento oral que se usa para evitar o tratar la trombosis venosa profunda es la warfarina (Coumadin). No se da durante el embarazo porque puede ser perjudicial para el bebé. La warfarina se da normalmente a una mujer después del embarazo para evitar los coágulos sanguíneos. Se puede prescribir por unas semanas o unos meses, según la gravedad del coágulo.

Cómo afecta al desarrollo del bebé lo que usted hace

೨ Inocuidad de la ecografía

En la página 299 hay una imagen de un examen ecográfico, acompañado por una ilustración interpretativa. Ambas muestran a un bebé dentro del útero; la futura madre tiene también un gran quiste en el abdomen.

Muchas mujeres se preguntan acerca de la inocuidad de los exámenes ecográficos. Los investigadores médicos están de acuerdo en que los exámenes ecográficos no presentan ningún riesgo ni para usted ni para el bebé. Los investigadores han buscado problemas potenciales durante muchos años sin encontrar evidencia de ninguno.

La ecografía es una herramienta extremadamente valiosa para diagnosticar problemas y responder a algunas preguntas durante el embarazo. La información que las pruebas ecográficas brindan puede tranquilizar al proveedor de servicios médicos y a la embarazada.

Si su proveedor de servicios médicos le ha recomendado una ecografía y usted está preocupada por eso, convérselo con él. Puede tener una razón importante para hacer un examen ecográfico. Podría afectar el bienestar del bebé en desarrollo.

❧ Trastornos alimentarios. ¿Cómo pueden afectar el embarazo?

En Estados Unidos, unos siete millones de mujeres tienen algún tipo de trastorno alimentario, y estos trastornos se están empezando a reconocer más en mujeres embarazadas. Los expertos creen que el 1% de las embarazadas sufre algún grado de trastorno alimentario. Los dos trastornos alimentarios principales son la anorexia nerviosa y la bulimia nerviosa. Otros trastornos alimentarios incluyen la restricción de calorías o alimentos, y la obsesión por el peso, pero las que los padecen no cumplen con los criterios de la anorexia y la bulimia.

Las mujeres que tienen *anorexia*, generalmente, pesan menos del 85% de lo que es normal para su edad y su altura. Frecuentemente, tienen miedo de engordar, tienen una imagen corporal irreal, se hacen purgas con laxantes, o vomitando y comiendo en exceso. La *bulimia* se caracteriza por una repetición de comidas en exceso y purgas; la mujer puede sentir la pérdida de control sobre la situación. Una bulímica come en exceso y se purga al menos dos veces por semana durante un período de tres meses o más.

Frecuentemente es difícil para cualquier mujer ver que su cuerpo aumenta el peso que es normal con un embarazo. Incluso puede ser más difícil para una mujer con un trastorno alimentario ver cómo se agregan libras. Puede necesitar mucho trabajo y esfuerzo para aceptar estas libras adicionales, pero debe tratar de hacerlo por su buena salud y la buena salud del bebé.

Los trastornos alimentarios pueden empeorar durante el embarazo. Sin embargo, algunas mujeres notan que su trastorno alimentario mejora durante el embarazo. Para algunas, el embarazo es la primera vez que pueden olvidar la obsesión con su cuerpo.

Si usted cree que tiene un trastorno alimentario, trate de manejarlo antes de quedar embarazada. ¡El trastorno alimentario los afecta a usted y al bebé! Entre los problemas asociados con un trastorno alimentario durante el embarazo se encuentran:

- aumento de peso demasiado bajo
- bebé con bajo peso al nacer
- aborto natural y aumento de la probabilidad de muerte fetal
- restricción del crecimiento intrauterino (RCIU)
- bebé en presentación de nalgas (porque puede haber nacido demasiado prematuramente)
- hipertensión arterial en la futura madre
- depresión durante el embarazo y después
- defectos congénitos
- problemas de electrolitos en la futura madre
- disminución de la volemia
- puntuaciones de Apgar bajas a los 5 minutos, después del nacimiento del bebé

Su cuerpo está diseñado para brindar al bebé la nutrición que necesita, incluso si tiene que sacarla de las reservas de su cuerpo. Por ejemplo, si su consumo de calcio es bajo, su bebé tomará el calcio que necesite de sus huesos. Esto puede llevar a la osteoporosis en la madurez.

Consejo para la 21.ª semana

Una buena manera de agregar calcio a su alimentación es cocinar arroz y avena en leche desnatada en lugar de en agua.

A veces, puede ayudarla visualizar cuál es la apariencia del bebé en un momento particular. Si le sirve, mire las ilustraciones del bebé que acompañan muchas de nuestras explicaciones semanales. Cada semana dice cómo se desarrolla el bebé. Use esta información para imaginar el tamaño de su bebé y cuál es su aspecto en cierto momento.

A menudo se recomiendan más consultas prenatales y monitoreos frecuentes durante el embarazo para una mujer que tiene un trastorno alimentario. Los investigadores especulan con que los trastornos alimentarios pueden perturbar la manera en que los nutrientes le llegan al bebé, lo que podría originar problemas. Su proveedor de servicios médicos querrá controlar de cerca la manera en que está creciendo el bebé. Para tratar el problema, también se pueden usar antidepresivos. Un trastorno alimentario puede también aumentar el riesgo de depresión puerperal.

Hable con su proveedor de servicios médicos acerca de su problema lo más pronto posible. Es grave y puede ser perjudicial para usted y el bebé.

Su alimentación

⌁ Antojos

Algunas mujeres experimentan antojos alimentarios durante el embarazo. Durante mucho tiempo, los antojos alimentarios se han considerado como un signo inespecífico del embarazo. No comprendemos todas las razones por las que usted puede tener antojo de un alimento mientras está embarazada, pero creemos que los cambios hormonales y emocionales ayudan a esta situación. Algunos expertos creen que los antojos pueden indicar que su cuerpo necesita los nutrientes que contiene un alimento particular.

Tener antojo de un alimento particular puede ser bueno y malo a la vez. Si el alimento es nutritivo y saludable, cómalo con moderación. No coma lo que no sea bueno para usted.

> ## ¿Qué alimentos se les antojan a las mujeres embarazadas?
>
> Las investigaciones indican tres antojos comunes entre las embarazadas.
> * 33% tiene antojo de chocolate
> * 20% tiene antojo de dulces de algún tipo
> * 19% tiene antojo de frutas cítricas y jugos

Si tiene antojos de alimentos ricos en grasa y azúcar, o que están cargados de calorías vacías, tenga cuidado. Dese un gusto, pero contrólese. Pruebe comer otro alimento, como una fruta fresca o algo de queso, en lugar de permitirse los antojos.

Tenga cuidado con lo que come cuando está cansada. Puede tener un antojo de un refrigerio que no es saludable para usted. Trate de comer primero un pequeño refrigerio saludable, y espere un poco. Vea si realmente quiere el alimento poco saludable. Algunos antojos son emocionales, puede estar cansada y decaída, y tiene antojo de un *sundae* con caramelo caliente. Puede ser que usted tenga antojo de bienestar, no de alimento.

Cuando tenga antojo de algo dulce, coma un tomate cherry o algunos brócolis para ayudar a controlar su afición por los dulces. Estos alimentos pueden ayudar a reducir los antojos. O reemplace las comidas ricas en calorías por comidas que tengan pocas, como budín hipograso, yogurt congelado descremado o un batido de frutas. Si tiene una y otra vez antojo del mismo alimento que no es nutritivo, compre porciones individuales y guárdelas en el frízer. Coma una a la vez.

Si tiene dificultades con los antojos de azúcar, pruebe masticar, por la tarde, goma de mascar sin azúcar. O salga a comprar el antojo que desea. Si tiene que salir, quizás cambie de idea. Comprenda que cuando usted se permite los antojos de alimentos ricos en grasa y azucarados, ¡en realidad puede *aumentar* los antojos por ellos!

✂ Aversión a alimentos

En el lado opuesto de los antojos, está la aversión a alimentos. Algunos alimentos que usted ha comido sin problemas antes del embarazo, ahora pueden hacerle mal al estómago. Es común. Una vez más, creemos que están involucradas las hormonas del embarazo. En este caso, las hormonas afectan al tubo digestivo, lo que puede afectar su reacción a ciertos alimentos.

Pica: antojos no alimentarios

Algunas mujeres experimentan *pica* durante el embarazo. Tienen antojos de cosas que no son alimento, como tierra, arcilla, almidón para ropa, tiza, hielo, viruta de pintura y otras cosas. No sabemos por qué las embarazadas desarrollan estos antojos. Algunos expertos creen que los puede causar una carencia de hierro. Otros creen que la pica puede ser el intento del cuerpo para obtener las vitaminas o los minerales que no proveen los alimentos que la mujer come. Incluso otros especulan con que la pica puede tener su origen en una enfermedad física o mental subyacente.

Los antojos de la pica pueden ser perjudiciales para el bebé y para usted. Comer cosas que no son alimento podría interferir con la absorción de nutrientes de los alimentos saludables y puede terminar en una carencia.

Si tiene este tipo de antojos, no tenga miedo. Llame a su proveedor de servicios médicos inmediatamente. Desarrollará un plan con usted para ayudarla a enfrentar los antojos.

Si tiene aversión a alimentos, trate de sustituirlos para obtener los nutrientes que necesita. Por ejemplo, si no puede beber leche, beba jugo enriquecido con calcio. ¿La carne le cae mal? Pruebe huevos, frijoles o frutos secos.

Lo que también debería saber

∾ ¿Tendrá usted várices?

Las várices son venas grandes y distendidas muy por debajo de la piel. Su origen se encuentra en el bloqueo del flujo sanguíneo en las venas, agravado por el embarazo.

También puede tener *arañas vasculares.* Son grupos pequeños de vasos sanguíneos dilatados cerca de la superficie de la piel. Se ven más comúnmente en el rostro y las piernas.

Las várices, llamadas también *varicosis* o *venas varicosas,* aparecen en cierto grado en la mayoría de las embarazadas. Parece haber una tendencia hereditaria a tener várices durante el embarazo. Pueden empeorar con el aumento de la edad y la presión provocada por estar de pie durante mucho tiempo. La mayoría de las mujeres, en realidad, empiezan a desarrollar várices entre los 20 y los 30 años.

Por lo general, los problemas aparecen en las piernas, pero también pueden estar presentes en la vulva y el recto (hemorroides). El cambio en el flujo sanguíneo y la presión desde el útero puede empeorar los problemas y causar molestias.

En la mayoría de los casos, las várices se vuelven más notorias y más dolorosas a medida que avanza el embarazo y pueden empeorar a medida que aumenta de peso (especialmente si está mucho tiempo de pie).

Los síntomas varían. Para algunas, el síntoma principal es un punto manchado o azul morado en las piernas, con poca o ninguna molestia, excepto, tal vez, durante la noche. Otras mujeres tienen venas abultadas dolorosas, que requieren elevación al final del día. Las várices también pueden causar prurito. Las siguientes medidas pueden ayudar a evitar que sus venas se hinchen mucho.

- Use medias elásticas médicas; hay muchos tipos disponibles. Pídale a su proveedor de servicios médicos que le recomiende unas.
- Use ropa que no restrinja la circulación en las rodillas o las ingles.
- Pase la menor cantidad de tiempo posible de pie. Acuéstese de costado o levante las piernas cuando pueda. Esto permite que las venas se drenen más fácilmente.
- Cuando pueda, use zapatos bajos.
- Haga ejercicio regularmente para ayudar a mejorar el flujo sanguíneo a través de las venas.
- Beba jugos cítricos o coma frutas cítricas; la vitamina C ayuda a mantener fuertes las paredes capilares y venosas.
- Piense en comer espinaca, brócoli y espárragos, ya que estos alimentos pueden ayudar a disminuir la gravedad de las várices. Estos alimentos son ricos en vitamina K, que puede ayudar a aliviar los síntomas.
- No cruce las piernas. Corta la circulación y puede empeorar los problemas.

El tipo de ejercicio que elija puede empeorar el problema. El ejercicio de alto impacto, como ejercicios aeróbicos en banco

Consejo para el papá

No es demasiado temprano para empezar a pensar en los nombres para el bebé. ¿Sabía que casi el 50% de los estadounidenses tiene el nombre de un miembro de la familia? A veces, las parejas tienen ideas muy diferentes acerca de los nombres para su hijo. Hay muchos libros que pueden ayudarlos. ¿Tienen planeado honrar a un amigo o un familiar cercano usando su nombre? ¿Usarán un nombre familiar? ¿Qué problemas podrían surgir si eligen un nombre peculiar, difícil de decir o de escribir? Averigüen lo que significa un nombre; podría ayudarlos a tomar una decisión. ¿Cómo se deletrean las iniciales? ¿Qué sobrenombres van con el nombre? Empiecen a pensarlo ahora, incluso si deciden que no van a elegir un nombre hasta que no vean al bebé.

o trote, puede dañar las venas. Los ejercicios de bajo impacto, como andar en bicicleta, yoga prenatal o usar una cinta de entrenamiento, pueden ser una mejor opción.

Después del embarazo, la hinchazón de las venas debería disminuir, pero es probable que las várices no desaparezcan completamente. Los métodos de tratamiento
para después del embarazo incluyen tratamientos con láser, inyecciones y cirugía.

℘ Vaginitis

La vaginitis cubre muchas afecciones que causan síntomas vaginales molestos,
como prurito, ardor, irritación y flujo anormal. Las causas más comunes de vaginitis
son la vaginosis bacteriana, la candidiasis vulvovaginal y la tricomoniasis. La vaginosis bacteriana es la más común de las afecciones y se comenta a continuación.

Vaginosis bacteriana (VB). Se estima que más del 15% de las embarazadas tiene
vaginosis bacteriana (VB) durante el embarazo. Es la infección vaginal más común de las mujeres en edad reproductiva. Algunos expertos creen que la causa
puede estar en las duchas vaginales y las relaciones sexuales. También es más común en las mujeres que tienen un DIU.

La VB la causa un desequilibrio o una proliferación de varios tipos de bacterias
que existen en la vagina. La vaginosis bacteriana puede causar problemas en las
embarazadas.

La VB puede ser difícil de diagnosticar porque las bacterias se pueden encontrar también en individuos sanos. Casi la mitad de las mujeres infectadas no tienen síntomas. Para las que los tienen, pueden tener síntomas similares a los de
una infección por hongos levaduriformes, entre ellos prurito, un olor vaginal
"a pescado", dolor al orinar y un flujo vaginal blanco grisáceo.

Su proveedor de servicios médicos puede detectar el problema analizando el
flujo vaginal para buscar las bacterias que causan la VB. Para tratar el problema se
usan antibióticos. El tratamiento de elección son siete días de metronidazol (Flagyl).

Si se deja sin tratamiento, la VB puede causarle problemas. Si tiene VB, asegúrese de tratarla.

℘ Fibromialgia

La fibromialgia afecta a entre tres y seis millones de estadounidenses todos los
años; el 80% son mujeres. Hace que los músculos de todo el cuerpo duelan, ardan
y se contraigan. Si usted la padece, probablemente tenga dolores en todas partes,
especialmente en los brazos, la zona lumbar, los hombros y el cuello. También

puede sentir hormigueo en los dedos de las manos y los pies. Pueden presentarse también fatiga, dolores de cabeza, problemas para dormir, dolor abdominal y problemas gastrointestinales. Algunos pacientes padecen ansiedad y depresión.

El problema empieza, generalmente, durante los primeros años de adultez o en la madurez, y causa dolor crónico y otros síntomas. Los síntomas pueden aparecer y desaparecer a lo largo de la vida de una persona. Aunque se cree que la fibromialgia es genética, puede estar latente hasta que se desencadena por un trauma, como el parto.

La fibromialgia puede ser difícil de diagnosticar, y una persona puede padecerla durante mucho tiempo antes de buscar ayuda. Es más común si una persona también padece síndrome del colon irritable, celiaquía o intolerancia a la lactosa.

La fibromialgia y el embarazo. No sabemos mucho acerca de la fibromialgia durante el embarazo. *Sí* sabemos que la fibromialgia no dañará a su bebé. El embarazo puede ser un tiempo de mucho estrés, y el estrés físico y el emocional son conocidos desencadenantes de la fibromialgia.

Durante el embarazo, su cuerpo produce muchas hormonas, que pueden afectar la enfermedad. Los estudios han descubierto que algunas mujeres experimentan síntomas más graves durante el embarazo. El tercer trimestre puede ser el peor, y los síntomas pueden durar hasta tres meses después del nacimiento.

Otros investigadores creen que el embarazo ayuda a disminuir los síntomas de la fibromialgia. Algunas mujeres han dicho que se sintieron mejor durante el embarazo. Esto puede ser el resultado de la producción de la hormona relaxina. Se ha averiguado que los aportes complementarios de relaxina ayudan a aliviar los síntomas en muchas mujeres que tienen fibromialgia. Durante el embarazo, ¡la cantidad de relaxina en el cuerpo de una mujer aumenta hasta 10 veces!

Si usted padece de fibromialgia, cuéntelo en su primera consulta prenatal. En este momento, no existe cura, y el tratamiento es limitado. La FDA ha aprobado la droga Lyrica para ayudar a manejar el dolor. Para tratar los síntomas, también se pueden usar antidepresivos y supresores del dolor. Comente el uso de cualquiera de estos medicamentos con su proveedor de servicios médicos. Para ayudar a aliviar el dolor, el acetaminofeno es inocuo durante el embarazo.

El ejercicio puede ofrecer alivio. Algunos tipos de ejercicio que considerar incluyen el yoga, hacer ejercicio en la pileta, Pilates y estiramiento. La terapia de
masaje también puede ayudar; busque a un masoterapeuta con experiencia en el
tratamiento del dolor por fibromialgia, que pueda realizar de manera segura un
masaje a una embarazada.

Puede ser útil aplicar calor húmedo en la zona afectada dos veces por día. Una
ducha o un baño caliente es una buena manera de aplicar calor húmedo.

Ejercicio para la 21.ª semana

Como con los ejercicios Kegel, usted puede hacer este ejercicio casi en cualquier parte. De pie o sentada, respire profundamente. Mientras exhala, apriete los músculos del abdomen, como si estuviera cerrando el cierre de un pantalón ajustado. Repítalo seis u ocho veces. *Fortalece los músculos del abdomen.*

Haga este segundo ejercicio después de haber estado sentada durante mucho tiempo, como en su escritorio, en un auto o un avión, o cuando tenga que estar de pie por largos períodos. Cuando esté obligada a permanecer de pie en un lugar durante mucho tiempo, de un paso hacia adelante ligeramente con un pie. Coloque todo su peso en ese pie durante unos minutos. Haga lo mismo con el otro pie. Alterne cada vez la pierna con la que empieza. *Estira los músculos de las piernas.*

22.ª Semana

Edad del feto: 20 semanas

¿Qué tamaño tiene el bebé?

Su bebé pesa aproximadamente 12¼ onzas (350 g). La longitud craneocaudal en este momento es de unas 7⅔ pulgadas (19 cm).

¿Qué tamaño tiene usted?

Su útero está a aproximadamente ¾ pulgada (2 cm) encima de su ombligo. Su vientre crece, pero no fastidia mucho; seguramente usted se siente bastante bien. Todavía puede inclinarse y sentarse con comodidad. Caminar no debe ser un esfuerzo. Probablemente las náuseas del embarazo han pasado. ¡Es bastante divertido estar embarazada ahora!

Cómo crece y se desarrolla el bebé

El cuerpo de su bebé crece todos los días. Como puede ver si mira la ilustración de la página 314, están desarrollados los párpados y las cejas. También son visibles las uñas.

Los sistemas de órganos del bebé están empezando a especializarse para sus funciones específicas. Piense en el hígado. La función del hígado fetal es diferente de la del hígado de un adulto. En el hígado de un adulto se generan productos químicos que son importantes en diversas funciones del organismo. En el feto, los productos químicos están presentes pero en menores cantidades.

Una función importante del hígado es manejar la bilirrubina, que se produce por la descomposición de los glóbulos sanguíneos. La vida de un glóbulo rojo fetal es más corta que la de un glóbulo rojo de un adulto. Por esta razón, un bebé produce más bilirrubina que un adulto.

El hígado fetal tiene una capacidad limitada para cambiar la bilirrubina y eliminarla del torrente sanguíneo del bebé. La bilirrubina pasa de la sangre fetal a su sangre a través de la placenta. Su hígado ayuda a eliminarla. Un bebé prematuro puede tener problemas para procesar la bilirrubina, porque su propio hígado no está maduro para cumplir esta función. También los bebés que nacen a término pueden tener este problema.

Un bebé recién nacido con la bilirrubina alta puede presentar *ictericia*. La ictericia de un recién nacido ocurre generalmente cuando la bilirrubina que está siendo procesada por el sistema materno ahora tiene que manejarla el bebé solo. El hígado del bebé no puede mantener el ritmo.

Cambios en usted

✐ Fibronectina fetal (fFN)

Es difícil determinar si una mujer corre riesgo de tener un bebé prematuro. Muchos síntomas del trabajo de parto prematuro son parecidos a diversos malestares del embarazo. Existe un análisis que puede ayudar a los proveedores de servicios médicos.

La fibronectina fetal (fFN) es una proteína que se encuentra en el saco amniótico y en las membranas fetales. Sin embargo, después de las 22 semanas de embarazo, normalmente la fFN no vuelve a estar presente hasta alrededor de la 38.ª semana.

Cuando se encuentra en las secreciones cervicovaginales de una mujer embarazada después de la 22.ª semana (antes de la 38.ª semana), significa que hay un mayor riesgo de parto prematuro. Si no se encuentra, el riesgo de trabajo de parto prematuro es bajo y probablemente la mujer no dará a luz dentro de las 2 semanas siguientes. La fFN puede descartar un parto anticipado con un 99% de exactitud.

El análisis es similar a una prueba de Papanicolaou. Se toma una muestra de las secreciones de la parte superior de la vagina, detrás del cuello del útero. Se la envía al laboratorio y los resultados se obtienen dentro de las 24 horas.

✐ ¿Qué es la anemia?

En su organismo, hay un delicado equilibrio entre la producción de glóbulos rojos, que transportan el oxígeno al resto del cuerpo, y la destrucción de estos glóbulos.

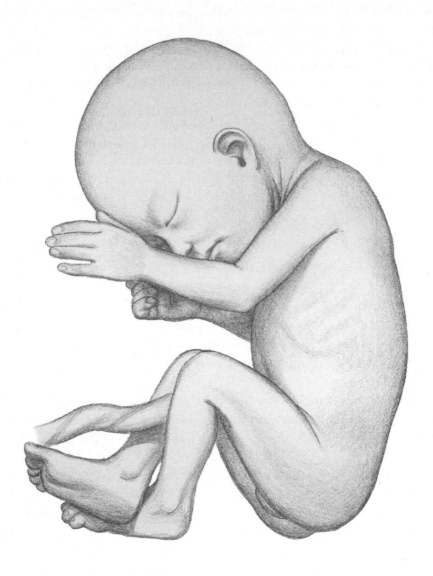

Para la 22.ª semana de embarazo (edad fetal: 20 semanas),
los párpados y las cejas de su bebé están bien formados.
Ahora las uñas cubren las puntas de los dedos.

La *anemia* es la afección en la cual el número de glóbulos rojos es bajo. Si usted está anémica, no tiene glóbulos rojos suficientes.

Durante el embarazo, el número de glóbulos rojos aumenta. La cantidad de *plasma* (parte líquida de la sangre) también aumenta, pero en una proporción mayor. Su proveedor de servicios médicos hace un seguimiento de estos cambios con una lectura de *hematocrito,* medida del porcentaje de los glóbulos rojos en la sangre. Esto se hace generalmente en la primera visita prenatal.

> Si su temperatura supera los 100 °F, contacte a su proveedor de servicios médicos. Una temperatura que está por encima de los 102 °F puede indicar que una infección es bacterial.

Su nivel de *hemoglobina* también se analiza. La hemoglobina es el componente proteínico de los glóbulos rojos. Si usted está anémica, su hematocrito es menor que 37 y su hemoglobina está por debajo de 12. La prueba puede repetirse una o dos veces durante el embarazo y se hace con mayor frecuencia si usted está anémica. Si padece de anemia durante el embarazo, no se sentirá bien, se cansará fácilmente y puede sufrir mareos. El tratamiento es importante para usted y para el bebé.

Siempre hay un poco de pérdida de sangre en el parto. Si usted está anémica cuando entra en el trabajo de parto, puede necesitar una transfusión de sangre después de que su bebé nazca.

Siga los consejos de su proveedor de servicios médicos acerca de la alimentación y los aportes complementarios si tiene anemia. Para encontrar comentarios sobre la enfermedad drepanocítica y la talasemia, dos tipos de anemias heredadas, vea la página 320-323.

Anemia ferropénica. El tipo de anemia más comúnmente visto en el embarazo es la *anemia ferropénica.* Durante el embarazo, el bebé consume parte de las reservas de hierro que usted tiene en su organismo. Si usted tiene anemia ferropénica, a su cuerpo no le queda hierro suficiente para producir glóbulos rojos, ya que el bebé ha utilizado parte de su hierro para su propia producción de glóbulos rojos. Es importante tratar el problema. Se ha relacionado la carencia de hierro con un incremento de los riesgos.

La mayoría de las vitaminas prenatales contienen hierro, pero se consigue también como un aporte complementario. Si no puede tomar una vitamina prenatal, tal vez le den de 300 a 350 mg de sulfato ferroso o de gluconato ferroso 2 o 3 veces por día. El hierro es el aporte complementario más importante durante el embarazo y se requiere en casi todos los casos.

Algunas mujeres desarrollan anemia ferropénica durante el embarazo, aunque tomen aportes complementarios de hierro. Varios factores pueden hacer que una mujer sea más propensa a tener esta afección en el embarazo, entre ellos:

- hemorragias durante el embarazo
- fetos múltiples
- cirugía previa en el estómago o en parte del intestino delgado
- uso excesivo de antiácidos, que hace que disminuya la absorción del hierro
- hábitos alimentarios deficientes

El objetivo de tratar la anemia ferropénica es aumentar la cantidad de hierro que usted ingiere. El hierro se absorbe poco, por eso tiene que tomarlo todos los días. Se puede administrar en forma inyectable, pero es doloroso y puede manchar la piel.

Los efectos secundarios de tomar aportes complementarios de hierro son náuseas y vómitos con malestar estomacal. Si esto sucede, puede tomar una dosis más baja. La ingesta de hierro también puede causar estreñimiento.

Si no puede tomar un aporte complementario de hierro, coma más alimentos que tengan un alto contenido de este mineral. El hígado o la espinaca son buenas opciones. Pida a su proveedor de servicios médicos información sobre qué tipos de alimentos debe incluir en su dieta.

Cómo afecta al desarrollo del bebé lo que usted hace

Es posible que tenga diarrea o un resfrío durante el embarazo, así como también infecciones virales como la gripe. Estos problemas pueden ser una preocupación para usted.

- ¿Qué puedo hacer cuando me siento mal?
- ¿Qué medicamentos o qué tratamientos son seguros?
- Si me enfermo, ¿debo tomar mis vitaminas prenatales?
- Si me enfermo y no puedo comer mi dieta habitual, ¿qué puedo hacer?

Si se enferma durante el embarazo, llame al consultorio. Pida consejo a su proveedor de servicios médicos acerca de un plan de acción. Él puede aconsejarla sobre los medicamentos que pueden hacerla sentir mejor. Aunque tan solo sea un resfrío o una gripe, su proveedor de servicios médicos quiere saber cuándo usted se siente mal. Si hace falta tomar otras medidas, su proveedor de servicios médicos puede recomendarlas.

¿Hay algo que usted pueda hacer para aliviarse? Sí. Si tiene diarrea o una posible infección viral, aumente la ingesta de líquidos. Beba mucha agua, jugos y otros líquidos transparentes, como caldo. Para ayudar a retener el líquido, agregue 1 cucharadita de azúcar a un vaso de agua o al té; la glucosa del azúcar de mesa contribuye a que el intestino absorba el agua en vez de expulsarla. Una dieta blanda, que no contenga alimentos sólidos, puede hacer que se sienta mejor.

Salirse de su dieta regular no les hará daño ni a usted ni al bebé, pero tiene que tomar mucho líquido. Los alimentos sólidos son más difíciles de procesar y pueden agrandar el problema de la diarrea.

También los productos lácteos pueden empeorar la diarrea. Si la diarrea se extiende más allá de las 24 horas, llame a su proveedor de servicios médicos. Pregunte qué medicamento seguro durante el embarazo se puede tomar para la diarrea.

Remedio de la abuela

Si quiere evitar el consumo de medicamentos, pruebe un remedio popular. Si tiene alergias, pruebe alguna miel local. La miel de las abejas de la zona contiene pequeñas cantidades del polen que causa sus estornudos y su resfrío. La ingesta de pequeñas cantidades de esta miel puede funcionar como las vacunas contra las alergias, ya que ayuda a tolerar el polen. Empiece con ¼ de cucharadita por día y vaya aumentando muy lentamente hasta tomar 2 cucharaditas por día.

Cuando está enferma, no hay problema en saltearse las vitaminas prenatales unos días. No obstante, vuelva a tomarlas cuando pueda retener los alimentos. No tome ningún medicamento para controlar la diarrea sin primero consultar a su proveedor de servicios médicos. Por lo general, una enfermedad viral con diarrea es un problema a corto plazo y no se extenderá más de unos cuantos días. Quizás tenga que quedarse en casa sin ir al trabajo o descansar en cama hasta sentirse mejor.

Su alimentación

Durante el embarazo, es necesario tomar agua, ¡mucha cantidad! Los líquidos ayudan de muchas maneras. Puede sentirse mejor durante el embarazo si toma más agua de la que toma habitualmente.

Si no toma agua, puede deshidratarse. Si se deshidrata, puede cansarse más fácilmente. Una vez deshidratada, puede disminuir la cantidad de nutrientes que el bebé recibe de usted. Su sangre se espesa y eso dificulta el pasaje de nutrientes al bebé. La deshidratación puede además aumentar el riesgo de problemas.

Nuestro organismo contiene entre 10 y 12 galones de agua. Los estudios indican que por cada 15 calorías que el organismo quema, se necesita aproximadamente 1 cucharada de agua. ¡Si usted quema 2000 calorías por día, tiene que tomar bastante más de 2 cuartos de agua! A medida que aumenta la necesidad de calorías durante el embarazo, así lo hace la necesidad de agua.

Consejo para el papá

Cuando vaya en el auto con su pareja, pregúntele si puede ayudarla de alguna manera. Puede ofrecerse a ayudarla a subir al vehículo y a bajar de él. Pregúntele si necesita ajustar el cinturón o el asiento. Trate de facilitarle y de hacerle accesible el viajar y conducir todo cuanto pueda. Puede proponerle intercambiar los vehículos (si tienen más de uno), en caso de que a ella le resulte más cómodo conducir el otro.

Las pautas modernas sugieren que hay que tomar 101 onzas de líquido al día durante el embarazo. De esta ingesta, por lo menos 50 onzas deben ser de agua. El agua de los alimentos puede aportar otras 20 onzas. Las otras 30 onzas adicionales deben venir de la leche, jugos y otras bebidas. Tome sorbos de agua y otros líquidos durante todo el día. Si disminuye el consumo al final de día, quizás se ahorre algunas idas al baño durante la noche.

Mantenga bajo el contenido de bebidas cafeinadas. El té, el café y las colas contienen sodio y cafeína, que pueden actuar como diuréticos. Esas bebidas, básicamente, *incrementan* sus necesidades de agua.

Algunos de los problemas comunes que experimentan las mujeres durante el embarazo pueden aliviarse bebiendo agua. Los dolores de cabeza, los cólicos uterinos y las infecciones de la vejiga pueden dejar de ser un problema cuando se bebe mucha cantidad de agua.

Observe su orina para ver si está bebiendo lo suficiente. Si es de color amarillo claro a transparente, usted está tomando líquido suficiente. La orina de color amarillo oscuro es señal de que se debe aumentar la ingesta de líquidos. No espere a tener sed para tomar algo. Para el momento de tener sed, ya habrá perdido por lo menos el 1% de los líquidos de su organismo.

ॐ *Agua potable*

El agua que se suministra en Estados Unidos es una de las menos contaminadas del mundo. La mayor parte de nuestro país tiene agua potable de alta calidad. La mayoría de los expertos coinciden en que, en Estados Unidos, es seguro beber el agua de grifo. A menudo el agua de grifo

> Las bebidas deportivas pueden beneficiarla si usted es muy activa. Pida más información a su proveedor de servicios médicos.

contiene minerales que se le han retirado al agua embotellada.

El agua potable contaminada con subproductos químicos del cloro tal vez no sea segura para que usted la beba. El cloro se agrega con frecuencia al agua potable para desinfectarla. Cuando se lo agrega a aguas que contienen materia orgánica, como la de granjas o prados, puede formar compuestos poco saludables (para las embarazadas), como el cloroformo. Consulte en su compañía de agua local si esto la preocupa.

No confíe en que el agua embotellada es más segura que el agua de grifo. Un estudio demostró que cerca del 35% de más de 100 marcas de agua embotellada estaba contaminada con productos químicos o bacterias. No obstante, el agua de grifo debe cumplir ciertos estándares mínimos si la suministra una compañía de agua municipal, de modo que usted sepa que es seguro tomarla. Además, algunas aguas embotelladas contienen azúcar, cafeína y hierbas.

Lo que también debería saber

ॐ *Apendicitis*

La apendicitis puede ocurrir en cualquier momento, incluso durante el embarazo. La apendicitis aguda es la más común de las afecciones que requieren cirugía.

El embarazo puede dificultar el diagnóstico, porque algunos síntomas pueden ser típicos de un embarazo normal, como náuseas y vómitos. El dolor en el abdomen inferior sobre el lado derecho puede atribuirse al dolor de los ligamentos redondos o a una infección de las vías urinarias. El diagnóstico se dificulta porque, a medida que el útero crece, el apéndice se desplaza hacia arriba y hacia fuera, de modo que la molestia y el dolor se sitúan en un lugar diferente del normal. Vea la ilustración de la página 321.

El tratamiento de la apendicitis es la cirugía inmediata. Puede ser una cirugía abdominal importante, con una incisión de 3 o 4 pulgadas, que requiere unos días en el hospital. En algunas situaciones se hace una laparoscopia, con incisiones más pequeñas, pero esta puede dificultarse durante el embarazo debido al tamaño grande del útero.

La rotura del apéndice de una embarazada se produce con una frecuencia hasta 3 veces mayor, porque la apendicitis aguda no se diagnostica lo suficientemente pronto. Muchos médicos creen que es mejor operar y eliminar un apéndice "normal" que arriesgarse a una infección de la cavidad abdominal en caso de que el apéndice infectado reviente. Se administran antibióticos; muchos de ellos no presentan riesgos durante el embarazo.

ᘉ Enfermedad drepanocítica

La enfermedad drepanocítica es el trastorno más común de la hemoglobina en Estados Unidos. Aproximadamente el 8% de los negros/afroamericanos portan el gen de la hemoglobina drepanocítica. No obstante, se encuentra también en personas de ascendencia árabe, griega, maltesa, italiana, sarda, turca, india, caribeña, latinoamericana y del Oriente Medio. En Estados Unidos, la mayoría de los casos de la enfermedad drepanocítica ocurren entre los negros/afroamericanos y latinos/hispanoamericanos. Aproximadamente 1 de cada 500 negros/afroamericanos tiene la enfermedad drepanocítica.

La enfermedad drepanocítica es hereditaria. Normalmente, los glóbulos rojos son redondos y flexibles, y circulan fácilmente por los vasos sanguíneos. En la enfermedad drepanocítica, la anomalía de la hemoglobina hace que los glóbulos rojos se rigidicen. Bajo el microscopio, se ve que adoptan una forma de C, como la herramienta que usan en el campo llamada *hoz*.

Como son más rígidos, estos glóbulos rojos pueden atorarse en los vasos sanguíneos e interrumpir el suministro de sangre a los tejidos de la zona. Esto provoca dolor agudo (llamado *episodio de dolor drepanocítico* o *crisis drepanocítica*) y puede dañar órganos. Estos glóbulos rojos defectuosos mueren y se descomponen más rápidamente que los glóbulos rojos normales, cuyo resultado es la anemia.

Una persona que hereda de uno de los padres el gen drepanocítico y del otro padre el tipo normal de ese gen se dice que tiene *rasgo drepanocítico*. Generalmente, los portadores del gen drepanocítico son tan sanos como los no portadores. El rasgo drepanocítico no puede transformarse en la enfermedad drepanocítica.

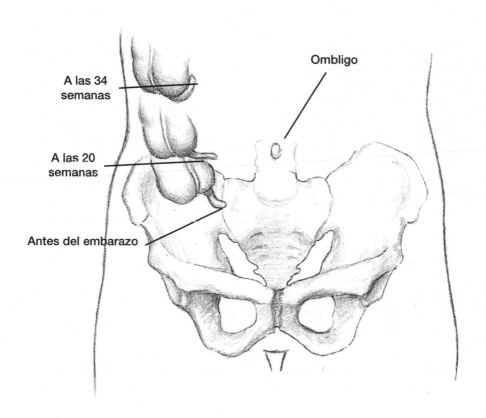

A las 34
semanas

A las 20
semanas

Antes del embarazo

Ombligo

Ubicación del apéndice en diversos momentos durante el embarazo.

Cuando dos personas con rasgo drepanocítico tienen un hijo, hay una posibilidad entre cuatro de que el niño herede dos genes drepanocíticos (un gen de cada padre) y tenga la enfermedad. Hay dos posibilidades entre cuatro de que el niño tenga el rasgo.

Consejo para la 22.ª semana

Beba cantidades adicionales de líquidos (el agua es el mejor) durante todo el embarazo para ayudar a su organismo a mantener el aumento del volumen de su sangre. Sabrá que está bebiendo líquidos suficientes cuando su orina parezca casi agua transparente.

Hay una posibilidad entre cuatro de que el niño no tenga ni el rasgo, ni la enfermedad. Estas posibilidades son las mismas en cada embarazo. Si uno de los padres tiene el rasgo y el otro no lo tiene, *no* existe posibilidad de que sus hijos tengan la enfermedad drepanocítica. No obstante, hay un 50% de posibilidades de que cada hijo tenga el rasgo.

La enfermedad drepanocítica puede afectar también a los hijos de matrimonios interraciales. Hasta qué punto los afecta depende del grupo étnico de cada padre y de su composición genética. De la unión de un caucásico y un negro/afroamericano no nacerá un niño con la enfermedad drepanocítica, porque los caucásicos no son portadores del gen drepanocítico. Sin embargo, de la unión de un negro/afroamericano y una persona con ascendencia del Mediterráneo o latina/hispanoamericana nacerá un niño con la enfermedad drepanocítica si ambos padres portan el gen drepanocítico. Además, si ambos padres provienen de matrimonios interraciales, podrían transmitirles la enfermedad a sus hijos si cada uno de ellos porta el gen. El riesgo de que ambos padres provenientes de matrimonios interraciales sean portadores es bajo, pero el riesgo existe y depende de los antecedentes y de la composición genética de cada persona.

~ **El embarazo y la enfermedad depranocítica.** Una mujer que tiene la enfermedad drepanocítica puede tener un embarazo seguro. No obstante, si usted tiene la enfermedad, son mayores sus posibilidades de tener problemas que puedan afectar su salud y la salud de su bebé.

Durante el embarazo, la enfermedad puede agravarse y los episodios de dolor pueden ser más frecuentes. Desde el principio, necesitará cuidado prenatal y monitoreo exhaustivo durante todo el embarazo.

Hasta 1995, no había tratamiento efectivo, fuera de las transfusiones de sangre, para impedir la alteración de la sangre que causa una crisis dolorosa. Se descubrió que la medicación, hidroxicarbamida, reduce en aproximadamente un 50% el número de episodios de dolor en algunos adultos gravemente afectados. En este momento, no recomendamos la hidroxicarbamida para mujeres embarazadas. No obstante, los investigadores continúan estudiando tratamientos con drogas nuevas para reducir las complicaciones de la enfermedad.

Un análisis de sangre puede revelar el rasgo drepanocítico. Existen también pruebas prenatales para descubrir si un bebé tendrá la enfermedad o si tiene el rasgo. Ahora se identifican muchos niños con la enfermedad drepanocítica mediante pruebas de detección hechas al recién nacido.

Su proveedor de servicios médicos prestará mucha atención a su enfermedad drepanocítica durante el embarazo. Trabaje con su equipo de servicios médicos para mantenerse lo más sana que pueda.

❧ Talasemia

La talasemia, llamada también *anemia de Cooley,* no es solo una enfermedad. Incluye un número de formas diferentes de anemia. El rasgo talasémico se encuentra en todo el mundo, pero es más común en personas del Oriente Medio, Grecia, Italia, Georgia (el país, no el estado), Armenia, Vietnam, Laos, Tailandia, Singapur, Filipinas, Camboya, Malasia, Birmania, Indonesia, China, India oriental, África y Azerbaiyán. Afecta a aproximadamente 100,000 bebés cada año.

Hay dos formas principales de la enfermedad: talasemia α y talasemia β. El tipo depende en qué parte de una proteína transportadora de oxígeno (la hemoglobina)

Comer chocolate amargo

Comer chocolate amargo (con un contenido de por lo menos 70% de cacao) puede ser bueno para usted. Se ha asociado una dosis diaria de 30 g de chocolate amargo con la disminución de la tensión arterial y un menor riesgo de anemia. El chocolate ayuda además a relajarse y a dilatar los vasos sanguíneos, lo cual baja la tensión arterial. Los antioxidantes que se encuentran en el chocolate amargo pueden ser beneficiosos para usted. Cuando elija chocolate amargo, tenga en cuenta lo siguiente.
• El chocolate debe contener el 70% o más de cacao.
• No coma más de 3 onzas por día.
• El chocolate amargo debe reemplazar otros dulces.

está faltante en los glóbulos rojos. La mayoría de los individuos tienen una forma leve de la enfermedad. Los efectos de la talasemia β pueden ser desde ninguno hasta muy graves.

Un portador de talasemia tiene un gen normal y un gen talasémico; esto se llama *rasgo talasémico*. La mayoría de los portadores llevan una vida normal y saludable.

Cuando dos portadores tienen un hijo, hay una posibilidad entre cuatro de que su hijo tenga una forma de la enfermedad. Hay dos posibilidades entre cuatro de que el niño sea portador como sus padres y una posibilidad entre cuatro de que el niño esté completamente libre de la enfermedad. Estas probabilidades son las mismas para cada embarazo cuando ambos padres son portadores.

Diversas pruebas pueden determinar si una persona tiene talasemia o si es portadora. El muestreo de vellosidades coriónicas (MVC) y la amniocentesis pueden detectar la talasemia en un feto. El diagnóstico temprano es importante para que el tratamiento pueda iniciarse en el nacimiento a fin de impedir la mayor cantidad posible de complicaciones.

Generalmente, tener el rasgo talasémico no causa problemas de salud, no obstante, las mujeres que lo tienen son más propensas a desarrollar anemia durante el embarazo. Los proveedores de servicios médicos pueden tratar esto con aportes complementarios de ácido fólico.

La mayoría de los niños que nacen con talasemia parecen sanos en el nacimiento, pero durante el primer o el segundo año de vida desarrollan problemas. Crecen lentamente y con frecuencia desarrollan ictericia.

El tratamiento de la talasemia incluye transfusiones de sangre frecuentes y antibióticos. Cuando se trata a los niños con transfusiones para mantener su nivel de hemoglobina cercano al normal, pueden prevenirse muchas complicaciones de la talasemia. Sin embargo, la repetición de transfusiones de sangre puede generar una acumulación de hierro en el cuerpo. Para eliminar del cuerpo el exceso de hierro, puede darse una droga llamada *quelante del hierro*.

Enfermeras obstétricas diplomadas, enfermeras de práctica avanzada y asociados médicos

En las prácticas médicas obstétricas y ginecológicas de hoy, usted puede hallar muchas clases de personas altamente calificadas para su atención. Estas personas —casi todas mujeres, ¡pero no siempre!— están a la vanguardia para guiar a las mujeres durante el embarazo hasta el parto. ¡Incluso pueden ayudar en el parto de sus bebés!

Una *enfermera obstétrica diplomada* (EOD) es una enfermera de práctica avanzada matriculada (EM). Ha recibido capacitación adicional para atender partos y brindar a las mujeres asistencia prenatal y puerperal. Una EOD trabaja estrechamente con un médico o con un equipo de médicos para tratar cuestiones específicas de un embarazo en particular, el trabajo de parto y el parto. A menudo, es una EOD quien trae los bebés al mundo.

Una enfermera obstétrica diplomada puede proporcionar a una mujer embarazada muchos tipos de información, como orientación sobre nutrición y ejercicios, maneras de tratar los malestares del embarazo, consejos para controlar el aumento de peso, resolución de diversos problemas del embarazo y charlas sobre los diferentes métodos para aliviar el dolor en el trabajo de parto y el parto. Una EOD puede tratar también cuestiones relativas a la planificación familiar, los métodos anticonceptivos, y otros cuidados ginecológicos, como exámenes de mamas, pruebas de Papanicolaou y otras pruebas de detección. Las EOD pueden recetar medicamentos; cada estado tiene sus propios requisitos específicos.

Una *enfermera practicante* (EP) es también una enfermera de práctica avanzada matriculada (EM). Ha recibido capacitación adicional para brindar a las mujeres asistencia prenatal y puerperal. Una enfermera practicante puede trabajar con un médico o de manera independiente para tratar cuestiones específicas del embarazo de una mujer, y del trabajo de parto y el parto.

Una enfermera practicante puede proporcionar a una mujer embarazada muchos tipos de información, como orientación sobre nutrición y ejercicios, maneras de tratar los malestares del embarazo, consejos para controlar el aumento de peso, resolución de diversos problemas del embarazo y charlas sobre los diferentes métodos para aliviar el dolor en el trabajo de parto y el parto. Puede tratar también cuestiones relativas a la planificación familiar y los métodos anticonceptivos, y otros cuidados ginecológicos, como exámenes de mamas, pruebas de Papanicolaou y otras pruebas de detección. En algunos casos, una enfermera practicante puede recetar medicamentos o brindar alivio para el dolor durante el trabajo de parto y el parto (como enfermera anestesista diplomada registrada [CRNA, por su sigla en inglés]).

Un *asociado médico* (AM) es un profesional de la salud diplomado que puede cuidar de usted durante el embarazo. Esta persona está autorizada a ejercer la medicina en asociación con un médico matriculado. En un embarazo

(continúa)

normal, sin complicaciones, muchas o la mayoría de las consultas prenatales pueden realizarse con un AM, no con el doctor. Esto puede incluir el trabajo de parto y el parto. La mayoría de las mujeres creen que esta es una buena opción; a menudo estos prestadores de servicios médicos tienen más tiempo para dedicarse a responder sus preguntas y aclarar sus inquietudes.

El propósito de un AM es proveer muchos servicios sanitarios que tradicionalmente realiza un médico. Atienden a personas que atraviesan determinados estados (el embarazo es un estado por el cual ven a las mujeres), diagnostican y tratan enfermedades, indican e interpretan pruebas, orientan sobre asistencia médica preventiva, realizan ciertos procedimientos, ayudan en cirugías, extienden recetas y hacen exámenes físicos. Un AM *no* es un asistente médico, quien realiza tareas administrativas o clínicas sencillas.

Tenemos suerte de contar con estos dedicados profesionales que trabajan en consultorios y en clínicas de obstetricia y ginecología. La asistencia que ellos brindan es crucial para la comunidad médica y otorga a la atención médica femenina la calidad que todas las mujeres pueden desear.

Ejercicio para la 22.ª semana

Acuéstese en el sofá sobre su costado izquierdo con la pierna izquierda doblada. Doble el brazo izquierdo y colóqueselo bajo la cabeza. Baje el pie derecho hacia el piso mientras mantiene recta la pierna. Sosténgala 10 segundos, luego levante la pierna recta a un ángulo de 45° y sosténgala 5 segundos. Haga 5 repeticiones completas con cada pierna. *Ayuda a calmar la ciática; fortalece las caderas y los glúteos superiores.*

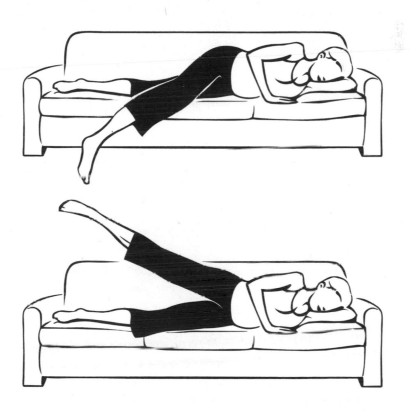

23.ª Semana

¿Qué tamaño tiene el bebé?

Esta semana, ¡el bebé pesa aproximadamente 1 libra (455 g)! Su longitud craneocaudal es de 8 pulgadas (20 cm). El bebé tiene aproximadamente el tamaño de una muñeca pequeña.

¿Qué tamaño tiene usted?

Su útero se extiende a alrededor de 1½ pulgada (3.75 cm) por encima del ombligo o a unas 9¼ pulgadas (23 cm) desde la sínfisis púbica. Su aumento total de peso debería ser de entre 12 y 15 libras (5.5 y 6.8 kg).

Cómo crece y se desarrolla el bebé

El cuerpo del bebé se está poniendo más rollizo, pero la piel todavía está arrugada; vea la ilustración de la página 330. En este momento, en ocasiones, el lanugo que cubre el cuerpo se oscurece. El rostro y el cuerpo del feto empiezan a tomar más la apariencia de un bebé al momento de nacer.

El páncreas del bebé es importante para la producción de insulina. La insulina es necesaria para que el cuerpo descomponga y utilice el azúcar. Cuando el feto está expuesto a la hiperglucemia de la futura madre, su páncreas responde aumentando la concentración de insulina en la sangre. La insulina se ha identificado en un páncreas fetal ya a las 9 semanas de embarazo y en la sangre fetal a las 12 semanas.

La concentración de insulina en la sangre es generalmente alta en bebés nacidos de madres diabéticas. Esta es una de las razones por las que su proveedor de servicios médicos puede hacer un seguimiento del desarrollo de la diabetes gestacional.

ᵒ⌐ Síndrome de transfusión de gemelo a gemelo (STGG)

El *síndrome de transfusión de gemelo a gemelo (STGG)* se presenta solo en gemelos univitelinos que comparten la misma placenta. Este síndrome se llama también *síndrome crónico de transfusión intergemelar*. La afección puede ir de moderada a grave y se puede presentar en cualquier momento durante el embarazo, incluso en el nacimiento.

El STGG no se puede evitar; no es ni un trastorno genético ni una enfermedad hereditaria. Creemos que ocurre en el 5 al 10% de los embarazos de gemelos univitelinos. El STGG ocurre cuando los gemelos comparten una placenta. Estos problemas no se presentan en gemelos que tienen, cada uno, una placenta.

En el STGG, los gemelos también comparten algo de la misma circulación sanguínea. Esto permite la transfusión de sangre de un gemelo al otro. Un gemelo se vuelve pequeño y anémico. Su cuerpo responde cerrando parcialmente la provisión de sangre a muchos de sus órganos, especialmente los riñones, lo que da lugar a una reducida excreción de orina y a un pequeño volumen de líquido amniótico.

El otro gemelo es más grande, saturado de sangre. Produce excesivas cantidades de orina, así que está rodeado de un volumen grande de líquido amniótico. Como el gemelo receptor tiene más sangre, orina más y tiene más líquido amniótico. Su sangre se vuelve más espesa y difícil de bombear por el cuerpo; esto puede provocar insuficiencia cardíaca.

Frecuentemente, los gemelos tienen tamaño muy diferente. También puede haber una gran diferencia en el peso. El STGG es un trastorno progresivo, así que el tratamiento temprano puede evitar complicaciones.

Síntomas del STGG. Hay síntomas del síndrome que su proveedor de servicios médicos puede buscar. Si su abdomen crece demasiado rápidamente durante un período de dos a tres semanas, lo puede causar la acumulación de líquido amniótico en el gemelo receptor. El resultado puede ser un trabajo de parto prematuro o la rotura prematura de membranas. Si un gemelo es pequeño para su edad gestacional o si uno es grande para su edad gestacional, puede ser una indicación de STGG.

Consejo para el papá

¿Usted también tiene síntomas de embarazo? Los estudios demuestran que un 50% de los futuros padres experimentan síntomas físicos de embarazo cuando su pareja está embarazada. Para describir este estado en un hombre, se usa el término francés *couvade*, que significa "incubar". Los síntomas para un futuro padre pueden incluir náuseas, aumento de peso y antojos de ciertos alimentos.

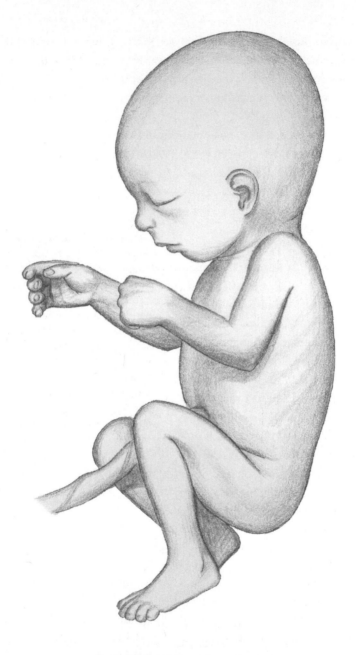

En la 23.ª semana de embarazo
(edad fetal: 21 semanas), los párpados y las cejas
de su bebé están bien desarrollados.

Además, su proveedor de servicios médicos puede sospechar la presencia de STGG si, en una ecografía, se observa cualquiera de las siguientes características:
- gran diferencia en el tamaño de los fetos del mismo sexo
- diferencia de tamaño entre los dos sacos amnióticos
- diferencia de tamaño de los cordones umbilicales
- una placenta
- evidencia de acumulación de líquido en la piel de cualquiera de los fetos
- indicios de insuficiencia cardíaca congestiva en el gemelo receptor

En cualquiera de los gemelos, puede desarrollarse un problema adicional. En esta afección, se acumula líquido en alguna parte del feto, como en el cuero cabelludo, el abdomen, los pulmones o el corazón.

Diagnóstico y tratamiento del STGG. Infórmele a su proveedor de servicios médicos cualquiera de los siguientes síntomas, especialmente si sabe que está esperando gemelos:
- crecimiento rápido del útero
- dolor, tirantez o contracciones abdominales
- aumento repentino del peso corporal
- hinchazón de las manos y las piernas al principio del embarazo

El síndrome se puede detectar también mediante un examen ecográfico del útero. Es importante averiguar si los gemelos comparten la misma placenta, preferentemente en el primer trimestre, porque en el segundo trimestre puede ser más difícil de detectar.

Si el síndrome es moderado o no se detecta en la ecografía, la apariencia de los gemelos en el momento de nacer puede identificarlo. Un hemograma completo realizado después del nacimiento mostrará anemia en un gemelo y exceso de glóbulos rojos en el otro.

Si se diagnostica, la *Twin to Twin Transfusion Syndrome Foundation* (Fundación para el síndrome de transfusión de gemelo a gemelo) recomienda una ecografía semanal después de las 16 semanas hasta el final del embarazo para controlar el STGG. Recomiendan que esto se haga incluso si las señales de advertencia del STGG han disminuido.

El tratamiento más común para el STGG es la amniorreducción, en la cual se drenan grandes volúmenes de líquido amniótico del saco del gemelo más grande. Se coloca una aguja a través del abdomen de la madre y se drena el líquido. Si es necesario, el procedimiento se repite.

En otro procedimiento, un orificio hecho entre los dos sacos amnióticos puede ayudar a nivelar el líquido entre los sacos. Sin embargo, ninguno de estos procedimientos detiene la transfusión de gemelo a gemelo.

Algunos casos del STGG no responden a la amniorreducción. Se puede hacer un tratamiento láser con un pequeño endoscopio para sellar algunos o todos los vasos sanguíneos que comparten los gemelos. Por lo general, es necesario solo una intervención durante el embarazo. Con esta intervención, la tasa de sobrevivencia se aproxima también al 60%. El tratamiento es más exitoso si se realiza antes de las 26 semanas de embarazo.

Con el tratamiento láser, primero se hace una ecografía detallada para ayudar a ubicar la conexión anormal. Lugo se introduce un endoscopio fino de fibra óptica a través del abdomen de la madre, a través de la pared del útero y dentro de la cavidad amniótica del gemelo más grande. Observando directamente la placenta, las conexiones sanguíneas se pueden encontrar y sellar dirigiéndoles un rayo láser. Esto separa la circulación de los fetos y termina con la transfusión de gemelo a gemelo. Sin embargo, esto requiere hacer la intervención mientras los bebés están en el útero y puede causar complicaciones graves.

El tratamiento más conservador es observar y esperar. El embarazo se sigue de cerca, con exámenes ecográficos frecuentes, con la opción de hacer un parto por cesárea de los gemelos si es médicamente necesario.

Los recién nacidos con síndrome de transfusión de gemelo a gemelo pueden estar gravemente enfermos al nacer y requieren tratamiento en la unidad de cuidados intensivos neonatales. Al gemelo más pequeño se lo trata por anemia, y al gemelo más grande se lo trata por exceso de glóbulos rojos e ictericia.

Si desea encontrar más información, tiene recursos a su disposición. Póngase en contacto con la Fundación TTTS en www.tttsfoundation.org o llame a su sede central al 800-815-9211.

Cambios en usted

A partir de este momento, su proveedor de servicios médicos la medirá en todas las visitas. Puede usar una cinta métrica o los dedos para medir por el ancho de dedo. A medida que un bebé crece, se controlará su útero para ver cuánto ha crecido desde la última consulta. Dentro de ciertos límites, la variación de las medidas es una señal del bienestar y del crecimiento del bebé.

En cada consulta, también la pesarán y se controlará su tensión arterial. Su proveedor de servicios médicos está buscando cambios en el aumento de peso y en el tamaño del útero. Lo importante es el crecimiento y el cambio continuo.

✂ *Pérdida de líquido*

Su útero crece y se vuelve más pesado. Al principio del embarazo, se encuentra directamente por detrás de la vejiga, frente al recto y a la porción inferior del colon, que es una parte del intestino. Al final de embarazo, el útero se asienta en la parte superior de la vejiga. A medida que crece, puede ejercer mucha presión sobre ella. Tal vez note que, algunas veces, su ropa interior está húmeda.

Tal vez no esté segura de si perdió orina o si está perdiendo líquido amniótico. Puede ser difícil saber la diferencia. Cuando se rompen las membranas, generalmente usted experimenta un chorro de líquido o un goteo continuo desde la vagina. ¡Si usted experimenta esto, llame a su proveedor de servicios médicos inmediatamente!

✂ *Continúan los cambios emocionales*

¿Le parece que sus cambios de humor están peor? ¿Sigue llorando con facilidad? ¿Se pregunta si alguna vez volverá a tener las cosas bajo control? No se preocupe. Estas emociones son típicas en este punto del embarazo. La mayoría de los expertos creen que los culpables son los cambios hormonales.

No hay mucho que hacer con respecto a estos cambios de humor. Si cree que su pareja u otros están padeciendo sus estallidos emocionales, hable con ellos. Explíqueles que estos sentimientos son comunes en una embarazada. Pídales que sean comprensivos. Luego relájese, y trate de no enojarse. Estar sensible es una parte normal de estar embarazada.

Cuando vaya de compras, elija algunos alimentos precocinados saludables, como verduras enlatadas con poco sodio, frutas y verduras congeladas, salsa de manzanas o salsa marinara naturales, arroz integral instantáneo, avena de cocción rápida, tortillas y pitas de trigo integral, y queso *cottage* y yogurt descremados.

Cómo afecta al desarrollo del bebé lo que usted hace

✎ *La diabetes y el embarazo*

La diabetes es una de las complicaciones médicas más comunes del embarazo. Ocurre en 7 al 8% de los embarazos. Alguna vez fue un problema muy grave durante el embarazo, pero hoy muchas diabéticas pasan el embarazo sin problemas.

La diabetes se define como una falta de insulina en el torrente sanguíneo. La insulina es importante para descomponer el azúcar y transportarla a las células. El embarazo aumenta la resistencia del cuerpo a la insulina. Si no tiene insulina, tendrá hiperglucemia y un contenido alto de azúcar en la orina.

Con el uso de insulina y el desarrollo de distintas maneras de controlar a un feto, no es común tener un problema grave. De aquellas mujeres que tiene diabetes durante el embarazo, el 10% es diabética de tipo 1 o de tipo 2, y el 90% es diabética gestacional. La diabetes gestacional se explica en la página 336.

La diabetes *de tipo 1* hace que el cuerpo deje de producir insulina; la *de tipo 2* hace que el cuerpo use ineficazmente la insulina. La diabetes de tipo 2 se está volviendo más común en las mujeres embarazadas. El resultado de cualquiera de los tipos es que demasiada azúcar circula en la sangre de la mujer.

El embarazo es muy conocido por su tendencia a revelar a las mujeres que tienen predisposición para la diabetes. Las mujeres que tienen problemas con la hiperglucemia durante el embarazo es más probable que desarrollen diabetes en la madurez. Los síntomas de la diabetes incluyen micción más frecuente, visión borrosa, pérdida de peso, mareos y aumento del hambre.

Algunos expertos recomiendan estudiar durante el primer trimestre a las mujeres embarazadas que tienen riesgo de tener diabetes. Otros recomiendan hacer pruebas a todas las embarazadas a las 28 semanas. Las pruebas que se usan con mayor frecuencia son la prueba de tolerancia a la glucosa (PTG) o una prueba de tolerancia a la glucosa de 1 hora.

Si tiene diabetes o sabe que miembros de su familia tienen diabetes, dígaselo a su proveedor de servicios médicos. Esta es una información importante.

La diabetes y el embarazo. La diabetes puede causar varios problemas durante el embarazo. Sus probabilidades de desarrollar depresión puerperal se duplican. Los defectos congénitos pueden ser más comunes y pueden presentarse entre las 5 a 8 semanas después del último período menstrual. Esa es una razón importante para encargarse de la diabetes *antes* del embarazo. Aumenta el riesgo de tener un bebé muy grande (macrosomía); puede necesitar un parto por cesárea.

Si su diabetes no se controla durante el embarazo, el bebé corre más riesgo. Las mujeres que tienen una diabetes pobremente controlada tienen tres o cuatro veces más probabilidades de tener un bebé con problemas cardíacos o con anomalías del tubo neural.

Una manera de mantener equilibrada la glucemia es *nunca* saltearse las comidas y hacer bastante ejercicio. El ejercicio regular puede ayudar a mantener controlada la glucemia y puede reducir la necesidad de medicamentos.

La insulina es la manera más segura de controlar la diabetes durante el embarazo. Si ya está tomando insulina, tal vez necesite ajustar su dosis o el ritmo de la dosificación. Tal vez también tenga que controlar su glucemia de 4 a 8 veces por día. Debe equilibrar su plan alimentario y la insulina en todo momento, para que los niveles de glucosa no suban demasiado. Evite la insulina de larga duración durante el embarazo. También puede ayudar si usted ingiere más ácido fólico; háblelo con su proveedor de servicios médicos y su endocrinólogo.

Algunas diabéticas se inyectan menos insulina de la que necesitan en un esfuerzo por intentar bajar de peso. A veces se la llama *diabulimia*. La insulina ayuda a la glucosa a dejar el torrente sanguíneo y entrar en las células del cuerpo para nutrirlas. Si usted tiene diabetes de tipo 1 y reduce la cantidad de insulina que debería recibir, su cuerpo no puede procesar la glucosa. La glucosa se acumulará en la sangre, lo que puede aumentar su riesgo de tener problemas.

Algunas mujeres toman píldoras para la diabetes; algunos medicamentos antidiabéticos orales tomados durante el embarazo pueden causar problemas en el bebé en desarrollo. Hay medicamentos orales inocuos para tratar la diabetes del embarazo. Tal vez tenga que ajustar la cantidad de medicamento oral que toma, y tal vez necesite pasar a inyecciones de insulina. Su proveedor de servicios médicos puede aconsejarla.

Hable con su proveedor de servicios médicos acerca de hacer una ecografía del corazón del bebé. Una ecografía especial, llamada *ecocardiograma fetal,* puede demostrar si el bebé tiene un problema. Algunos bebés necesitan una cirugía poco después de nacer.

Si tiene diabetes de tipo 1, puede experimentar un retraso en la bajada de la leche. Necesitará mantener bien estimulados sus senos para proteger su provisión de leche.

❧ *Diabetes gestacional*

Algunas mujeres desarrollan diabetes solo durante el embarazo; se llama *diabetes gestacional*. Se presenta cuando las hormonas del embarazo afectan la manera en que su cuerpo produce o usa la insulina, una hormona que convierte el azúcar de los alimentos en la energía que el cuerpo usa.

Si su cuerpo no produce suficiente insulina o si no la usa apropiadamente, el azúcar presente en la sangre aumenta a un nivel inaceptable. Esto se llama *hiper-glucemia* y significa que usted tiene demasiada azúcar en la sangre. En ocasiones, las hormonas producidas por la placenta pueden alterar las acciones de la insulina, entonces se produce la diabetes gestacional. Muchos otros factores pueden afectar su glucemia, entre ellos, el estrés, la hora del día (frecuentemente, los valores de la glucosa son más altos por la mañana), la cantidad de ejercicio que hace y la cantidad de carbohidratos que tiene su alimentación.

La diabetes gestacional afecta, aproximadamente, al 10% de los embarazos. Después del nacimiento, casi todas las mujeres que tienen este problema vuelven a la normalidad, y desaparece. Sin embargo, si la diabetes gestacional aparece en un embarazo, hay casi un 90% de probabilidades de que aparezca en futuros embarazos. Además, algunas mujeres que desarrollan diabetes gestacional pueden desarrollar diabetes de tipo 2 dentro de 10 años. Su mejor protección es permanecer dentro de los límites de peso recomendado que le dé su proveedor de servicios médicos.

Creemos que la diabetes gestacional ocurre por dos razones. Una es que el cuerpo de la madre produce menos insulina durante el embarazo. La segunda es que el cuerpo de la madre no puede usar eficazmente la insulina. Ambas situaciones terminan en hiperglucemia. Entre los factores de riesgo para desarrollar diabetes gestacional se encuentran:

- más de 30 años
- obesidad
- antecedentes familiares de diabetes
- diabetes gestacional en un embarazo anterior
- dar a luz previamente a un bebé que pesó más de 9½ libras
- tener un episodio anterior de muerte intrauterina

- ser negra/afroamericana, latina/hispanoamericana, asiática, amerindia o isleña del Pacífico

El peso de una mujer cuando nació también puede ser un indicador de las probabilidades de desarrollar diabetes gestacional. Un estudio demostró que las mujeres que estaban en el *límite inferior del percentil 10* de peso cuando nacieron tuvieron tres o cuatro veces más probabilidades de desarrollar diabetes gestacional durante el embarazo.

Síntomas y tratamiento de la diabetes gestacional. Es importante un buen control de la diabetes gestacional. Si no se trata, puede ser grave para usted y para el bebé. Ambos estarán expuestos a altas concentraciones de azúcar, lo que no es saludable para ninguno de los dos. Podría experimentar *polihidramnios* (cantidades excesivas de líquido amniótico). Esto puede causar trabajo de parto prematuro, porque el útero se distiende demasiado. Los síntomas de la diabetes gestacional incluyen:

- visión borrosa
- hormigueo o adormecimiento de las manos o los pies
- sed excesiva
- orina frecuente
- heridas que se curan lentamente
- exceso de fatiga

Si tiene diabetes gestacional, tiene un riesgo mayor de padecer problemas. Si su glucemia es alta, puede tener más infecciones durante el embarazo. Es también más probable que desarrolle la enfermedad de las encías, lo que puede elevar su resistencia a la insulina. Tratarla puede ayudar a disminuir el riesgo de desarrollar complicaciones del embarazo.

Los expertos creen que una mujer con diabetes gestacional puede sobrealimentar a su feto y hacer que su bebé almacene más grasa después del nacimiento. Tratar el problema puede ayudar a reducir el riesgo del bebé de ser obeso en la adultez. También puede tener un trabajo de parto largo porque el bebé es grande. A veces, un bebé no puede pasar por el canal del parto y es necesario hacer un parto por cesárea.

El tratamiento de la diabetes gestacional incluye hacer ejercicio regularmente y aumentar la ingesta de líquidos. La alimentación es esencial en el manejo del problema. Si su diabetes gestacional está controlada solamente con la alimentación, hágase un seguimiento detallado. El control de la diabetes gestacional puede disminuir el riesgo de dar a luz un bebé con sobrepeso.

Su proveedor de servicios médicos le recomendará probablemente un plan alimentario de seis comidas y de 2000 a 2500 calorías por día. También se la puede referir a un dietista. Las investigaciones muestran que a las mujeres que reciben asesoramiento alimenticio, control de la glucemia y terapia de insulina (cuando es necesario) les va mejor durante el embarazo que a las mujeres que reciben un cuidado normal.

Comer una dieta pobre en grasas y rica en fibras puede ayudar a reducir el riesgo de tener diabetes gestacional. Si su ingesta de vitamina C es baja, puede aumentar el riesgo.

La terapia de insulina es la primera opción cuando se necesita un medicamento para tratar el problema. En algunos casos, se usan medicamentos orales, como Gliburida o Metmorfina.

Su alimentación

Tal vez necesite tener cuidado con la ingesta de sodio durante el embarazo. Ingerir mucho sodio puede hacer que retenga agua, lo que puede contribuir a la hinchazón y la hinchazón abdominal por gases.

Consejo para la 23.ª semana

Limitar el consumo de sodio a 2 gramos (2000 mg) o menos por día puede ayudar a reducir la retención de líquidos.

Sin embargo, usted necesita *un poco* todos los días para ayudar a manejar el aumento de la volemia. Tenga como objetivo entre 1500 a 2300 mg de sodio por día.

Coma alimentos ricos en potasio, como uvas pasas y banana; el potasio ayuda al cuerpo a eliminar más rápido el sodio. Evite los alimentos que contienen grandes cantidades de sodio o sal, tales como los frutos secos salados, papas fritas, encurtidos, alimentos enlatados y alimentos procesados.

Lea las etiquetas de los alimentos. En ellas aparece la cantidad de sodio por porción. Algunos libros presentan el contenido de sodio de los alimentos que no tienen etiqueta, como las comidas rápidas. Revíselos. ¡Se sorprenderá con la cantidad de miligramos de sodio que contiene una hamburguesa!

Contenido de sodio de diversos alimentos

Alimento	Tamaño de la porción	Contenido de sodio (mg)
Queso americano	1 rebanada	322
Espárragos	lata de 14½ oz	970
Hamburguesa Big Mac	1 común	963
Pollo a la King	1 taza	760
Cola	8 oz	16
Queso *cottage*	1 taza	580
Pepinillos	1, mediano	928
Lenguado	3 oz	201
Gelatina, dulce	3 oz	270
Jamón, horneado	3 oz	770
Melón gota de miel	½	90
Frijoles lima	8½ oz	1070
Langosta	1 taza	305
Avena	1 taza	523
Papas fritas	20 común	400
Sal	1 cucharadita	1938

Mire el cuadro de arriba; presenta algunos alimentos comunes y su contenido de sodio. Puede ver que los alimentos que contienen sodio no siempre saben salados. ¡Revise la información disponible antes de comer!

Lo que también debería saber

↬ *Azúcar en la orina*
El azúcar en la orina se llama *glucosuria*. Es común durante el embarazo, especialmente en el segundo y en el tercer trimestre. Se presenta debido a los cambios en los niveles de azúcar y cómo el azúcar se procesa en los riñones, que controlan la cantidad de azúcar en su sistema. Si hay azúcar adicional, la perderá con la orina.

Muchos proveedores de servicios médicos hacen pruebas a todas las embarazadas para determinar si tienen diabetes, generalmente alrededor del final del segundo trimestre. Hacer pruebas es importante si usted tiene antecedentes familiares de diabetes. Los análisis de sangre usados para diagnosticar diabetes son el análisis de glucemia en ayunas y la prueba de tolerancia a la glucosa (PTG).

Para un *análisis de glucemia en ayunas*, usted ingiere una comida normal la noche anterior a la prueba. En la mañana, antes de comer nada, usted va al laboratorio y se hace un análisis de sangre. Un resultado normal indica que la diabetes es improbable. Un resultado anormal (un nivel alto de azúcar en la sangre) necesita más estudio.

Otros estudios implican una *prueba de tolerancia a la glucosa (PTG)*. Una vez más, debe hacer ayuno después de comer la noche anterior a la prueba. Por la mañana, en el laboratorio, se le da a beber una solución que contiene una cantidad medida de azúcar. Es similar a una botella de gaseosa, pero no tiene buen sabor. Después de beber la solución, se saca sangre a ciertos intervalos, generalmente 30 minutos, 1 hora y 2 horas, e, incluso, a veces 3 horas. Sacar sangre a intervalos revela cómo su cuerpo maneja el azúcar. Si necesita tratamiento, su proveedor de servicios médicos puede trazar un plan para usted.

Embarazo en adolescentes

El embarazo en adolescentes afecta a nuestra sociedad de muchas maneras y le cuesta a Estados Unidos unos $7000 millones cada año. El *embarazo en adolescentes* se define como el embarazo de una joven que tiene entre 13 y 19 años. Las jóvenes de entre 18 y 19 años tienen la tasa más alta de embarazo entre las adolescentes. Estados Unidos sigue teniendo los índices más altos de embarazo/nacimientos en adolescentes del mundo occidental. Algunos grupos étnicos de nuestro país tienen un riesgo mayor.

Los nacimientos en adolescentes han caído casi en un tercio desde comienzos de la década de 1990. Algunos expertos creen que esta caída en el número ha ocurrido debido a que ha caído *el índice de natalidad general* en Estados Unidos.

El 13% de los nacimientos en EE. UU. es de adolescentes; el 24% de los nacimientos en mujeres solteras es de mamás adolescentes. Aproximadamente el 65% de los embarazos en adolescentes no está planificado. Un embarazo no planificado se define como un embarazo que se produjo a destiempo o que no se quería en el momento de la concepción.

El embarazo en una adolescente puede ser difícil, por muchas razones, para la futura madre. Muchas embarazadas no buscan cuidado prenatal hasta el segundo trimestre. Muchas futuras madres adolescentes tienen hábitos alimentarios pobres y, frecuentemente, no toman sus vitaminas prenatales. Un gran número de adolescentes sigue bebiendo alcohol, consumiendo drogas o fumando durante el embarazo. De hecho, las adolescentes tienen la tasa más alta de fumadoras de las embarazadas.

Los estudios demuestran que las adolescentes embarazadas tienen, frecuentemente, peso insuficiente cuando quedan embarazadas y, frecuentemente, no aumentan lo suficiente durante el embarazo. Esto puede llevar a bebés con bajo peso al nacer. Las madres adolescentes tienen también mayores probabilidades de dar a luz bebés prematuros. Otros problemas incluyen anemia e hipertensión arterial. También se ha informado que la depresión durante el embarazo es más alta en las embarazadas adolescentes. Los bebés nacidos de madres adolescentes pueden tener más defectos congénitos.

Las enfermedades de transmisión sexual pueden ser un problema para las adolescentes embarazadas. Más del 25% de los casos de ETS que se informan todos los años ocurre en adolescentes.

Una adolescente embarazada se hará un favor, y se lo hará al bebé, prestando atención a lo siguiente:

- comer una alimentación saludable
- aumentar de peso la cantidad correcta, según lo determine el proveedor de servicios médicos
- no fumar
- no beber alcohol
- mantenerse lejos de las drogas
- recibir cuidado prenatal temprano
- ir a todas las citas prenatales
- tratar inmediatamente cualquier problema médico, como ocuparse de una ETS
- seguir las recomendaciones del proveedor de servicios médicos cuando se traten los problemas
- evitar todos los medicamentos recetados y de venta libre, a menos que el proveedor de servicios médicos le diga que los tome
- pedir ayuda cuando la necesite

Ejercicio para la 23.ª semana

Siéntese en el borde de una silla y coloque ambos pies apoyados en el piso. Relaje los hombros, y curve los brazos sobre la cabeza. Manteniendo la espalda recta, sostenga los músculos del abdomen mientras extiende una pierna hacia el frente. Usando solamente los músculos de los muslos, levante la pierna a unas 10 pulgadas del piso. Mantenga contando hasta cinco, luego baje lentamente el pie. Repita 10 veces con cada pierna. *Tonifica los muslos, las caderas y los glúteos.*

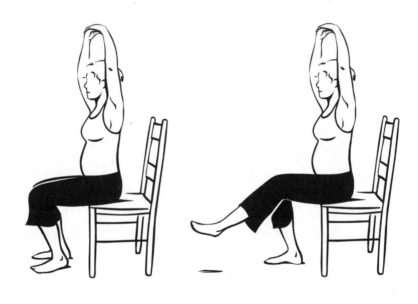

24.ª Semana

Edad del feto: 22 semanas

¿Qué tamaño tiene el bebé?

Para esta semana, el bebé pesa aproximadamente 1¼ libras (540 g). Su longitud craneocaudal es de aproximadamente 8½ pulgadas (21 cm).

¿Qué tamaño tiene usted?

Su útero está ahora a alrededor de 1½ a 2 pulgadas (de 3.8 a 5.1 cm) encima del ombligo. Mide casi 10 pulgadas (24 cm) desde la sínfisis púbica.

Cómo crece y se desarrolla el bebé

El feto está engordando. Su rostro y su cuerpo se parecen más a los de un bebé al momento de nacer. Aunque pesa poco más de 1 libra, todavía es muy pequeñito.

El bebé crece en el líquido amniótico dentro del saco amniótico. Vea la ilustración de la página 345. El líquido amniótico tiene varias funciones importantes. Proporciona un ambiente en el cual el bebé puede moverse fácilmente y lo protege de lesiones. Regula la temperatura. Constituye además una manera de evaluar la salud y la madurez del bebé.

El líquido amniótico aumenta rápidamente desde un volumen medio de 1½ onzas (50 ml) para la 12.ª semana hasta 12 onzas (400 ml) a mitad del embarazo. A medida que su fecha de parto se aproxima, el volumen de líquido amniótico sigue aumentando hasta alcanzar un máximo de 2 pintas (1 litro) entre la 36.ª y la 38.ª semana de gestación.

La composición del líquido amniótico varía durante el embarazo. Durante la primera mitad del embarazo, es similar al líquido de su sangre sin los glóbulos sanguíneos, excepto que tiene un contenido de proteínas mucho menor. A medida que el bebé crece, la orina fetal se suma a la cantidad de líquido amniótico presente. El líquido amniótico contiene también glóbulos sanguíneos fetales viejos, lanugo y unto sebáceo.

El feto traga líquido amniótico durante buena parte del embarazo. Si él no puede tragar el líquido, usted puede desarrollar una afección por exceso de líquido amniótico, llamada *hidramnios* o *polihidramnios*. Si el feto traga, pero no orina (por ejemplo, si le faltan los riñones), el volumen de líquido amniótico que lo rodea puede ser muy bajo. Esto se llama *oligohidramnios*.

Cambios en usted

↬ *Problemas nasales*

Algunas mujeres se quejan de congestión en la nariz o de hemorragia nasal frecuente durante el embarazo. Algunos expertos creen que estos síntomas ocurren por los cambios en la circulación que causan los cambios hormonales durante el embarazo. Las membranas mucosas de la nariz y de los conductos nasales se inflaman y sangran más fácilmente.

Hay descongestionantes y aerosoles nasales que se pueden usar durante el embarazo. Algunas marcas para tener en cuenta son clorfeniramina (Chlor-Trimeton) en descongestionantes y oximetazolina (Afrin, Dristan duradero) en aerosoles nasales. Antes de empezar a usar ningún producto, háblelo con su proveedor de servicios médicos.

También es útil usar un humidificador, particularmente durante los meses de invierno cuando la calefacción puede secar el aire. Algunas mujeres sienten alivio al aumentar su ingesta de líquidos y al usar un lubricante suave en la nariz, como la vaselina.

↬ *Depresión*

La depresión puede presentarse en cualquier momento de la vida de una persona. Muchas cosas contribuyen a la depresión, incluidos los desequilibrios químicos del organismo, los acontecimientos estresantes de la vida y las situaciones que

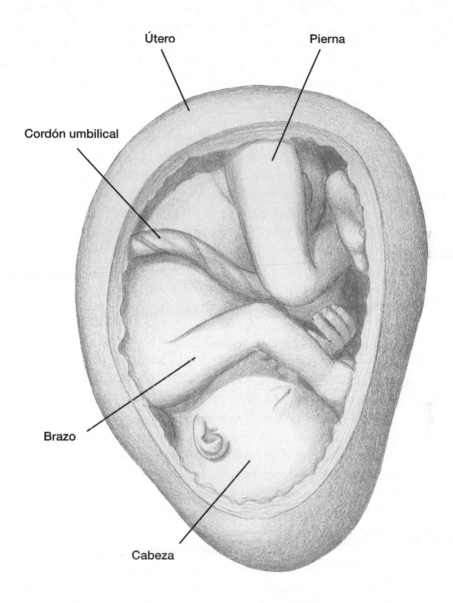

Útero   Pierna

Cordón umbilical

Brazo

Cabeza

No parece que el feto tenga mucho lugar para moverse en el útero para la 24.ª semana. A medida que pasan las semanas, el espacio se hace más estrecho todavía.

causan ansiedad y tensión. Si usted tiene antecedentes de depresiones profundas, será mayor el riesgo de deprimirse durante el embarazo. De hecho, entre el 3 y el 5% de las mujeres sufren una depresión profunda durante el embarazo. Se estima que otro 15% tiene algún grado de depresión.

Si está recibiendo tratamiento para la depresión cuando queda embarazada, es importante continuarlo. Tratar la depresión es tan importante como tratar cualquier otro problema.

Si toma antidepresivos, no los interrumpa, a menos que su proveedor de servicios médicos se lo aconseje. Los estudios muestran que hasta el 70% de las mujeres que interrumpieron la ingesta de antidepresivos durante el embarazo recayeron en la depresión. Interrumpir la medicación puede provocar hormonas del estrés, que incrementan sus riesgos de problemas durante el embarazo. Los riesgos de la depresión para usted y para su bebé pueden ser mayores que su riesgo de tomar los antidepresivos. Sabemos que puede ser difícil manejar la depresión sin una farmacoterapia.

Puede haber un incremento muy pequeño del riesgo de defectos congénitos con algunos medicamentos que se administran para tratar la depresión cuando se toman durante el primer trimestre. Tal vez ayude cambiar por uno que sea más seguro durante el embarazo, por ejemplo, fluoxetina (Prozac), citalopram y escitalopram (Lexapro). El embarazo puede afectar la capacidad del organismo para procesar el litio. Si usted toma un ISRS, es posible que haya que aumentar la dosis durante el tercer trimestre para mantener su estado de ánimo. Hable con su proveedor de servicios médicos en cuanto confirme su embarazo.

Hay una permanente preocupación acerca del peligro del Paxil durante el embarazo. La investigación sugiere que el uso de este medicamento en el primer trimestre del embarazo está vinculado con un incremento en el riesgo de problemas cardíacos en el bebé. No obstante, *no* deje de tomar su medicación antidepresiva sin primero consultarlo con su proveedor de servicios médicos.

Si se siente deprimida, su nivel de vitamina D puede estar bajo. Converse acerca de ello con su proveedor de servicios médicos. Otras sugerencias para afrontar la depresión pueden ser hacer algo de ejercicios y asegurarse de que esté recibiendo vitamina B, ácido fólico y ácidos grasos omega-3 suficientes. Se ha demostrado que tomar unos 3.5 g de ácidos grasos omega-3 todos los días ayuda a combatir la depresión.

Entre las terapias adicionales, podemos mencionar los masajes y la reflexología. Otra opción es la fototerapia, semejante al tipo de tratamiento que se da a quienes sufren de "trastorno afectivo estacional".

Depresión durante el embarazo. La depresión *durante* el embarazo ocurre. Los expertos creen que es uno de los problemas médicos más comúnmente vistos en las mujeres embarazadas. Los estudios muestran que hasta el 25% de las futuras mamás experimentan cierto grado de depresión y cerca del 10% experimentarán una depresión profunda. Y, si no se trata, el 50% de las mujeres que se deprimieron durante el embarazo padecerán depresión puerperal.

> ## Consejo para el papá
>
> Este es un buen momento para explorar las clases prenatales de su área. Aliente a su pareja a buscar cuántas clases hay, cuándo y dónde inscribirse, y los costos de inscripción. Se puede tomar clases en el hospital o en la maternidad donde su pareja planea dar a luz. Trate de completar las clases por lo menos 1 mes antes de que el bebé nazca.

Tratar la depresión durante el embarazo es importante para su salud y para la salud del bebé. Esta es una de las numerosas razones por las cuales hoy los proveedores de servicios médicos hacen que el tratamiento de la depresión sea una prioridad.

En realidad, la depresión es más común durante el embarazo que después de dar a luz. (Para encontrar comentarios sobre la depresión después del embarazo, vea el Apéndice F, página 616.) Si usted tiene antecedentes familiares de depresión, su riesgo durante el embarazo puede ser mayor. Si no tiene suficiente serotonina, los investigadores creen que puede tener un mayor riesgo. Si usted ha estado luchando contra la esterilidad o los abortos, puede estar más propenso a la depresión.

Si está deprimida, quizás no esté cuidándose bien. Los bebés que nacen de mujeres deprimidas pueden ser más pequeños o nacer prematuramente. Algunas mujeres consumen alcohol, drogas y cigarrillos para tratar de calmar su depresión. Quizás tenga incluso problemas para vincularse afectivamente a su bebé después del nacimiento.

Tenga en cuenta lo siguiente para medir sus riesgos de deprimirse. El riesgo puede ser mayor si:

- sufría cambios de su estado anímico cuando tomaba anticonceptivos orales
- su madre estuvo deprimida durante el embarazo
- tiene antecedentes de depresiones
- se siente triste o deprimida durante más de 1 semana
- si no está durmiendo y descansando lo suficiente
- si tiene trastorno bipolar; el embarazo puede provocar una recaída, especialmente si deja de tomar sus fármacos estabilizadores del ánimo.

Síntomas y tratamiento. Puede ser difícil diferenciar entre algunos cambios normales del embarazo y las señales de la depresión. Muchos síntomas de la depresión son parecidos a los del embarazo, por ejemplo, la fatiga y el insomnio. La diferencia radica en la intensidad de los síntomas y en su duración. Algunos síntomas comunes de la depresión son:

- tristeza abrumadora que dura días sin una causa obvia
- dificultad para dormir o despertarse muy temprano
- deseo de dormir todo el tiempo o gran fatiga (esto puede ser normal al inicio del embarazo, pero generalmente mejora luego de unas semanas)
- falta de apetito (que no sea por las náuseas y los vómitos)
- falta de concentración
- pensar en hacerse daño

Las mujeres que se deprimen son más propensas a desarrollar diabetes y las que desarrollan diabetes son más propensas a deprimirse. Esto se cumple también con las mujeres embarazadas. Si usted tiene diabetes y depresión sin tratamiento,

> La investigación demuestra que es mejor para el bebé que se utilice un solo medicamento para tratar la depresión de una mujer durante el embarazo.

y luego se embaraza, puede ser serio si no consigue ayuda. Puede pasarla mal si intenta cuidarse sola. Esto podría acarrear dificultades para controlar el peso y los niveles de glucosa. Su riesgo de incurrir en adicciones, como el alcoholismo y el tabaquismo, puede aumentar. Y tal vez no sea capaz de cubrir las exigencias alimenticias de su embarazo.

Los bebés nacidos de madres que han tenido depresión sin tratamiento pueden tener muchos problemas. Con frecuencia, lloran mucho, tienen dificultades para dormir, son nerviosos y es difícil calmarlos.

Si usted tiene síntomas que no mejoran en unas cuantas semanas o que parecen empeorar todos los días, busque ayuda en cuanto se dé cuenta de que puede estar deprimida. Llame a su proveedor de servicios médicos o presente el tema en su próxima visita prenatal. Hay medidas que pueden tomarse para que vuelva a sentirse mejor. ¡Es importante hacerlo por usted misma y por su bebé!

Cómo afecta al desarrollo del bebé lo que usted hace

ᴓ *Los ruidos de afuera pueden afectar al bebé*

¿Puede un bebé, mientras está dentro del útero, oír ruidos que provienen de fuera del cuerpo de su mamá? De diversos estudios realizados, sabemos que los sonidos penetran el líquido amniótico y alcanzan los oídos en desarrollo de su bebé. De hecho, las ecografías hechas alrededor de esta época han mostrado que los bebés reaccionan a los ruidos fuertes.

Si usted trabaja en un lugar ruidoso, tal vez pueda solicitar que la pasen a un área más silenciosa. Los datos sugieren que el ruido fuerte crónico y los estruendos breves e intensos pueden causar daño auditivo al bebé antes de nacer.

No hay problema en exponer a su bebé en desarrollo a ruidos fuertes, como un concierto, una vez cada tanto. Pero si usted está expuesta repetidamente a ruidos tan intensos que la obliguen a gritar, puede ser peligroso para su bebé.

ᴓ *Mudarse durante el embarazo*

Mudarse a otra ciudad en cualquier momento puede ser estresante; cuando se está embarazada, puede además ser un desafío. ¿Cómo podrá encontrar un proveedor de servicios médicos nuevo? ¿A qué hospital irá?

Antes de dejar su antigua casa, busque un hospital que quiera usar en el área adonde está mudándose, luego halle un proveedor de servicios médicos (que esté aceptando pacientes nuevos) que atienda partos en ese hospital. Haga esto en cuanto sepa que va a mudarse, ya que puede tomar cierto tiempo conseguir la primera cita con el proveedor de servicios médicos nuevo.

Un agente de bienes raíces debe poder ayudar en esta situación. Pregunte por un hospital con una enfermería de nivel II o de nivel III. Estos hospitales están mejor capacitados para afrontar las diversas complicaciones del embarazo y el nacimiento. Aunque no haya tenido problemas, descansará mejor si sabe que el hospital puede manejar una emergencia.

Cuando haya elegido el hospital, llame al departamento de trabajo de parto y parto, y pida hablar con un supervisor. Explique su situación y pida que le recomienden tres o cuatro obstetras que atiendan partos en el hospital y que estén aceptando pacientes nuevos.

Cuando tenga los nombres, llame a cada consultorio y explique su situación. Solicite información sobre honorarios y cobertura de seguro. Pregunte si puede concertar una cita para la primera semana que esté en la ciudad. Luego tome la decisión de cuál es el proveedor de servicios médicos que quiere y vuelva a llamar para confirmar la cita.

Después de decidirse por alguien, vaya al proveedor de servicios médicos que está viendo ahora y pídale copias de sus antecedentes médicos. Asegúrese de que contenga los resultados de todas las prueba que se haya hecho. Lleve todo con usted. Si en el consultorio dicen que ellos las enviarán al nuevo proveedor de servicios médicos, dígales que está bien, pero que usted también tiene que llevarse copias. El envío de los antecedentes puede demorar mucho.

Si usted no se ha hecho la prueba de alfafetoproteína o una prueba triple de detección sistemática, y está entre la 15.ª y la 19.ª semana de embarazo, pida a su proveedor de servicios médicos actual que las ordene y le envíe los resultados a su domicilio nuevo. Puede llevar semanas obtener los resultados de estas dos pruebas y tenerlos será útil para su nuevo proveedor de servicios médicos cuando usted vaya a verlo. Pida a su proveedor de servicios médicos actual que escriba una carta breve de presentación que usted pueda entregarle al nuevo. Tiene que ser un resumen de su embarazo, su salud actual y detalles de su salud en general.

Su alimentación

Muchas embarazadas están preocupadas por las comidas de los restaurantes. Algunas quieren saber si pueden comer ciertos tipos de comidas, como la mexicana, la vietnamita, la tailandesa o la griega. Las preocupa que las comidas condimentadas o pesadas puedan perjudicar al bebé. No está mal comer afuera, pero usted debe saber qué alimentos no le sientan bien.

El mejor tipo de alimentos para comer en los restaurantes son aquellos que usted tolera bien en casa. El pollo, el pescado, las verduras frescas y las ensaladas son buenas opciones generalmente. Las comidas muy condimentadas o sofisticadas pueden provocar malestar estomacal o intestinal. Usted puede notar incluso un aumento de peso por retención de líquidos después de comer en un restaurante.

Evite los restaurantes que sirvan alimentos muy salados, con alto contenido de sodio, muy calóricos o grasos, como las salsas de carne, las frituras, la comida chatarra y los postres empalagosos. Puede ser difícil controlar su ingesta de calorías en los restaurantes especializados.

Otro desafío de comer afuera es mantener una dieta sana si usted trabaja fuera de su casa. Quizás tenga que concurrir a almuerzos de trabajo o hacer viajes de negocios. Sea selectiva. Si puede elegir el menú, busque opciones sanas o de bajo contenido de grasas. Pregunte acerca de la preparación, hay platos que quizás pueden pedirse al vapor en vez de fritos. En un viaje de negocios, llévese algo de su propia comida. Elija alimentos sanos y no perecederos, como frutas y verduras, que no necesitan refrigeración.

Lo que también debería saber

✣ La enfermedad de Crohn y el embarazo

La enfermedad de Crohn es una afección crónica en la que el intestino se inflama y forma cicatrices ulceradas; generalmente afecta la parte del intestino delgado llamada *íleon*. Sin embargo, puede ocurrir en cualquier parte del intestino grueso o delgado, el estómago, el esófago o incluso la boca.

La enfermedad de Crohn forma parte de un grupo de enfermedades llamado *enfermedad intestinal inflamatoria* o *EII*. Vea la explicación de la EII en la 18.ª Semana. La enfermedad de Crohn se produce más comúnmente entre los 15 y los 30 años de edad. Quienes la padecen experimentan períodos de síntomas graves seguidos de períodos sin síntomas.

> **Consejo para la 24.ª semana**
>
> Comer en exceso y comer antes de acostarse por la noche son dos causas importantes de la acidez gástrica. Hacer cinco o seis comidas pequeñas y nutritivas al día y saltearse los refrigerios antes de ir a dormir pueden ayudarla a sentirse mejor.

Los síntomas pueden ser diarrea crónica, hemorragia rectal, pérdida de peso, fiebre, dolor abdominal, y molestias y una sensación de saciedad en el abdomen inferior derecho.

Si usted tiene la enfermedad de Crohn activa, puede ser más difícil quedar embarazada. Una enfermedad activa aumenta el riesgo de problemas. Puede ocurrir un brote durante el embarazo, más frecuentemente en el tercer trimestre, pero en general los brotes son leves y responden al tratamiento.

¿Está suficientemente caliente la comida para ser segura?

No se confíe en que, para determinar que una comida es segura, es suficiente con probarla para ver que esté caliente. Cuando recaliente las sobras, use un termómetro de lectura rápida para asegurarse de que hayan alcanzado una temperatura interior de 165 °F. Esta es la temperatura en la que mueren las bacterias nocivas.

Los síntomas pueden ser menos graves debido a que el embarazo altera el sistema inmunitario. Estar embarazada también puede proteger de brotes futuros y reducir la necesidad de cirugía. Durante el embarazo, el organismo produce la hormona relaxina. Los investigadores creen que la relaxina puede además frenar la formación de tejido de cicatrización.

Probablemente, usted no tenga que cambiar su medicación durante el embarazo. La sulfasalazina, la mesalamina, la balsalazida y la olsalazina no afectan al bebé. El infliximab (Remicade) y el adalimumab (Humira) pueden ser necesarios durante el embarazo y la lactancia. Evite el metotrexato durante el embarazo.

Es posible que necesite varias pruebas durante el embarazo. Los expertos creen que durante el embarazo no hay riesgos en hacer colonoscopias, sigmoidoscopias, endoscopias superiores, biopsias rectales o ecografías abdominales. Evite las radiografías y las TC. Consulte a su proveedor de servicios médicos para el embarazo si le recomiendan IRM.

Si usted ha tenido una resección intestinal, probablemente no tenga problemas durante el embarazo. Una ileostomía puede disminuir la fecundidad. Si se le produce una abertura anormal cerca del recto o de la zona vaginal, posiblemente necesite un parto por cesárea.

El tipo de parto que tenga depende de la condición de los tejidos que rodean la vagina y el ano. Se puede recomendar una cesárea en caso de que se le produzca una fístula o para reducir el riesgo de desarrollar fístulas.

Muchas mujeres sufren brotes inmediatamente después del nacimiento. Los proveedores de servicios médicos creen que esto se debe a los cambios hormonales después del embarazo.

➵ Cómo afecta el embarazo a su sexualidad

El embarazo y el sexo. ¿Ha aumentado su deseo sexual? ¿Es el sexo lo último que tiene en mente? Generalmente, las mujeres experimentan uno u otro patrón del apetito sexual durante el embarazo. Uno es la disminución del deseo en el primer y el tercer trimestre, con un incremento en el segundo trimestre. El segundo es una disminución gradual del deseo sexual a medida que el embarazo avanza.

Durante el primer trimestre, se puede tener fatiga y náuseas. En el tercer trimestre, el aumento de peso, el agrandamiento del abdomen, las molestias en los senos y otros problemas pueden disminuir el deseo sexual. Es normal. Diga a su pareja cómo se siente y traten de encontrar una solución que los satisfaga a ambos. El cariño y la comprensión pueden ayudar.

En algunas mujeres, el embarazo aumenta el apetito sexual. Es posible que una mujer experimente orgasmos u orgasmos múltiples por primera vez durante el embarazo. Esto se debe a la alta actividad hormonal y al aumento del flujo sanguíneo en la zona pélvica.

✑ Cuándo evitar la actividad sexual

Algunas situaciones deben ser una alerta para abstenerse de la actividad sexual. Si tiene antecedentes de trabajo de parto temprano, tal vez su proveedor de servicios médicos la prevenga acerca del coito y el orgasmo; los orgasmos provocan contracciones uterinas leves. Las sustancias químicas del semen también pueden estimular las contracciones, por lo que puede recomendarse a la pareja de una mujer que no eyacule dentro de ella.

Si usted tiene antecedentes de abortos, su proveedor de servicios médicos puede advertirle los riesgos del sexo y el orgasmo. Sin embargo, no hay datos reales que vinculen el sexo y los abortos. Si usted tiene ciertos problemas en el embarazo, su proveedor de servicios médicos puede aconsejarle interrumpir la actividad sexual.

Algunas costumbres sexuales deben evitarse cuando se está embarazada. No inserte dentro de la vagina objetos que puedan causar lesiones o infecciones. Soplar dentro de la vagina es peligroso porque puede producir una potencial burbuja de aire fatal en el torrente sanguíneo de la mujer. (Esto puede ocurrir cuando se está embarazada o no.) La estimulación del pezón libera oxitocina, que provoca contracciones uterinas; comente esta práctica con su proveedor de servicios médicos.

✑ Cuello uterino insuficiente

Un cuello uterino insuficiente se refiere a la dilatación (estiramiento) prematura e indolora del cuello del útero, cuya consecuencia generalmente es el parto de un bebé prematuro. Por lo general, el problema no se produce hasta después de la 16.ª semana del embarazo. La mujer no se da cuenta de que el cuello del útero se ha dilatado hasta que el feto está naciendo; esto ocurre a menudo sin aviso. El diagnóstico se hace generalmente después de uno o más partos de bebés prematuros sin ningún dolor previo. Afortunadamente, un cuello uterino insuficiente es relativamente poco común.

Si este es su primer embarazo, no hay manera de saber si usted tiene el problema. La causa de la insuficiencia del útero generalmente es desconocida. Algunos expertos creen que ocurre debido a lesiones o cirugías previas en el cuello del útero, como una dilatación y curetaje (D y C) por un aborto terapéutico o un aborto espontáneo. Si ya ha tenido problemas anteriormente o ha tenido partos prematuros, y le han dicho que quizás tenga un cuello uterino insuficiente, comente esta importante información a su proveedor de servicios médicos.

Se puede hacer una ecografía para medir el cuello del útero. Si el cuello del útero de una mujer es más corto de lo normal, la afección se describe a veces como *cuello uterino corto* o *cuello uterino acortado*.

El tratamiento de un cuello uterino insuficiente es generalmente quirúrgico. El cuello uterino débil se cierra con un *cerclaje de McDonald*. Se hace una sutura, similar a la "en bolsa de tabaco", alrededor del cuello uterino para mantenerlo cerrado. Normalmente, el procedimiento se lleva a cabo en la sala de cirugía del hospital o en el área de trabajo de parto y parto. Se administra anestesia o sedación i.v. El procedimiento demora aproximadamente 30 minutos; una vez terminado, es posible que deba quedarse en observación unas horas antes de irse a casa. Es normal que después haya un poco de hemorragia uterina.

> ## Trátese bien
>
> Sea buena consigo misma durante su embarazo. Encienda unas velas y sumérjase en la bañera. Vaya a la peluquería para mimarse un poco. Descargue su música preferida en su iPod o reproductor de MP3. Alquile una película lacrimógena y llore con ganas. Cómprese flores. Vaya al pedicuro aunque ya no pueda verse los pies.

Aproximadamente a las 36 semanas o cuando entre en trabajo de parto, se retira la sutura y el bebé puede nacer normalmente. La sutura se retira en el área de trabajo de parto y parto sin anestesia. Toma aproximadamente 5 minutos. Después de retirarla, el trabajo de parto no sucede necesariamente de inmediato; puede ocurrir a los pocos días o a las pocas semanas.

Ejercicio para la 24.ª semana

Párese con su costado derecho contra el respaldo del sofá o de una silla sólida. Sosténgase del respaldo con la mano derecha. Doble la pierna izquierda y lleve el pie hacia las nalgas. Agarre el pie con la mano izquierda. Manteniendo la rodilla derecha ligeramente doblada, sostenga durante 10 segundos. Repita con la pierna derecha. *Fortalece los cuádriceps.*

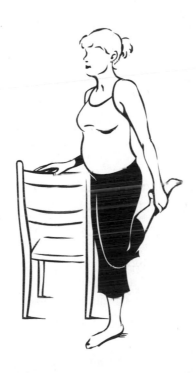

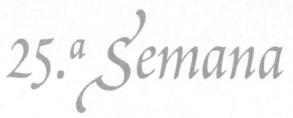

25.ª Semana

Edad del feto: 23 semanas

¿Qué tamaño tiene el bebé?

Su bebé ahora pesa alrededor de 1½ libra (700 g), y la longitud craneocaudal es de unas 8¾ pulgadas (22 cm). Estas son longitudes y pesos promedio, y pueden variar de un bebé a otro y de una embarazada a otra.

¿Qué tamaño tiene usted?

Mire la ilustración de la página 358. Su útero ha crecido bastante y tiene casi el tamaño de una pelota de fútbol. Cuando usted se mira de costado, está mucho más grande. Durante el embarazo, su bebé tendrá crecimientos repentinos, lo que puede afectar ligeramente su aumento de peso en ciertos momentos.

La medida desde la sínfisis púbica hasta la parte superior del útero es de unas 10 pulgadas (25 cm). El útero está a mitad de camino entre el ombligo y la parte inferior del esternón (el hueso que está entre sus senos, donde se juntan las costillas). Si la hubieran visto alrededor de las 20 semanas de embarazo, probablemente haya crecido alrededor de 1½ pulgada (4 cm).

Cómo crece y se desarrolla el bebé

↫ Supervivencia de un bebé prematuro

Puede ser difícil de creer, pero si su bebé naciera ahora, tendría una posibilidad de sobrevivir. Un bebé nacido en este momento probablemente pese menos de 2 libras y sea extremadamente pequeño. La supervivencia puede ser difícil, y el bebé probablemente pasaría varios meses en el hospital. Vea la explicación del Trabajo de parto prematuro en la 29.ª semana.

✂ *El bebé, ¿es un niño?, ¿una niña?*

Una de las preguntas más comunes que oímos es: "¿Cuál es el sexo de nuestro bebé?". Para muchas parejas, no saber forma parte de lo divertido de tener un bebé.

La amniocentesis puede determinar definitivamente el sexo del bebé. La ecografía puede predecir el sexo del bebé, pero no es infalible. Algunas pruebas para hacer en casa dicen que pueden determinar el sexo del bebé, pero no cuente con ello. Algunas personas creen que el ritmo cardíaco del bebé puede indicar su sexo. Desafortunadamente, no hay prueba científica de esto.

Una fuente más confiable podría ser una madre, una suegra o alguien que pueda mirarla y decirle, por cómo lleva el embarazo, si es un niño o una niña. Aunque decimos esto de manera absolutamente irónica, muchas personas creen que es verdad. Algunas personas aseguran que nunca se equivocaron al adivinar o predecir el sexo de un bebé antes del nacimiento. Una vez más, no hay base científica para este método.

> Aunque este libro está pensado para explicarle paso a paso su embarazo examinando una semana a la vez, quizás usted busque información específica. Debido a que el libro no puede incluir *todo* lo que usted necesita *antes* de que sepa que está buscándolo, verifique que ese tema determinado esté en el índice, que empieza en la página 637. Tal vez no tratemos el tema hasta una semana posterior.

Su proveedor de servicios médicos está más preocupado por la salud y el bienestar suyo y el del bebé. Él se concentrará en asegurarse que los dos estén transcurriendo el embarazo de manera segura y que los dos pasen el embarazo, el trabajo de parto y el parto con buena salud.

Cambios en usted

✂ *Prurito*

El prurito (prurito gravídico) es un síntoma común durante el embarazo. No hay protuberancias ni lesiones en la piel; simplemente, pica. Casi el 20% de las embarazadas padecen prurito, frecuentemente en las últimas semanas del embarazo,

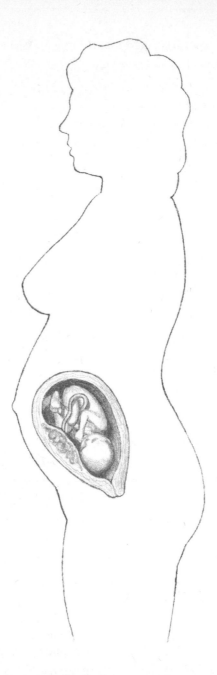

Tamaño comparativo del útero a las 25 semanas de embarazo
(edad fetal: 23 semanas). El útero se puede sentir a unas
2 pulgadas (5 cm) por encima del ombligo.

pero puede ocurrir en cualquier momento. Puede aparecer con cada embarazo y también puede presentarse cuando usa anticonceptivos orales. La afección no es perjudicial para usted ni el bebé.

Como su útero ha crecido y llenado la pelvis, la piel y los músculos se han estirado. La picazón puede ser una consecuencia. Para ayudar a reducir el prurito, se pueden usar lociones. Trate de no rascarse e irritarse la piel, ¡eso puede empeorar las cosas!

Pregunte a su proveedor de servicios médicos acerca de tomar antihistamínicos o usar lociones refrescantes que contienen mentol o alcanfor. Frecuentemente, no se necesita tratamiento.

> ## Consejo para la 25.ª semana
>
> El embarazo puede ser un momento de comunicación y de crecimiento personal con su pareja. Escuche cuando él habla. Hágale saber que es una fuente importante de apoyo emocional para usted.

᧤ Estrés durante el embarazo

Sentir estrés es común durante la vida de cualquier mujer. El *estrés* es lo que se siente en situaciones peligrosas, difíciles o amenazadoras. El *estrés crónico* lo causan situaciones o problemas continuos, como el desempleo, el destacamento de su pareja, problemas financieros. La *ansiedad* es una preocupación magnificada y es más grande que justificada.

¡El embarazo es estresante! Los estudios demuestran que el embarazo ocupa el 12.º lugar en una lista de los acontecimientos más estresantes de la vida. El estrés normal probablemente no los dañe ni a usted ni al bebé, pero un gran estrés puede aumentar su riesgo de tener un parto prematuro. Aprender a manejar el estrés puede ser de gran ayuda para hacer más manejable su vida; ¡cuando esté embarazada y cuando no lo esté!

> Muchos expertos creen que el estrés en usted puede afectar la salud del bebé, incluso causando trastornos gástricos, como cólicos, y, más adelante, dificultades de lectura o problemas de comportamiento.

Durante el embarazo, el estrés puede estar causado por muchas cosas. Los cambios hormonales pueden hacer que reaccione de manera anormal para usted, lo que puede ser estresante. Su cuerpo está cambiando, lo que estresa a muchas mujeres. Tal vez haya trabajado mucho para conseguir o mantener la figura; ahora que está embarazada, no puede hacer mucho a este respecto.

Comer bien y hacer ejercicio puede ayudarla a sentirse mejor y puede aliviar algo de estrés. Tal vez esté pensando acerca de ser buenos padres; la expectativa de la paternidad puede ser estresante para cualquiera. Tal vez no se esté sintiendo muy bien, lo que se suma al problema. Puede sentir estrés por el trabajo o por otras obligaciones.

¡Relájese, y tómeselo con calma! Hay muchas cosas que usted puede hacer para ayudar a aliviar el estrés. Pruébelas y aliente a su pareja para que las pruebe si él también se está sintiendo estresado.

- Duerma bastante durante la noche. La falta de sueño puede hacerla sentir estresada.
- Descanse y relájese durante el día. Lea o escuche música durante un período de tranquilidad. Desacelere sus actividades cotidianas.
- Cuando se sienta estresada, deténgase y haga algunas respiraciones lentas y profundas. Esto puede ayudar a desconectar la parte estresada de su sistema nervioso.
- El ejercicio puede ayudarla a bajar el estrés. Camine o vaya al gimnasio. Ponga un video de ejercicios para embarazadas. Haga algo activo y físico (pero no demasiado físico) para aliviar el estrés. Pídale a su pareja que lo haga con usted.
- Puede sonar cursi, pero tenga "pensamientos felices". Cuando usted lleva sus pensamientos a cosas buenas, en realidad envía un mensaje químico al cerebro, que fluye a través de todo el cuerpo y la ayuda a relajarse.
- Coma alimentos nutritivos. Disponer de suficientes calorías durante el día la ayuda a evitar los "bajones".
- Sea positiva. A veces, decidir ser más positiva puede afectarla. Sonreír en lugar de fruncir el ceño puede ayudar a aliviar el estrés: ponga una cara feliz.
- Haga algo que disfrute, y hágalo por usted.
- Si los olores son importantes para usted, asegúrese de incluirlos en su vida. Prenda velas aromáticas o compre flores perfumadas que la ayuden a relajarse.
- No sea ermitaña. Comparta sus preocupaciones con su pareja o encuentre un grupo de embarazadas con quienes pueda hablar.

Cómo afecta al desarrollo del bebé lo que usted hace

✑ Caídas y lesiones por caídas

Una caída es la causa más frecuente de lesiones menores durante el embarazo. Afortunadamente y por lo general, una caída no produce lesiones graves en el bebé ni en la futura madre. El útero está bien protegido en el abdomen dentro de la pelvis. El bebé está protegido por la cubierta de líquido amniótico que lo rodea. Su útero y la pared abdominal también ofrecen protección.

Si se cae, póngase en contacto con su proveedor de servicios médicos; tal vez quiera revisarla. Puede sentirse tranquila si la controlan y se revisa el ritmo cardíaco del bebé. El movimiento del bebé después de una caída puede ser tranquilizador.

Las lesiones menores en el abdomen se tratan como si no estuviera embarazada. Sin embargo, si es posible, evite las radiografías. La evaluación con ecografía puede ser la mejor opción después de una caída. Esto se juzga de manera individual, dependiendo de la gravedad de los síntomas y de la lesión.

Su equilibrio y su movilidad cambian a medida que usted aumenta de tamaño durante el embarazo. Tenga cuidado en el invierno cuando los estacionamientos y

> ## Consejo para el papá
>
> ¿Quién hubiera dicho que la falta de memoria pudiera estar ligada al embarazo? Si ve que su pareja no puede recordar cosas que usted le pidió que hiciera o que recordara algo importante para usted, hágale listas. Déselas con humor: tal vez descubra que obtendrá una respuesta mejor.

las aceras puedan estar mojados o helados. Muchas embarazadas se caen en las escaleras; use siempre el pasamano. Camine en áreas bien iluminadas, y trate de permanecer en la acera.

Vaya más lento a medida que aumenta su tamaño; no podrá moverse con tanta rapidez como lo hacía normalmente. Con los cambios en su equilibrio, sumado a cualquier mareo que experimente, es importante estar atenta para evitar caer.

Algunas señales pueden alertarla con respecto a un problema después de una caída, entre ellas, hemorragia, un chorro de líquido por la vagina, que indica la rotura de membranas, o dolor abdominal agudo. El desprendimiento prematuro de placenta, la separación prematura de la placenta del útero, es uno de los problemas más graves causados por una caída.

A veces, una caída o un accidente pueden provocar un hueso roto, lo que puede requerir radiografías y cirugía. El tratamiento no se puede postergar hasta después del embarazo; el problema se debe tratar inmediatamente. Si se encuentra en tal situación, insista en que llamen a su proveedor de servicios médicos antes de que le hagan cualquier prueba o que empiecen el tratamiento.

Si se necesitan radiografías, le deben cubrir la pelvis y el abdomen. Si no se los pueden cubrir, la necesidad de una radiografía se debe sopesar contra el riesgo que le plantea al bebé.

Con una simple fractura que requiera reducción o clavos, puede ser necesario usar anestesia o medicación para el dolor. Es mejor para usted y para el bebé evitar la anestesia general si es posible. Tal vez necesite medicamentos para el dolor, pero mantenga su uso al mínimo.

Si se necesita anestesia general para reparar una fractura, se debe controlar de cerca al bebé. El cirujano y su proveedor de servicios médicos trabajarán juntos para brindarles el mejor cuidado a usted y al bebé.

Su alimentación

El embarazo aumenta su necesidad de vitaminas y minerales. Es mejor si usted puede satisfacer la mayoría de estas necesidades a través de los alimentos que come. Sin embargo, siendo realistas, sabemos que puede ser difícil de hacer. Por esa razón, su proveedor de servicios médicos le indica vitaminas prenatales, para ayudar a satisfacer sus necesidades nutricionales.

Algunas mujeres necesitan ayuda adicional durante el embarazo; para ellas, frecuentemente, se indican aportes complementarios. Estas embarazadas incluyen a adolescentes (cuyo cuerpo todavía está creciendo), mujeres con peso gravemente insuficiente, mujeres que comen una alimentación pobre antes de la concepción y mujeres que, previamente, tuvieron un embarazo múltiple. Las mujeres que fuman o beben pueden necesitar aportes complementarios, así como algunas que tienen una enfermedad crónica, las que toman ciertos medicamentos y las que tienen problemas para digerir la leche de vaca, el trigo y otros alimentos esenciales. En algunos casos, las vegetarianas pueden necesitar aportes complementarios.

Si tiene una manifestación de energía durante este trimestre, úselo para salir de la casa.

Plan de comidas equilibradas

A continuación hay una lista de algunos alimentos para elegir de cada grupo y un tamaño de porción apropiado para cada uno. Hay muchos alimentos diferentes entre los cuales elegir.

- Panes, cereales, arroz, pasta y granos, de 6 a 11 porciones: 1 rodaja de pan, ½ bollito, ½ *muffin* inglés, ½ rosca de pan pequeña, ½ taza de pasta cocida, arroz o cereal caliente, 4 galletas, ¾ taza de cereal frío
- Fruta, de 2 a 4 porciones: ¼ taza de frutas deshidratadas, ½ taza de frutas frescas, enlatadas o cocidas, ¾ taza de jugo
- Verduras, de 3 a 5 porciones: ½ taza de verduras cocidas, 1 taza de verduras de hoja para ensalada, ¾ taza de jugo
- Fuentes de proteínas, de 2 a 3 porciones: de 2 a 3 onzas de pollo, carne o pescado cocido, 1 taza de frijoles cocidos, ¼ taza de semillas o frutos secos, ½ taza de tofu, 2 huevos
- Productos lácteos, 4 porciones: 1 taza de leche (cualquier tipo), 1 taza de yogurt, 1½ onza de queso, 1½ taza de queso *cottage*, 1½ taza de yogurt congelado, leche helada o helado
- Grasas, aceites y dulces: limite la ingesta de estos productos alimenticios; concéntrese en los alimentos nutritivos y saludables

Su proveedor de servicios médicos puede comentar la situación con usted. Si necesita más de una vitamina prenatal, se lo aconsejará. **Precaución:** ¡Nunca tome *ningún* aporte complementario sin la autorización de su proveedor de servicios médicos!

Lo que también debería saber

ᔣ *Kit para blanquear los dientes en casa*

Los productos para blanquear los dientes en casa son muy populares, y muchas personas los usan. ¿Son inocuos para las mujeres embarazadas? Le aconsejamos que espere hasta después del embarazo para blanquearse los dientes.

La mayoría de los productos blanqueadores contienen peróxido de hidrógeno, el que se puede tragar durante el proceso de blanqueado. No tenemos suficiente información acerca de cómo pueden afectar al bebé en desarrollo el peróxido de hidrógeno y otros agentes blanqueadores. Las sustancias usadas en los blanqueadores dentales pueden aumentar también la irritación si sus encías son sensibles.

☙ Limpieza de la casa y trabajo en el jardín

Cuando esté haciendo las tareas domésticas, evite los limpiadores de horno y los atomizadores en aerosol. Tenga cuidado con el cloro y el amoníaco; use productos más inocuos, como vinagre y detergente para lavar los platos, para limpiar la casa. Use guantes de goma para protegerse la piel.

Tenga cuidado cuando trabaje en el jardín, especialmente si le gusta hacerlo. Siéntese en algo que le brinde apoyo. Use siempre guantes de jardinería; una buena idea es usar guantes de goma debajo de los guantes de jardinería.

> Si va regularmente a la manicura o la pedicura, elija un salón que tenga campanas de ventilación que eliminen el aire contaminado del área.

☙ Enfermedad de la glándula tiroidea

La glándula tiroidea produce hormonas para regular el metabolismo y controlar las funciones de muchos de los órganos del cuerpo. Aproximadamente el 2% de las embarazadas tiene un trastorno tiroideo. De hecho, incluso si usted no tiene problemas de la glándula tiroidea antes del embarazo, si tiene una probabilidad de tener un problema, puede aparecer durante el embarazo.

Si tiene antecedentes de problemas de la glándula tiroidea, si ahora está tomando medicación o si ha tomado medicación en el pasado, hable con su proveedor de servicios médicos. Hablen del tratamiento durante el embarazo.

Si no se tratan, los trastornos de la glándula tiroidea pueden ser perjudiciales para usted y el bebé. Las investigaciones demuestran que las mujeres que tienen antecedentes de aborto natural o de parto prematuro, o las que tienen problemas cerca del parto, pueden tener problemas con sus niveles de hormona tiroidea.

La hormona tiroidea se produce en la glándula tiroidea; esta hormona afecta todo el cuerpo y es importante en el metabolismo. Los niveles pueden ser altos o bajos. Los niveles bajos de hormona tiroidea causan una afección llamada *hipotiroidismo;* los niveles altos provocan *hipertiroidismo.*

> Mientras está embarazada, puede ir a fiestas y seguir pasando buenos momentos. Un par de cosas para recordar: coma algo antes de ir y practique el control de porciones.

El hipotiroidismo es común durante el embarazo. Los síntomas incluyen aumento de peso inusual y fatiga (que pueden ser difíciles de determinar durante el embarazo), voz ronca, piel seca, cabello seco y pulso lento. Si tiene estos síntomas, llame a su proveedor de servicios médicos.

Si no se trata, el hipotiroidismo puede afectar la salud del bebé. Su bebé puede no recibir de usted la nutrición adecuada. Incluso con tratamiento, un bebé tiene riesgo de nacer con niveles anormales de hormona tiroidea. Muchos pesan menos que los bebés nacidos de madres que no tienen hipotiroidismo.

> Los sabores de los alimentos consumidos por una futura madre pasan al líquido amniótico, lo que puede promover preferencias de sabores *antes* del nacimiento. En este momento, el bebé puede distinguir entre lo agrio, lo amargo y lo dulce. Sabemos que, incluso, los bebés por nacer tienen una preferencia natural por lo dulce.

Síntomas y tratamiento. Los síntomas de la enfermedad de la glándula tiroidea pueden estar ocultos por el embarazo. O usted puede notar cambios durante el embarazo que hacen que su proveedor de servicios médicos sospeche que la glándula tiroidea no está funcionando adecuadamente. Estos cambios podrían incluir una glándula tiroidea agrandada, cambios en el pulso, enrojecimiento de las palmas y palmas calientes y húmedas. Como los niveles de hormona tiroidea pueden cambiar durante el embarazo *debido* a este estado, su proveedor de servicios médicos debe tener cuidado al interpretar los resultados de laboratorio para esta hormona mientras está embarazada.

La hormona tiroidea se estudia principalmente mediante análisis de sangre (examen de la función tiroidea), que mide la cantidad de hormona tiroidea producida. Las pruebas también miden la hormona estimulante del tiroides (TSH, por su sigla en inglés). No se debe hacer durante el embarazo un estudio radiográfico de la glándula tiroidea (gammagrafía con yodo radioactivo).

Con el hipotiroidismo, se indica una restitución de hormona tiroidea (tiroxina). Se cree que es inocua durante el embarazo. Su proveedor de servicios médicos puede controlar el nivel durante el embarazo con un análisis de sangre, para asegurarse de que usted está recibiendo suficiente hormona.

Si tiene hipertiroidismo, el tratamiento es el medicamento propiltiouracilo. Este pasa a través de la placenta al bebé, así que pídale a su proveedor de servicios médicos que le prescriba la menor cantidad posible para reducir los riesgos para el bebé. Es necesario hacer análisis de sangre durante el embarazo para controlar la cantidad de medicamento necesaria. Después del parto, es importante hacer análisis al bebé y buscar señales de problemas de la glándula tiroidea.

El yoduro es otra medicación que se usa para el hipertiroidismo, pero no se debe usar durante el embarazo. Puede dañar al bebé en desarrollo. Las embarazadas que tienen hipotiroidismo tampoco se deben tratar con yodo radioactivo.

Síndrome velocardiofacial (SVCF)

El síndrome velocardiofacial (SVCF) es una enfermedad genética que puede ser hereditaria. Se lo conoce por muchos nombres, entre ellos, *síndrome de Shprintzen*, *síndrome craneofacial* y *síndrome de anomalía conotruncal-facial*. El SVCF es uno de los síndromes más comunes en los humanos, con una frecuencia que sigue a la del síndrome de Down.

El término *velocardiofacial* proviene de tres palabras latinas: "velum", que significa "paladar"; "cardia", que significa "corazón", y "facies", que se relaciona con el rostro. Se caracteriza por varios problemas médicos. Pueden estar comprometidos el sistema inmunitario, el sistema endocrino y el sistema neurológico. No todos los síntomas aparecen el 100% del tiempo. La mayoría de las personas con SVCF exhiben un pequeño número de problemas; muchos de ellos son relativamente menores.

> Si usted tiene reflujo ácido, manténgase lejos de los alimentos que podrían acentuar el problema. Entre los que se deben evitar están los alimentos ácidos, como tomates y frutas cítricas, y los alimentos sazonados y fritos.

La causa exacta del síndrome velocardiofacial es desconocida; sin embargo, los investigadores han identificado una anomalía cromosómica en las personas que tienen SVCF. A la mayoría de los niños diagnosticados con este síndrome les falta una pequeña parte del cromosoma 22.

Solo un progenitor debe tener el cambio cromosómico para transmitirlo a su hijo. Un progenitor que tiene el síndrome velocardiofacial tiene un 50% de probabilidades de engendrar un hijo que lo tenga. Sin embargo, se estima que el SVCF se hereda solo en el 10 al 15% de los casos. La mayoría de las veces ningún progenitor tiene el síndrome ni es portador del gen defectuoso.

La incidencia de una cardiopatía congénita es, frecuentemente, el factor principal en el diagnóstico. El diagnóstico se hace más frecuentemente usando una prueba genética llamada *análisis FISH* (*fluorescent in situ hybridization*, hibridación fluorescente *in situ*), que tiene casi el 100% de precisión. Si la prueba muestra que el cromosoma 22 no está completo, la persona tiene SVCF. Si la prueba no muestra la supresión, la persona no tiene SVCF.

✑ La fiebre mediterránea familiar (FMF)

La fiebre mediterránea familiar (FMF) ocurre con mayor frecuencia en judíos sefarditas, armenios, árabes y turcos. La enfermedad la tienen una de cada 200 personas de estas poblaciones; el 20% es portador. Sin embargo, han ocurrido casos en otros grupos, particularmente en los judíos askenazíes. Aproximadamente el 50% no tiene antecedentes familiares del trastorno.

La FMF es hereditaria y, por lo general, se caracteriza por episodios recurrentes de fiebre e inflamación de la membrana abdominal (peritonitis). Con menor frecuencia, pueden aparecer pleuritis, artritis, lesiones de la piel y pericarditis.

El comienzo de la enfermedad generalmente se presenta entre los 5 y los 15 años, pero también puede presentarse durante la infancia o mucho después. Los ataques no tienen patrones regulares de recidiva y, general-

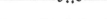

Remedio de la abuela

Si quiere evitar el consumo de medicamentos, pruebe un remedio popular. Si tiene calambres en las pantorrillas, mezcle 2 cucharaditas de vinagre de manzana y 1 cucharadita de miel en un vaso de agua tibia, y bébalo antes de dormir.

mente, duran de 24 a 72 horas; algunos duran hasta una semana. Generalmente, la fiebre alta (104 °F; 40 °C) está acompañada de dolor. El dolor abdominal ocurre en casi todos los enfermos y puede variar en gravedad con cada ataque. Otros síntomas incluyen dolor de las articulaciones y sarpullido en la pierna. La mayoría de las personas se recuperan rápidamente y están bien hasta el próximo ataque. A veces, se necesitan narcóticos para aliviar el dolor.

Actualmente, no disponemos de una prueba diagnóstica para la FMF. El problema se diagnostica más a partir de los episodios repetidos. Sin embargo, los investigadores han identificado al gen de la FMF y han hallado varias mutaciones genéticas diferentes que pueden causar la enfermedad. Este gen se encuentra en el cromosoma 16. Una proteína ayuda a mantener la inflamación bajo control anulando la respuesta inmunitaria. Sin esta función, se produce un ataque de FMF.

Los investigadores siguen trabajando para desarrollar un análisis de sangre para diagnosticar la FMF. Con más investigación, también puede ser más fácil reconocer los desencadenantes ambientales que causan los ataques, lo que puede llevar a nuevos tratamientos para la FMF.

Información que puede asustarla

Con el propósito de brindarle la mayor cantidad de información posible sobre el embarazo, incluimos en todo el libro comentarios de casos graves, algunos de los cuales pueden resultar "atemorizantes". La información no se ofrece para asustar; está ahí para proporcionar datos acerca de situaciones médicas particulares que pueden producirse durante el embarazo.

Si una mujer experimenta un problema grave, seguramente ella y su pareja querrán saber lo más posible acerca de eso. Si una mujer tiene una amiga o conoce a alguien que tiene problemas durante el embarazo, la lectura sobre ellos podría aliviar sus temores. Esperamos asimismo que nuestras explicaciones puedan ayudarla a iniciar un diálogo con su médico, si es que tiene preguntas.

Casi todos los embarazos transcurren sin incidentes y no surgen situaciones graves. No obstante, tenga en cuenta que hemos tratado de cubrir la mayor cantidad de aspectos sobre el embarazo que nos ha sido posible, de modo que usted tenga a mano toda la información que pueda necesitar y desear. El conocimiento es poder, por lo tanto, tener diversos hechos a su disposición puede ayudarla a sentir que tiene más control de su embarazo. Esperamos que la lectura de esta información le sirva para despreocuparse y disfrutar de la experiencia de su embarazo.

Si le parece que los comentarios de casos graves la asustan, ¡no los lea! O si la información no se aplica a su embarazo, simplemente pásela por alto. Pero tenga presente que la información está ahí, por si desea saber más acerca de una situación particular.

Ejercicio para la 25.ª semana

Siéntese erguida en el borde de una silla con respaldo recto. Doble los brazos frente a usted, a la altura de los hombros, y, lentamente, inclínese un poco hacia adelante. En esta posición, levante el pie izquierdo y manténgalo así durante 5 segundos; asegúrese de estar erguida. Baje la pierna izquierda. Hágalo 5 veces con cada pierna. *Estira y fortalece los músculos abdominales, los músculos de los muslos y los músculos lumbares.*

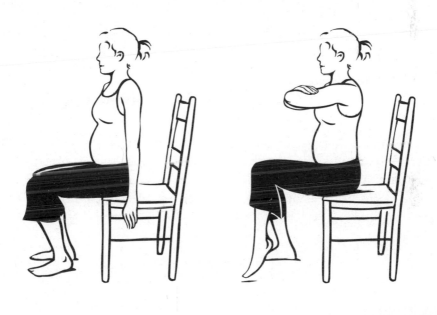

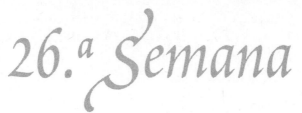

26.ª Semana

Edad del feto: 24 semanas

¿Qué tamaño tiene el bebé?

El bebé pesa ahora casi 2 libras (0.91 kg). Para esta semana, la longitud craneocaudal es de aproximadamente 9¼ pulgadas (23 cm). Vea la ilustración de la página 372.

¿Qué tamaño tiene usted?

Su útero está a aproximadamente 2½ pulgadas (6 cm) por encima de su ombligo o a casi 10½ pulgadas (26 cm) de su sínfisis púbica. Durante la segunda mitad del embarazo, usted crecerá alrededor de ½ pulgada (1 cm) por semana. Si ha venido siguiendo un plan de alimentos equilibrado, el total del peso aumentado está probablemente entre las 16 y las 22 libras (de 7.2 a 9.9 kg).

Cómo crece y se desarrolla el bebé

El feto tiene ciclos de sueño y de vigilia diferenciados. Se puede encontrar un patrón; en ciertos momentos del día el bebé está muy activo, mientras que en otros está dormido. Además, ahora los cinco sentidos están completamente desarrollados.

ᕯ Arritmia cardíaca

Para este momento, usted ya ha oído el ritmo cardíaco del bebé varias veces. Cuando escuche el ritmo cardíaco de su bebé, quizás se inquiete al oír un latido salteado. Un ritmo cardíaco irregular se llama *arritmia*. La oirá como pulsaciones o latidos fuertes irregulares con un ritmo que ocasionalmente salta o se interrumpe. La arritmia en un feto no es rara.

Hay muchas causas de la arritmia fetal. Puede ocurrir a medida que el corazón crece y se desarrolla. A medida que el corazón madura, la arritmia frecuentemente desaparece. Puede ocurrir en el feto de una embarazada que tiene lupus.

Si se descubre una arritmia antes del trabajo de parto, seguramente será necesario Monitorizarlo durante el trabajo de parto. Cuando se detecta una arritmia durante el trabajo de parto, es conveniente tener un pediatra presente en el parto. Él se asegurará de que el bebé esté bien o de que reciba tratamiento inmediatamente en caso de que exista un problema.

> ## Consejo para la 26.ª semana
>
> Acostarse de costado (el izquierdo es el mejor) para descansar provee la mejor circulación a su bebé. Posiblemente no tenga tanta hinchazón si se acuesta de costado.

Cambios en usted

Su tamaño aumenta a medida que su útero, la placenta y el bebé crecen. Los malestares, como el dolor de espalda, la presión en la pelvis, los calambres en las pantorrillas y los dolores de cabeza, pueden ocurrir con mayor frecuencia.

El tiempo está pasando rápidamente. Usted está acercándose al final del segundo trimestre. Ha dejado atrás dos tercios del embarazo, no pasará mucho hasta que el bebé nazca.

Cómo afecta al desarrollo del bebé lo que usted hace

✑ Cirugía previa para adelgazar

Antes del embarazo, algunas mujeres se hacen una cirugía que las ayude a perder peso. La *cirugía bariátrica* se define como una cirugía para la prevención y el control de la obesidad y las enfermedades relacionadas.

Las mujeres que quedan embarazadas después de perder peso con una cirugía para adelgazar corren en general menos riesgos durante el embarazo que las mujeres mórbidamente obesas. Un estudio halló *reducidos* los riesgos de diabetes gestacional, de un bebé grande y de parto por cesárea en las mujeres que se habían hecho una cirugía para adelgazar.

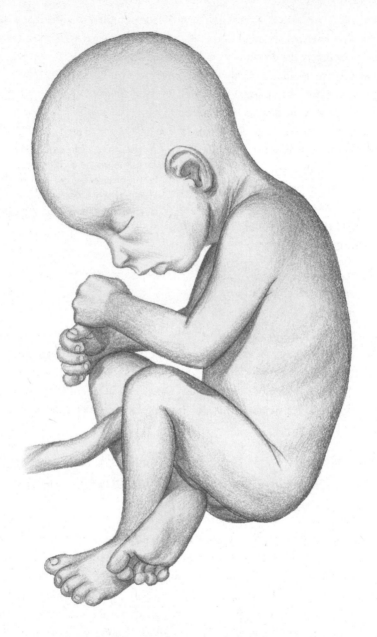

Para esta semana, su bebé pesa aproximadamente 2 libras (910 g).
Ahora está aumentado de peso y engordando.

Si usted se ha hecho una cirugía de banda gástrica LAP-BAND, sabe que es completamente reversible. Es posible hacer que el tamaño de la salida gástrica se agrande, de modo que usted pueda cubrir el incremento de las necesidades nutricionales del embarazo. El médico que llevó a cabo la cirugía puede ajustar la banda durante el embarazo a fin de que usted y el bebé reciban la alimentación que necesitan.

Si usted se ha hecho una cirugía de derivación gástrica, los estudios demuestran que no hay problemas particulares asociados con el procedimiento, especialmente si usted esperó de 12 a 18 meses después de la cirugía para quedar embarazada. Este tiempo le permite perder mucho peso y restablecer los nutrientes perdidos.

Deben tomarse algunas medidas preventivas básicas cuando usted queda embarazada. Puede necesitar que la controlen por si hay deficiencias alimentarias durante el embarazo y tal vez necesite aportes complementarios, ya que la cirugía de derivación gástrica dificulta que el organismo absorba el calcio, el hierro y la vitamina B_{12} suficientes para la buena salud suya y del bebé. La posible consecuencia de que no absorba los nutrientes necesarios es la anemia ferropénica grave.

Si se ha hecho una cirugía para adelgazar y descubre que está embarazada, llame a su proveedor de servicios médicos inmediatamente. Necesita que la vean y la evalúen en cuanto se inicia el embarazo. Junto con su proveedor de servicios médicos pueden además planear un programa de alimentación a fin de que usted y su bebé reciban los nutrientes necesarios para un embarazo saludable.

᠅ Cómo tener un trabajo de parto y un parto exitosos

No es demasiado pronto para empezar a pensar en el trabajo de parto y el parto. Es útil saber qué es lo que hace que un trabajo de parto y un parto resulten exitosos. A continuación damos algunas pautas para que tenga en cuenta a medida que avanza su embarazo.

Infórmese acerca del embarazo y la experiencia del nacimiento. El conocimiento es poder. Cuando usted entiende lo que puede ocurrir y lo que ocurrirá durante el embarazo, puede relajarse más. Lea otros libros sobre el embarazo, presente sus preguntas e inquietudes a su proveedor de servicios médicos y comparta la información y su conocimiento con su pareja.

La relación que tenga con su equipo de servicios médicos es importante. Siga las sugerencias médicas, observe su peso, coma sano, tome sus vitaminas prenatales, y vaya a todas sus citas prenatales y a todas sus pruebas. Espere que su equipo médico trabaje mucho para usted. Cada uno de ustedes debe apoyar al otro.

Poder ayudar a tomar decisiones acerca de su asistencia médica, incluidas las posiciones para el nacimiento, los métodos para aliviar el dolor, cómo alimentar al bebé y el nivel de participación de su pareja en el trabajo de parto y el parto, la ayuda a sentir que tiene las cosas bajo control. Comente sus preguntas y las diversas situaciones posibles con su proveedor de servicios médicos en las citas prenatales. (Comentaremos las clases prenatales en la 27.ª Semana.)

✂ *Control uterino en el hogar*

El control uterino en el hogar ayuda a la mujer a identificar el trabajo de parto prematuro. Combina el registro de las contracciones uterinas con un contacto telefónico diario con el proveedor de servicios médicos. Se transmite por teléfono un registro de las contracciones desde la casa de la mujer a un centro donde pueden evaluarlas. Su proveedor de servicios médicos puede ver los registros en su consultorio o en su casa.

El costo del control uterino en el hogar varía, pero está entre $80 y $100 por día; algunas compañías de seguro lo cubren. A menudo el costo puede justificarse, ya que se puede prevenir un parto prematuro ahorrando mucho dinero en la asistencia de un bebé prematuro (a veces más de $100,000). No todo el mundo está de acuerdo en que el control en el hogar es beneficioso o rentable.

Puede ser difícil saber si usted necesita este tipo de control. Con frecuencia se considera cada caso en particular. Coméntelo con su proveedor de servicios médicos si anteriormente ha tenido trabajo de parto prematuro o si tiene otros factores de riesgo.

Su alimentación

✂ *El pescado puede ser saludable durante el embarazo*

Comer pescado es saludable; es especialmente bueno durante el embarazo. Las mujeres que comen pescado durante el embarazo frecuentemente tienen embarazos más largos y dan a luz bebés con mayor peso al nacer. Los estudios demuestran que los ácidos grasos omega-3 que se encuentran en el pescado ayudan a protegerla de un trabajo de parto prematuro y de otros problemas. Recuerde: cuanto más permanece un bebé en el útero, mejores son sus posibilidades de estar fuerte y sano en el parto.

Muchos pescados son seguros en cuanto a su ingesta y usted debe incluirlos en su dieta. La mayoría tiene bajo contenido de grasas y alto contenido de vitamina B, hierro, cinc, selenio y cobre.

Buenas opciones de pescados y mariscos

La siguiente es una lista de pescados cuya ingesta es segura si se los cocina bien. ¡No se exceda de un total de 12 onzas de pescado por semana!

róbalo	perca de mar	abadejo
bagre	pez reloj anaranjado	pargo rojo
bacalao	halibut del Pacífico	salmón
corvineta	eglefino	bacalao joven
platija	arenque	lenguado
perca de agua dulce	marlín	

Los siguientes son mariscos cuya ingesta es segura si se los cocina bien.

almejas	cangrejos	langostas
ostras	vieiras	camarones

Además, no hay problema en comer palitos de pescado y los sándwiches de pescado de las comidas rápidas; comúnmente están hechos de pescado con bajo contenido de mercurio.

Muchas opciones de pescados son complementos excelentes y saludables en su dieta (con ciertos límites, como se comenta más abajo). Vea en el recuadro de arriba y en el de la página 377 las listas de opciones de pescados que son aceptables y los que no lo son.

Ácidos grasos omega-3. Los ácidos grasos omega-3 son beneficiosos durante el embarazo. Contribuyen a proteger la piel manteniéndola lubricada y a reducir la inflamación cutánea. El aceite de pescado es importante para el desarrollo del cerebro fetal.

Algunos de los pescados con alto contenido de ácidos grasos omega-3 son las anchoas, el arenque, la lisa, la caballa (*no* el carite lucio), el salmón, las sardinas y la trucha. Los ácidos grasos omega-3 se encuentran también en los alimentos de origen animal, incluida la carne de vacunos alimentados con pasto y los huevos de gallinas que recibieron dietas especiales. Si usted es vegetariana o si no come pescado, añádale a su plan de alimentación tofu, aceite de canola, linaza, porotos de soja, nueces y germen de trigo. Estos alimentos contienen aceite linolénico, que es un tipo de ácido graso omega-3.

Otra opción pueden ser las cápsulas de aceite de pescado. Si las compra, elija las *filtradas,* porque no contienen contaminantes. No ingiera más de 2.4 g de ácidos grasos omega-3 al día. Las cápsulas de aceite de pescado pueden descomponerla del estómago. Para resolver el problema, congélelas o tómelas con las comidas o al acostarse.

Intoxicación por metilmercurio. Algunos peces están contaminados debido a la polución que provoca el hombre. Las personas que comen estos pescados corren riesgo de intoxicación por metilmercurio.

El mercurio es un elemento químico natural y un producto derivado de la contaminación. El mercurio se transforma en un problema cuando se libera a la atmósfera. Los peores contaminantes de metilmercurio son las centrales eléctricas que funcionan por combustión de carbón; ellas producen más del 40% del metilmercurio liberado a la atmósfera. Este contaminante se deposita en los océanos de donde pasa a algunos tipos de peces, acumulándose en los músculos. Los peces más grandes que viven más tienen niveles de mercurio más altos, debido a que han tenido más tiempo para que se les acumule en su sistema.

> Comer 12 onzas de pescado todas las semanas durante el embarazo contribuye a que su hijo disfrute de un mejor desarrollo durante sus primeros años.

Por encima de cierto nivel, el metilmercurio de los peces es peligroso para los humanos. Sabemos que el metilmercurio puede transmitirse de la madre al feto a través de la placenta. La investigación muestra que 60,000 niños nacen cada año con riesgo de desarrollar problemas vinculados con los mariscos que sus madres comieron durante el embarazo.

Un feto puede correr más riesgo de intoxicación por metilmercurio que un adulto. Los estudios indican que una de cada cinco mujeres estadounidenses en edad reproductiva tiene niveles de mercurio demasiado altos; aproximadamente el 8% de ellas tiene niveles suficientemente altos como para poner un feto en riesgo.

Las mujeres embarazadas deben limitar su ingesta de pescado y de marisco a no más de 12 onzas *por semana*. Doce onzas son de dos a tres porciones medias.

La cantidad de mercurio en los pescados varía. Trate de elegir pescados y mariscos con bajo contenido de mercurio. Si usted come mucho pescado, puede ser aconsejable hacer un análisis de detección del mercurio en el cabello. Esta prueba se hace a menudo en los centros médicos universitarios.

Existe un debate acerca de comer atún enlatado. Si es algo que le gusta, hable con su proveedor de servicios médicos sobre ello en una cita prenatal. El recuadro de la página 377 contiene información sobre el atún enlatado y el atún fresco.

Comer ciertos pescados de agua dulce también puede ser riesgoso, como la perca amarilla y el lucio. Pida asesoramiento a las autoridades locales o estatales sobre el consumo de pescados de agua dulce. Otros pescados que se deben evitar son algunos de los que se encuentran en las cálidas aguas tropicales, especialmente de Florida, el Caribe y Hawái. Evite los siguientes pescados "locales" provenientes de estas áreas: pez limón, barracuda, anchoas de banco, mero, dorado, pargo y atún fresco.

Precauciones adicionales con respecto a los pescados. Los peces pueden contaminarse con parásitos, bacterias, virus y toxinas. Comer pescado infectado puede hacerle mal. El *sushi* y el cebiche son platos de pescado que pueden tener virus o parásitos. Los mariscos crudos contaminados pueden provocar hepatitis A, cólera o gastroenteritis. ¡Evite *todo* pescado crudo durante el embarazo!

> ### Pescado que se debe evitar
>
> Hay pescados que se deben evitar durante el embarazo y la lactancia. La FDA recomienda evitar el pez espada, el tiburón, el carite lucio y el blanquillo. Evite también la perca amarilla, el lucio, el pez limón, la barracuda, las anchoas de banco, el mero, el dorado y el pargo.
>
> Hay diferentes opiniones con respecto a la ingesta de atún en el embarazo. El atún claro enlatado tiene menos mercurio que el atún albacora, así que puede comerlo. No coma más de una lata de 6 onzas de atún claro por semana. Si desea comer un filete de atún cocido cada tanto, recuerde que no debe comer más de un total de 6 onzas de atún por semana (fresco o enlatado). Si tiene preguntas, hable con su proveedor de servicios médicos.

Los pescados pueden contener otros contaminantes ambientales. Se encuentran dioxina y bifenilos policlorados (BPC) en las anchoas de banco y las truchas lacustres; evítelas.

En cuanto a la tilapia, piénselo dos veces. La *tilapia de criadero* es uno de los pescados más consumidos en Estados Unidos; sin embargo, tiene bajo contenido de ácidos grasos omega-3 y altos niveles de los insalubres ácidos grasos omega-6.

Nosotros aconsejamos a las mujeres embarazadas que no coman *sushi*. No obstante, si tiene antojo, coma un *shusi uramaki* o rollo California (sin carne cruda), o *tempura* de camarón. Tampoco hay problema con otras variedades hechas con anguila *cocida,* los rollos con cangrejo *al vapor* y los rollos vegetarianos.

Si no está segura acerca de si puede comer un pescado en particular o si desea más información, pida folletos sobre pescados a su proveedor de servicios médicos. O póngase en contacto con la Administración de Medicamentos y Alimentos y solicite información.

Lo que también debería saber

ᴖ Sueños

¿Está teniendo sueños extraños durante el embarazo? ¿Son intensos y vívidos? ¿La asustan algunos de ellos? Cuando se despierta, ¿recuerda más sus sueños ahora que antes? Esto es normal. Frecuentemente, durante el embarazo, las mujeres sueñan mucho, con lujo de detalles y recuerdan sus sueños con mayor facilidad. Los sueños pueden ser más emotivos que lo habitual.

Antes los investigadores creían que los sueños eran patrones de pensamientos aleatorios que tenían lugar al dormir. Hoy consideran que los sueños son el esfuerzo que realiza el cuerpo para reproducir ideas y pensamientos relacionados con lo que ha ocurrido en el pasado. Puede ser la manera en la que su subconsciente entiende sentimientos importantes. El embarazo trae mucho estrés y muchos cambios en su vida. Cuando usted sueña, es posible que esté intentando manejar todo lo que está pasando. Los sueños pueden estar ayudándola a convertirse en madre.

¿Qué significan sus sueños?

Su sueño	Lo que puede significar
Acerca de su madre	Está conciente de su propia maternidad inminente
Crías de animales, que son adorables	Sabe que el feto está creciendo
Aparición del bebé	Sus esperanzas y sus temores acerca del bebé
Edificios, fábricas, construcciones	Tiene conciencia de su bebé en crecimiento
Cargar algo pesado; tener problemas para caminar	Sabe que está aumentando de peso
Conduce un vehículo grande o un camión	Se siente torpe
Ex novios o ex amantes	Quiere sentirse atractiva
Animales grandes	Conciencia de que el feto está creciendo
Puerta abierta, caída, sangre	Teme un aborto
Dificultades con la pareja	Ansía seguridad
La pareja tiene una aventura amorosa	Se siente poco atractiva
Agua, océano, lagos, piscinas	Tiene conciencia del líquido amniótico

Los sueños se producen durante el sueño REM, que es la fase más profunda del sueño. La mayoría de las personas tienen cuatro o cinco episodios de sueño REM cada noche. En realidad, usted no sueña más sueños ni sueña con más frecuencia cuando está embarazada.

Una razón de que recuerde sus sueños más inmediatamente quizás sea porque se despierta más a menudo durante la noche. Es un hecho que, cuando usted se despierta para ponerse más cómoda o para ir al baño mientras un sueño todavía está fresco en su mente, lo recordará con mayor facilidad. Otra razón de que pueda estar soñando más es que quizás esté durmiendo más de noche, porque está más cansada de lo normal. Un tercer motivo son las hormonas; la progesterona y el estrógeno pueden aumentar la cantidad de tiempo que duerme y su recuerdo de los sueños.

Como ayuda para aceptar sus sueños, puede ser útil llevar un diario de ellos. Anote sus sueños tan pronto se despierte. Podría ser divertido compartirlos con su hijo cuando crezca.

Temas de los sueños. Lo que usted sueña es exclusivamente suyo. Sin embargo, los estudios han hallado temas e ideas comunes en los sueños, incluso sueños del embarazo. Muchas embarazadas tienen sueños parecidos. Examinemos algunos temas comunes.

En el primer trimestre, posiblemente sueñe con su infancia o con sucesos que ocurrieron en el pasado. Quizás sea la forma en que su mente afronta situaciones del pasado no resueltas. Puede soñar también con jardines, frutas y flores, que representan el bebé que crece dentro de usted. Asimismo, las imágenes de agua pueden ser parte de sus sueños.

Los sueños del segundo y el tercer trimestre pueden referirse a cómo será su relación con su bebé, como llegar a conocerlo y vincularse emocionalmente con él. Quizás el bebé aparezca en sus sueños primero de un modo amorfo y se vaya definiendo más a medida que transcurren las semanas. Soñar con animales y mascotas puede simbolizar también el crecimiento de su bebé.

En su tercer trimestre, los sueños pueden ayudarla a prepararse para el nacimiento del bebé. El trabajo de parto y el parto son temas comunes. ¡En los sueños, el trabajo de parto y el parto son indoloros! Tal vez sueñe también con cómo será su bebé o con lo qué se siente al cargarlo. Quizás note que sus sueños se focalizan en el agua; esto puede ocurrir porque el agua es la fuente de toda vida.

Consejo para el papá

A medida que el embarazo avanza, muchas mujeres empiezan a sentirse poco atractivas. Pueden sufrir hinchazón en las manos y los pies. Es posible que noten que su cabello y sus uñas han cambiado. Su piel puede parecerles que no es normal. ¡Y su vientre no deja de crecer! Trate de asegurarle a su pareja que usted sabe que ella está pasando por muchas cosas para darle a su hijo un comienzo sano en la vida. ¡Llévela de paseo, vayan al cine y a cenar! Dígale que está hermosa. Tómele una fotografía de cuerpo entero como recuerdo de lo adorable que está ahora.

Otros investigadores dividen los sueños en categorías: relaciones, identidad y temor. Los sueños acerca de las relaciones se refieren al hecho de que muchas de sus relaciones personales cambiarán cuando se convierta en madre. Puede soñar con sus padres, su pareja, sus amigos y otros miembros de su familia. Esto incluye también el vínculo emocional con su bebé.

Los sueños acerca de su identidad pueden referirse a su nueva función de madre. Tal vez sueñe con su trabajo y su nuevo bebé, o con sus sentimientos acerca de convertirse en mamá. En sus sueños, es posible que no cuide muy bien del bebé, quizás hasta se le pierda; esto puede reflejar cierta ambivalencia con respecto a convertirse en madre. No permita que este tipo de sueños la alteren, muchas mujeres los tienen.

Los sueños que consideran situaciones, sentimientos o acontecimientos que la atemoricen se refieren al hecho de que usted puede estar ansiosa porque va a ser madre o quizás esté nerviosa por la salud de su bebé. Es probable que no reconozca o no identifique muchos de sus temores. Los sueños pueden ayudarla a superar esos temores. También el trabajo de parto y el parto, especialmente si este es su primer bebé, pueden ser inquietantes, porque son algo que usted nunca ha experimentado antes. Sus sueños pueden ser una manera de ensayar este importante acontecimiento. Los sueños relacionados con la ansiedad pueden indicar que está tratando de resolver una situación o un problema.

Los sueños recurrentes sugieren que tal vez usted no esté tratando de manera efectiva una situación que continúa sin resolverse. Si su sueño recurrente aparece en forma de pesadilla, puede significar que es muy importante para usted.

También los futuros padres sueñan. Posiblemente usted no es la única que tiene sueños, también su pareja puede estar teniéndolos. Sus sueños indican que él está experimentando temor, ansiedad y esperanzas, igual que usted. Los sueños relacionados con el embarazo pueden ser intensos para un hombre. Sus sueños pueden reflejar ciertos temas. Un tema común es quedar excluido de lo que está sucediendo o soñar con cómo será el bebé. Los futuros padres pueden soñar que *ellos* están embarazados o están dando a luz. Las celebraciones también pueden ser parte de sus sueños.

✑ Uso de Retin-A

El Retin-A (tretinoína), que no debe confundirse con el Accutane (isotretinoína), es una crema o una loción que se usa para tratar el acné y para eliminar arrugas finas del rostro. Si usted está embarazada y está usando Retin-A, ¡deje de usarlo inmediatamente!

No tenemos datos suficientes para saber si su uso es seguro durante el embarazo. Sí sabemos que cualquier tipo de medicamento que usted utilice —ya sea que lo tome, lo inhale, se lo inyecte o se lo rocíe en la piel— ingresa en su torrente sanguíneo. Muchos de los fármacos o sustancias químicas que están en su torrente sanguíneo pueden pasar a su bebé.

Algunos medicamentos que consume una futura madre se concentran en el bebé. Su organismo puede procesarlos, pero quizás el organismo de su bebé, no. Algunos fármacos o sustancias químicas, si se acumulan en el bebé, pueden tener efectos importantes en su desarrollo. En el futuro, posiblemente sepamos más acerca de los efectos del Retin-A en un bebé en crecimiento. En este momento, es mejor que evite su uso por el bien de su bebé.

✑ Crisis convulsivas y epilepsia

Los antecedentes de crisis convulsivas —antes de este embarazo, durante este embarazo o durante otro anterior— son una información importante que debe darle a su proveedor de servicios médicos. (Otro término dado a crisis convulsiva es *convulsión.*) Se estima que en Estados Unidos aproximadamente 500,000 mujeres que tienen un trastorno convulsivo están en edad reproductiva.

Las crisis convulsivas pueden ocurrir, y generalmente ocurren, sin aviso. Una crisis convulsiva indica una afección anormal relacionada con el sistema nervioso, particularmente el cerebro. Durante una crisis convulsiva, la persona pierde el control del cuerpo. Esto puede ser grave para la mamá y para el bebé.

Asegúrese de dormir lo suficiente. La carencia de sueño puede provocar más crisis convulsivas.

Si usted nunca ha tenido un problema de convulsiones, debe saber que un breve episodio de mareo o aturdimiento generalmente *no* es una crisis convulsiva. Las crisis convulsivas, por lo general, las diagnostica alguien que está observando las convulsiones y nota los síntomas mencionados anteriormente. Para diagnosticar una crisis convulsiva puede ser necesario un electroencefalograma (EEG).

Epilepsia. Si usted sufre de epilepsia, es importante controlar la enfermedad durante el embarazo, porque las convulsiones pueden afectarla a usted y afectar al bebé de muchas maneras. Un tercio de las mujeres que tienen epilepsia verán que disminuye el número de crisis convulsivas que tienen durante el embarazo. Un tercio tendrá más crisis convulsivas y un tercio no verán cambio alguno.

Durante el embarazo, las fluctuaciones hormonales pueden afectar la epilepsia. Usted puede correr más riesgos de ciertos problemas del embarazo. Las convulsiones tonicoclónicas generalizadas pueden poner al bebé en riesgo, porque reducen el flujo sanguíneo al feto.

Las crisis convulsivas rara vez ocurren durante el trabajo de parto y el parto. Más del 90% de las embarazadas epilépticas dan a luz bebés sanos.

Medicamentos para controlar las crisis convulsivas. Si usted toma medicamentos para controlar o para prevenir las convulsiones, dígaselo a su proveedor de servicios médicos antes de tratar de quedar embarazada o al comienzo del embarazo. Se puede tomar medicamentos para controlar las crisis convulsivas durante el embarazo, pero algunos son más seguros que otros. Consulte acerca de tomar grandes dosis de ácido fólico; ha probado ser útil para algunas mujeres.

Si usted tiene náuseas del embarazo, coménteselo a su proveedor de servicios médicos. Las náuseas y los vómitos pueden interferir con la capacidad de su organismo para absorber sus medicamentos.

Existe preocupación con respecto al uso de medicamentos anticonvulsivos en el embarazo. Es preocupante también la *politerapia,* cuando una mujer toma varios medicamentos conjuntamente. Pida a su proveedor de servicios médicos que le recomiende la dosis más baja posible de *un* fármaco antiepiléptico. Tome su medicamento anticonvulsivo *exactamente* como se lo recetaron.

La mayoría de los estudios muestran un incremento de los riesgos para el bebé cuando una futura mamá toma valproato, especialmente en el primer trimestre. Existe evidencia de que la exposición de un bebé a este medicamento aumenta el riesgo de autismo. Hable con su proveedor de servicios médicos acerca de este medicamento antes de embarazarse o tan pronto como sepa que está embarazada. Debido a que la mitad de los embarazos en Estados Unidos no son planeados, la mayoría de los expertos recomiendan otra medicación como fármaco de primera línea para las mujeres en edad reproductiva.

El Dilantin puede provocar defectos congénitos en un bebé. Durante el embarazo, se pueden usar otros medicamentos para la prevención de las crisis convulsivas. Uno de los más comunes es el fenobarbital, pero hay cierta preocupación acerca del riesgo de este medicamento. La terapia con lamotrigina sola no muestra aumento del riesgo de problemas en el bebé.

Durante el embarazo, los riñones pueden eliminar de su sistema mayores cantidades de fármacos antiepilépticos más rápido de lo habitual. Los niveles podrían disminuir hasta en un 50%. Es importante que vea a su neurólogo todos los meses para hacer análisis y verificar los niveles en su sangre. Cualquier ajuste de las dosis puede hacerse después de conocer los resultados.

Las crisis convulsivas durante el embarazo pueden ser graves; posiblemente necesite hacerse más controles. Si tiene preguntas o preocupaciones por antecedentes de posibles convulsiones, hable con su proveedor de servicios médicos acerca de ellos.

Ejercicio para la 26.ª semana

Siéntese en el piso con las rodillas flexionadas y los pies bien apoyados en el suelo. Mantenga las rodillas separadas unas 12 pulgadas. Tómese con las manos por debajo de los muslos, luego extienda la espalda lentamente hasta que sus brazos estén estirados. Mantenga los pies sobre el piso a medida que regresa a la posición inicial. Repita 8 veces. *Fortalece los músculos abdominales, la parte interna de los muslos y el suelo pélvico.*

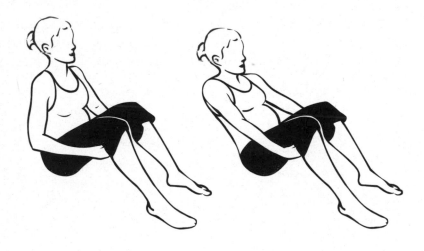

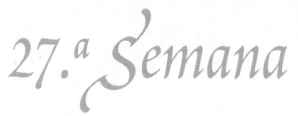

27.ª Semana

Edad del feto: 25 semanas

¿Qué tamaño tiene el bebé?

Esta semana marca el comienzo del tercer trimestre. Ahora agregaremos la longitud total del cuerpo del bebé desde la cabeza hasta los dedos de los pies. Esto le dará una mejor idea de lo grande que está el bebé durante esta última parte del embarazo.

El bebé ahora pesa un poco más de 2 libras (875 g), y esta semana, la longitud craneocaudal es de unas 9⅔ pulgadas (24 cm). La longitud total es de unas 14⅓ pulgadas (36 cm). Vea la ilustración de la página 386.

¿Qué tamaño tiene usted?

Su útero está a unas 2¾ pulgadas (7 cm) por encima de su ombligo. Medido desde la sínfisis púbica, son más de 10½ pulgadas (27 cm) hasta la parte superior del útero.

Cómo crece y se desarrolla el bebé

La retina, la parte del ojo donde las imágenes luminosas se enfocan en la parte posterior del ojo, está empezando a ser sensible a la luz. En este momento, desarrolla capas que reciben la luz y la información de la luz, y las transmite al cerebro para que las interprete, lo que conocemos como "vista". A partir de ahora, el bebé probablemente sea capaz de percibir la luz brillante. Si pone una luz cerca de su abdomen, el bebé puede reaccionar cuando sienta el cambio de luminosidad.

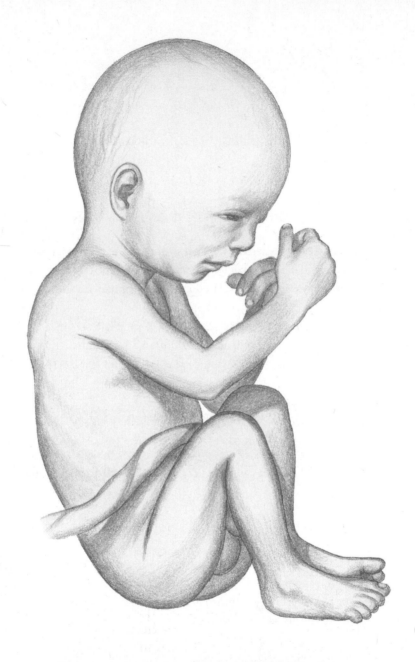

En este momento, los párpados del bebé se abren.
El bebé empieza a abrir y a cerrar los ojos
mientras todavía está dentro del útero.

Las *cataratas congénitas* son un problema ocular presente en el nacimiento. La mayoría de las personas creen que las cataratas se producen solo en la vejez, ¡pero pueden aparecer en un bebé recién nacido!

En lugar de ser transparente o claro, el cristalino que enfoca la luz hacia el fondo del ojo es opaco o está turbio. Este problema es, generalmente, hereditario. Sin embargo, se ha encontrado en niños nacidos de madres que tuvieron sarampión alemán (rubéola) alrededor del 6.° o 7.° mes de embarazo.

Otro problema ocular congénito es la *microftalmía,* en la cual el tamaño total del ojo es demasiado pequeño. El globo ocular puede medir solo dos tercios de su tamaño normal. Frecuentemente aparece con otras anomalías del ojo. Generalmente, es el resultado de infecciones en la futura madre, como citomegalovirosis o toxoplasmosis, mientras el bebé se está desarrollando.

Cambios en usted

༠ Sentir los movimientos del bebé

Sentir los movimientos del bebé (movimiento fetal activo) es una de las partes más preciosas del embarazo y puede ser el comienzo de su vínculo emocional con el bebé. Muchas mujeres sienten que empiezan a relacionarse con el bebé y su personalidad al sentir sus movimientos. Su pareja puede experimentar y disfrutar los movimientos del bebé sintiendo su abdomen cuando el bebé está activo.

El movimiento puede variar en intensidad. Puede ir desde una agitación débil, a veces descrita como sentir una mariposa o una burbuja de gas, al principio del embarazo hasta movimientos bruscos o incluso patadas dolorosas y presión a medida que el bebé se hace más grande.

Hay buenas noticias acerca de los movimientos del bebé. Los estudios demuestran que si el bebé está activo en el útero, puede ser más sano.

Las mujeres a menudo preguntan con qué frecuencia debería moverse un bebé. Quieren saber si deben preocuparse si el bebé se mueve demasiado o no se mueve bastante. Es difícil de responder porque su sensación puede ser diferente de la de otra persona. El movimiento de cada bebé puede ser diferente. Sin embargo, los estudios demuestran que un bebé activo se mueve al menos 10 veces en dos horas. Generalmente es más tranquilizador tener un bebé que se mueve frecuentemente. Pero no es inusual que un bebé tenga momentos tranquilos cuando no hay mucha actividad.

Si usted ha estado en movimiento, tal vez no haya notado que el bebé se movía porque usted estaba activa y ocupada. Puede ayudar acostarse de lado para ver cuánto se mueve el bebé. Muchas mujeres dicen que el bebé está más activo durante la noche, dificultándole el sueño.

Si su bebé está tranquilo y no tan activo como lo que parece normal o como esperaba, coméntelo con su proveedor de servicios médicos. Siempre puede ir al consultorio para oír el ritmo cardíaco del bebé si no se ha estado moviendo según su patrón normal. En la mayoría de los casos, no hay nada de qué preocuparse.

Consejo para el papá

Ofrézcase para hacer distintas tareas de la casa que ahora puedan ser más difíciles para su pareja. Puede ser de gran ayuda limpiar la tina o el inodoro. Suba y baje la ropa para lavar. Descargue el lavavajillas para sacar las piezas pesadas o incómodas. Ayúdela a estar más segura guardando todo lo que vaya en un lugar alto o difícil de alcanzar.

Recuento de patadas. A medida que el bebé crece, las patadas se vuelven más fuertes. Hacia el fin del embarazo, tal vez le pidan que anote la frecuencia con que siente que el bebé se mueve. Esta prueba se hace en su casa y se llama *recuento de patadas*. Brinda tranquilidad acerca del bienestar del bebé; esta información es similar a la que se obtiene con una cardiotocografía en reposo (vea la 41.ª semana).

Su proveedor de servicios médicos puede usar uno de dos métodos comunes. El primero es contar cuántas veces se mueve el bebé en una hora. La otra es notar cuánto tiempo tarda el bebé para moverse 10 veces. Generalmente, usted puede elegir cuándo hacer la prueba. Un buen momento es después de una comida, porque, frecuentemente, el bebé está más activo.

⋙ *Dolor bajo las costillas cuando el bebé se mueve*

Algunas mujeres se quejan de dolor debajo de las costillas y en el abdomen bajo cuando el bebé se mueve. Este tipo de dolor no es un problema inusual, pero puede causar bastantes molestias como para preocuparla.

El movimiento del bebé ha aumentado a un punto en el que, probablemente, lo sienta todos los días, y los movimientos se vuelven cada vez más fuertes y duros. Al mismo tiempo, el útero se está agrandando y presionando más todos los órganos. Presiona el intestino delgado, la vejiga y el recto.

Si la presión es realmente dolorosa, no la ignore. Tiene que hablarlo con su proveedor de servicios médicos. En la mayoría de los casos, no es un problema serio.

✑ Descubrir un nódulo en las mamas

Descubrir un nódulo en las mamas es importante, durante el embarazo o en cualquier otro momento. Es importante que usted sepa a una edad temprana cómo hacer un examen de mamas y a realizarlo regularmente (por lo general, después de los períodos menstruales). Nueve de cada 10 nódulos mamarios, los encuentran las mujeres al examinarse.

Su proveedor de servicios médicos le realizará, probablemente, exámenes mamarios a intervalos regulares, por lo general cuando se haga su prueba anual de Papanicolaou. Si se hace un examen todos los años y no tiene nódulos, la ayuda a estar segura de que no tiene nódulos antes de empezar el embarazo.

Hallar un nódulo mamario puede ser más difícil durante el embarazo, debido a los cambios en los senos. Puede ser más difícil palpar un nódulo. El crecimiento de los senos durante el embarazo y la lactancia tienden a ocultar los nódulos o masas en el tejido mamario.

Continúe examinando sus senos durante el embarazo cada cuatro o cinco semanas. El primer día de cada mes es un buen momento para hacerlo.

Si encuentra un nódulo, tal vez necesite hacerse una mamografía o una ecografía. Debido a que una mamografía es una radiografía de los senos, su embarazo se debe proteger durante el procedimiento, por lo general cubriendo el abdomen con un delantal del plomo. No se ha demostrado que el embarazo acelere el curso o el crecimiento de un nódulo mamario.

Tratamiento durante el embarazo. Frecuentemente, un nódulo en el seno puede ser drenado o aspirado. El líquido que se saca del quiste se envía al laboratorio para ver si contiene células anómalas. Si un nódulo o quiste no se puede drenar con una aguja, puede ser necesario hacer una biopsia. Si el líquido es claro, es una buena señal. El líquido se estudia bajo un microscopio en el laboratorio.

Si el examen de un nódulo indica cáncer de mama, el tratamiento puede empezar durante el embarazo. Las complicaciones durante el embarazo incluyen riesgos para el feto relacionados con la quimioterapia, la radiación o la medicación. Si un nódulo es canceroso, se debe considerar la necesidad de radioterapia y quimioterapia, junto con las necesidades del embarazo. Vea también la explicación sobre el cáncer en el embarazo en la 32.ª semana.

La medicina ha hecho grandes avances en el tratamiento del cáncer en las mujeres embarazadas. Hoy, muchas mujeres pueden recibir tratamiento para el cáncer y continuar hasta el final con su embarazo sin perjudicar al bebé. Si tiene preguntas, hágaselas a su proveedor de servicios médicos.

Cómo afecta al desarrollo del bebé lo que usted hace

✁ Clases de educación sobre el parto

Tal vez sea momento de inscribirse en clases de educación sobre el parto. Aunque apenas sea el comienzo del tercer trimestre, es una buena idea inscribirse ahora para que pueda terminar las clases antes de que llegue al final del embarazo. Y le dará tiempo para practicar lo que aprenda. ¡No va a empezar las clases cuando esté de parto!

A veces, los instructores de las clases de educación sobre el parto promueven la idea de que hay una manera *ideal* de dar a luz (por la vagina). Esto hace que muchas mujeres crean que han fracasado si terminan teniendo un parto por cesárea. El objetivo del trabajo de parto y el parto es una madre sana y un bebé sano. Si se usan distintos procedimientos para que su bebé nazca sin problemas —incluso si usted no tenía la intención de utilizarlos— alégrese de que estén a su disposición para garantizar el parto seguro del bebé. Si está preocupada, hable de ellos con su proveedor de servicios médicos.

Durante el embarazo, probablemente haya estado aprendiendo lo que va a suceder en el parto hablando con su proveedor de servicios médicos y haciendo preguntas. También ha aprendido lo que le espera leyendo los materiales que le dieron en las consultas prenatales, nuestros otros libros, como *Your Pregnancy Quick Guide to Labor an Delivery* (Guía rápida de su embarazo para el trabajo de parto y el parto), *Your Pregnancy Questions & Answers* (Preguntas y respuestas sobre su embarazo), *El embarazo después de los 35, Your Pregnancy for the Father-to-be* (Su embarazo para el futuro padre) o *Your Pregnancy—Every Woman's Guide* (Su embarazo: la guía de todas las mujeres) y otras fuentes. Las clases para el parto ofrecen, sin embargo, otra manera de aprender acerca del trabajo de parto y el parto, y de prepararse para este proceso.

Al asistir a clases regularmente, por lo general una vez por semana durante cuatro a seis semanas, puede aprender acerca de muchas cosas que los preocupan a usted y su pareja. Frecuentemente, las clases abarcan un amplio espectro de temas, entre ellos las áreas mencionadas a continuación.

- ¿Cuáles son los diferentes métodos de parto?
- ¿Qué es el "parto natural"?
- ¿Qué es el parto por cesárea?
- ¿Qué métodos analgésicos están disponibles?
- ¿Qué necesita saber (y practicar) para el método de parto que elija?
- ¿Necesitará una episiotomía?
- ¿Necesitará un enema?
- ¿Cuándo es necesario un cardiotocógrafo?
- ¿Qué va a suceder cuando llegue al hospital?
- ¿Son adecuados para usted una epidural o cualquier otro tipo de anestesia?

Estas son preguntas importantes. Coméntelas con su proveedor de servicios médicos si no obtiene respuestas en sus clases de educación sobre el parto.

Por lo general, las clases se realizan para grupos pequeños de embarazadas y sus parejas, o los asistentes del parto. Es una manera fantástica de aprender. Usted puede interactuar con otras parejas y hacer preguntas. Aprenderá que otras mujeres están preocupadas por muchas de las mismas cosas que usted. Es bueno saber que usted no es la única que piensa en lo que le espera.

Las clases prenatales no son solo para las embarazadas primerizas. Si usted tiene una pareja nueva, si han pasado algunos años desde que tuvo un bebé, si tiene preguntas o si le gustaría hacer un repaso de lo que le espera, una clase prenatal puede ayudarla. También puede haber clases que traten el parto vaginal después de una cesárea (PVDC). Pida en el consultorio que le den información acerca de las distintas clases disponibles en su área.

Las clases pueden ayudar a disminuir cualquier temor o a tratar las preocupaciones que usted y su pareja puedan tener. Y pueden ayudarla a disfrutar aún más el nacimiento del bebé.

Las clases para el parto se ofrecen en distintos entornos. La mayoría de los hospitales que atienden partos ofrecen clases, frecuentemente dadas por enfermeras de obstetricia o por una partera. En distintas clases puede haber diferentes grados de participación. Esto significa que el tiempo requerido o la profundidad del tema tratado es diferente para cada tipo de clase que puede estar disponible.

Consejo para la 27.ª semana

Las clases de educación sobre el parto no son solo para parejas. Las clases se pueden ofrecer para madres solteras o para embarazadas cuya pareja no puede ir a las clases. Pregunte en el consultorio por clases para usted.

Las clases están pensadas para informarlos a usted y su pareja, o al asistente del parto, acerca del embarazo, de lo que sucede en el hospital y lo que sucede durante el trabajo de parto y el parto. Algunas parejas ven que las clases son una buena manera de hacer que la pareja se involucre más y de ayudarlo sentirse más cómodo. Esto puede darle la oportunidad de participar más activamente en el momento del trabajo de parto y el parto.

Si tiene problemas para ir a las clases prenatales debido al costo o al tiempo, o porque está con reposo en cama, puede ser posible tomar clases en su casa. Algunos instructores irán a su casa para darle sesiones privadas. O podría usar algunos videos. Vaya a la biblioteca o a la tienda de videos de su localidad.

Su alimentación

Entre algunas de las vitaminas importantes que puede necesitar durante el embarazo se encuentran la vitamina A, la vitamina B y la vitamina E. Examinemos cada vitamina y cómo puede ayudarla.

La *vitamina A* es esencial para la reproducción humana. Afortunadamente, en Estados Unidos, su carencia es rara. Lo que preocupa más es el *uso excesivo* de la vitamina antes de la concepción y el comienzo del embarazo. (Esta explicación concierne solo al retinol, una forma de vitamina A, generalmente derivada de aceites de pescado. El betacaroteno, de origen vegetal, se considera inocuo.)

La RDA (sigla en inglés de cantidad diaria recomendada) es de 2700 UI (unidades internacionales) para una mujer en edad reproductiva. La dosis máxima es de 5000 UI. El embarazo no cambia estos requerimientos. Probablemente reciba suficiente vitamina A de los alimentos que usted come, así que no se recomienda el aporte complementario durante el embarazo. Lea las etiquetas de los alimentos para controlar su ingesta de vitamina A.

Las *vitaminas B* importantes para usted en el embarazo incluyen la B_6, la B_9 (ácido fólico/folato) y la B_{12}. Las vitaminas B ayudan a regular el desarrollo de los nervios del bebé y la formación de glóbulos sanguíneos. Si no consume suficiente vitamina B$_{12}$ durante el embarazo, podría desarrollar anemia. Tomar la cantidad suficiente puede ayudar a prevenir ciertos defectos congénitos.

Hay muchos alimentos que son buenas fuentes alimentarias de vitaminas B. Entre los que puede disfrutar se encuentran leche, huevos, *tempeh*, *miso*, bananas, papas, hojas de berza, aguacates y arroz integral.

La *vitamina E* ayuda a metabolizar las grasas y a desarrollar músculos y glóbulos rojos. Generalmente, puede obtener suficiente vitamina E si come carne. Las vegetarianas y las embarazadas que no comen carne pueden tener dificultades para obtener la cantidad suficiente. Si no consume suficiente vitamina E, aumenta el riesgo de que su hijo desarrolle asma a los cinco años. Pero no tome grandes dosis de vitamina E; los estudios demuestran que podría causar problemas.

Los alimentos ricos en vitamina E incluyen el aceite de oliva, el germen de trigo, la espinaca y las frutas deshidratadas. Si lo desea, consulte con su proveedor de servicios médicos o lea la etiqueta de sus vitaminas prenatales para ver si provee el 100% de la cantidad diaria recomendada.

Sea prudente con todos los fármacos o sustancias químicas que tome durante el embarazo. Si le surgen preguntas, coméntelas con su proveedor de servicios médicos.

Lo que también debería saber

✍ *Vacaciones antes del nacimiento*

Muchos futuros padres están planificando unas vacaciones antes del fin del embarazo. Estas vacaciones antes del nacimiento del bebé son un viaje para los futuros padres para volver a conectarse y para disfrutar de la compañía mutua. Generalmente se centran en relajarse y mimarse.

Una pareja puede planear una salida de fin de semana cerca de su hogar o hacer un viaje lejos. Algunos hoteles y centros turísticos ahora ofrecen paquetes para estas vacaciones. Tenga presente que el tiempo que pasan juntos es importante, ya sea que se queden en un hotel lujoso, encuentren una cabaña en la montaña donde acurrucarse o relajarse en una casita junto al mar.

Las vacaciones antes del nacimiento son un momento para hacer caminatas, dormir, descansar junto a una piscina, hacer compras, comer en restaurantes lindos, sacar fotos y guardar recuerdos. Es un momento para disfrutar de la compañía mutua antes de que empiece la agitada vida como padres. Algunas personas anhelan unas vacaciones para poder mimarse con masajes y otros tratamientos de balnearios. No importa lo que elijan hacer; es un momento para acercarse más.

Antes de hacer planes. Asegúrese de comentarle sus planes a su proveedor de servicios médicos antes de pagar cualquier depósito o comprar un boleto que no se pueda devolver. Tal vez tenga razones válidas por las cuales usted no debería viajar.

> Las experiencias del bebé dentro del útero influyen en su desarrollo cognitivo y sensorial.

Si tiene la autorización para viajar, haga algunas investigaciones. Si estuviera pensando en hacer un crucero corto, averigüe si la línea naviera prohíbe que las embarazadas viajen después de un momento particular del embarazo. Si está pensando en ir a algún lugar con actividades que le gustaría hacer, averigüe si hay restricciones para las embarazadas. No importa lo que planee, asegúrese que sea sencillo y relajado.

Frecuentemente, el mejor momento del embarazo para viajar es durante el segundo trimestre. Generalmente, en este momento, ya no tiene las náuseas del embarazo y no está demasiado grande para disfrutar el desplazarse.

Si deciden tomarse unas vacaciones antes del nacimiento, relájense, compartan tiempo juntos y disfruten del entorno sin el bebé. ¡No pasará mucho tiempo antes que los dos estén participando en todo lo que implican los días y las noches de ser padres!

✑ Lupus

El *lupus* es un trastorno autoinmunitario de origen desconocido que aparece, con mayor frecuencia, en las mujeres jóvenes o de mediana edad. Es una enfermedad inflamatoria crónica que puede afectar a más de un sistema de órganos. Las personas que padecen lupus tienen un gran número de anticuerpos en el torrente sanguíneo. Estos anticuerpos se dirigen hacia los propios tejidos y los distintos órganos de una persona, y pueden dañar los órganos. Entre los órganos afectados se encuentran las articulaciones, la piel, los riñones, los músculos, los pulmones, el cerebro y el sistema nervioso central. El síntoma más común de lupus es el dolor articular, que, frecuentemente, se confunde con artritis. Otros síntomas incluyen lesiones, fiebre, hipertensión, sarpullidos o llagas en la piel.

En Estados Unidos, más de 1½ millones de personas tienen alguna forma de lupus. Las mujeres tienen lupus más frecuentemente que los hombres, aproximadamente nueve mujeres por cada hombre. Casi el 80% de los casos se desarrollan en personas que tienen entre 15 y 45 años. El lupus es de dos a tres veces más común en mujeres de color, entre ellas negras/afroamericanas, latinas/hispanoamericanas, estadounidenses de origen asiático/isleñas del Pacífico y amerindias/nativas de Alaska.

El término *lupus* en realidad se aplica a muchas formas diferentes de la misma enfermedad. Hay cinco tipos de la enfermedad: lupus cutáneo (lupus discoide, LECA, LECSA, LECC, LED), lupus eritematoso sistémico (LES), lupus inducido por medicamentos (LIM), lupus asociado y lupus neonatal.

El *lupus cutáneo* afecta principalmente a la piel, pero puede comprometer el cabello y las membranas mucosas. El *lupus eritematoso sistémico* (LES) puede afectar a cualquier órgano o sistema del cuerpo, entre ellos, las articulaciones, la piel, los riñones, el corazón, los pulmones o el sistema nervioso. La mayoría de las veces, cuando las personas hablan de "lupus", se refieren a este tipo; aproximadamente el 70% de los casos de lupus es LES. El LES afecta a uno de cada 2000 a 3000 embarazos. Los efectos del LES en el embarazo se relacionan, con mayor frecuencia, con la hipertensión arterial o los problemas renales.

El *lupus inducido por medicamentos* puede ser un efecto colateral del uso prolongado de algunos medicamentos. Cuando se dejan de tomar, a menudo los síntomas desaparecen completamente en unas semanas. El *lupus asociado* es una enfermedad en la cual una persona tiene síntomas de más de una enfermedad del tejido conectivo. Además del lupus, una persona puede tener esclerodermia, artritis reumatoide, miositis o síndrome de Sjögren.

El *lupus neonatal* es bastante raro. Una futura madre le pasa sus autoanticuerpos al bebé, lo que puede afectarle el corazón, la sangre y la piel. La enfermedad está asociada con un sarpullido que aparece dentro de las primeras semanas de vida. Puede durar hasta seis meses.

El lupus se diagnostica a través de análisis de sangre, que buscan anticuerpos sospechosos. Los análisis de sangre que se hacen para detectar el lupus son el análisis de anticuerpos para lupus y el análisis de anticuerpos antinucleares.

Tratamiento del lupus. Para tratar el lupus, generalmente se indican esteroides, forma abreviada de corticoesteroides. Los fármacos más comunes que se usan son la prednisona, la prednisolona y la metilprednisolona. Una pequeña cantidad de ellos pasa al bebé. Puede ser innecesario tomar prednisona todos los días.

La dexametasona y la betametasona pasan a través de la placenta y se usan solo cuando es necesario tratar también al bebé. Estos fármacos se usan en el trabajo de parto y parto prematuros para acelerar la maduración de los pulmones. Esto se llama *administración prenatal de corticoesteroides.*

Si usted usa warfarina, póngase en contacto con su proveedor de servicios médicos; se la debe reemplazar por heparina lo antes posible. Si tiene hipertensión arterial, puede tener que cambiar los medicamentos. No use ciclofosfamida durante el primer trimestre. La azatioprina y la ciclosporina pueden continuarse en el embarazo.

Lupus durante el embarazo. Todos los embarazos con lupus deben considerarse como de alto riesgo, aunque la mayoría de ellos son completamente normales. "Alto riesgo" significa que, durante el embarazo, pueden presentarse problemas que tienen solución y que debe esperarse que se presenten. Más del 50% de los embarazos con lupus es completamente normal, y la mayoría de los bebés son normales, aunque algunos pueden ser un poco prematuros.

Aproximadamente el 35% de las embarazadas con lupus tiene anticuerpos que interfieren con la función de la placenta. Estos anticuerpos pueden causar la formación de coágulos sanguíneos en la placenta, que impiden que esta crezca y trabaje normalmente. Para tratar este problema, se puede recomendar una terapia de heparina; algunos proveedores de servicios médicos también agregan una pequeña dosis de aspirina para bebés.

El riesgo de complicaciones aumenta ligeramente en una mujer con lupus. Las proteínas en la orina (proteinuria) pueden empeorar. Es una buena idea ver al reumatólogo todos los meses durante el embarazo. Si empieza a tener brotes u otros síntomas, se pueden tratar.

Si tiene daño renal de brotes anteriores, esté alerta ante problemas renales durante el embarazo. Otros síntomas comunes son artritis, sarpullidos y fatiga. Algunas mujeres experimentan una mejoría en su lupus durante el embarazo.

Frecuentemente, se administra un "estrés" de esteroides a una mujer con lupus durante el trabajo de parto para protegerla. Después del nacimiento del bebé, algunos expertos creen que los esteroides se deben administrar o aumentar para evitar brotes de lupus en la mamá. Una mujer con lupus puede dar de mamar; sin embargo, algunos medicamentos, como la prednisona, pueden interferir con la producción de leche.

Ejercicio para la 27.ª semana

Mientras está haciendo la fila en la tienda de comestibles, el correo o en cualquier otro lugar, use el tiempo para hacer algunos ejercicios "creativos". Estos ejercicios la ayudarán a desarrollar y fortalecer algunos de los músculos que usará durante el trabajo de parto y el parto.

- Levante y baje los dedos de los pies para trabajar las pantorrillas.
- Separe ligeramente los pies y haga sutiles movimientos hacia los lados para trabajar los cuádriceps.
- Contraiga y relaje los glúteos.
- Haga los ejercicios de Kegel (vea el ejercicio de la 14.ª semana) para fortalecer los músculos del suelo pélvico.
- Apriete y contraiga los músculos del abdomen.

Probablemente tenga que alcanzar cosas en su casa o en el trabajo. Cuando lo haga, que sea un ejercicio en el que controle la respiración.

- Antes de estirarse, inhale, párese en la punta de los dedos y levante ambos brazos a la vez.
- Cuando haya terminado, baje lentamente hacia los talones.
- Exhale mientras baja lentamente los brazos hasta que queden a los lados del cuerpo.

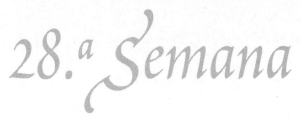

28.ª Semana

Edad del feto: 26 semanas

¿Qué tamaño tiene el bebé?

Su bebé pesa aproximadamente 2¼ libras (1 kg). La longitud craneocaudal es cercana a las 10 pulgadas (25 cm). La longitud total es de 14¾ pulgadas (37 cm).

¿Qué tamaño tiene usted?

Usted continúa creciendo. A veces, parece gradual. Otras veces, parece que los cambios se produjeran muy rápido, como de la noche a la mañana.

Su útero se encuentra a unas 3¾ pulgadas (8 cm) arriba del ombligo. Si mide desde la sínfisis púbica, está a alrededor de 11 pulgadas (28 cm) de la parte superior del útero. Su aumento de peso para esta época debe estar entre 17 y 24 libras (entre 7.7 y 10.8 kg).

Cómo crece y se desarrolla el bebé

Hasta este momento, la superficie del cerebro en desarrollo del bebé aparecía lisa. Alrededor de la 28.ª semana, se empiezan a formar los característicos surcos y hendiduras de la superficie del cerebro. También aumenta la cantidad de tejido cerebral.

Es posible que el bebé ya tenga cejas y pestañas. El cabello le sigue creciendo. El cuerpo del bebé está rellenándose y redondeándose por el aumento de grasa debajo de la piel. Antes de este momento, el bebé tenía un aspecto delgado.

Hace apenas 11 semanas, el bebé pesaba solamente unas 3½ onzas (100 g). ¡Su bebé ha aumentado su peso más de 10 veces en 11 semanas! En las 4 últimas semanas de su embarazo, desde la 24.ª semana hasta esta semana, el peso se ha duplicado.

Cambios en usted

✑ *Cambio en las papilas gustativas*

Algunas mujeres se quejan del mal sabor en la boca durante el embarazo. Se llama *disgeusia* y es una afección común. Probablemente causada por las hormonas del embarazo, que pueden alterar o eliminar el gusto. Algunas mujeres sienten un sabor metálico o amargo, o dejan de sentirle el gusto a ciertos alimentos. Afortunadamente, esta afección por lo general desaparece durante el segundo trimestre. Si usted tiene disgeusia, intente algunas de las siguientes técnicas.

> ## Consejo para la 28.ª semana
>
> Aunque todavía faltan varias semanas para el parto, no es demasiado pronto para empezar a planear el viaje al hospital. Por ejemplo, saber cómo comunicarse con su pareja (tenga a mano todos sus números telefónicos). Piense también qué hará si él no está cerca para llevarla. ¿Quiénes son los posibles conductores? ¿Cómo los localizará? ¡Planifique ahora!

- Si lo dulce es demasiado dulce, agregue una pizca de sal para cortar el dulzor en alimentos como las frutas enlatadas o la gelatina.
- Agregue limón al agua, beba limonada o chupe gotas de cítricos.
- Marine pescado, pollo o carne roja en salsa de soja o en jugo de cítricos.
- Use cubiertos de plástico; los cubiertos de acero inoxidable pueden aumentar el sabor metálico.
- Cepíllese los dientes con frecuencia.
- Haga gárgaras con bicarbonato de sodio y agua (¼ de cucharadita de bicarbonato de sodio en 1 vaso de agua), que pueden ayudar a neutralizar los niveles del pH.

✑ *La placenta y el cordón umbilical*

La placenta juega un papel esencial en el crecimiento, desarrollo y supervivencia del bebé. El bebé está unido a la placenta por el cordón umbilical. Vea la ilustración de la página 403. El cordón umbilical contiene dos arterias umbilicales y una vena umbilical.

La placenta realiza el transporte de oxígeno y dióxido de carbono del bebé. También realiza el transporte de nutrientes y la eliminación de los productos de desecho del bebé.

La coriogonadotropina humana (hCG, por su sigla en inglés), que produce la placenta, se encuentra en su torrente sanguíneo en cantidades apreciables dentro de los 10 días posteriores a la fecundación. La placenta comienza a producir estrógeno y progesterona para la 7.ª u 8.ª semana del embarazo.

Hay dos capas celulares importantes, el amnios y el corion, que participan en el desarrollo de la placenta y del saco amniótico. El desarrollo y función de estas capas celulares es complicado y su descripción sobrepasa el alcance de este libro. Sin embargo, el amnios es la capa que rodea al líquido amniótico en el que flota el feto.

La placenta empieza a formarse con células que crecen a través de las paredes de los vasos sanguíneos maternos y establecen contacto con su torrente sanguíneo sin que su sangre y la sangre del feto se mezclen. (La circulación fetal está separada de la suya.)

La placenta crece con gran rapidez. A las 10 semanas, pesa aproximadamente ¾ de onza (20 g). Diez semanas después, a las 20 semanas de gestación, pesa casi 6 onzas (170 g). En el curso de otras 10 semanas, su peso habrá aumentado a 15 onzas (430 g). ¡A las 40 semanas, la placenta puede pesar cerca de 1½ libras (650 g)!

> Los estudios muestran que un bebé puede pasar buena parte del tiempo intrauterino tirando del cordón umbilical y apretándolo.

Las proyecciones (vellosidades) que están en la base de la placenta están firmemente unidas al útero. Las vellosidades absorben los nutrientes y el oxígeno de su sangre y los transportan al bebé a través de la vena umbilical en el cordón umbilical. Las arterias umbilicales llevan los productos de desecho del feto y los transfieren al torrente sanguíneo materno. De esta manera, el bebé se libera de los productos de desecho.

Cumplido el término, una placenta normal es plana, tiene el aspecto de un pastel y es redonda u ovalada. Mide aproximadamente de 6 a 8 pulgadas (de 15 a 20 cm) de diámetro y de ¾ a 1¼ pulgadas (de 2 a 3 cm) de espesor en su parte más gruesa. Pesa entre 17½ y 24 onzas (de 500 a 650 g), y es de color rojo o marrón rojizo. Alrededor del momento del nacimiento, la placenta puede tener manchas blancas, que son depósitos de calcio. El cordón umbilical unido a la placenta mide aproximadamente 22 pulgadas (55 cm) de largo y por lo general es blanco.

Las placentas varían mucho de tamaño y de forma. Una placenta que sea grande (placentamegalia) puede encontrarse cuando una mujer tiene sífilis o cuando un bebé tiene eritroblastosis (sensibilización al factor Rh). A veces ocurre sin ninguna explicación obvia. Una placenta pequeña puede encontrarse cuando hay restricción del crecimiento intrauterino (RCIU).

La parte de la placenta que se une a la pared del útero tiene un aspecto robusto o esponjoso. El lado más cercano al bebé dentro del saco amniótico es liso y está cubierto de membranas amnióticas y coriónicas.

En los embarazos múltiples, puede haber más de una placenta o puede haber una sola placenta con más de un cordón umbilical que salen de ella. Normalmente, en el caso de gemelos, hay dos sacos amnióticos con dos cordones umbilicales que llegan a los fetos desde una placenta.

Cómo afecta al desarrollo del bebé lo que usted hace

∿ *El asma en el embarazo*

El *asma* es una enfermedad respiratoria crónica que causa que se estrechen las vías respiratorias pequeñas en los pulmones. Se caracteriza por ataques de respiración dificultosa, sibilancia, falta de aire, constricción del pecho y tos. A menudo las personas con asma tienen síntomas seguidos de períodos libres de síntomas. Las causas más comunes del asma son los alérgenos, el ejercicio, los olores fuertes y el aire frío.

El problema afecta aproximadamente al 2% de la población de Estados Unidos y Canadá. Es igualmente común en otros países. El asma puede producirse a cualquier edad, pero alrededor del 50% de los casos ocurren antes de los 10 años. Otro 33% de los casos suceden a eso de los 40 años. Aproximadamente el 70% de las personas que tienen asma sufren también de alergias.

La época de verano puede provocar problemas de asma cuando no es buena la calidad del aire. El esmog puede ocasionar inflamación de las vías aéreas, tos, sibilancia y falta de aire.

Los asmáticos deben tener cuidado durante temporadas de tormenta; las tormentas eléctricas pueden aumentar el riesgo de un ataque de asma. La investigación muestra que la lluvia y los relámpagos rompen el polen en partículas extremadamente pequeñas, que los vientos de una tormenta pueden esparcir más fácilmente.

Muchos asmáticos sufren de acidez gástrica; la acidez gástrica puede empeorar los síntomas del asma. Las infecciones de las vías respiratorias superiores causadas por la gripe también pueden desencadenar un ataque de asma.

Efectos del asma en el embarazo. Aproximadamente el 8% de las mujeres embarazadas tienen asma. Es un 40% más común en las mujeres que en los hombres y es uno de los problemas médicos más comunes que enfrentan las mujeres embarazadas.

> Si usted tiene asma y está con sobrepeso cuando queda embarazada, su bebé tiene más probabilidades de tener asma.

Algunas mujeres embarazadas parecen mejorar durante el embarazo, mientras que otras permanecen igual. No obstante, si usted tiene ataques de asma graves antes de estar embarazada, es posible que también los tenga durante el embarazo.

Los estudios muestran que, si su asma está bajo control durante todo el embarazo, el resultado de su embarazo puede ser tan positivo como el de una mujer que no tenga asma. Mantener el asma bajo control puede ayudar a reducir el riesgo de desarrollar algunos problemas del embarazo. También se sabe que los síntomas del asma frecuentemente mejoran durante el último mes del embarazo debido a los cambios hormonales.

El asma sin tratamiento puede ponerla a usted y a su bebé en riesgo. Si usted tiene asma grave y fuera de control, el bebé puede estar privado de oxígeno durante sus ataques de asma. Si usted no está recibiendo suficiente aire, el bebé tampoco lo está haciendo.

Es importante ponerse una vacuna contra la gripe para reducir el riesgo de tener una enfermedad respiratoria grave, que podría empeorar los ataques de asma. Evite el humo de cigarrillo. No fume y manténgase apartada de quienes fuman.

> Si su bebé es una niña, la investigación muestra que los ataques de asma podrían empeorar durante el embarazo. Si su bebé es un varón, los ataques podrían mejorar, porque se cree que los andrógenos (hormonas sexuales masculinas) que produce el feto masculino tienen un efecto protector en las futuras mamás con asma.

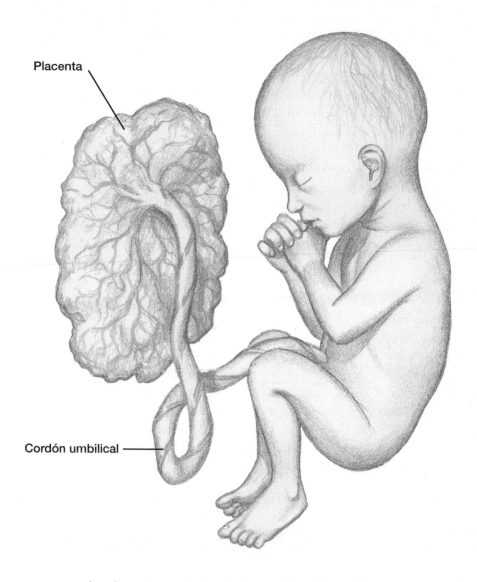

Placenta

Cordón umbilical ─

La placenta, que se ve aquí con el feto, lleva oxígeno
y nutrientes al bebé en crecimiento.
Es una parte importante del embarazo.

Vea a su alergista regularmente durante el embarazo para realizar una prueba de la función pulmonar. Esto ayuda a determinar si es necesario ajustar la dosis de su medicación. Su alergista también puede sugerirle que observe su respiración con un *medidor de flujo respiratorio máximo* para saber cuán abiertas están sus vías respiratorias.

El asma no debe ser un elemento disuasivo para el aprendizaje de las técnicas de respiración que se aplican en el trabajo de parto. Hable acerca de ellas con su proveedor de servicios médicos.

Tratar los ataques de asma. El tratamiento del asma es importante para que el feto pueda recibir el oxígeno que necesita para crecer y desarrollarse. Durante el embarazo, su consumo de oxígeno aumenta en aproximadamente un 25%. El plan de tratamiento empleado antes del embarazo con frecuencia sigue siendo útil.

La investigación muestra que es mejor tomar la medicación contra el asma durante el embarazo que arriesgarse a los ataques y sus complicaciones. La mayoría de los medicamentos contra el asma parecen ser seguros durante el embarazo; sin embargo, antes de tomar el que tiene recetado, verifíquelo con su proveedor de servicios médicos.

Los medicamentos contra el asma, como la terbutalina, y los esteroides, como la hidrocortisona o la metilprednisolona, se pueden usar durante el embarazo.

Además de los medicamentos que usted toma contra el asma, hay algunas otras cosas que puede hacer para evitar los ataques. Poner sobre el colchón una funda a prueba de polvo y ácaros puede reducir las probabilidades de tener un ataque de asma alérgico. Un estudio demostró que comer frutas cítricas —más de 46 g por día (⅓ de media naranja)— puede ayudar a reducir las posibilidades de tener un ataque de asma. Comer espinacas, tomates, zanahorias y verduras de hojas verdes también puede reducir el riesgo. Se ha demostrado que el aceite de pescado mejora la respiración en el asma inducida por el ejercicio. Hable con su proveedor de servicios médicos acerca de qué cantidad de estos alimentos debe comer.

También es seguro el uso de la aminofilina, la teofilina, el metaproterenol (Alupent) y el albuterol (Ventolin).

Los estudios muestran que los esteroides inhalados no parecen afectar al feto en desarrollo. Los inhaladores funcionan directamente en los pulmones, de manera que muy poca medicación entra en su torrente sanguíneo. No obstante, no use Primatene Mist durante el embarazo.

Si su asma es grave, pueden darle un aerosol nasal antiinflamatorio, como el cromoglicato disódico (Nasalcrom) o un esteroide para inhalar, como la beclometasona (Vanceril). Comente la situación en una de sus primeras visitas prenatales.

Su alimentación

Se han establecido pautas nuevas sobre la ingesta de vitamina D. Una persona debe tomar aproximadamente 600 UI de la vitamina por día. *No* se recomiendan los niveles extremadamente altos, como 2000 UI/día.

Usted puede obtener su vitamina D de diversas fuentes de alimento; por ejemplo, leche, huevos, hígado y algunos pescados, o de aportes complementarios, como los cereales fortificados con vitamina D. La FDA ha aprobado además un programa para permitir que se fortifiquen los quesos con hasta un 20% de la proporción

¿Qué tipos de alimentos debe comer?

Quizás esté preguntándose qué tipos de alimentos comer y cuáles eliminar de su dieta en esta etapa de su embarazo. Busque orientación en la siguiente tabla.

Alimentos para comer	Porciones diarias
Frutas y verduras verde oscuro o amarillo oscuro	1
Frutas y verduras con vitamina C (tomates, cítricos)	2
Otras frutas y verduras	2
Panes y cereales integrales	4
Productos lácteos, incluida la leche	4
Fuentes de proteínas (carne vacuna, carne de ave, huevos, pescado)	2
Frijoles, guisantes, semillas y frutos secos	2
Alimentos para comer con moderación	
Cafeína	200 mg
Grasas	cantidades limitadas
Azúcar	cantidades limitadas
Alimentos para evitar	
Nada que contenga alcohol	
Aditivos alimentarios, cuando sea posible	

diaria de la vitamina. También están fortificados con vitamina D otros alimentos, como algunos jugos de naranja, yogures y margarinas. Asegúrese de ingerir suficiente vitamina D durante el embarazo, es buena para los huesos del bebé.

Lo que también debería saber

↜ Planes de alimentación Nutrisystem y Jenny Craig

Muchas mujeres han perdido peso siguiendo planes de alimentación que proveen al consumidor alimentos y comidas envasados. Dos de los más populares son Nutrisystem y Jenny Craig. Las mujeres embarazadas quieren saber si pueden seguir consumiendo estos alimentos y continuar con estos planes durante el embarazo.

> Tomar vitamina D puede ayudar a aliviar el trastorno afectivo estacional (TAE), que puede hacer que se sienta ansiosa, cansada y triste durante los meses de invierno. Consulte a su proveedor de servicios médicos acerca de tomar vitamina D durante el embarazo.

Estos dos programas recomiendan que las embarazadas no sigan sus planes de alimentos, porque las calorías están demasiado restringidas. Los planes no aportan las calorías suficientes para que usted permanezca saludable y para que su bebé crezca y se desarrolle durante el embarazo.

Después del nacimiento, si usted amamanta a su bebé, necesita una dieta más sana y con más alto contenido calórico de la que ofrecen estos planes, porque la producción de la leche materna requiere calorías nutritivas adicionales. Si usted decide no amamantar o cuando termine de hacerlo, puede seguir uno de estos planes para perder las libras no deseadas.

↜ Pruebas del tercer trimestre

En su tercer trimestre, es posible que le hagan diversas pruebas para determinar cómo están usted y su bebé a medida que el trabajo de parto y el parto se acercan. La siguiente es una lista de algunas de las pruebas de evaluación comunes que un proveedor de servicios médicos puede ordenar. Se incluye la semana donde aparece una explicación exhaustiva de cada una de estas pruebas:

- prueba de infección por estreptococos del grupo B (EGB), vea la 29.ª Semana
- ecografía del tercer trimestre, vea la 35.ª Semana
- control uterino en el hogar, vea la 26.ª Semana

- recuento de patadas, vea la 27.ª Semana
- índice de Bishop, vea la 41.ª Semana
- cardiotocografía en reposo, vea la 41.ª Semana
- cardiotocografía con contracciones, vea la 41.ª Semana
- perfil biofísico, vea la 41.ª Semana

La 28.ª semana de gestación es el momento en el que muchos proveedores de servicios médicos inician o repiten ciertos análisis de sangre o procedimientos. La prueba para detectar la diabetes gestacional puede hacerse en esta época.

↬ Incompatibilidad AB0

Los grupos sanguíneos se designan por tipo A, B, AB y 0. Se conocen a veces como *grupos sanguíneos principales*. Al comienzo del embarazo se realizan análisis de sangre para determinar el tipo AB0 y detectar la presencia de anticuerpos (detección de anticuerpos).

La incompatibilidad AB0 es un tipo de diferencia de grupo sanguíneo parecida a la incompatibilidad del factor Rh. La incompatibilidad AB0 puede provocar una enfermedad en el recién nacido que destruye sus glóbulos sanguíneos (enfermedad hemolítica). La causa más común del problema en un recién nacido es la incompatibilidad de los tipos A y B.

La situación se produce cuando la madre tiene sangre de tipo 0 y su pareja tiene sangre tipo A, B o AB, y conciben juntos un bebé con sangre tipo A o B. La madre puede producir anticuerpos que destruyen los glóbulos sanguíneos del bebé. Un bebé afectado puede tener ictericia o anemia al nacer; ambas pueden tratarse fácilmente en casi todos los casos.

Si usted es Rh negativa, probablemente reciba una inyección de RhoGAM en este momento del embarazo. Esta inyección impide que usted se sensibilice si la sangre del bebé se mezcla con la suya. El RhoGAM la protege hasta el parto.

↬ ¿En qué posición está el bebé?

Posiblemente usted esté preguntándose en qué posición está el bebé dentro del útero. ¿Está de cabeza? ¿Está de nalgas? ¿Está de costado? Es difícil —normalmente imposible— saberlo a estas alturas del embarazo con tan solo tocar el abdomen. A lo largo del embarazo, el bebé cambia de posición.

¿Es seguro el parto en casa?

Muchos partos ocurren en casa. De los 25,000 partos que se producen en casa en Estados Unidos, el 25% (poco más de 6,000) no son planeados. Eso quiere decir que el otro 75% (cerca de 19,000) son partos que se planifican para que ocurran en casa. Pero, ¿son seguros los partos en casa?

Es probable que haya oído de amigas suyas u otras conocidas que tuvieron un parto en casa en el que todo anduvo bien. Algunas mujeres quieren dar a luz en casa, porque les parece que es "más natural". Otro factor puede ser el alto costo del trabajo de parto y el parto, especialmente si no se tiene cobertura de seguro completa.

Pero la investigación ha mostrado que un parto en casa es algo extremadamente riesgoso. Un estudio indicó que el número de bebés muertos y de complicaciones graves y peligrosas se duplica cuando el parto se realiza en casa. ¿Qué se puede hacer en casa si el bebé tiene problemas graves y necesita atención médica inmediata que solamente los profesionales de un hospital o de una maternidad puedan brindar?

Sabemos que también hay peligros para la mamá. Las mujeres primerizas que dan a luz en casa tienen casi el triple de riesgo de complicaciones después del nacimiento. Además, las posibilidades de problemas graves aumentan cuando una mujer padece de diversos problemas del embarazo. Incluso, si se está esperando más de un bebé, el riesgo aumenta.

El Colegio Estadounidense de Obstetras y Ginecólogos ha enunciado firmemente que los partos en casa son peligrosos para la mujer y para su bebé. Basados en las propias experiencias del doctor Curtis con respecto a las consecuencias de los partos en casa, debemos estar de acuerdo. Aconsejamos a cualquier mujer que esté pensando en esta opción que hable con su proveedor de servicios médicos sobre la seguridad y prudencia de tener a su bebé en el hospital o en una maternidad.

Consejo para el papá

Su pareja ha sentido el movimiento del bebé desde hace un tiempo. Para esta época, ¡también usted puede sentirlo! Coloque suavemente la mano sobre su abdomen y déjela ahí un rato. Su pareja puede decirle cuándo se está moviendo el bebé.

Usted puede tocarse el abdomen para tratar de ubicar la cabeza y las demás partes del cuerpo. Dentro de 3 o 4 semanas, la cabeza del bebé estará más dura. En ese momento será más fácil que su proveedor de servicios médicos pueda determinar en qué posición está el bebé (llamada *presentación del feto*).

✣ *Aerosoles y repelentes contra insectos*

Si usted está embarazada y vive en un área donde los insectos son un problema, tome precauciones para evitar las picaduras y reducir su riesgo de infecciones. Evite las áreas infestadas de insectos, ponga mosquiteros en ventanas y puertas, y use ropa que la proteja. Elimine el agua estancada en su jardín para que los mosquitos y demás insectos no tengan donde reproducirse.

Quizás tenga dudas sobre los riesgos de usar repelentes de mosquitos y otros insectos. No hay problema si usa un repelente que tenga número de registro de la EPA (uno que ha sido certificado por la Agencia de Protección Ambiental de Estados Unidos contra riesgos). El CCE recomienda usar repelentes que contengan DEET o picaridin sobre la piel y la ropa, y permetrina sobre la ropa. El aceite de eucalipto limón es otra opción, pero no dura tanto.

> **Remedio de la abuela**
>
> Si quiere evitar el consumo de medicamentos, pruebe un remedio popular. Si tiene una quemadura de sol, prepare un té de menta y enfríelo. Moje una toallita en el té y aplíquela sobre la quemadura de sol. Refresca la quemadura y puede prevenir el desprendimiento de la piel.

No se exceda con los aerosoles contra insectos. Rocíese la ropa, no la piel. Las luces y las velas que ahuyentan insectos pueden ofrecer cierta protección. Inclusive, algunas plantas como la citronela, pueden ayudar a repeler los insectos.

✣ *Enfermedad de Canavan*

La enfermedad de Canavan, llamada también *esclerosis de Canavan* y *síndrome de Canavan-van Bogaert-Bertrand,* es una enfermedad degenerativa del cerebro que es relativamente común. Aunque la enfermedad de Canavan puede presentarse en cualquier grupo étnico, es más frecuente entre los árabes saudíes y los judíos askenazíes de Polonia oriental, Lituania y Rusia occidental.

La enfermedad pertenece a un grupo de trastornos genéticos llamados *leucodistrofias.* Con la enfermedad de Canavan, la materia blanca del cerebro se degenera y se transforma en un tejido esponjoso cubierto de pequeñísimos espacios llenos de líquido. La enfermedad causa problemas en el desarrollo de la vaina de mielina, la cubierta grasosa que actúa como elemento aislante alrededor de las fibras nerviosas del cerebro.

No hay cura ni existe un curso de tratamiento estándar. La enfermedad se desarrolla en la infancia y el pronóstico es desalentador. La muerte generalmente se produce antes de los 4 años, aunque algunos niños han llegado hasta los 20 años de edad.

La enfermedad de Canavan puede identificarse con un análisis de sangre que detecte la enzima faltante o las mutaciones del gen que controla la aspartoacilasa. Para tener un niño afectado, ambos padres deben ser portadores del gen defectuoso. Cuando se sabe que ambos padres portan la mutación del gen, existe una posibilidad entre cuatro en cada embarazo de que el niño resulte afectado.

Ejercicio para la 28.ª semana

Siéntese erguida en una silla que tenga respaldo derecho, con las rodillas flexionadas, los brazos relajados a los costados y los pies bien apoyados en el piso. Levante el pie izquierdo del piso, con la pierna extendida. Manténgase así por 8 segundos; asegúrese de mantenerse erguida en la silla. Baje la pierna izquierda. Hágalo 5 veces con cada pierna. *Estira los tendones isquiotibiales y fortalece los músculos de los muslos.*

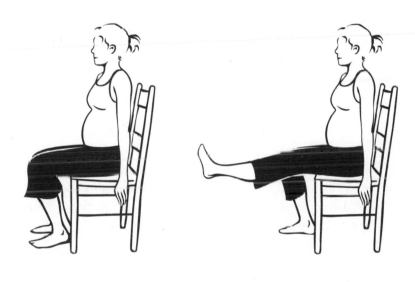

29.ª Semana

¿Qué tamaño tiene el bebé?

Esta semana, su bebé pesa aproximadamente 2½ libras (1.2 kg). La longitud craneocaudal es de casi 10½ pulgadas (26 cm). La longitud total del feto es de 15¼ pulgadas (38 cm).

¿Qué tamaño tiene usted?

Medido desde el ombligo, el útero está de 3½ a 4 pulgadas (de 7.6 a 10.2 cm) por encima de él. El útero está aproximadamente a 11½ pulgadas (29 cm) por encima de la sínfisis púbica. Su aumento total de peso, para esta semana, debería estar entre las 19 y las 25 libras (8.55 y 11.25 kg).

Cómo crece y se desarrolla el bebé

Cada semana, hemos notado el cambio en el tamaño del bebé. Usamos pesos promedio para darle una idea de lo grande que puede ser el bebé en un momento particular. Sin embargo, son solo promedios; los bebés varían mucho en tamaño y en peso. El peso al nacer de un bebé promedio a término es de 7 a 7½ libras (de 3.28 a 3.4 kg).

Debido a que el crecimiento es rápido durante el embarazo, los bebés nacidos prematuramente pueden ser pequeños. Incluso unas pocas semanas menos en el útero pueden tener un efecto espectacular en el tamaño del bebé. Un bebé sigue creciendo después de las 36 semanas de gestación, pero a un ritmo más lento.

Hay un par de factores interesantes con respecto al peso al nacer. Los niños pesan más que las niñas, y el peso al nacer de un bebé aumenta con el aumento de embarazos que usted tiene o el número de bebés a los que da a luz.

De acuerdo con un estudio, los hombres y las mujeres que nacieron prematuramente tienen una tasa de reproducción ligeramente menor a la de los nacidos a término. Cuanto antes hayan nacido, menor será el éxito reproductivo. Otro estudio indica que las mujeres nacidas prematuramente tienen un riesgo mayor de dar a luz prematuramente a sus propios bebés. El 14% de las mujeres nacidas entre las 22 y las 27 semanas de gestación dio a luz a sus bebés prematuramente. Para las mujeres nacidas entre las 28 y las 36 semanas, el 9% dio a luz prematuramente. Solo el 6% de las mujeres nacidas a término dieron a luz prematuramente.

¿Qué tan maduro está el bebé?
Un bebé nacido entre la 38.ª y la 42.ª semana de embarazo es un *bebé a término* o *recién nacido a término*. Antes de la 38.ª semana, al bebé se le aplica el término *prematuro*. Después de las 42 semanas de embarazo, su bebé está pasado de fecha y se usa el término *posmaduro*.

Cuando un bebé nace antes del final del embarazo, se lo llama *prematuro*. Pero hay diferencias. En ciertos casos, un "bebé prematuro" de 32 semanas de edad gestacional puede tener una función pulmonar completamente desarrollada al momento del nacimiento. En otros casos, la palabra "prematuro" describe a bebés que no tienen los pulmones completamente desarrollados al momento de nacer.

Trabajo de parto prematuro y parto prematuro
En Estados Unidos muchos bebés nacen antes de la fecha de parto. Las estadísticas muestran que casi el 13% de los bebés es prematuro: ¡eso es más de medio millón de bebés cada año! La tasa de partos prematuros se ha incrementado en más del 30% desde 1980.

Hoy, clasificamos a los bebés prematuros en categorías. Las clasificaciones usadas más comúnmente son:
- mic/roprematuros: nacidos antes de las 27 semanas de embarazo
- prematuros extremos: nacidos entre las 27 y las 32 semanas de embarazo
- prematuros: nacidos entre las 32 y las 37 semanas de embarazo
- prematuros tardíos: nacidos después de las 37 semanas de embarazo

El parto prematuro aumenta el riesgo de problemas en un bebé. En 1950, la tasa de muerte neonatal era alrededor de 20 por cada 1000 nacidos vivos. Hoy, la tasa es menos de 10 por cada 1000 nacidos vivos. Hoy sobreviven casi el doble de los recién nacidos a término que hace 60 años.

La tasa más alta de supervivencia se aplica principalmente a los bebés nacidos después de las 27 semanas o más de gestación, que pesan al menos 2¾ libras (1 kg) y que no tienen defectos congénitos. Cuando la edad gestacional y el peso al nacer están por debajo de estos niveles, la tasa de muerte aumenta.

La existencia de métodos mejores para cuidar de los bebés prematuros ha contribuido a las estadísticas más altas de supervivencia. Hoy, los bebés nacidos a las 25 semanas de embarazo pueden sobrevivir, pero la supervivencia a largo plazo y la calidad de vida para estos bebés queda por verse a medida que crecen. En el rango inferior de peso al nacer, muchos bebés han tenido discapacidades. Los bebés con peso más alto también han tenido discapacidades, pero las estadísticas para este grupo han sido mucho más bajas. Los bebés prematuros que tienen bajo peso al nacer tienen un riesgo mayor.

La ilustración de la página 416 muestra a un bebé prematuro con varios cables sujetos a su cuerpo para monitorearlo. Se pueden usar otros dispositivos, como i.v., tubos y máscaras para dar oxígeno.

Generalmente, para el bebé es mejor permanecer en el útero todo lo posible, para que pueda crecer y desarrollarse completamente. En ocasiones, para el bebé es mejor nacer antes, como cuando un bebé no recibe la alimentación adecuada. Casi el 25% de los partos prematuros es el resultado de complicaciones del embarazo: un bebé debe darse a luz antes por su salud y seguridad.

¿Cómo sabrá si está experimentando un trabajo de parto prematuro? Entre las señales de que puede empezar el trabajo de parto prematuro se encuentran:

- cambio en el tipo de flujo vaginal (acuoso, mucoso o sanguinolento)
- cólicos de tipo menstrual (cólicos parecidos a los de su período)
- dolor lumbar leve
- presión en la pelvis o el abdomen bajo: sensación de que el bebé está empujando con fuerza hacia abajo
- flujo vaginal inusual
- aumento en la cantidad de flujo
- cólicos abdominales con o sin diarrea

- rotura de membranas
- contracciones cada 10 minutos o con mayor frecuencia
- hemorragias

Hay algunas acciones que pueden ayudar a detener el trabajo de parto prematuro. Deje de hacer lo que estaba haciendo y recuéstese sobre el lado izquierdo durante una hora. Beba dos o tres vasos de agua o de jugo. Si los síntomas empeoran y no se van después de una hora, llame a su proveedor de servicios médicos o vaya al hospital. Si los síntomas desaparecen, relájese por el resto del día. Si los síntomas se detienen, pero regresan, llame a su proveedor de servicios médicos o vaya al hospital.

Causas del trabajo de parto y del parto prematuros. En la mayoría de los casos, no sabemos la causa del trabajo de parto prematuro y del parto prematuro, y puede ser difícil hallar una. Siempre se intenta determinar qué lo provoca, para que el tratamiento sea más efectivo. La mitad de las mujeres que empiezan un trabajo de parto prematuro no tienen factores de riesgo conocidos.

La siguiente lista contiene los factores de riesgo para el trabajo de parto prematuro. Su riesgo de trabajo de parto prematuro aumenta si:

- tuvo trabajo de parto prematuro o parto prematuro en un embarazo anterior
- fuma cigarrillos o usa cocaína
- está embarazada de más de un bebé
- tiene un cuello uterino o un útero anormal
- tuvo una cirugía abdominal durante este embarazo
- tuvo una infección mientras estaba embarazada, como una IVU o problemas de las encías
- tuvo una hemorragia en el segundo o en el tercer trimestre de este embarazo
- tiene peso insuficiente
- su madre o su abuela tomaron DES (dietilestilbestrol; medicamento que se dio a muchas embarazadas en las décadas de 1950, 1960 y 1970)
- tuvo poco o ningún cuidado prenatal
- está embarazada de un niño con trastornos cromosómicos

Se han identificado otros factores de riesgo, entre ellos, dar a luz a una edad mayor, estar embarazada de un bebé concebido por fecundación *in vitro*, quedar rápidamente embarazada después de un parto anterior (menos de nueve meses),

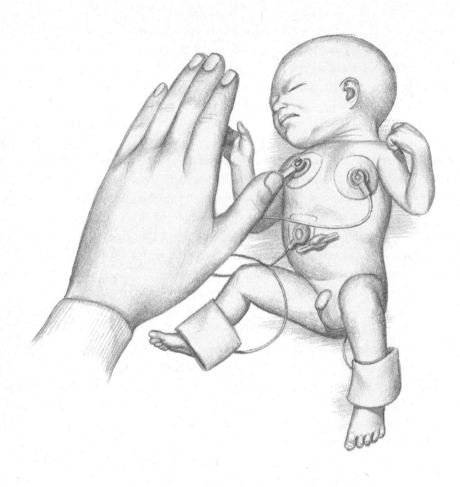

Bebé prematuro (nacido a las 29 semanas de embarazo)
con monitores fetales sujetos al cuerpo. Observe, en comparación,
el tamaño de una mano adulta.

Los estudios demuestran que puede ser peligroso para un bebé nacer incluso unas semanas antes. La tasa de mortalidad en menores de un año es tres veces más alta para bebés nacidos entre las 34 y las 36 semanas que para bebés nacidos entre las 37 y las 41 semanas. Los bebés nacidos antes de las 36 semanas son más propensos a desarrollar dificultades respiratorias, problemas de alimentación y tener dificultades para regular la temperatura corporal. Creíamos que los pulmones del bebé estaban maduros a las 34 semanas, pero ahora sabemos que no es verdad. Estos hallazgos pueden influir en los partos por cesárea electiva y en la inducción del parto.

ser negra/afroamericana o tener menos de 17 años o más de 35. Las investigaciones demuestran que, si tardó más de un año en quedar embarazada, puede tener una probabilidad ligeramente mayor de dar a luz prematuramente.

Algunos expertos creen que la mitad de los partos prematuros están relacionados con infecciones. La carencia de hierro también se ha relacionado con un mayor riesgo. ¡Algunos investigadores creen que tomar vitaminas prenatales todos los días puede ayudar a bajar su riesgo en un 50%!

El colesterol HDL bajo y los niveles altos de homocisteína en la futura madre han demostrado ser factores clave asociados con un parto prematuro. Cuando se los encontró juntos, el riesgo de parto prematuro se incrementó al doble.

Un estudio indica que hay un vínculo entre el parto prematuro y el futuro riesgo de una madre de tener una cardiopatía y un derrame cerebral. Los factores que sabemos que llevan al derrame cerebral y a la cardiopatía estaban elevados en el segundo trimestre en madres que dieron a luz prematuramente.

Pruebas que el proveedor de servicios médicos puede realizar. Una prueba, llamada *SalEst*, puede ayudar a determinar si una mujer podría empezar el trabajo de parto demasiado temprano. La prueba mide los niveles de la hormona estriol en la saliva de la mujer. Las investigaciones han demostrado que, frecuentemente, hay un aumento repentino de esta sustancia química varias semanas antes del trabajo de parto temprano. Un resultado positivo significa que una mujer tiene una probabilidad siete veces mayor de dar a luz antes de la 37.ª semana de embarazo. Otra prueba es la fibronectina fetal (fFN). Vea la 22.ª semana.

Entre las preguntas difíciles que se deben responder cuando empieza el trabajo de parto prematuro se encuentran las siguientes:

- Para el bebé, ¿es mejor estar dentro del útero o nacer?
- ¿Son correctas las fechas de embarazo?
- ¿Es realmente trabajo de parto?

Para encontrar comentarios sobre los bebés prematuros, vea el Apéndice F, que empieza en la página 616.

Cambios en usted

᧞ Reposo en cama para tratar el trabajo de parto prematuro

El tratamiento que se usa con mayor frecuencia para el trabajo de parto prematuro es el reposo. Se aconseja a la mujer que se quede en la cama y que se acueste de costado. (Cualquier lado está bien.) El término *reposo en cama* puede cubrir cualquier cosa desde reducir las actividades hasta estar confinada en la cama 24 horas por día, levantándose solamente para ir al baño y ducharse. No es anormal sentir enojo y resentimiento si se le aconseja guardar reposo en la cama.

> Aun cuando tenga síntomas de trabajo de parto prematuro, puede no dar a luz antes de tiempo.

A alrededor del 20% de las embarazadas —casi un millón— se les aconseja hacer reposo en algún momento. Sin embargo, no todos los expertos están de acuerdo con este tratamiento. Está bien que hable del reposo y de todas sus consecuencias con su proveedor de servicios médicos si se lo recomienda. Pregunte si podría ayudar hacer más pruebas, como ecografías o fibronectina fetal, o si es posible tomar medicamentos. Hable acerca de tener una segunda opinión de un perinatólogo, que trata embarazos de alto riesgo.

El reposo en cama es, frecuentemente, exitoso para detener las contracciones y el trabajo de parto prematuro. Si se le aconseja hacer reposo, puede significar que no puede ir a trabajar ni continuar con muchas actividades. Vale la pena quedarse en la cama si puede evitar el parto prematuro de su bebé.

Las razones más comunes para indicar reposo en cama son trabajo de parto prematuro, preeclampsia, contracciones, hipertensión arterial crónica, cuello uterino insuficiente y placenta previa. También puede ser necesario hacer reposo por un alto estrés debido al trabajo o su estilo de vida. Si surgen complicaciones graves, su proveedor de servicios médicos puede aconsejarle tratamiento hospitalario.

Un aspecto negativo del reposo en cama es el aumento del riesgo de coágulos sanguíneos en las piernas, llamado *trombosis venosa profunda* (para saber más sobre la trombosis venosa profunda, vea la 21.ª semana). Otros problemas incluyen debilidad muscular o atrofia, pérdida de calcio en los huesos, problemas de aumento de peso (engordar demasiado o muy poco), acidez gástrica, estreñimiento, náuseas, insomnio, depresión y tensión familiar. Comente con su proveedor de servicios médicos los ejercicios que puede hacer mientras reposa en cama, como estiramientos y pesas, para evitar la pérdida de tonicidad muscular y fuerza.

> ## Consejo para la 29.ª semana
>
> Si su proveedor de servicios médicos le aconseja hacer reposo en cama, siga sus instrucciones. Puede ser difícil para usted dejar sus actividades y sentarse ociosamente cuando tiene montones de cosas que hacer, pero recuerde, ¡es por su salud y la de su bebé!

Estar acostada mucho tiempo puede llevarla a estar fuera de forma. Retome tranquilamente el ritmo de las actividades después de que haya nacido el bebé. Puede llevarle algún tiempo regresar a su nivel normal de actividad. No se apure en realizar actividades hasta que se sienta bien para hacerlas.

Alivio para el aburrimiento por reposo en cama. El reposo en cama puede significar cualquier cosa desde estar en la cama parte del día hasta estar acostada las 24 horas del día, todos los días. Puede ser muy aburrido tener que quedarse en la cama. A continuación hay algunas sugerencias para ayudar a combatir el aburrimiento por el reposo en cama.

- Pase el día en una habitación diferente de su dormitorio. Use el sofá de la sala o de la sala de estar.
- Establezca una rutina diaria. Cuando se levante, cámbiese. Dúchese o báñese todos los días. Péinese y píntese los labios. Váyase a dormir a la hora en que lo hace normalmente.
- No duerma siesta durante el día, puede hacer que tenga insomnio durante la noche.
- Use una cubierta de gomaespuma para el colchón y almohadas adicionales para estar cómoda.
- Tenga a mano el teléfono.
- Tenga cerca material de lectura, el control remoto del televisor, una radio y otros elementos esenciales.

- Puede ser una gran ayuda una computadora portátil con acceso a Internet. Puede entretenerla y mantenerla conectada con el trabajo.
- Use el tiempo para aprender otro idioma; existen muchos programas de idiomas para la computadora.
- Tenga a mano alimentos y bebidas. Use una hielera para mantener fríos los alimentos y las bebidas. Use un recipiente térmico para una sopa caliente o un té de hierbas.
- Empiece un diario. Nuestro libro, *Your Pregnancy Journal Week by Week* (Diario de su embarazo semana a semana), es fácil de usar y le permite anotar sus pensamientos y sus sentimientos para que los comparta con su pareja ahora y con su hijo más adelante.
- Haga algunas manualidades que no sean complicadas, como punto de cruz, tejer con dos agujas, hacer crochet, dibujar o coser a mano. ¡Haga algo para el bebé!
- Use el tiempo para planificar la llegada del bebé.
- Dedique tiempo a planificar la habitación del bebé (otra persona tendrá que llevarlo a cabo), a decidir lo que necesitará para el ajuar y a hacer una lista de todos los elementos necesarios que le harán falta después de que el bebé llegue a su casa.
- ¡Clasifique! Use el tiempo para clasificar recetas, poner fotos en álbumes, completar sus cupones o hacer un álbum de recortes de información para después de la llegada del bebé.
- Llame a una organización caritativa o política local que prefiera y ofrézcase para hacer llamadas telefónicas, llenar sobres o escribir cartas.
- Si tiene otros hijos, probablemente sea una necesidad para usted una guardería.
- Para obtener apoyo, póngase en contacto con otras mujeres que hayan estado en reposo en cama. Hay un grupo nacional de apoyo, que ayuda a las mujeres con embarazos de alto riesgo. Pueden brindarle información y ponerla en contacto con otras mujeres que han tenido la misma experiencia. Póngase en contacto con *Sidelines,* llamando al 888-447-4754.

Cómo afecta al desarrollo del bebé lo que usted hace

La mayor parte de la explicación de esta semana se ha dedicado al bebé prematuro y al tratamiento del trabajo de parto prematuro. Si tiene un diagnóstico de trabajo de parto prematuro y su proveedor de servicios médicos le indica reposo en cama y medicamentos para detenerlo, ¡siga su consejo!

Si está preocupada por las instrucciones de su proveedor de servicios médicos, háblelo. Si le dicen que no trabaje o le aconsejan que reduzca las actividades y usted ignora el consejo, está arriesgando su bienestar y el del bebé por nacer. No vale la pena arriesgarse. Si tiene trabajo de parto prematuro, no tenga miedo de pedir otra opinión o la opinión de un perinatólogo.

Su alimentación

Los alimentos ricos en potasio, como las uvas pasas y las bananas, pueden ayudar a reducir el riesgo de trabajo de parto prematuro. El potasio ayuda al cuerpo a eliminar más rápido el sodio.

Esperamos que haya estado escuchando a su cuerpo durante el embarazo. Cuando sienta hambre o sed, coma o beba algo. Comer comidas más pequeñas y más frecuentes brinda una provisión constante de nutrientes para el bebé en desarrollo.

Consejo para el papá

Después del nacimiento del bebé, tal vez quiera estar un tiempo sin trabajar para ayudar en la casa y ser parte del desarrollo temprano del bebé. La Ley de Licencias por Razones Familiares y Médicas se aprobó para ayudar a las personas a tomarse una licencia para cuidar de los miembros de la familia. Pregunte ahora a su empleador o supervisor si usted tiene esto derecho. Si la respuesta es sí y planea pedir una licencia, empiece cuanto antes a hacer los arreglos.

Tenga a mano refrigerios nutritivos. Las frutas deshidratadas y los frutos secos son buenas opciones cuando está en movimiento. Sepa a qué hora del día o de la noche la ataca el hambre. Esté preparada.

Usted puede ser diferente, si lo quiere. Coma espaguetis en el desayuno y cereales en el almuerzo, si eso es lo que le gusta. No se fuerce a comer algo que le repugna o que le cae mal. Siempre hay una alternativa. En la medida en que coma alimentos nutritivos y preste atención a los tipos de alimentos que come, se ayuda a usted misma y ayuda al bebé en desarrollo.

Lo que también debería saber

✑ *Medicamentos para ayudar a detener el trabajo de parto prematuro*

Para suprimir el trabajo de parto, se pueden usar agentes beta-adrenérgicos, llamados también *agentes tocolíticos*. Relajan los músculos y pueden ayudar a disminuir las contracciones. (El útero es, principalmente, un músculo.)

En este momento, la FDA aprueba solo la ritodrina (Yutopar) para tratar el trabajo de parto prematuro. Se da de tres maneras diferentes: intravenosa, inyección intramuscular y píldora. Por lo general, se da intravenosa y puede requerir una estadía en el hospital.

Cuando las contracciones prematuras se detienen, le pueden dar un medicamento oral, que usted toma cada dos a cuatro horas. La ritodrina está aprobada para usarla en embarazos de más de 20 semanas y menos de 36 semanas de gestación. En algunos casos, el medicamento se usa sin dar primero una i.v. Esto se hace con mayor frecuencia en las mujeres que tienen antecedentes de trabajo de parto prematuro o para una mujer con embarazos múltiples.

Para detener el trabajo de parto prematuro también se puede usar la terbutalina. Aunque ha demostrado ser efectiva, la FDA no la ha aprobado para este uso.

Para tratar la preeclampsia, se usa sulfato de magnesio; puede también ayudar a detener el trabajo de parto prematuro. Un beneficio adicional de administrar sulfato de magnesio durante el embarazo se llama *neuroprotección*. Algunos estudios demuestran una disminución del riesgo de parálisis cerebral y disfunción motriz severa en un bebé cuando se usa. Sin embargo, no todos los expertos están de acuerdo en usar sulfato de magnesio para la neuroprotección.

El sulfato de magnesio se da, generalmente, de manera endovenosa y requiere hospitalización. Sin embargo, en ocasiones se lo da de manera oral, sin hospitalización. Si toma sulfato de magnesio, la deben controlar frecuentemente.

Algunas mujeres no deberían recibir sulfato de magnesio. Son las que padecen miastenia grave, las que tienen compromiso miocárdico o anomalías de la conducción cardíaca, y las mujeres con función renal deteriorada.

En intentos tempranos por detener el trabajo de parto, se pueden usar sedantes o narcóticos. Una mujer podría recibir una inyección de morfina o de meperidina (Demerol). Esta no es una solución a largo plazo, pero puede ser efectiva para detener inicialmente el trabajo de parto.

Virus de Epstein-Barr (VEB)

El virus de Epstein-Barr (VEB) forma parte de la familia de los herpes virus; es uno de los virus humanos más comunes. La mayoría de las personas se infectan con VEB en algún momento durante su vida. En Estados Unidos, se han infectado el 95% de los adultos entre 35 y 40 años. No conocemos ninguna relación entre una infección activa por VEB y problemas durante el embarazo. Los estudios del VEB durante el embarazo muestran que el virus no es una gran amenaza para el bebé.

A una embarazada se le puede dar progesterona (17 α-hidroxiprogesterona) si su bebé anterior nació prematuramente. Algunos estudios indican que pueden también beneficiarse con este tratamiento las mujeres que tienen cuello uterino corto.

Se están probando otras preparaciones, como cremas vaginales o medicamentos orales. El aporte complementario de ácido fólico durante, por lo menos, un año antes del embarazo ha demostrado disminuir la aparición de partos prematuros tempranos.

Si usted tiene trabajo de parto prematuro, tal vez necesite ver frecuentemente a su proveedor de servicios médicos. Probablemente la controle con ecografías o cardiotocografías en reposo.

Ejercicio para la 29.ª semana

Arrodillada en el suelo, siéntese ligeramente sobre los talones con los pies doblados bajo usted y los dedos sobre el piso. Siéntese derecha. Presione los dedos contra el piso. Mantenga. Hágalo cinco o seis veces, o con la frecuencia que quiera. *Afloja las pantorrillas y los músculos de los pies; puede ayudar a evitar los calambres en las pantorrillas.*

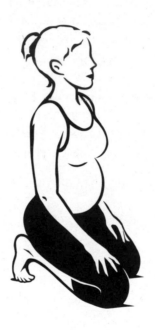

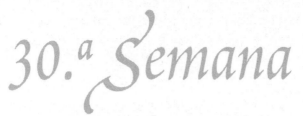

30.ª Semana

Edad del feto: 28 semanas

¿Qué tamaño tiene el bebé?

En este momento, su bebé pesa unas 3 libras (1.3 kg). Su longitud craneocaudal mide algo más de 10¾ pulgadas (27 cm) y la longitud total es de 15¾ pulgadas (40 cm).

¿Qué tamaño tiene usted?

¡Debe ser difícil creer que todavía tiene 10 semanas por delante! Quizás sienta que ya no le queda espacio. Midiendo desde su ombligo, su útero mide aproximadamente 4 pulgadas (10 cm) por encima de él. Desde la sínfisis púbica a la parte superior del útero, mide unas 12 pulgadas (30 cm).

Usted debe estar aumentando alrededor de 1 libra por semana. Aproximadamente la mitad de este peso se concentra en el crecimiento del útero, el bebé, la placenta y el volumen del líquido amniótico. El crecimiento se encuentra principalmente en su abdomen y su pelvis. Es posible que sienta cada vez más molestias en la pelvis y el abdomen a medida que el embarazo avanza.

Cómo crece y se desarrolla el bebé

La ilustración de la página 427 muestra un feto y su cordón umbilical. ¿Ve el nudo que tiene el cordón? Quizás se pregunte cómo puede formarse un nudo como este. No creemos que el cordón mismo forme el nudo.

Por lo general, un bebé es bastante activo durante el embarazo. Creemos que estos nudos ocurren cuando el bebé se mueve al comienzo del embarazo. Se forma una vuelta en el cordón umbilical, el bebé pasa por ella y el resultado es el nudo. Lo que usted haga no provoca ni impide este tipo de complicaciones. Un nudo en el cordón umbilical no es algo frecuente.

Cambios en usted

ᠵ *Síndrome del colon irritable (SCI)*

El síndrome del colon irritable (SCI) es un trastorno del intestino grueso (colon) que causa dolor abdominal y defecación anormal. El SCI *no* es lo mismo que la enfermedad inflamatoria intestinal (EII). No daña permanentemente los intestinos ni conduce a problemas más serios. No conocemos las causas del SCI. Puede ser una afección que permanece de por vida, pero con tratamiento los síntomas frecuentemente mejoran o se moderan.

Entre los estadounidenses adultos, 1 de cada 5 puede tener síntomas del SCI. Puede surgir a cualquier edad, pero a menudo comienza en la adolescencia o al inicio de la adultez; es más común en las mujeres. El SCI que se produce después de una infección intestinal se llama *SCI posinfeccioso.*

Los síntomas pueden ser desde leves hasta graves y pueden incluir dolor abdominal, hinchazón abdominal por gases, cólicos, estreñimiento, diarrea, gases, depresión y pérdida del apetito. El estrés emocional puede empeorar los síntomas. Las anomalías del sistema nervioso o del colon pueden ocasionar un malestar mayor del normal cuando el abdomen se extiende por los gases. Los desencadenantes del SCI pueden ser desde gases o presión en los intestinos hasta ciertos alimentos, medicamentos y estrés.

El SCI y el embarazo. Los síntomas del SCI pueden empeorar durante el embarazo y causar malestar. Con frecuencia el problema se atenúa durante el primer trimestre y reaparece en el segundo trimestre. En el tercer trimestre, los síntomas a menudo se incrementan.

Aunque este libro está pensado para explicarle paso a paso su embarazo examinando una semana a la vez, quizás usted busque información específica. Debido a que el libro no puede incluir *todo* lo que usted necesita *antes* de que sepa que está buscándolo, verifique que ese tema determinado esté en el índice, que empieza en la página 637. Tal vez no tratemos el tema hasta una semana posterior.

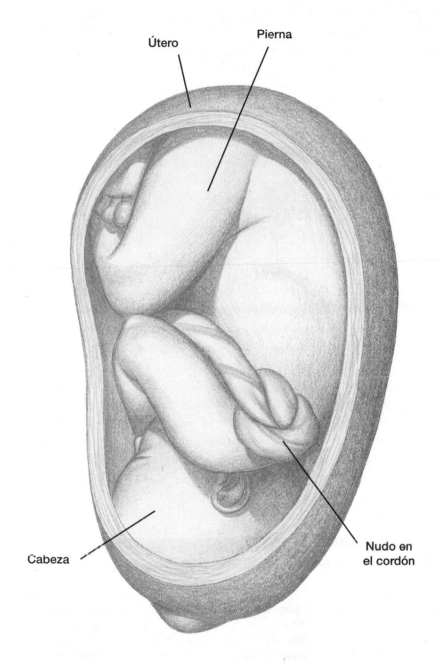

Útero

Pierna

Nudo en
el cordón

Cabeza

Este feto tiene un nudo en su cordón umbilical.

Su sistema digestivo puede volverse más lento y causar estreñimiento. También una dieta inadecuada y la falta de actividad física pueden tener incidencia en el estreñimiento. Beba mucha agua. Consuma una dieta con alto contenido de fibras. Haga ejercicios moderados y seguros, si tiene el consentimiento de su proveedor de servicios médicos. El descanso y el sueño adecuados pueden ayudar. Los aportes complementarios de fibras solubles pueden reducir el estreñimiento y la diarrea.

Si el SCI se agrava, pueden recetarle medicamentos. No existe cura para este problema, el objetivo del tratamiento es atenuar los síntomas. Si usted tiene SCI, trabaje con su proveedor de servicios médicos.

Cómo afecta al desarrollo del bebé lo que usted hace

✄ Baños durante el embarazo

Muchas mujeres se preguntan si hay inconvenientes en tomar un baño de tina durante el embarazo. La mayoría de los proveedores de servicios médicos creen que no hay peligro en bañarse en la tina a lo largo de todo el embarazo. Posiblemente le adviertan que sea cuidadosa al entrar en la tina o al salir de ella. Asegúrese de que el agua no esté demasiado caliente. Si le parece que se le ha roto la bolsa de las aguas, no se bañe.

Las mujeres quieren saber cómo se darán cuenta si se les rompe la bolsa de las aguas mientras están en la tina o en la ducha. Generalmente, cuando se rompe la bolsa de las aguas, hay un chorro de agua seguido de una pérdida lenta. Si tiene rotura de aguas mientras está bañándose, tal vez no note el chorro inicial, pero seguramente notará la pérdida de líquido, que puede durar un buen rato.

✄ Elegir dónde dar a luz

Probablemente ya sea hora de empezar a pensar dónde quiere dar a luz. En algunas situaciones, quizás no tenga opción. O es posible que en su área tenga varias opciones.

> Cuando un bebé oye música, el líquido y el tejido afectan mucho el sonido.

Cualquiera sea el lugar que elija, las consideraciones más importantes son la salud del bebé y el bienestar de ustedes dos. Cuando deba decidir dónde tener a su bebé, asegúrese de que le respondan las siguientes preguntas, si puede.

- ¿Qué instalaciones y qué personal hay disponibles?
- ¿Qué disponibilidad hay de anestesia? ¿Hay anestesista las 24 horas?
- ¿Cuánto tiempo se tarda en responder si hubiera necesidad de un parto por cesárea y cuánto se tarda en realizarlo? (Deben ser 30 minutos o menos.)
- ¿Hay un pediatra disponible las 24 horas en caso de una emergencia o de problemas?
- ¿Hay personal de enfermería a toda hora?
- En el supuesto de que surja una emergencia o de que un bebé prematuro necesite que lo transporten a una enfermería de alto riesgo, ¿cómo se hace? ¿En ambulancia? ¿En helicóptero? Si este hospital no tiene enfermería de alto riesgo, ¿a qué distancia está la más cercana?

Todas estas parecerían ser muchas preguntas, pero sus respuestas pueden traerle tranquilidad. Cuando se trata de su bebé y su salud, es bueno saber que pueden tomarse medidas de emergencia de manera eficiente y oportuna cuando sea necesario.

Hay diversos tipos de configuraciones en los hospitales para el trabajo de parto y el nacimiento. La sala *LDRP (por su sigla en inglés: trabajo de paro, parto, recuperación y puerperio),* es donde a usted la admiten cuando empieza el trabajo de parto y ahí es donde hace el trabajo de parto, da a luz, se recupera y permanece el tiempo que deba quedarse internada.

El concepto de LDRP evolucionó porque muchas mujeres no quieren que las estén trasladando del área de trabajo de parto al área de parto y luego a otro lugar del hospital para recuperarse después del parto. Normalmente, la enfermería está cerca del área de trabajo de parto y parto y del área de recuperación. Esto le permite ver a su bebé cuantas veces quiera y tenerlo en su habitación por períodos más largos.

Otra opción es la *sala de parto;* generalmente se refiere a que usted da a luz a su bebé en la misma habitación donde hace el trabajo de parto. Aunque usted use una sala de parto, es posible que tenga que trasladarse a otra área del hospital para su recuperación y el resto de su estadía.

En muchos lugares, hay *suites de trabajo de parto y parto;* usted hace el trabajo de parto en una habitación y luego la trasladan a una sala de partos en el momento del nacimiento. A continuación, puede ir a un piso de puerperio, que es un área del hospital donde permanecerá el resto de su estadía.

La mayoría de los hospitales le permiten tener a su bebé en su habitación todo el tiempo que quiera. Esto se llama *alojamiento conjunto* o *cohabitación*. Algunos hospitales tienen en su habitación también un catre, un sofá o una silla que se hace cama para que su pareja pueda quedarse con ustedes después del parto. Verifique la disponibilidad de las diversas instalaciones de los hospitales de su zona.

Su alimentación

Algunas mujeres preguntan si es seguro tomar té de hierbas durante el embarazo. Algunos tés de hierbas probablemente son inocuos, como el de manzanilla, diente de león, raíz de jengibre, melisa, menta y hojas de ortiga.

Es posible que haya oído advertencias respecto de tomar té de menta durante el embarazo. Muchos expertos coinciden en que no hay problema si toma una o dos tazas de 6 a 8 onzas por día para ayudar a calmar las náuseas del embarazo o el malestar estomacal. Sin embargo, el té de menta puede empeorar la acidez gástrica y la ERGE. Busque productos que contengan 100% hojas de menta pura.

Consejo para la 30.ª semana

La buena postura puede ayudar a aliviar el estrés lumbar y a eliminar ciertos malestares de la espalda. Mantener una buena postura puede requerir un poco de esfuerzo, pero vale la pena si alivia el dolor.

Muchos "tés para el embarazo" contienen hojas de frambuesa. Los estudios muestran que se puede tomar té hecho de hojas de frambuesa sin problemas durante el embarazo; puede ayudar a acortar un poco el trabajo de parto. No obstante, muchos expertos aconsejan esperar hasta después del tercer trimestre para beberlo, porque puede provocar contracciones uterinas.

No se exceda con los tés de hierbas, aun con aquellos considerados seguros durante el embarazo. La cantidad máxima para consumir *cualquier* té es aproximadamente de 12 a 16 onzas diarias *en total*. Si tiene preguntas, consulte a su proveedor de servicios médicos.

Evite ciertos tés de hierbas mientras esté embarazada. Los estudios indican que hay que evitar los de caulófilo, cimicifusa negra, alfalfa, lengua de vaca, poleo americano, milenrama, sello de oro, matricaria, zaragatona, artemisa, consuelda, tusilago, enebro, ruda, tanaceto, corteza de algodonero indio, grandes cantidades de salvia,

Beneficios de beber ciertos tés de hierbas

manzanilla	ayuda a la digestión
diente de león	ayuda con la hinchazón y puede calmar el malestar estomacal
raíz de jengibre	ayuda con las náuseas y la congestión nasal
hojas de ortiga	rico en hierro, calcio y otros minerales y vitaminas
menta	alivia los dolores por gases y calma el estómago

sena, cáscara sagrada, arraclán, helecho, olmo americano y trébol de invierno. Tenemos poca información acerca del té de diente de león, el de ortiga o el de escaramujo. Es mejor evitar su ingesta durante el embarazo.

✃ Advertencia sobre el té verde

Evite el té verde durante el embarazo. Los estudios muestran que las mujeres que consumen apenas una o dos tazas de té verde al día dentro de los 3 meses de la concepción y durante el primer trimestre *duplican* el riesgo de tener un bebé con anomalías del tubo neural. El antioxidante del té verde interfiere con el procesamiento del ácido fólico por parte del organismo. El ácido fólico en las cantidades apropiadas durante las primeras semanas del embarazo ha colaborado con la reducción de la tasa de anomalías del tubo neural.

> Cuando se sienta bien, cocine por anticipado y congele algunas comidas. Las tendrá listas cuando se encuentre demasiado cansada para cocinar.

El té verde puede interferir también con los análisis de sangre; puede alterar la glucemia y echar a perder una prueba de diabetes. Además, puede interferir con la coagulación sanguínea. De modo que espere hasta después del embarazo para tomar su té verde.

Lo que también debería saber

✃ EDRM

El estafilococo dorado resistente a la meticilina (EDRM) es una bacteria que causa infecciones difíciles de tratar, porque los antibióticos frecuentemente no la destruyen. La bacteria (estafilococo dorado, llamada también *estaf*) es resistente, o desarrolla resistencia, a muchos antibióticos. La bacteria se ha adaptado o ha cambiado de modo que los antibióticos que antes eran efectivos ya no surten efecto. La bacteria estaf ha probado haber desarrollado muy buena resistencia a los antibióticos.

La meticilina es un antibiótico fuerte que antes era útil en el tratamiento de la estaf, pero que hoy día ya no sirve tanto. Además de la meticilina, otros antibióticos ineficaces contra el EDRM son la dicloxacilina, la nafcilina y la oxacilina. Al EDRM o estafilococo dorado se le ha dado en el medio el sobrenombre de "superbacteria".

Algunos expertos creen que la estaf se ha hecho resistente por el uso excesivo de antibióticos. Tratar cada acceso de tos, resfrío o dolor de oídos con antibióticos da a la bacteria estaf una oportunidad de desarrollar resistencia. Los antibióticos que sí resultan efectivos contra el EDRM son vancomicina, doxiciclina y TMP-SMX (trimetoprima-sulfametoxazol).

El EDRM es una infección grave y puede ser mortal. Se transmite de una persona a otra, generalmente por falta de higiene. Puede empezar como una inflamación de la piel con forúnculos o granos. La zona puede enrojecerse y estar caliente al tacto. El EDRM puede extenderse por el torrente sanguíneo. Cuando esto sucede, puede causar septicemia o choque séptico. Se estima que en 2005 hubo en Estados Unidos cerca de 100,000 infecciones graves relacionadas con el EDRM y murieron aproximadamente 19,000 personas.

Un lugar muy común donde se sitúa el EDRM es la nariz o los orificios nasales. Otros sitios posibles son las heridas abiertas, los catéteres i.v. y las vías urinarias. Muchos hospitales y centros quirúrgicos realizan rutinariamente un cultivo nasal para detectar el EDRM cuando se admite un paciente.

Para prevenir la infección con el EDRM, lávese las manos con jabón común, espumas o desinfectantes de manos de base alcohólica. No comparta toallas, jabones u otros artículos personales. Si tiene cortes o raspaduras, manténgalos limpios, secos y cubiertos. Si tiene granos o forúnculos, no los reviente. Mantenga la zona bien cubierta y llame inmediatamente a su proveedor de servicios médicos.

Hay antibióticos que son inocuos durante el embarazo. La evidencia no indica que el EDRM durante el embarazo cause aumento del riesgo de aborto o de defectos congénitos. Es muy poco probable que usted le transmita el EDRM al bebé durante el parto. Además, no hay peligro en amamantar si tiene el EDRM.

Las embarazadas pueden correr mayores riesgos por el EDRM debido al descenso de la inmunidad. Si usted o su pareja trabajan en un hospital o centro de asistencia médica, una cárcel o cualquier lugar donde tengan mucho contacto con las personas, podrían estar en riesgo. Comente todas sus inquietudes con su proveedor de servicios médicos. Él puede aconsejarla acerca de su situación particular.

Cuándo llamar a su proveedor de servicios médicos. Llame a su proveedor de servicios médicos si cree que ha estado expuesta al EDRM. Cuídese de los cortes y las raspaduras. Sepa cómo es una infección por el EDRM: generalmente empieza como una infección cutánea que desarrolla pequeñas protuberancias rojas como granos. Esto puede estar acompañado de fiebre o sarpullido.

Su proveedor de servicios médicos puede abrir y limpiar la zona infectada. Se pueden hacer cultivos o pruebas rápidas de la piel. Se está desarrollando una vacuna contra el EDRM.

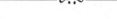

Remedio de la abuela

Si quiere evitar el consumo de medicamentos, pruebe un remedio popular. Coma 1 cucharadita de miel antes de ir a la cama como ayuda para dormir. La miel contribuye a estabilizar la glucemia mientras que aumenta los niveles de melatonina y disminuye las hormonas del estrés.

ᔧ *Infección por estreptococos del grupo B (EGB)*

Los estreptococos del grupo B (EGB) son un tipo de bacterias que se encuentran en hasta un 40% de las mujeres embarazadas. Una infección por EGB rara vez causa problemas en los adultos, pero en los recién nacidos puede provocar infecciones que ponen en riesgo su vida. Los EGB transmitidos a un recién nacido durante el nacimiento pueden provocarle infección en la sangre, meningitis o neumonía.

En las mujeres, los EGB se encuentran más frecuentemente en la vagina o el recto. Es posible que tenga los EGB en su sistema y no esté enferma ni tenga síntomas. Se recomienda a todas las mujeres que se hagan pruebas de detección de EGB entre la 35.ª y la 37.ª semana del embarazo. Si las pruebas indican que usted tiene las bacterias, pero no los síntomas, usted está *colonizada*. Si está colonizada, puede transmitirle los EGB a su bebé.

La batalla para erradicar los EGB es una de las historias de la medicina verdaderamente exitosas. Antes de la década de 1990, contraían la infección 7500 recién nacidos cada año; de esos bebés, el 30% moría. Hoy, solamente se informan 1600 casos por año. Gran parte del éxito ha sido el resultado de que los proveedores de servicios médicos han seguido las pautas de los Centros para el Control y Prevención de Enfermedades (CCE), que incluyen las siguientes:

- un cultivo prenatal al final del embarazo (de la 35.ª a la 37.ª semana) para detectar colonización de EGB vaginal y rectal.
- un cultivo anterior (antes de la 35.ª semana) basado en factores de riesgo clínicos
- antibióticos recetados a todas las portadoras; penicilina G es el antibiótico de opción seguido de ampicilina
- antibióticos recetados a cualquier mujer que anteriormente haya tenido un bebé con infección por EGB comprobada

Si usted es alérgica a la ampicilina o a la penicilina, generalmente le darán clindamicina. En este caso, se pueden hacer pruebas para ver si la clindamicina mata los EGB. Si estas pruebas no están disponibles, puede recibir vancomicina. En algunos casos, pueden darle cefazolina.

Los CCE, el Colegio Estadounidense de Obstetras y Ginecólogos (CEOG) y la Academia Estadounidense de Pediatría (AEP) han elaborado recomendaciones dirigidas a prevenir esta infección en los recién nacidos. Recomiendan que todas las mujeres con factores de riesgo reciban tratamiento para los EGB. Los factores de riesgo incluyen haber tenido ya un bebé con infección por EGB, trabajo de parto prematuro, rotura de membranas por más de 18 horas o una temperatura de 100.4 °F (38 °C) inmediatamente antes del nacimiento o durante el nacimiento. Además, si usted ha tenido una infección de la vejiga con presencia de estreptococos B en la muestra de orina durante el embarazo, debe recibir antibióticos en el parto.

ᘒ Decisiones para el cuidado de los niños

Posiblemente, a usted le parezca que no es necesario decidir nada acerca del cuidado de los niños por un tiempo. Sin embargo, es hora de empezar a pensar en ello si planea volver a trabajar después del nacimiento del bebé.

Durante el tercer trimestre, quizás descubra su instinto de preparación del nido, el impulso irresistible por limpiar y organizarse. Los expertos creen que la causa puede ser un aumento de oxitocina.

¡Para un cuidado de calidad, hay mucha demanda y poca oferta! Los expertos recomiendan empezar a buscar quién se encargará del cuidado del niño *por lo menos 6 meses* antes de necesitarlo. ¡Para algunas mujeres, puede ser al final del segundo trimestre!

Consejo para el papá

Ahora es el momento de ir pensando en cambiar su agenda laboral, de manera que pueda estar cerca de su casa durante la última parte del embarazo y después de que el bebé nazca. Si usted viaja mucho, quizás tenga que alterar su calendario. Los bebés vienen con su calendario propio. Si quiere estar presente en el parto, ¡planéelo con anticipación!

Lea la información del Apéndice E, página 612, si va a necesitar alguien que cuide de su bebé. Empezar pronto es mejor que hacerlo demasiado tarde y no poder encontrar un buen ámbito de cuidado para su bebé.

✑ Encefalopatía espongiforme bovina

Todos hemos oído acerca de la encefalopatía espongiforme bovina o "enfermedad de las vacas locas". El tipo que afecta a los humanos es una variante de la enfermedad de Creutzfeldt-Jacob, llamada *ECJv*. Es extremadamente difícil contraer la ECJv; en Estados Unidos han ocurrido solamente unos pocos casos. Puede llevar muchos años (incluso décadas) para que la enfermedad progrese en un humano.

Puede comer carne vacuna con total tranquilidad en Estados Unidos. Nuestra carne se analiza exhaustivamente, así que no hay motivo para preocuparse. Si viaja al exterior, evite comer carne vacuna en los países que estén en situación de riesgo.

Información que puede asustarla

Con el propósito de brindarle la mayor cantidad de información posible sobre el embarazo, incluimos en todo el libro comentarios de casos graves, algunos de los cuales pueden resultar "atemorizantes". La información no se ofrece para asustar; está ahí para proporcionar datos acerca de situaciones médicas particulares que pueden producirse durante el embarazo.

Si una mujer experimenta un problema grave, seguramente ella y su pareja querrán saber lo más posible acerca de eso. Si una mujer tiene una amiga o conoce a alguien que tiene problemas durante el embarazo, la lectura sobre ellos podría aliviar sus temores. Esperamos asimismo que nuestras explicaciones puedan ayudarla a iniciar un diálogo con su médico, si es que tiene preguntas.

Casi todos los embarazos transcurren sin incidentes y no surgen situaciones graves. No obstante, tenga en cuenta que hemos tratado de cubrir la mayor cantidad de aspectos sobre el embarazo que nos ha sido posible, de modo que usted tenga a mano toda la información que pueda necesitar y desear. El conocimiento es poder, por lo tanto, tener diversos hechos a su disposición puede ayudarla a sentir que tiene más control de su embarazo. Esperamos que la lectura de esta información le sirva para despreocuparse y disfrutar de la experiencia de su embarazo.

Si le parece que los comentarios de casos graves la asustan, ¡no los lea! O si la información no se aplica a su embarazo, simplemente pásela por alto. Pero tenga presente que la información está ahí, por si desea saber más acerca de una situación particular.

Ejercicio para la 30.ª semana

Siéntese erguida en una silla que tenga respaldo recto. Sostenga una toalla por encima de su cabeza, con las manos separadas por el ancho de sus hombros. Lentamente gire desde la cintura hacia la izquierda hasta donde le resulte cómodo. Regrese al centro, luego gire hacia la derecha. Hágalo 8 veces. *Elonga la columna vertebral, y fortalece los hombros y los músculos dorsales.*

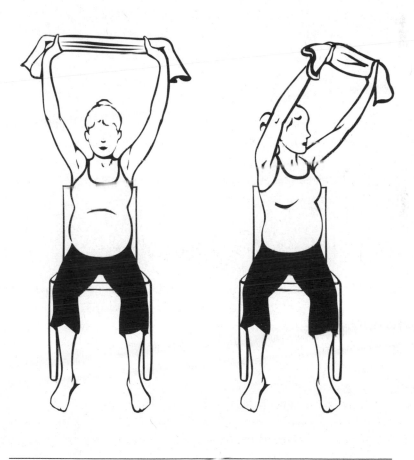

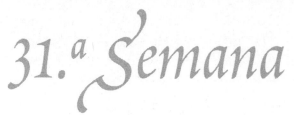

31.ª Semana

Edad del feto: 29 semanas

¿Qué tamaño tiene el bebé?

Su bebé pesa unas 3½ libras (1.5 kg), y la longitud craneocaudal es de 11¾ pulgadas (28 cm). Su longitud total es de casi 16 pulgadas (41 cm).

¿Qué tamaño tiene usted?

Ahora hay un poco más de 12 pulgadas (31 cm) desde la sínfisis púbica hasta la parte superior del útero. Desde el ombligo, son casi 4½ pulgadas (11 cm). Su aumento total de peso durante el embarazo debería ser de entre 21 y 27 libras (9.45 y 12.15 kg). Como puede ver en la ilustración de la página 440, el útero ahora llena gran parte del abdomen.

Cómo crece y se desarrolla el bebé

La restricción del crecimiento intrauterino (RCIU) indica que un feto es pequeño para su edad gestacional. El peso está por debajo del percentil 10 (en el 10% inferior) para la edad gestacional del bebé. Esto significa que nueve de cada 10 bebés de crecimiento normal son más grandes.

Cuando las fechas son correctas, el embarazo está tan adelantado como se espera y el peso está por debajo del percentil 10, hay que preocuparse. Los niños con restricción de crecimiento pueden tener problemas.

Su proveedor de servicios médicos la mide en cada consulta para ver cómo están creciendo su útero y el bebé. Generalmente, se encuentra un problema al medir el útero durante un período de tiempo y descubrir poco o ningún cambio. Si a las 27 semanas de gestación usted mide 10¾ pulgadas (27 cm) y a las 31 semanas solo mide 11 pulgadas (28 cm), surgiría la preocupación de que haya RCIU y se pueden ordenar pruebas.

¿Qué provoca la RCIU? Muchas enfermedades pueden aumentar el riesgo de la RCIU. Sabemos que una mujer que dé a luz a un bebé con restricción de crecimiento tiene más probabilidades de volverlo a hacer.

Puede ser un factor cualquier cosa que haga que un bebé reciba menos nutrición. Lo que se elija como estilo de vida puede provocar RCIU, como fumar. Cuantos más cigarrillos se fumen, más pequeño será el bebé. Pueden también restringir el crecimiento el uso de alcohol y de drogas.

Una mujer que no aumenta de peso lo suficiente puede tener un bebé con restricción de crecimiento. Cuando come menos de 1500 calorías por día durante un tiempo largo, puede aparecer la RCIU. Por lo tanto, coma una alimentación saludable durante el embarazo. No restrinja el aumento de peso normal.

Pueden tener efectos en el crecimiento del bebé la preeclampsia y la hipertensión arterial. Pueden restringir el crecimiento algunas infecciones en la madre, y también puede ser una causa la anemia.

Las mujeres que viven a grandes alturas tienen mayor probabilidad de tener bebés que pesan menos. Estar embarazada de más de un bebé puede causar también bebés más pequeños que lo normal.

Entre otras razones para un bebé pequeño, sin relación con la RCIU, aparece el hecho de que una mujer pequeña podría tener a un bebé pequeño. Además, un embarazo prolongado puede conducir a un bebé más pequeño. Puede ser más pequeño un bebé con defectos congénitos.

La detección de la RCIU es una razón importante para ir a todas las citas prenatales. Tal vez no le guste que la midan y la pesen en cada cita, pero eso ayuda a su proveedor de servicios médicos a ver si su embarazo y el bebé están creciendo.

La RCIU se puede diagnosticar o confirmar mediante una ecografía. La ecografía se puede usar para asegurar que el bebé está sano y que no existen malformaciones que deban tratarse en el momento del nacimiento.

Cuando se diagnostica RCIU, evite hacer cualquier cosa que pudiera empeorarla. Un tratamiento es hacer reposo en cama. Descansar de costado permite que el bebé reciba mejor flujo sanguíneo, y un mejor flujo sanguíneo es la mejor

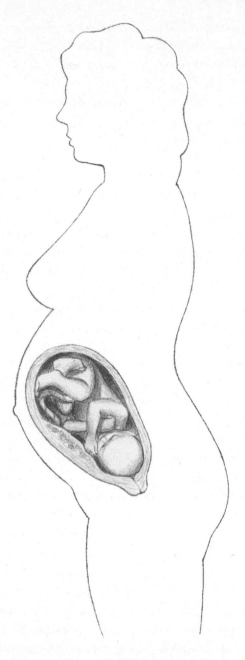

Tamaño comparativo del útero a las 31 semanas de embarazo
(edad fetal: 29 semanas). El útero se puede sentir a unas 4½
pulgadas (11 cm) por encima del ombligo.

oportunidad que tiene de mejorar el crecimiento. (Para saber más sobre el reposo en cama, vea la 29.ª semana.) Si una enfermedad materna provoca la RCIU, es necesario que la traten para mejorar su salud.

Un bebé que tiene RCIU corre el riesgo de morir antes del parto. Puede ser necesario hacer nacer al bebé antes de tiempo. Los bebés que tienen RCIU tal vez no toleren bien el trabajo de parto; puede ser necesario hacer un

Consejo para el papá

Es el momento de empezar a preparar el equipo para el bebé, como cuna, asiento de auto y artículos para el ajuar. Necesitará hacer algunas de estas compras antes del nacimiento del bebé. La mayoría de los hospitales o maternidades no los dejarán llevarse al bebé a su casa sin un asiento de auto aprobado.

parto por cesárea. El bebé puede estar mejor fuera del útero que dentro de él.

Cambios en usted

ᔥ *Demasiada saliva*

Algunas mujeres experimentan un aumento en la cantidad de saliva durante el embarazo. Las responsables son las hormonas. Demasiada saliva se denomina *hipersalivación*; ocurre cuando aumentan los niveles de estrógeno. Frecuentemente, es un rasgo de familia. Las náuseas del embarazo pueden también intervenir en el problema.

Frecuentemente, cuando usted se siente nauseosa, no traga tanto como lo hace normalmente, lo que produce una acumulación de saliva. La buena nueva es que la saliva disminuye la cantidad de ácido que genera caries, producido por bacterias.

Para tratar esta afección, beba mucho líquido para aumentar la deglución. También puede ofrecer alivio chupar caramelos duros.

ᔥ *Inflamación en las piernas y en los pies durante el embarazo*

Durante el embarazo, su cuerpo produce un 50% más de sangre y de fluidos corporales. Parte de este líquido adicional se filtra a los tejidos corporales. Cuando el útero en crecimiento presiona las venas pélvicas, se bloquea parcialmente el flujo sanguíneo en la parte inferior del cuerpo. Esto empuja el líquido hacia las piernas y los pies, provocando hinchazón.

Consejo para la 31.ª semana

El uso de anillos y relojes puede causar problemas de circulación. A veces, un anillo queda tan apretado en el dedo de una embarazada, que un joyero tiene que cortarlo. Si se produce hinchazón, podría dejar de usar anillos. Algunas embarazadas compran anillos baratos de tamaño más grande para usar durante el embarazo. O puede poner sus anillos en una linda cadena y así usarlos en su cuello o en un brazalete.

Puede notar que, si se saca los zapatos y se queda descalza por un rato, tal vez no pueda volver a ponérselos. Esto se debe a la hinchazón. Puede notar también que si usa medias de nylon ajustadas en la rodilla (o medias ajustadas), le dejan una hendidura en las piernas. Parece como si usted siguiera teniendo puesta la ropa. Evite la ropa ajustada y restrictiva.

También puede afectar su circulación la manera en que se sienta. Cruzar las piernas en las rodillas o los tobillos restringe el flujo sanguíneo a las piernas. Es mejor no cruzar las piernas.

Cómo afecta al desarrollo del bebé lo que usted hace

Ya hemos descrito, en la 15.ª semana, la importancia de ponerse de costado cuando descansa o duerme. Ahora es el momento en que tiene su compensación. Puede observar que empieza a retener agua si no se pone de costado.

✒ Visita al proveedor de servicios médicos

Es importante ir a todas las citas prenatales. Tal vez parezca que no sucede mucho en estas consultas, especialmente cuando todo está normal y marcha bien. Pero la información reunida le dice mucho a su proveedor de servicios médicos acerca de su estado y el del bebé.

Su proveedor de servicios médicos busca señales de problemas, como cambios en la tensión arterial o el peso, o un crecimiento inadecuado del bebé. Si los problemas no se detectan temprano, pueden tener graves consecuencias para usted y el bebé.

ᛒ *Métodos de parto*

Es el momento de empezar a pensar en cómo quiere que nazca su bebé. No es demasiado temprano para hacerlo, porque mucho de estos métodos necesitan bastante tiempo y práctica para prepararlos a usted y su pareja, o al asistente de parto, para usarlos.

Si usted decide que quiere usar un método particular, como el Lamaze, tal vez tenga que inscribirse con tiempo para conseguir lugar en una clase. Además, usted y su asistente de parto querrán tiempo para practicar lo que aprendan, de manera que usted pueda usarlo durante el trabajo de parto y el parto.

Algunas mujeres deciden antes del nacimiento que quieren tener su trabajo de parto y el parto con *parto natural*. ¿Qué significa esto? La descripción o la definición del parto natural varían de una pareja a otra. Muchas personas equiparan al parto natural con un trabajo de parto y parto sin fármacos. Otras equiparan al parto natural con el uso de medicamentos suaves o locales contra el dolor. La mayoría concuerda con que el parto natural es un parto con la menor cantidad posible de procedimientos artificiales. Sin embargo, una mujer que elige el parto natural necesita, por lo general, alguna instrucción previa para prepararse.

Principios y métodos de parto. Existen distintos principios de parto natural. Tres de los más famosos son Lamaze, el método Bradley y Grantly Dick-Read

Lamaze es la técnica más antigua de preparación para el parto. A través del entrenamiento, condiciona a la mujer para que reemplace los esfuerzos improductivos del trabajo de parto por otros productivos, y pone énfasis en la relajación y la respiración como formas de relajarse durante el trabajo de parto y el parto.

El *método Bradley* adopta una creencia básica en la habilidad de todas las mujeres de dar a luz naturalmente. Las clases enseñan la relajación y una concentración hacia el interior; se enseñan muchos tipos de relajación. El énfasis está puesto en la respiración abdominal para hacer más confortable el trabajo de parto. Bradley incluye a la pareja de la mujer en el proceso de nacimiento. Las clases enseñan a los futuros padres a permanecer sanos y mantener al mínimo el riesgo de complicaciones a través de una buena alimentación, ejercicios y opciones de vida. Las clases empiezan cuando se confirma el embarazo y continúan hasta después del nacimiento.

En 1933, el doctor Grantly Dick-Read publicó el libro *Parto sin dolor* para presentar la creencia de que el miedo y la tensión causan dolor en el 95% de las mujeres que dan a luz. (Él creía que la medicación para aliviar el dolor era útil para las mujeres que tenían problemas o un parto difícil.) El método *Grantly Dick-Read* trata de romper el ciclo miedo–tensión–dolor del trabajo de parto y el parto a través de técnicas de relajación. Las clases fueron las primeras en incluir a los padres en la experiencia del nacimiento.

También se enseñan otros métodos de parto. Marie Morgan, una hipnoterapeuta, usó la obra del doctor Grantly Dick-Read para desarrollar el *hipnoparto*. Ella cree que si no se tiene miedo, el dolor se reduce o se elimina, por lo tanto son innecesarios los anestésicos durante el trabajo de parto.

La fisioterapeuta Cathy Daub es la fundadora de *Birth Works Childbirth Education*. El objetivo de Birth Works es ayudar a las mujeres a tener más confianza y fe en su habilidad para dar a luz y para ayudar a desarrollar la confianza en sí mismas. Las clases se dan una vez por semana durante 10 semanas. Se pueden tomar en cualquier momento durante el embarazo; es mejor tomarlas antes de quedar embarazada o durante el primer trimestre.

Pam England, una partera, desarrolló *Birthing from Within*. Ella cree que el parto es un rito de pasaje, no un acontecimiento médico. Las clases se centran en el autoconocimiento. Las medidas para tratar el dolor están pensadas para su integración en la vida cotidiana, no solo para usarlas durante el trabajo de parto.

ICEA, ALACE y *CAPPA* son tres asociaciones que comparten una concepción similar. Creen en ayudar a las mujeres a confiar en su cuerpo y a obtener el conocimiento necesario para tomar decisiones informadas sobre el parto. Frecuentemente, la *International Childbirth Education Association* (ICEA) certifica a educadores hospitalarios y médicos. La *Association of Labor Assistants & Childbirth Educators* (ALACE) y la *Childbirth and Pospartum Professional Association* (CAPPA) ofrecen, generalmente, clases independientes.

Cada uno de los grupos mencionados enseña las etapas del trabajo de parto y técnicas para encarar cada uno. Las clases varían en su duración.

¿Debería considerar el parto natural? El parto natural no es para todas las mujeres. Si llega al hospital con una dilatación de 1 cm, contracciones fuertes y dolor, el parto natural puede ser difícil para usted. En esta situación, podría ser apropiado la aplicación de una epidural.

Por otro lado, si llega al hospital con una dilatación de 4 o 5 cm y las contracciones están bien, el parto natural podría ser una opción razonable. Es imposible saber antes de tiempo lo que va a suceder, pero es de ayuda estar consciente de todo y preparada para ello.

Tenga una mentalidad abierta durante el impredecible proceso del trabajo de parto y parto. No se sienta culpable o desilusionada si no pueden hacer todas las cosas que planeó. Tal vez necesite una epidural, o tal vez el parto no se pueda realizar sin una episiotomía. Jamás debería sentirse culpable ni sentir que ha fracasado si necesita una cesárea, una epidural o una episiotomía.

Tenga cuidado con los instructores de clases de educación sobre el parto que dicen que en el trabajo de parto no se siente dolor, que nadie necesita realmente un parto por cesárea, que las i.v. son innecesarias o que una episiotomía es una insensatez. Esto puede crear expectativas poco realistas en usted. Usted puede necesitar alguno de estos procedimientos.

El objetivo del trabajo de parto y el parto es un bebé sano y una madre sana. Si esto significa que usted termine con una cesárea, está bien. Agradezca que el parto por cesárea se puede hacer con seguridad. Los bebés que en el pasado no habrían sobrevivido al nacimiento ahora pueden nacer de manera segura. ¡Es un logro maravilloso!

Su alimentación

La *salmonelosis* puede tener consecuencias negativas en un embarazo. La bacteria salmonela puede causarle muchos problemas. Todos pueden ser graves.

La bacteria salmonela tiene muchas fuentes: ¡hay más de 1400 cepas diferentes! Se encuentran en los huevos y las aves crudas. La bacteria se destruye cuando un alimento se cocina, pero es prudente tomar precauciones adicionales. Tenga presente las siguientes medidas para cuidarse.

- Cuando limpie los mostradores, los utensilios, los platos y las ollas hágalo con agua caliente y jabón, o un agente desinfectante.
- Cocine bien las aves.
- No coma productos preparados con huevos crudos, como ensalada César, salsa holandesa, ponche de huevo, helado casero, etcétera. No pruebe la masa para tortas, masa para galletas o cualquier otra cosa que contenga huevos crudos antes de que esté cocida.

- Cuando coma huevos, asegúrese de que estén bien cocidos. Hierva los huevos al menos durante siete minutos. Escalfe los huevos durante cinco minutos. Fríalos de cada lado durante tres minutos: cocínelos de manera que la yema y la clara queden firmes. No coma huevos fritos, o "estrellados".

Lo que también debería saber

༉ Síndrome del túnel carpiano durante el embarazo

Si tiene síndrome de túnel carpiano, siente dolor en la mano y la muñeca, que se puede extender al antebrazo y al hombro. Se origina cuando hay hinchazón en el área de la muñeca y el brazo que aprieta al nervio mediano de la muñeca. Los síntomas pueden ser adormecimiento, hormigueo o ardor de la mitad interna de una mano o las dos. Al mismo tiempo, los dedos se sienten adormecidos e inútiles. Más de la mitad de las veces, están afectadas ambas manos.

> Las piñas contienen bromelaína, una enzima que ayuda a aliviar la hinchazón, la inflamación y los moretones. Considere agregar piña a su plan alimentario.

Hasta el 25% de las embarazadas experimenta síntomas moderados, pero, generalmente, no es necesario hacer tratamiento. El síndrome completo, en el cual se puede necesitar tratamiento, es menos frecuente; aparece solo en el 1 al 2% de las embarazadas.

El tratamiento depende de los síntomas. En las embarazadas, frecuentemente se usan tablillas cuando se duerme y se descansa para tratar de mantener recta la muñeca. Generalmente, los síntomas desaparecen después del parto.

La aparición del síndrome del túnel carpiano durante el embarazo *no* significa que usted lo vaya a padecer después del nacimiento del bebé. En casos raros, los síntomas pueden volver a aparecer mucho después del embarazo. En estos casos, puede ser necesaria una cirugía.

༉ Hipertensión inducida por el embarazo (HIE)

Cuando la hipertensión arterial aparece solo durante el embarazo, se llama *hipertensión inducida por el embarazo (HIE)* o *hipertensión gravídica*. Generalmente, el problema desaparece cuando el bebé nace.

Con la HIE, la presión sistólica (el primer número) sube a más de 140 ml de mercurio o tiene un aumento de 30 ml de mercurio por sobre la tensión arterial inicial. También indica un problema una lectura diastólica (el segundo número) de más de 90 ml o un aumento de 15 ml de mercurio. Por ejemplo, al principio del embarazo, una mujer tiene una tensión arterial de 100/60.

Más adelante, tiene 130/90. Esto indica que puede estar desarrollando hipertensión arterial o preeclampsia.

Hemos visto algunos artículos en revistas y periódicos que, de manera incorrecta, equiparan la hipertensión arterial con la preeclampsia. *No* son el mismo problema. La hipertensión arterial es un *signo* común de la preeclampsia, pero debe estar acompañada por otros síntomas graves para que a usted se la pueda

> Si se ha dejado pizza sobre el mostrador durante más de dos horas, tírela. Las bacterias pueden crecer en el queso y los ingredientes, y causar intoxicación alimentaria. Si quiere guardar la pizza sobrante, refrigérela en un recipiente plástico hermético inmediatamente después de que termine de comer.

diagnosticar la preeclampsia. Vea la explicación siguiente. Asegúrese de seguir el consejo de su proveedor de servicios médicos acerca de cuidarse de la hipertensión arterial, pero no se asuste.

Su proveedor de servicios médicos podrá determinar si su tensión arterial está subiendo a un nivel grave controlándola en cada cita prenatal. Esa es una de las razones por las que es tan importante ir a todas las citas prenatales

¿Qué es la preeclampsia?

La preeclampsia describe un grupo de síntomas que se presentan *solo* durante el embarazo o poco después del parto. La preeclampsia parece ir en aumento; el trastorno afecta a uno de cada 20 embarazos y representa más del 15% de las muertes maternas durante el embarazo.

Nadie conoce las causas de la preeclampsia (o eclampsia). Se presenta con mayor frecuencia durante el primer embarazo de una mujer. Las mujeres de más de 35 años que están embarazadas por primera vez tienen mayor probabilidad de desarrollar hipertensión arterial y preeclampsia. Algunos expertos creen que el *estrés laboral* puede ser un factor que colabora en su aparición. Si está en una situación laboral estresante, coméntelo con su proveedor de servicios médicos.

La preeclampsia se presenta con mayor frecuencia en las mujeres que han tenido hipertensión arterial crónica y preeclampsia en un embarazo anterior. Mantenerla estrechamente vigilada a lo largo del embarazo y controlar su tensión arterial y su peso en todas las consultas prenatales puede alertar a su proveedor de servicios médicos sobre si se está desarrollando un problema.

Los problemas de preeclampsia se caracterizan por una colección de síntomas. Los cuatro primeros son los más comunes:

- **hinchazón (edema)**
- **proteínas en la orina (proteinuria)**
- **hipertensión arterial**
- **un cambio en los reflejos (hiperreflexia)**
- la hinchazón y el dolor en un pie pueden empeorar
- aumento rápido de peso, por ejemplo, de 10 a 12 libras en cinco días
- dolores de tipo gripal, sin moqueo nasal ni dolor de garganta
- dolores de cabeza
- cambios o problemas de visión
- niveles elevados de ácido úrico
- dolor debajo de las costillas del lado derecho
- ver puntos

Informe inmediatamente los síntomas a su proveedor de servicios médicos; ¡particularmente si ha tenido problemas de tensión arterial durante el embarazo!

La mayoría de las embarazadas tienen algo de hinchazón durante el embarazo. La hinchazón en las piernas o las manos *no* significa que tenga preeclampsia.

El aumento de peso puede ser una señal de que se está desarrollando un problema. La preeclampsia aumenta la retención de agua, lo que puede aumentar su peso. Si nota un aumento de peso inusual y rápido, póngase en contacto con su proveedor de servicios médicos.

Entre los factores de riesgo para desarrollar preeclampsia están:

- antecedentes de hipertensión arterial antes del embarazo
- enfermedad renal
- trombofilia (trastornos de coagulación)
- algunos trastornos autoinmunitarios
- tener menos de 20 años
- postergar la maternidad hasta después de los 35 años
- sobrepeso u obesidad
- fetos múltiples
- diabetes o enfermedad renal
- origen étnico negro/afroamericano

Tomar un multivitamínico regularmente antes de quedar embarazada puede ayudar a reducir su riesgo de preeclampsia. Comer alimentos ricos en fibras durante el primer trimestre también puede ayudar a reducir los riesgos. Se ha demostrado que el ajo ayuda a reducir los riesgos. Incluso, comer cinco porciones por semana de chocolate *amargo* puede reducir el riesgo. Si tiene preguntas, pídale al proveedor de servicios médicos que le dé su opinión.

Controlar el asma durante el embarazo puede ayudar a disminuir el riesgo de desarrollar preeclampsia. Hable con su proveedor de servicios médicos si tiene preguntas.

La edad de un futuro padre puede desempeñar un papel en la preeclampsia. Un estudio demostró que el problema es un 80% mayor entre las mujeres cuya pareja tiene 45 años o más.

> Algunos investigadores creen que, si una mujer tiene preeclampsia, sus vasos sanguíneos pueden no haberse dilatado adecuadamente jamás desde el comienzo del embarazo.

Hay maneras de ayudar a disminuir su riesgo de desarrollar preeclampsia. Haga ejercicio regularmente. Cuide sus dientes para no tener enfermedad de las encías. Tome ácido fólico. Coma alimentos ricos en fibra.

Tratamiento de la preeclampsia. La preeclampsia puede convertirse en *eclampsia*: crisis convulsivas o convulsiones en una mujer que tiene preeclampsia. El objetivo de tratar la preeclampsia es evitar la eclampsia. Las crisis convulsivas no las causan antecedentes previos de epilepsia o un trastorno convulsivo.

Algunos expertos creen que una terapia de aspirina en dosis bajas puede ayudar a evitar la preeclampsia. El momento decisivo para empezar a tomarla es alrededor de las 12 semanas de embarazo. Hable con su proveedor de servicios médicos sobre si ha tenido preeclampsia en un embarazo anterior.

El tratamiento empieza con reposo en cama en el hogar. Tal vez no pueda trabajar ni pasar mucho tiempo de pie. El reposo en cama brinda un mayor flujo sanguíneo al útero.

Acuéstese de lado, no sobre la espalda. Beba mucha agua. Evite la sal, los alimentos salados y los alimentos que contengan sodio, que pueden hacer que retenga líquido. Para tratar la preeclampsia no se recetan diuréticos y no se recomiendan. Si una mujer con preeclampsia tiene una tensión arterial sistólica de 155 a 160 ml, se la debe tratar con una terapia antihipertensiva para ayudar a evitar un derrame cerebral.

Si no puede hacer reposo en cama en su casa o si los síntomas no mejoran, pueden internarla en el hospital o puede ser necesario hacer que nazca el bebé. Se hace nacer al bebé por su bienestar y para evitar que usted tenga crisis convulsivas.

Durante el trabajo de parto, se puede tratar la preeclampsia con sulfato de magnesio. Se le administra por vía i.v. para evitar crisis convulsivas durante el parto y después.

Si cree que ha tenido una crisis convulsiva, ¡llame inmediatamente a su proveedor de servicios médicos! El diagnóstico puede ser difícil. Si es posible, alguien que vio la posible crisis convulsiva debe describírsela a su proveedor de servicios médicos. La eclampsia se trata con medicamentos semejantes a los que se recetan para los trastornos convulsivos.

Ejercicio para la 31.ª semana

Siéntese derecha en una silla o en el piso. Entrelace los dedos detrás de la cabeza; mantenga los codos separados. Inhale y empuje las manos, con los dedos juntos, hacia el cielorraso. Exhale y vuelva las manos a la posición detrás de la cabeza. Repita 5 veces. *Tonifica los músculos de los brazos y los hombros.*

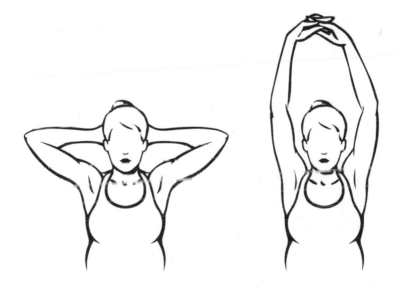

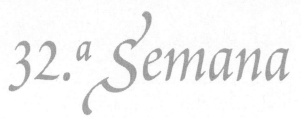

32.ª Semana

Edad del feto: 30 semanas

Para esta semana, su bebé pesa casi 3¾ libras (1.7 kg). La longitud craneocaudal mide más de 11½ pulgadas (29 cm) y la longitud total es casi de 16¾ pulgadas (42 cm).

La medida hasta la parte superior del útero desde la sínfisis púbica es de aproximadamente 12¾ pulgadas (32 cm). Si se toma desde el ombligo, ahora es de casi 5 pulgadas (12 cm).

⌇ ¿Gemelos? ¿Trillizos? ¿Más?

La tasa de partos múltiples está creciendo; desde 1980, la tasa de nacimientos de gemelos ha aumentado un 70%. Las estadísticas en Estados Unidos muestran que cerca del 4% del total de nacimientos son de partos múltiples. Si usted está esperando más de un bebé, ¡no es la única!

Cuando hablamos de embarazos de más de un bebé, en la mayoría de los casos nos referimos a gemelos. Es mayor la probabilidad de un embarazo de gemelos que la de un embarazo de trillizos, cuatrillizos o quintillizos (¡o incluso más!). No obstante, estamos viendo más nacimientos de trillizos y de orden superior. Un nacimiento de trillizos no es muy común, sucede aproximadamente una vez cada 7000 partos. (El doctor Curtis ha tenido la buena suerte de traer al mundo dos nacimientos de trillizos en su carrera de médico.) Los cuatrillizos nacen una vez cada 725,000 nacimientos; ¡los quintillizos, una vez cada 47 millones de nacimientos!

Más allá de cómo suceda, estar embarazada de dos o más bebés puede afectarla de muchas maneras. Su embarazo será diferente y los ajustes que necesite hacer pueden ser más variados. Es posible que estos cambios sean necesarios para su salud y la salud de sus bebés. Trabaje estrechamente con su proveedor de servicios médicos para que su embarazo resulte saludable y seguro.

Un embarazo múltiple ocurre cuando un único óvulo se divide después de la fecundación o cuando se fecunda más de un óvulo. Normalmente, los fetos gemelos son el resultado (más del 65% de las veces) de la fecundación de dos óvulos; cada bebé tiene su placenta y su saco amniótico propios. Se llaman *gemelos fraternales* o *gemelos dicigóticos* (dos cigotos). Con los gemelos fraternales, se pueden tener un niño y una niña. Ocurre 1 caso de gemelos fraternales cada 100 nacimientos. Estas proporciones varían según las razas y las áreas del mundo.

Aproximadamente el 35% de las veces, los gemelos se forman a partir de un único óvulo que se divide en dos estructuras semejantes. Cada una tiene el potencial de formar un individuo aparte. Esto se conoce como *gemelos idénticos* o *gemelos monocigóticos* (un cigoto). Los casos de gemelos idénticos ocurren una vez cada 250 nacimientos en todo el mundo.

Cuando se forman más de dos fetos, pueden intervenir cualquiera de estos procesos o ambos. Con eso queremos decir que los trillizos pueden ser el resultado de la fecundación de uno, dos o tres óvulos; o que los cuatrillizos pueden ser el resultado de la fecundación de uno, dos, tres o cuatro óvulos.

De un embarazo de gemelos logrado por tratamiento contra la esterilidad resultan a menudo gemelos fraternales. En algunos casos de un mayor número de fetos, de un embarazo logrado por tratamiento contra la esterilidad pueden resultar gemelos fraternales *y* gemelos idénticos, cuando se fecunda más de un óvulo (gemelos fraternales) y, además, se dividen uno o más de los óvulos (gemelos idénticos).

El porcentaje de varones disminuye levemente a medida que el número de bebés aumenta. En otras palabras, cuanto mayor es el número de bebés que una mujer espera, aumentan sus posibilidades de tener más niñas.

Asuntos especiales de los gemelos idénticos. En el caso de los gemelos idénticos, la división del óvulo fecundado se produce entre los primeros días y aproximadamente el día 8. Si la división del óvulo ocurre después de 8 días, puede dar como resultado gemelos que estén conectados, llamados *gemelos unidos*. (A los gemelos unidos antes se los llamaba *gemelos siameses*.) Estos bebés pueden compartir órganos internos importantes, como el corazón, los pulmones o el hígado. Afortunadamente, esto no ocurre con frecuencia.

Los gemelos idénticos pueden correr ciertos riesgos. Existe un 15% de posibilidades de que desarrollen un problema grave llamado *síndrome de transfusión de gemelo a gemelo*. Hay una placenta y los vasos sanguíneos de los bebés comparten la placenta.

Consejo para el papá

Junto con su pareja, haga una lista de los números telefónicos importantes y guárdela con usted. Incluya números de su trabajo, del trabajo de su pareja, del hospital, del consultorio del proveedor de servicios médicos, de un conductor de refuerzo, de la niñera u otros. Tal vez quiera también hacer una lista de los números de las personas a las que quiere llamar después del parto. Llévese la lista al hospital.

El problema surge cuando uno de los bebés recibe mucho flujo sanguíneo y el otro, muy poco. Vea la explicación en la 23.ª Semana.

Hay una posibilidad de que varios tipos de enfermedades diferentes puedan afectar a los gemelos idénticos durante su vida. Esto es menos probable con los gemelos fraternales.

Por cuestiones de salud, puede ser importante que, más adelante en la vida, sus hijos sepan si fueron idénticos o fraternales. Antes del parto, dígale a su proveedor de servicios médicos que le gustaría hacer analizar la(s) placenta(s) (con un examen patológico) para saber si los bebés fueron gemelos idénticos o fraternales. Esta puede ser una información valiosa en el futuro. Aunque haya dos placentas, la investigación demuestra que eso no significa que los gemelos sean fraternales; cerca del 35% de los gemelos idénticos tienen dos placentas.

Frecuencia de nacimientos múltiples. La frecuencia de los nacimientos de gemelos depende del tipo de gemelos. La formación de gemelos idénticos ocurre una vez cada 250 nacimientos en todo el mundo. No parecen influir la edad, la raza, la herencia, el número de embarazos ni los medicamentos tomados por la esterilidad (medicamentos para la fecundidad).

En la incidencia de los gemelos fraternales *sí* influyen la raza, la herencia, la edad de la mamá, el número de embarazos anteriores, el uso de medicamentos para la fecundidad y las técnicas de reproducción asistida. Nacen gemelos en 1 de cada 100 embarazos de mujeres blancas en comparación con 1 de cada 79 embarazos de mujeres negras. Ciertas áreas de África tienen una frecuencia de gemelos increíblemente alta. En algunos lugares, nacen gemelos una vez cada 20 nacimientos. También las mujeres de origen hispano tienen un número de gemelos levemente más alto. Entre los asiáticos, los casos de gemelos son menos comunes, aproximadamente 1 cada 150 nacimientos. En Japón, nacen gemelos solamente en 6 de cada 1000 nacimientos, mientras que en Nigeria la tasa es más de 7 veces mayor. En Nigeria los gemelos fraternales nacen a razón de 45 cada 1000 nacimientos.

La herencia también influye. La incidencia de gemelos puede heredarse en una familia, por parte de la *madre*. En un estudio de gemelos fraternales, la posibilidad de que una mujer que era gemela tuviera a su vez gemelos fue de aproximadamente 1 en 58 nacimientos. El estudio mostró también que, si una mujer es hija de una madre gemela, tiene una probabilidad más alta de tener gemelos. Otro estudio informó que 1 de 24 (4%) madres de gemelos había sido gemela, pero solamente 1 de 60 (1.7%; aproximadamente el promedio nacional) padres de gemelos había sido gemelo.

Si usted ya ha tenido gemelos anteriormente, ¡su probabilidad de volver a tener gemelos se cuadruplica! Otras razones de gestar fetos múltiples son el uso de medicamentos para la fecundidad, la fecundación in vitro, la edad avanzada de la mujer, haber tenido más hijos, ser muy alta u obesa, haber interrumpido recientemente los anticonceptivos orales o haber tomado grandes dosis de ácido fólico.

Las mujeres que tienen bebés a edad más avanzada son responsables de casi el 35% de los nacimientos múltiples. Los 30 años parecen ser la edad mágica después de la cual ser incrementa el número de partos múltiples. Más del 70% de los partos múltiples son de mujeres de más de 30 años. En Estados Unidos, el mayor número de partos múltiples corresponden a mujeres de más de 40 años; el siguiente grupo más alto es el de las mujeres que tienen entre 30 y 39 años.

El incremento de partos múltiples entre las mujeres mayores ha sido atribuido a los niveles más altos de gonadotropinas. A medida que aumenta la edad de la mujer, la gonadotropina se incrementa y es más probable que se produzcan dos o más óvulos durante un ciclo menstrual. La mayoría de los nacimientos de gemelos en las mujeres mayores son gemelos fraternales.

Haber tenido más hijos (o embarazos) también puede ser causa de gestar más de un bebé. Esto se cumple en todas las poblaciones y puede estar relacionado con la edad y los cambios hormonales de la madre.

Algunas familias están simplemente más "bendecidas" que otras. Un caso que conocemos personalmente es el de una mujer que había tenido tres nacimientos simples. ¡En su cuarto embarazo tuvo gemelos y en el quinto fueron trillizos! Ella y su esposo decidieron abordar otro embarazo; esa vez se sorprendieron (y probablemente fue un alivio), ya que de ese embarazo resultó un solo bebé.

Descubrir que está embarazada de más de un bebé. El diagnóstico de gemelos era más difícil antes de que contáramos con las ecografías. La ilustración de la página 457 muestra una ecografía de gemelos. Se pueden ver partes de ambos fetos.

Es poco frecuente descubrir un embarazo de gemelos con tan solo oír dos ritmos cardíacos. Muchas personas creen que, cuando oyen un solo ritmo cardíaco, no cabe la posibilidad de gemelos. Quizás este no sea el caso. Dos ritmos cardíacos rápidos pueden tener una velocidad parecida o casi idéntica, lo que haría difícil saber si hay dos bebés.

Es importante medir y examinar el vientre durante el embarazo. Generalmente, un embarazo de gemelos se nota durante el segundo trimestre, porque su tamaño es mayor y el crecimiento parece ser demasiado rápido para un solo bebé. La mejor manera de diagnosticar un embarazo múltiple es mediante una ecografía.

¿Tienen más problemas los embarazos múltiples? Con un embarazo múltiple, la posibilidad de problemas aumenta. Entre los posibles problemas están los siguientes:

- mayor riesgo de aborto
- muerte fetal o mortalidad fetal
- defectos congénitos
- bajo peso al nacer o crecimiento restringido
- preeclampsia
- problemas con la placenta
- anemia materna
- hemorragia de la madre
- problemas con el cordón umbilical, incluido el entrelazamiento o enredo de los cordones umbilicales de los bebés
- demasiado o escaso líquido amniótico
- presentaciones anormales de los fetos, como de nalgas o en posición transversal
- trabajo de parto prematuro
- parto difícil y parto por cesárea

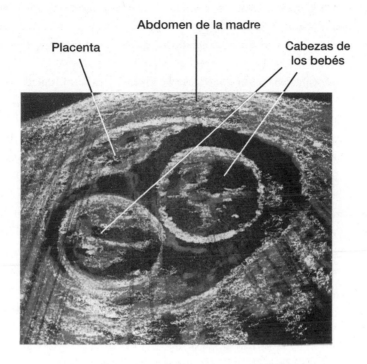

Placenta   Abdomen de la madre   Cabezas de
los bebés

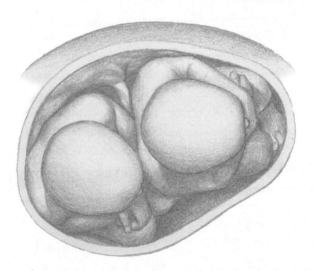

Ecografía de gemelos que muestra dos bebés en el útero.
Si mira detenidamente, puede ver las dos cabezas.
La ilustración interpretativa muestra en qué posición están los bebés.

Los defectos congénitos son más comunes entre los gemelos idénticos que entre los gemelos fraternales. La incidencia de problemas de poca gravedad es dos veces mayor que en los embarazos sencillos y también son más comunes los defectos graves.

Uno de los problemas más importantes de los embarazos múltiples es el parto prematuro. Cuanto mayor es el número de bebés, menor es la duración de la gestación y el peso al nacer de cada bebé, aunque esto no se cumple en todos los casos.

En promedio, un embarazo de gemelos dura aproximadamente 37 semanas. Para los trillizos es de unas 35 semanas. Por cada semana que los bebés permanecen dentro del útero, aumenta su peso de nacimiento junto con la madurez de sus órganos y sus sistemas.

Es importante continuar el embarazo la mayor cantidad de tiempo posible; esto se puede lograr haciendo reposo absoluto. Tal vez no pueda seguir adelante con sus actividades regulares durante todo el embarazo. Si su proveedor de servicios médicos le recomienda reposo en cama, siga su consejo.

El aumento de peso es importante. Tal vez le recomienden que aumente más de las 25 a 35 libras normales, según el número de bebés que espera. Si son gemelos y usted tenía un peso normal antes del embarazo, pueden recomendarle que aumente de 40 a 50 libras. En el caso de las mujeres con sobrepeso, puede recomendarse un aumento entre 31 y 50 libras; para las mujeres obesas, es conveniente un aumento entre 25 y 42 libras. Si usted está esperando trillizos, su aumento de peso puede estar entre 50 y 60 libras.

Algunos investigadores creen que el uso de un *agente tocolítico* (medicamento para detener el trabajo de parto), como la ritodrina, es fundamental para prevenir un parto prematuro. Estos medicamentos se administran para relajar el útero e impedir que la mujer entre en un trabajo de parto prematuro.

Siga rigurosamente las indicaciones de su proveedor de servicios médicos. Todos los días y todas las semanas que usted pueda mantener a los bebés dentro de usted son días y semanas que no tendrá que ir a visitarlos a una enfermería de cuidados intensivos mientras crecen, se desarrollan y terminan de madurar.

✲ *Parto de más de un bebé*
Cómo sucede un parto de fetos múltiples depende a menudo de la posición de los bebés dentro del útero. Las posibles complicaciones incluyen presentación anor-

mal de uno o más bebés, salida del cordón umbilical antes de que salgan los bebés, desprendimiento prematuro de placenta, estrés fetal o hemorragia después del parto.

Dado que el riesgo es mayor, se toman medidas preventivas durante el trabajo de parto y antes del parto. Entre ellas la colocación de una vía i.v., la presencia de un anestesista, la capacidad de realizar un parto por cesárea de emergencia y la disponibilidad o la presencia de pediatras u otro personal médico para la atención de los bebés.

Cuando hay gemelos, todas las combinaciones de posiciones fetales son posibles. Ambos bebés pueden venir de cabeza (presentación cefálica). Pueden venir de *nalgas,* significa que primero salen las nalgas o los pies. Es posible que estén en posición de costado u *oblicua,* o sea en un ángulo que no es ni de nalgas ni de cabeza. O pueden venir en cualquiera de estas combinaciones.

Cuando ambos bebés están de cabeza, se puede intentar un parto por vía vaginal y es posible llevarlo a cabo sin problemas. Existe la posibilidad de que un bebé nazca por vía vaginal, pero si hay problemas, el segundo podría necesitar un parto por cesárea. Algunos proveedores de servicios médicos creen que es más seguro llevar a cabo los partos múltiples por cesárea.

Después del parto, los proveedores de servicios médicos prestan mucha atención a las hemorragias de la madre, debidas al rápido cambio de tamaño del útero. Se ha dilatado excesivamente con más de un bebé. Se administra un medicamento, generalmente oxitocina (Pitocin), por la vía i.v. para contraer el útero y detener la hemorragia, de modo que usted no pierda demasiada sangre. Una hemorragia muy abundante podría provocar anemia y dar lugar a una transfusión de sangre o un tratamiento a largo plazo con aporte complementario de hierro.

Cambios en usted

Hasta esta semana, sus visitas al proveedor de servicios médicos han sido probablemente mensuales. A partir de la 32.ª semana, la mayoría de los proveedores de servicios médicos empiezan a ver a las embarazadas cada 2 semanas. Esto continúa hasta el último mes del embarazo, cuando probablemente tendrá que hacer visitas semanales.

A estas alturas, seguramente ya conoce bastante bien a su proveedor de servicios médicos y se siente cómoda para hablar de los temas que la preocupen. Este es un buen momento para hacer preguntas y para comentar sus inquietudes acerca del trabajo de parto y el parto. Si surgen complicaciones o problemas más adelante en el embarazo o en el parto, podrá tener una mejor comunicación y sabrá qué está ocurriendo. Se sentirá cómoda con la asistencia que está recibiendo.

Su proveedor de servicios médicos puede planear hablar con usted acerca de muchas cosas en las semanas venideras, pero esto no puede darse por sentado siempre. Tal vez le hable de las clases prenatales y de diversas cuestiones del trabajo de parto y el parto. No tema hacer preguntas. La mayoría de los proveedores de servicios médicos están dispuestos a escuchar sus dudas. Ellos quieren que usted los consulte sobre las cosas que la inquietan en lugar de preocuparse por ellas innecesariamente.

Cómo afecta al desarrollo del bebé lo que usted hace

¿Usa usted lentes de contacto? Quizás sea mejor esperar a que el bebé nazca para renovar la receta de sus lentes de contacto. Es posible que sienta malestar e irritación en los ojos durante el embarazo debido a los cambios hormonales que modifican la curvatura de la córnea. Las hormonas pueden también alterarle levemente la visión y resecar los ojos. No use ningún producto para ojos resecos hasta hablar con su proveedor de servicios médicos acerca de ello en una visita prenatal.

Consejo para la 32.ª semana

Sus requerimientos de calorías, proteínas, vitaminas y minerales aumentan si usted espera más de un bebé. Usted necesita ingerir aproximadamente 300 calorías más *por bebé* que para un embarazo simple.

Si tiene problemas, una solución son los lentes de contacto desechables que corrigen los cambios. Si sus lentes de contacto no parecen funcionar, puede también tratar de volver a usar sus antiguas gafas. Espere a que el bebé nazca para hacer cualquier cambio permanente. Puede tomar hasta 6 semanas antes de que su visión vuelva a la normalidad.

Su alimentación

Si usted está esperando más de un bebé, su alimentación y su aumento de peso durante el embarazo son muy importantes. Los alimentos son su mejor fuente de nutrientes, pero no deje de tomar sus vitaminas prenatales todos los días.

Las vitaminas y el hierro de sus vitaminas prenatales son todavía fundamentales para su bienestar y el bienestar de su bebé o sus bebés.

Un aporte complementario de hierro puede ser necesario. Si usted está anémica en el momento del parto, un hemograma bajo podría tener un efecto negativo. Podría necesitar una transfusión de sangre.

Si no aumentó de peso al comienzo del embarazo, puede tener más posibilidades de desarrollar preeclampsia. Además, sus bebés pueden ser pequeños.

> Si anda de prisa y quiere una ensalada, compre un recipiente preenvasado que contenga aliños y aderezos. Es una opción saludable para los días en que pueda estar tentada de comprar comida rápida.

No se alarme cuando su proveedor de servicios médicos le diga la cantidad de libras que quiere que usted aumente. Los estudios indican que, si usted aumenta la cantidad de libras que le corresponden a un embarazo múltiple, sus bebés serán más sanos. Además, haber aumentado la mitad de su peso para la 20.ª semana puede ayudar a sus bebés, especialmente si nacen antes del término.

¿Cómo puede aumentar la cantidad de libras que necesita? Aumentar solamente calorías adicionales no la ayudarán a usted ni a sus bebés en desarrollo. Evite la comida chatarra, ya que contiene calorías vacías.

Obtenga sus calorías de fuentes específicas. Ingiera una porción adicional de productos lácteos y una porción adicional de proteínas por día. Esto le proporcionará el calcio, las proteínas y el hierro adicionales que se requieren para satisfacer las necesidades de los bebés en desarrollo. Comente la situación con su proveedor de servicios médicos; quizás le sugiera que vea a un nutricionista.

Lo que también debería saber

೫ *Gripe aviaria*

A la fecha, pocas personas en el mundo se han contagiado de la influenza aviar H5N1, llamada también *gripe aviaria*. La investigación muestra que la mayoría de estas personas trabajaban y tenían contacto con aves infectadas con la enfermedad; se contagiaron de las mismas aves, no de otras personas.

En este momento, el estadounidense medio no tiene que preocuparse por el contagio de la gripe aviaria. No se requieren precauciones especiales. Las autoridades sanitarias mantienen bajo estricta observación la enfermedad en aves y en humanos. Los investigadores continúan trabajando en una vacuna.

Si quiere ser precavida, lávese las manos con jabón y agua caliente, o use higienizadores de manos después de estar en contacto con cualquier tipo de ave. Es un consejo sano para prevenir la propagación y el contagio de los gérmenes de las aves.

✂ *Laparoscopia durante el embarazo*

Un 2% de los embarazos se complican por problemas quirúrgicos. La afección quirúrgica más común durante el embarazo es la apendicitis. Entre otras emergencias quirúrgicas están la colecistitis, la obstrucción intestinal, los quistes ováricos y la torsión ovárica.

El segundo trimestre es generalmente el momento más seguro para efectuar una cirugía. Las ventajas de la cirugía laparoscópica son las incisiones pequeñas, que permiten una recuperación más rápida; la actividad del intestino y gastrointestinal se reponen más pronto; las cicatrices son más pequeñas; hay menos dolor (necesitando menos medicación), y la hospitalización es más breve.

La laparoscopia no es siempre la mejor opción. A medida que el útero crece, a veces no es posible realizarla. No obstante, no podemos darle un momento o una semana del embarazo precisa cuando la laparoscopia ya no puede hacerse más. Es una decisión individual en cada caso.

✂ *El cáncer y el embarazo*

El embarazo es una época feliz para la mayoría de las mujeres. Ocasionalmente, sin embargo, pueden surgir problemas graves. El cáncer en el embarazo es una complicación grave que ocurre pocas veces.

Este comentario no lo ofrecemos para asustarla, sino para proporcionarle información. No es un tema agradable de tratar, especialmente en este momento. No obstante, todas las mujeres deben poder contar con esta información. Su inclusión en este libro tiene dos objetivos:

- ponerla al corriente de un problema grave que puede surgir durante el embarazo
- ofrecerle un recurso para ayudarla a formular preguntas para dialogar con su proveedor de servicios médicos, si desea hacerlo

Si usted está embarazada ahora y ha tenido cáncer en el pasado, coménteselo a su proveedor de servicios médicos en cuanto descubra su embarazo. Posiblemente él tenga que tomar decisiones sobre su atención personalizada durante el embarazo.

Cáncer durante el embarazo. Durante el embarazo, hay cambios enormes que afectan su organismo. Algunos investigadores creen que, un cáncer afectado por el aumento hormonal, puede incrementar su frecuencia durante el embarazo. El aumento del flujo sanguíneo puede extender el cáncer a otras partes del cuerpo. Los cambios corporales durante el embarazo pueden dificultar el hallazgo o el diagnóstico de un cáncer incipiente.

Cuando el cáncer aparece durante el embarazo, puede ser muy estresante. El proveedor de servicios médicos debe considerar cómo tratarlo, pero además se preocupa por el bebé en desarrollo.

La forma en que se manejen estas cuestiones depende de cuándo se descubre el cáncer. Las preocupaciones de la mujer deben ser las siguientes.

- ¿Habrá que interrumpir el embarazo para poder tratar el cáncer?
- El tratamiento o los medicamentos, ¿dañarán al bebé?
- ¿Afectará el tumor maligno al bebé o lo contagiará?
- ¿Se debe demorar la terapia hasta después del parto o hasta después de interrumpir el embarazo?

El cáncer durante el embarazo es algo poco frecuente; se debe tratar cada caso individualmente. Algunos de los cánceres que pueden descubrirse durante el embarazo son: tumores de mamas; leucemia; linfomas; melanomas; tumores óseos y cáncer de los órganos femeninos, como el cuello del útero, el útero y los ovarios.

Los medicamentos contra el cáncer detienen la división celular para poder combatirlo. Si se toman durante la primera parte del embarazo, pueden afectar la división celular del embrión.

Cáncer de mama. El cáncer de mama es infrecuente en mujeres menores de 35 años. Afortunadamente, es una complicación poco común del embarazo. No obstante, es el tipo de cáncer más común diagnosticado durante el embarazo. De las mujeres que tienen cáncer de mama, aproximadamente el 2% están embarazadas al momento del diagnóstico.

Durante el embarazo, puede ser más difícil descubrir el cáncer de mama por los cambios que se producen en las mamas. La mayor parte de la evidencia indica que el embarazo *no* incrementa la tasa de crecimiento o la propagación del cáncer de mama.

Los estudios indican que el embarazo no es riesgoso en las mujeres que tienen antecedentes de cáncer de mama, si su tratamiento ha sido exitoso. El tratamiento del cáncer de mama durante el embarazo varía. Puede requerir cirugía, quimioterapia o radiación. Estudios recientes indican que la quimioterapia para el cáncer de mama durante el embarazo puede ser inocua.

Una forma de cáncer de mama de la que usted debe tener conocimiento es el *cáncer de mama inflamatorio* (CMI). Aunque es poco frecuente, puede ocurrir durante el embarazo y después de él, y se puede confundir con la mastitis, que es inflamación de las mamas. Los síntomas del cáncer de mama inflamatorio son hinchazón o dolor en los senos, enrojecimiento, secreción de los pezones y ganglios linfáticos hinchados sobre la clavícula o debajo del brazo. Se puede sentir un nódulo, aunque no siempre lo hay.

Si usted tiene cualquiera de estos síntomas, *¡no entre en pánico!* Prácticamente en todos los casos se trata de una infección de las mamas relacionada con la lactancia. No obstante, si está preocupada, póngase en contacto con su proveedor de servicios médicos. Para diagnosticar el problema, se hace una biopsia. Si desea más información sobre el CMI, visite www.ibcsupport.org.

Otros cánceres. Se cree que el cáncer de cuello uterino se presenta una vez cada 10,000 embarazos. Sin embargo, aproximadamente el 1% de las mujeres que tienen cáncer de cuello uterino están embarazadas cuando se les diagnostica. El cáncer de cuello uterino es curable, particularmente cuando se descubre y se trata en sus primeros estadios.

Se han registrado también tumores malignos de la vulva, el tejido que rodea la abertura de la vagina, durante el embarazo. Son una complicación poco común.

La *enfermedad de Hodgkin* (una forma de cáncer) afecta comúnmente a los jóvenes. Ahora se está controlando durante períodos largos con radiación y quimioterapia. La enfermedad se presenta en aproximadamente 1 de cada 6000 embarazos. El embarazo no parece tener efectos negativos en el curso de la enfermedad de Hodgkin.

Las mujeres embarazadas que tienen *leucemia* han demostrado un aumento en las posibilidades de trabajo de parto prematuro o de hemorragia después del embarazo. La leucemia se trata generalmente con quimioterapia o radioterapia.

El *melanoma* es un cáncer derivado de las células cutáneas que producen *melanina* (pigmento). Un melanoma maligno puede extenderse por todo el cuerpo. El embarazo puede hacer que los síntomas o los problemas empeoren. Un melanoma puede propagarse a la placenta y al bebé.

Los *tumores óseos* no son frecuentes durante el embarazo. Sin embargo, hay dos tipos de tumores óseos no cancerosos que pueden afectar el embarazo y el parto. Estos tumores, *endocondromas* y *exostosis benigna,* pueden comprometer la pelvis e interferir con el trabajo de parto. Con estos tumores, aumenta la posibilidad de tener un parto por cesárea.

Puede ser más difícil perder el peso del embarazo después de tener gemelos, de modo que cíñase a la meta de peso que le indique su proveedor de servicios médicos. Además, la gestación de dos bebés causa más cambios en su cuerpo, que pueden hacer que mantenga el peso aumentado durante el embarazo.

Ejercicio para la 32.ª semana

Un ejercicio que puede hacer durante el embarazo puede ayudarla en el trabajo de parto. Usar el diafragma para respirar le es beneficioso. Estos son los músculos que usará durante el trabajo de parto y el parto. El entrenamiento respiratorio disminuye la cantidad de energía que se necesita para respirar y mejora la función de los músculos respiratorios. Practique los siguientes ejercicios de respiración para beneficiarse en el futuro cercano (¡trabajo de parto y parto!).

- Inhale por la nariz y exhale por la boca con los labios fruncidos. Si produce un pequeño silbido está bien. Inhale por 4 segundos y exhale en 6 segundos.

- Acuéstese boca arriba apoyada en algunas almohadas, en una posición cómoda. Coloque una mano sobre el vientre mientras respira. Si respira usando los músculos del diafragma, su mano se elevará al inhalar y descenderá al exhalar. Si eso no ocurre, inténtelo con diferentes músculos hasta hacerlo correctamente.

- Inclínese hacia delante. Si se inclina levemente hacia delante, notará que es más fácil respirar. Si siente presión a medida que su bebé crece, pruebe esta técnica. Puede brindar cierto alivio.

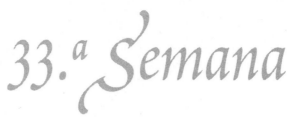

33.ª Semana

Edad del feto: 31 semanas

¿Qué tamaño tiene el bebé?

Esta semana, su bebé pesa unas 4¼ libras (1.9 kg). Su longitud craneocaudal es de unas 12 pulgadas (30 cm), y el largo total es casi de 17¼ pulgadas (44 cm).

¿Qué tamaño tiene usted?

Midiendo desde la sínfisis púbica, hay unas 13¼ pulgadas (33 cm) hasta la parte superior del útero. Midiendo desde el ombligo hasta la parte superior del útero, hay unas 5¼ pulgadas (13 cm). El aumento total de peso debería ser de entre 22 y 28 libras (9.9 y 12.6 kg).

Cómo crece y se desarrolla el bebé

∽ Desprendimiento prematuro de placenta

La ilustración de la página 468 muestra un desprendimiento prematuro de placenta de la pared uterina. Normalmente, la placenta no se separa del útero hasta después de que nace el bebé. La separación antes del parto puede ser grave.

El desprendimiento prematuro de placenta ocurre en uno de cada 80 embarazos. El momento de separación puede variar. Si se separa en el momento del parto y el bebé nace sin problemas, no es tan importante como una placenta que se separa durante el embarazo.

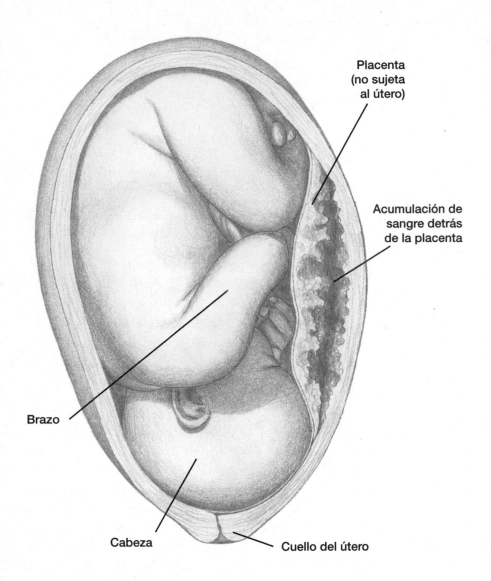

Placenta
(no sujeta
al útero)

Acumulación de
sangre detrás
de la placenta

Brazo

Cabeza

Cuello del útero

Esta ilustración del desprendimiento prematuro de placenta
muestra que esta se ha separado de la pared del útero.

La causa del desprendimiento prematuro de placenta es desconocida. Ciertos trastornos pueden incrementar la probabilidad de que suceda, entre ellos:

- lesión física en la madre, debido a un accidente automovilístico o una mala caída
- cordón umbilical corto
- cambio repentino en el tamaño del útero por romper aguas
- hipertensión arterial
- deficiencia alimentaria
- anomalía uterina
- cirugía anterior en el útero, o D y C por un aborto provocado o un aborto natural.

Los estudios indican que la carencia de ácido fólico puede jugar un papel. Otros investigadores sugieren que el fumar y la ingesta de alcohol pueden aumentar las probabilidades de que una mujer tenga un desprendimiento prematuro de placenta.

Una mujer que ha tenido un desprendimiento prematuro de placenta en el pasado corre un riesgo mayor de volverlo a tener. La tasa de recidiva se ha estimado en un 10%. Esto puede hacer que un embarazo posterior sea de alto riesgo.

La situación es más grave cuando la placenta se separa totalmente de la pared uterina. El feto depende completamente de la placenta para su circulación. Cuando se separa, el feto no recibe sangre del cordón umbilical, que está unido a la placenta.

Los síntomas del desprendimiento prematuro de placenta pueden variar. Puede haber una hemorragia abundante por la vagina, o tal vez no aparezca ninguna hemorragia. La hemorragia vaginal ocurre, aproximadamente, en el 75% de los casos. Otros síntomas pueden incluir dolor lumbar, molestia en el útero o el abdomen, y contracciones o tensión del útero.

Problemas graves, como la insuficiencia cardiocirculatoria, pueden aparecer con una rápida pérdida de grandes cantidades de sangre. También puede ser un problema un coágulo sanguíneo grande. Los factores que coagulan la sangre pueden estar agotados, lo que puede producir un problema de hemorragias.

La ecografía puede ayudar a diagnosticar el problema, pero no siempre brinda un diagnóstico exacto. Esto es particularmente cierto si la placenta está ubicada en la parte posterior del útero, donde no se la puede ver fácilmente durante el examen ecográfico.

¿Se puede tratar el desprendimiento prematuro de placenta? El tratamiento del desprendimiento prematuro de placenta varía según la capacidad de diagnosticar el problema y el estado de la madre y el bebé. Con una hemorragia abundante, puede ser necesario provocar el nacimiento del bebé.

Cuando la hemorragia no es abundante, el problema se puede tratar de manera más conservadora. Esto depende de si el feto está estresado o si parece estar en peligro inmediato.

El desprendimiento prematuro de placenta es uno de los problemas más graves relacionados con el segundo y el tercer trimestre del embarazo. Si tiene cualquier síntoma, ¡llame inmediatamente a su proveedor de servicios médicos!

Cambios en usted

✌ Fibromioma

Los fibromiomas son tumores que se desarrollan en la pared uterina o en el exterior del útero; la mayoría no son cancerosos (benignos). La mayoría de las mujeres con fibromiomas no tienen problemas durante el embarazo, pero las hormonas del embarazo pueden hacer que estos crezcan. Sin embargo, frecuentemente se reducen después del nacimiento del bebé.

Las investigaciones demuestran que, si usted tiene fibromiomas, puede tener una probabilidad mayor de tener problemas durante el embarazo. Los fibromiomas pueden aumentar también ligeramente la probabilidad de aborto natural, especialmente si los tumores son grandes. El desprendimiento prematuro de placenta puede ocurrir más fácilmente si la placenta se incrusta sobre un fibromioma grande. Se ha sabido también que los fibromiomas bloquean la abertura del cuello del útero. Si está preocupada, háblelo con su proveedor de servicios médicos.

✌ Apnea obstructiva del sueño

Aproximadamente el 2% de las embarazadas desarrolla apnea obstructiva del sueño durante el embarazo; esta afección parece ser más común en las embarazadas que en la población general. Si tiene apnea obstructiva del sueño, las vías respiratorias se estrechan y usted deja de respirar brevemente, luego empieza de nuevo la respiración normal. Esto puede ocurrir hasta 100 veces por noche, ¡lo que puede perturbar muchísimo su sueño!

La falta de oxígeno hace que su cuerpo libere adrenalina y cortisol, lo que eleva la tensión arterial y libera azúcar en el torrente sanguíneo. Con el tiempo, esta liberación de azúcar en la sangre puede incrementar el riesgo de desarrollar diabetes.

Cuando ocurre durante el embarazo, la apnea del sueño se ha asociado con hipertensión arterial, diabetes gestacional, fatiga y problemas cardiovasculares en la futura madre. Algunas mujeres que padecen apnea del sueño tienen un riesgo elevado de desarrollar preeclampsia. También puede afectar negativamente el crecimiento y el desarrollo del bebé.

Algunas mujeres necesitan una máquina de CPAP (*continuous positive-airway pressure,* presión positiva continua de las vías respiratorias) para respirar más saludablemente durante el sueño. Se coloca una máscara sobre la nariz y la boca que proporciona aire continuo durante el sueño para mantener la respiración. La buena noticia es que la apnea obstructiva del sueño frecuentemente desaparece después de que nace el bebé.

✎ *Cuando se rompe la bolsa de las aguas*

Las membranas que rodean al bebé y contienen el líquido amniótico se llaman *bolsa de las aguas.* Estas membranas ayudan a proteger al bebé de las infecciones. Generalmente no se rompen hasta justo antes de que el trabajo de parto empiece, cuando el trabajo de parto empieza o durante el trabajo de parto.

A veces, las membranas se rompen antes durante el embarazo. Vea la explicación que empieza en la página 472. Después de que se rompe la bolsa de las aguas, aumenta el riesgo de que sufra infecciones, por lo tanto tiene que tomar precauciones. Una infección podría ser perjudicial para el bebé.

Cuando se rompa la bolsa de las aguas, llame inmediatamente a su proveedor de servicios médicos. Evite tener relaciones sexuales, porque puede incrementar la posibilidad de introducir una infección en su útero y, por consiguiente, contagiar al bebé.

Cuando se rompe la bolsa de las aguas, frecuentemente se produce un chorro de líquido amniótico, generalmente seguido por una pérdida de pequeñas cantidades de líquido. Por lo general, el líquido amniótico es claro y acuoso, pero puede tener una apariencia sanguinolenta o puede ser amarillo o verde. Las mujeres describen la rotura de aguas como una humedad constante o agua que baja por las piernas mientras están de pie. La pérdida *continua* de agua es una buena indicación de que las membranas se han roto.

Se pueden hacer pruebas para ver si ha roto aguas. Una de ellas es una *prueba de nitrazina*, que se basa en la acidez del líquido amniótico. Cuando el líquido amniótico se coloca en una pequeña tira de papel, cambia de color. Sin embargo, la sangre puede cambiar el color del papel de nitrazina, incluso si no ha roto aguas.

Otra prueba es una *prueba de cristalización en helecho*. Con un hisopo de algodón se toma líquido amniótico o líquido de la parte posterior de la vagina y se coloca en un portaobjetos para analizarlo al microscopio. El líquido amniótico seco se ve como un helecho o las ramas de un pino. La cristalización en helecho puede ser más útil en el diagnóstico de membranas rotas que mirar los cambios de color en el papel de nitrazina.

La rotura prematura de membranas (PROM). El término *rotura prematura de membranas (PROM,* por su sigla en inglés*)* describe el momento en que las membranas se rompen antes de tiempo durante el embarazo. Hay dos categorías de ruptura prematura. La *rotura prematura de membranas (PROM)* se refiere a la ruptura de las membranas fetales antes del comienzo del trabajo de parto y se produce en el 8 al 12% de los embarazos. La PPROM (por su sigla en inglés) es la *rotura prematura de membranas antes de término,* y se refiere a la rotura de las membranas fetales antes de las 37 semanas de embarazo. Ocurre en el 1% de los embarazos. En Estados Unidos se revisa por PROM aproximadamente al 30% de las embarazadas.

La causa exacta es desconocida. Las mujeres negras/afroamericanas parecen tener una incidencia mayor de PPROM que las mujeres blancas. El fumar está fuertemente relacionado con la PPROM. Se han considerado también como causas la carencia de vitaminas y minerales. La hemorragia uterina se ha relacionado fuertemente con la PPROM; las infecciones también tienen un papel importante en muchos casos. Si tuvo PPROM en un embarazo anterior, tiene un 35% de probabilidades de que vuelva a ocurrir.

Si las membranas rotas no se detectan y tratan dentro de las 24 horas, pueden presentarse infecciones y otras complicaciones graves. Existe una prueba para diagnosticar si las membranas se han roto prematuramente; se llama *Amnisure*.

La prueba detecta una proteína que se encuentra en el líquido amniótico, que normalmente no está presente en la vagina, a menos que las membranas se hayan roto. Es una prueba vaginal, pero no requiere el uso de un espéculo o un tacto

Consejo para el papá

¿Es seguro el hogar para el nuevo bebé? Lo que se debe considerar cuando se piensa en seguridad incluye a mascotas, muebles, tabaquismo pasivo y ultrapasivo, protección de ventanas u otras cosas de su hogar que puedan presentar un peligro para el pequeño. Empiece ahora a encontrar los problemas para que tenga tiempo de ocuparse de ellos antes del nacimiento del bebé.

vaginal. Se inserta un hisopo de algodón estéril unas 2 o 3 pulgadas (de 5 a 7 cm) dentro de la vagina, y se toma una muestra. Los resultados están listos en unos 10 minutos.

Cómo afecta al desarrollo del bebé lo que usted hace

Puede estar aumentando de peso más rápido que en cualquier otro momento durante el embarazo. Sin embargo, usted no está aumentando la mayoría del peso: ¡lo aumenta el bebé! El bebé está creciendo y puede aumentar unas 8 onzas (½ libra) o más por semana.

La acidez gástrica puede aumentar a medida que el bebé le empuja el estómago. Puede sentirse mejor si ingiere varias comidas durante el día, en lugar de tres comidas grandes.

✑ Hepatitis

La hepatitis es una infección vírica del hígado. Ocupa casi el primer lugar en la lista de las infecciones graves que afectan a un gran porcentaje de nuestra población todos los años. Por esa razón, a las embarazadas se les hacen pruebas de detección sistemática para hepatitis B al comienzo del embarazo.

Cuando las personas hablan sobre hepatitis, puede ser confuso. Se han identificado seis formas diferentes de hepatitis: hepatitis A, hepatitis B, hepatitis C, hepatitis D, hepatitis E y hepatitis G. El tipo más grave de hepatitis durante el embarazo es la hepatitis B. Vea la siguiente explicación.

Hepatitis A (HA). La hepatitis A (HA) representa el 50% de los casos de hepatitis en Estados Unidos. Se transmite por vía oral-fecal, como beber agua contaminada, comer alimentos contaminados o tocar algo contaminado con heces, como un pañal sucio, y luego se toca la boca con las manos. Es más probable que contraiga este tipo de hepatitis si viaja a países en desarrollo.

Afortunadamente, la incidencia de la HA durante el embarazo es menor que 1 en 1000. En nuestro país, las embarazadas que tienen más probabilidades de infectarse son aquellas que recientemente emigraron de distintos lugares, como el sudeste de Asia, China, África, América Central, México y el Medio Oriente, o que viajaron a esos lugares.

Entre los síntomas de la HA se encuentran fiebre, decaimiento, anorexia, náuseas, dolor abdominal e ictericia. La hepatitis A se diagnostica con un análisis de sangre. Una embarazada *no* transmite la hepatitis A a su bebé en desarrollo. Si una mujer se expone durante el embarazo, se le puede dar un concentrado de inmunoglobulinas antihepatíticas para protegerla contra la enfermedad.

Las complicaciones graves de la HA son raras. El tratamiento es descansar y hacer una dieta saludable. Generalmente, la mujer que tienen hepatitis A se recupera en pocos meses.

Hepatitis B (HB). La hepatitis B (HB) es una de las formas más contagiosas de hepatitis y representa más del 40% de los casos de hepatitis en Estados Unidos. Más de un millón de estadounidenses son portadores crónicos del virus de la HB (VHB) y más de 15,000 embarazadas tienen HB.

Durante el embarazo, el VHB se puede transmitir de la madre al bebé, especialmente si la madre se contagia al final del embarazo. Casi todos los casos se producen por exposición a la sangre o a las secreciones de la madre en el canal del parto.

Entre las personas que corren riesgo de contraer hepatitis B se encuentran las que tienen antecedentes de enfermedades de transmisión sexual, uso de drogas intravenosas o exposición a personas que tienen HB o a hemoderivados que contienen el VHB. La transmisión sexual es la causa de la mayoría de los casos. El riesgo de contraer HB es más alto si una persona nació en el sudeste de Asia o las islas del Pacífico; la hepatitis B es de 25 a 75 veces más común en estas poblaciones.

> No estamos completamente seguros de la inocuidad de la vacuna contra la hepatitis A. Sin embargo, se elabora a partir de virus muertos, por lo tanto los riesgos pueden ser menores. La vacuna contra la hepatitis B es inocua para recibirla durante el embarazo, pero se sugiere solo para mujeres que tienen un riesgo alto.

Entre los síntomas de la HB se encuentran náuseas, síntomas gripales, ictericia, orina oscura y dolor en el hígado, o a su alrededor, o en el abdomen superior derecho. Otros síntomas de HB, como las náuseas y los vómitos, son comunes en los embarazos normales, así que es importante hacer análisis.

Casi la mitad de los casos de HB en adultos no tiene síntomas. Los que no tienen síntomas pueden transmitir la enfermedad a otras personas, aun cuando no estén activamente infectados. Por esa razón, se realiza una prueba de detección sistemática para el VHB a todos los donantes de sangre.

Entre el 10 y el 20% de los bebés nacidos de madres que tuvieron resultado positivo para la hepatitis B tienen la enfermedad. Un bebé puede también contagiarse a través del contacto estrecho con su madre y por la lactancia. Un bebé infectado puede enfermarse gravemente.

Si una mujer está expuesta y los análisis de sangre muestran que no tiene anticuerpos contra el VHB, debe vacunarse tan pronto como sea posible después de la exposición. La vacuna estimula su cuerpo para que genere anticuerpos. Si en el futuro se expone, no se contagiará con la hepatitis B. Es probable que necesite recibir un concentrado de inmunoglobulinas. La vacuna contra el VHB es inocua durante el embarazo. Una mujer en riesgo se puede vacunar mientras esté embarazada.

Ahora se recomienda que todos los bebés sean vacunados contra el VHB al momento de nacer, a la semana, al mes y a los seis meses del nacimiento. Pregúntele a su pediatra.

Hepatitis C (HC). En el pasado, a la hepatitis C se la llamaba *hepatitis ni A ni B*. La hepatitis C (HC) la pueden contraer aquellos a los que se les realizan transfusiones de sangre o usan agujas contaminadas. El riesgo actual de contraer HC debido a una transfusión de sangre es de menos de uno en un millón. Se estima que, en Estados Unidos, están infectadas con el virus de la HC (VHC) 2.7 millones de personas. La mayoría tiene entre 40 y 59 años.

En este momento, no existe vacuna ni tratamiento preventivo. Los concentrados de inmunoglobulinas no funcionan para el VHC. Si tiene hepatitis C, puede ver a un especialista del hígado para controlar su función hepática durante todo el embarazo.

La tasa de transmisión de una madre infectada a un bebé es baja. La lactancia no parece transmitir el virus de la hepatitis C al recién nacido. Sin embargo, comente esta situación con su proveedor de servicios médicos antes del nacimiento del bebé.

Otros tipos de hepatitis. La hepatitis D (HD) no se presenta a menos que ya esté infectada con la hepatitis B. Se presenta como una *coinfección con* HB aguda. La transmisión de una madre infectada a un bebé es rara. Los tratamientos para proteger al bebé son efectivos.

Otro tipo de hepatitis, la hepatitis E (HE), no se conoce bien. Se produce por transmisión fecal-oral, similar a la HA. Mientras la HE es rara en Estados Unidos, es común en Asia, África, Medio Oriente, América Central y México.

El virus de la HE (VHE) no se transmite de la mamá al bebé. Si una mujer tiene hepatitis E, puede empeorar durante el embarazo, especialmente si la contrajo en el tercer trimestre. Aproximadamente el 65% de las mujeres con HE aguda da a luz antes de término.

La hepatitis G (HG) se presenta más frecuentemente en personas que ya están infectadas con el VHB o el VHC, o en las que tienen antecedentes de drogas intravenosas.

Su alimentación

Comer una dieta equilibrada de frutas y verduras frescas, productos lácteos, productos derivados de granos integrales y proteínas contribuye al desarrollo saludable del bebé. Tal vez esté preocupada por los alimentos que debe evitar. No hay problema en comer algunos alimentos cuando no está embarazada, pero ahora debe evitarlos.

Cuando sea posible, evite los aditivos alimentarios. No estamos seguros de cómo pueden afectar al bebé en desarrollo, pero si puede evitarlos, hágalo.

Los productos frescos pueden contener grandes cantidades de gérmenes; las frutas y las verduras también pueden tener pesticidas. Use agua y jabón para lavar todos los productos agrícolas para eliminar cualquier contaminante. Incluso si no come la piel, los contaminantes pueden llegar a sus manos si el alimento no se ha lavado. Después de lavarla, pele la fruta o la verdura si esa es la manera en que normalmente la come. Si no va a pelarla y solo va a cortarla, enjuague bien la piel.

Si es una verdura de raíz o una con estrías, como algunos melones, lávela con un cepillo, sumérjala en un cuenco con agua y luego enjuáguela bajo el chorro de la llave. No coma brotes de alfalfa, brotes de rabanito ni brotes de poroto mung; frecuentemente tienen gérmenes.

A continuación se presentan algunos datos sobre las frutas y las verduras, y de qué manera el comerlas puede influir en su embarazo.

- Cocine las zanahorias enteras; retienen más una sustancia química que ayuda a combatir el cáncer.

- Para aumentar su ingesta de algunas verduras, hágalas puré y agréguelas a salsas. Por ejemplo, cocine zanahorias, hágalas puré y agréguelas a una salsa para espaguetis.
- La calabaza moscada tiene pocas calorías, es rica en betacaroteno, folato y potasio, y está llena de fibra y vitamina A. Puede ayudar a protegerla contra la hipertensión arterial y aumenta su inmunidad a las enfermedades.
- Los espárragos son ricos en folato.
- Los frijoles negros son ricos en potasio y fibra; el potasio puede ayudar a controlar su tensión arterial.
- Una alcachofa mediana tiene pocas calorías y está llena de folato, potasio, hierro, magnesio y vitaminas A, C y K. Use los corazones de alcachofa en tortillas de huevo o en cacerolas, o cúbralas con queso parmesano y migas de pan, y hornéelas.
- Los arándanos ayudan a proteger el colágeno de la piel.
- Más del 75% de muchas frutas y verduras es agua, así que comerlas aumenta su ingesta de líquidos.

> ## Consejo para la 33.ª semana
>
> No deje de comer ni empiece a saltearse comidas cuando su peso aumenta. Usted y el bebé necesitan las calorías y la nutrición que usted recibe de una dieta saludable.

Lo que también debería saber

✂ *Tosferina (tos convulsa)*

En los últimos 10 años, los casos de tosferina, también llamada *tos convulsa,* se han triplicado. La enfermedad que vemos hoy es una forma más moderada de tosferina que en el pasado, pero sigue produciendo una tos molesta que puede durar mucho tiempo.

Casi todas las personas han sido vacunados con la vacuna DPT (difteria, tos convulsa y tétanos). Pero la inmunidad disminuye con el tiempo, dejando a muchos en riesgo, entre ellos los jóvenes, los trabajadores de la salud y los proveedores de servicios a niños. Si han pasado dos años desde su último refuerzo contra tétanos/difteria, hable con su proveedor de servicios médicos sobre la posibilidad recibir otra más.

La enfermedad empieza como un resfriado con tos leve, luego empieza la tos intensa. La persona tose hasta que no le queda aire en los pulmones, luego respira profundamente, lo que produce un sonido jadeante y ruidoso cuando el aire pasa por la laringe. Finalmente, la persona tose flema, que puede ir seguida de vómitos. Los ataques de tos pueden ocurrir hasta 40 veces por día. La enfermedad puede durar hasta ocho semanas, y se puede seguir tosiendo por meses. Si la tosferina se diagnostica lo bastante temprano, se puede tratar con antibióticos y así evitar que se contagie a otras personas.

La FDA ha aprobados dos vacunas de refuerzo. Hable con su proveedor de servicios médicos sobre ellas si cree que puede correr riesgo. Si tiene cualquier síntoma de tosferina, ¡llame inmediatamente a su proveedor de servicios médicos! Cuanto antes se trate la infección, más pronto se sentirá mejor.

✑ *¿Realizará el proveedor de servicios médicos una episiotomía?*

La episiotomía ha sido uno de los procedimientos más comúnmente realizados en obstetricia y, en algunos lugares, se ha llegado a ser casi en habitual. En el 2000, aproximadamente al 30% de las mujeres que dieron a luz por la vagina se les realizó una episiotomía. Sin embargo, muchos expertos creen que ahora se usa con menor frecuencia que en el pasado. Hoy, muchos proveedores de servicios médicos dejan que el tejido que hay entre la vagina y el recto se desgarre naturalmente durante el parto. Algunos estudios demuestran que el tejido desgarrado puede cicatrizar con mayor facilidad.

La episiotomía es un corte controlado, recto y limpio, hecho desde la vagina en dirección al recto durante el parto. Se hace para ayudar a evitar el desgarro cuando la cabeza del bebé pasa a través del canal del parto. Una incisión puede ser mejor que un desgarro o una rotura que puede ir en muchas direcciones. El corte se puede hacer directamente en la línea media que va hacia el recto, o puede ser un corte lateral. Después del parto, las capas se cierran con sutura reabsorbible que no requiere extracción. Una episiotomía quirúrgica puede cicatrizar mejor que un desgarro desigual.

Entre los beneficios de la episiotomía para la mujer, se encuentran un riesgo menor de trauma para el área que está entre los muslos, desde el cóccix hasta el pubis; menos relajación de los órganos pélvicos con prolapso; menos posibilidades de incontinencia de heces u orina, y menor probabilidad de disfunción sexual. Entre los beneficios para el bebé está un parto más rápido. Sin embargo, hay desventajas en una episiotomía. Las investigaciones demuestran que puede llevar a una recuperación más difícil, problemas sexuales y el aumento de la posibilidad de incontinencia.

El Colegio Estadounidense de Obstetras y Ginecólogos (ACOG, por su sigla en inglés) recomienda el uso restringido de la episiotomía, en lugar de un uso habitual. Las investigaciones demuestran que las mujeres a las que se les hizo una episiotomía pueden sentir más dolor, tardan más tiempo en sanar y tienen mayor probabilidad de sufrir desgarros graves cerca o a través del recto que las mujeres con desgarro vaginal. Si tiene preguntas, llévelas a la consulta prenatal. Pregunte a su proveedor de servicios médicos por qué podrían hacerle una episiotomía y si usted puede opinar sobre este procedimiento.

De acuerdo con un estudio, el masaje perineal prenatal, que se empieza en la semana 34 del embarazo, puede reducir las probabilidades de que una mujer sufra un desgarre durante el parto o reducir la necesidad de una episiotomía. Puede reducir también el dolor después del parto. Es más útil para las mamás primerizas. Si está interesada, háblelo con su proveedor de servicios médicos. Puede funcionar para algunas mujeres, pero no funciona para todas.

Generalmente, la necesidad de la episiotomía se hace evidente cuando la cabeza del bebé está en la vagina. Es también necesaria una episiotomía si el bebé está estresado o si se usa ventosa obstétrica o fórceps durante el nacimiento.

La descripción de la episiotomía incluye una descripción de la profundidad de la incisión. Hay cuatro profundidades diferentes de la incisión:
- Una episiotomía de *primer grado* corta solo la piel.
- Una episiotomía de *segundo grado* corta la piel y el tejido subyacente.
- Una episiotomía de *tercer grado* corta la piel, el tejido subyacente y el esfínter externo del ano, que es el músculo que rodea al ano.
- Una episiotomía de *cuarto grado* atraviesa las tres capas y la mucosa rectal.

Después del nacimiento del bebé, se prescribe la espuma Epifoam. Es útil para tratar el dolor y el prurito si le han hecho una episiotomía. El Epifoam viene con un aplicador que proporciona una cantidad limitada para cada aplicación. Si lo desea, pregúntele a su proveedor de servicios médicos. Otros medicamentos son de uso inocuo, incluso si amamanta al bebé. Para el dolor, se pueden recetar acetaminofeno con codeína u otros medicamentos.

Ejercicio para la 33.ª semana

Párese con los pies ligeramente separados y las rodillas levemente flexionadas, con los brazos a los costados. Apriete el abdomen. Usando pesas livianas (de 2 a 3 libras cada una para empezar; si no tiene pesas, use una lata de 16 onzas), levante el brazo izquierdo hacia el frente y el brazo derecho hacia atrás; deténgase justo por debajo de la altura de los hombros. No balancee los brazos; controle el movimiento. Baje los brazos a la posición inicial. Repita 16 veces, alternando el brazo que va al frente. *Fortalece el torso.*

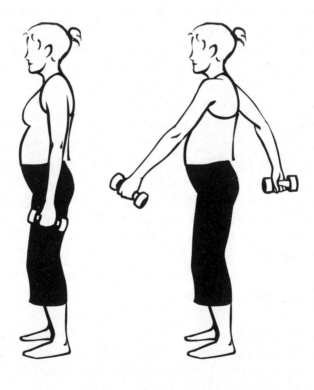

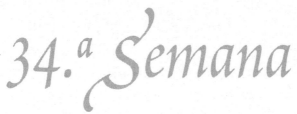

34.ª Semana

Edad del feto: 32 semanas

¿Qué tamaño tiene el bebé?

Esta semana su bebé pesa casi 4¾ libras (2.15 kg). Su longitud craneocaudal es de aproximadamente 12¾ pulgadas (32 cm). Su longitud total es de 17¾ pulgadas (45 cm).

¿Qué tamaño tiene usted?

Si medimos desde el ombligo, este se encuentra a unas 5½ pulgadas (14 cm) de la parte superior del útero. Desde la sínfisis púbica, la medida es de aproximadamente 13½ pulgadas (34 cm). Cuando el útero se agranda a un ritmo adecuado, es señal del crecimiento normal de su bebé.

No es importante que sus medidas coincidan con las de otras mujeres que estén en su misma etapa de embarazo. Lo importante es que su crecimiento sea adecuado y que su útero se desarrolle y se agrande en la proporción correspondiente.

Cómo crece y se desarrolla el bebé

Una prueba ideal para hacer antes del parto determinaría si el feto está sano. Podría detectar estrés fetal, lo cual indicaría que hay problema.

La ecografía logra algunos de estos objetivos al permitir que los proveedores de servicios médicos vean el bebé dentro del útero, además de evaluar el cerebro, el corazón y otros órganos. Junto con la ecografía, una cardiotocografía en reposo y una cardiotocografía con contracciones pueden indicar la ausencia o la presencia de problemas.

Cambios en usted

✌ Incontinencia por estrés

Durante el último trimestre, es probable que tenga pequeñas pérdidas de orina al toser, estornudar, hacer ejercicio o levantar algo. ¡No se asuste! Esto se llama *incontinencia por estrés y* es normal, ya que a medida que el útero se agranda, ejerce presión sobre la vejiga.

Usted puede controlar el problema haciendo los ejercicios Kegel; vea la 14.ᵃ Semana. Practíquelos ahora y continúelos después de la llegada del bebé. Pueden ayudar además con la incontinencia que aparece a veces después del nacimiento de un bebé.

> Una de cada tres mujeres sufre una pequeña incontinencia urinaria durante el embarazo.

En una de sus visitas prenatales, comente con su proveedor de servicios médicos cualquier tipo de incontinencia que tenga. Eso le dará la oportunidad de descartar una infección de las vías urinarias, que también puede causar incontinencia.

✌ Sensaciones que puede tener

Unas semanas antes de que el trabajo de parto empiece o al comienzo del trabajo de parto, es posible que note un cambio en el abdomen. La medida desde el ombligo o desde la sínfisis púbica hasta la parte superior del útero puede ser menor de lo que era en una visita prenatal anterior. Este fenómeno se produce cuando la cabeza del bebé entra en el canal del parto y se llama *encajamiento*.

El encajamiento puede traer ventajas y desventajas. Puede ser que tenga más espacio en la parte superior del abdomen, o sea, más espacio para respirar. Sin embargo, puede sentir más presión en la pelvis, la vejiga y el recto, lo cual puede ser incómodo. Algunas mujeres tienen la incómoda sensación de que el bebé está "cayéndose", relacionada también con la presión que el bebé ejerce a medida que baja por el canal del parto.

Alrededor de esta época, puede aparecer otra sensación. Algunas mujeres la describen como un "hormigueo". Es el cosquilleo, presión o adormecimiento de la pelvis o de la región pélvica que provoca la presión del bebé. Es común y no debe preocuparla demasiado.

Es posible que las sensaciones descritas arriba no se alivien hasta después del parto. Acostarse de costado puede ayudar a reducir la presión sobre los nervios, los vasos y las arterias de la zona pélvica. Si el problema es grave, hable con su proveedor de servicios médicos al respecto.

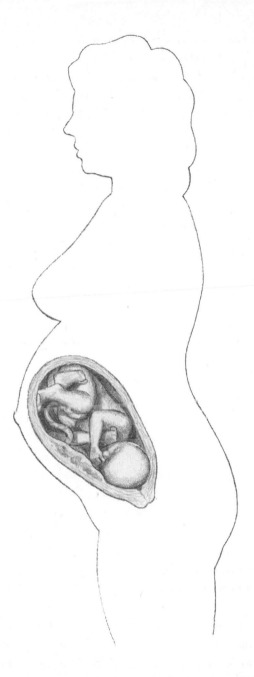

Tamaño comparativo del útero a las 34 semanas de embarazo
(edad del feto: 32 semanas). El útero puede sentirse a aproximadamente
5½ pulgadas (14 cm) por encima del ombligo.

Su proveedor de servicios médicos puede examinarla y decirle que su bebé "no está colocado en la pelvis" o que "está muy arriba". Quiere decir que el bebé todavía no ha entrado en el canal del parto. Si su proveedor de servicios médicos dice que su bebé está "flotante" o presenta "peloteo", significa que siente que el bebé está alto en el canal del parto. Pero el bebé no está fijo en el canal del parto. Hasta puede salirse de entre los dedos de su proveedor de servicios médicos cuando la esté examinando.

Si esto le concierne o le preocupa, llame al consultorio. Puede ser un motivo para realizar un tacto vaginal y ver cuánto ha bajado la cabeza del bebé.

No se preocupe si no nota la bajada del bebé. Es algo que no les ocurre a todas las mujeres ni ocurre en todos los embarazos. Es común que el bebé baje cuando empieza el trabajo de parto o durante el trabajo de parto.

๛ Contracciones de Braxton-Hicks y trabajo de parto falso

Pida a su proveedor de servicios médicos que le describa las señales de las contracciones del trabajo de parto. Generalmente son regulares. Con el tiempo se hacen más prolongadas y más intensas. Notará que las contracciones del trabajo de parto verdadero tienen un ritmo regular. Tome el tiempo de sus contracciones para saber con qué frecuencia ocurren y cuánto duran. El momento de ir al hospital depende en parte de sus contracciones.

> Para este momento, el oído del bebé está mucho más refinado; dentro del útero, puede girar la cabeza en dirección a un ruido.

Las *contracciones de Braxton-Hicks* son contracciones indoloras que puede sentir cuando se coloca una mano sobre el vientre. A menudo empiezan al inicio del embarazo y se sienten a intervalos irregulares. Pueden aumentar en número e intensidad cuando se masajea el útero. No son señales positivas de trabajo de parto verdadero.

El *trabajo de parto falso* puede presentarse antes de que comience el trabajo de parto verdadero. Las contracciones del trabajo de parto falso pueden ser dolorosas y pueden confundirse con las del trabajo de parto verdadero. Vea el recuadro de la página 485. En la mayoría de los casos, son irregulares y cortas (menos de 45 segundos). Es posible que sienta malestar en las ingles, la parte inferior del abdomen o la espalda. En el trabajo de parto verdadero, las contracciones provocan dolor, que empieza en la parte superior del útero y se extiende por todo el útero, la zona lumbar y hasta la pelvis.

¿Trabajo de parto verdadero o trabajo de parto falso?

Consideraciones	Trabajo de parto verdadero	Trabajo de parto falso
Contracciones	Regulares	Irregulares
Tiempo entre las contracciones	Vienen juntas	Vienen separadas
Intensidad de las contracciones	Aumenta	No cambia
Lugar de las contracciones	En todo el abdomen	En diversos lugares o la espalda
Efecto de la anestesia o los analgésicos	No detendrán el trabajo de parto	Los sedativos pueden detener o alterar la frecuencia de las contracciones
Cambio del cuello uterino	Cambio progresivo del cuello uterino	No hay cambio del cuello uterino

El trabajo de parto falso parece ocurrir más frecuentemente en mujeres que han estado embarazadas anteriormente y han dado a luz a más bebes. Por lo general, se detiene tan rápidamente como comienza. No parece significar peligro alguno para el bebé.

Cómo afecta al desarrollo del bebé lo que usted hace

El final de su embarazo empieza con el trabajo de parto. Algunas mujeres tienen la preocupación (¡o la esperanza!) de que sus acciones puedan provocar el inicio del trabajo de parto. Las viejas creencias populares de que viajar por un camino lleno de baches o hacer una caminata larga para que empiece el trabajo de parto no son verdaderas. Seguir haciendo sus actividades cotidianas (a menos que su proveedor de servicios médicos haya aconsejado reposo en cama) no hará que el trabajo de parto empiece antes de que el bebé esté listo para nacer.

Tener relaciones sexuales durante la última etapa del embarazo puede provocar el trabajo de parto. El semen contiene prostaglandinas, que pueden causar contracciones. El orgasmo y la estimulación de los pezones pueden desencadenar contracciones uterinas.

Su alimentación

Controlar el nivel de colesterol durante el embarazo es una pérdida de tiempo. El nivel de colesterol de su sangre aumenta durante el embarazo debido a los cambios hormonales. Espere hasta después de dar a luz o hasta que haya dejado de amamantar para verificar su nivel de colesterol.

✂ *Un refrigerio rico en vitaminas*

Cuando usted quiere un refrigerio, seguramente no se le ocurre pensar en una patata asada. Sin embargo, ¡es un excelente refrigerio! De una patata asada se obtienen proteínas, fibras, calcio, hierro, vitaminas B y vitaminas C. Hornee varias patatas, guárdelas en el refrigerador y caliente una cuando tenga hambre. El brócoli es otro alimento lleno de vitaminas. Agregue brócoli a su patata asada junto con una capa de yogur natural, queso *cottage* o crema agria de bajo contenido graso, y verá lo delicioso que le queda el refrigerio.

Lo que también debería saber

✂ *Prepararse para recibir al bebé*

Su bebé necesitará muchas cosas cuando llegue del hospital. Podría empezar a pensar ahora en esas cosas, de modo que no le falten si el bebé se adelanta un poco.

Para el cuarto del bebé necesitará algún tipo de cama (cuna, moisés), mesa cambiadora, mecedora, cómoda, cubo para los pañales, intercomunicador para bebé, lámpara pequeña, móvil, vaporizador o humidificador y detector de humo. Otro elemento que debe considerar es la pintura del cuarto. Use pintura no tóxica. Si no está segura de la pintura en las paredes, vuelva a pintarlas.

Una advertencia: Tenga cuidado si va a comprar artículos de segunda mano o si piensa usar artículos prestados. Es posible que algunos no cumplan con los estándares de seguridad vigentes.

Su bebé necesita un lugar cómodo y seguro para dormir. Un *moisés* es pequeño y portátil, y el bebé puede dormir en él hasta que le quede chico, entonces puede pasar a una cuna. Una *cuna* es más permanente; compre una cuna nueva si puede costearla. Antes de comprar algo, verifique que cumpla con las pautas de seguridad establecidas por la Asociación de Fabricantes de Productos Juveniles (JMPA, por su sigla en inglés), la Comisión de Seguridad de Productos para el Consumidor (CPSC, por su sigla en inglés) y la Academia Estadounidense de Pediatría (AEP). Estas pautas ayudan a garantizar la seguridad del bebé.

Algunos padres creen que el bebé debe dormir con ellos en la "cama de los padres". Hable de esta costumbre con su pediatra; la seguridad es importante. Muchos expertos creen que no es seguro compartir la cama de los padres.

Es divertido vestir al bebé con atuendos lindos, pero, en realidad, la mayoría de los bebés no necesitan mucha ropa. Pueden mantenerse muy bien con algunos atuendos básicos durante el primer año. Tener unos cuantos atuendos lindos está bien, pero no gaste dinero en comprarlos si no tiene que hacerlo. (Seguramente recibirá muchos atuendos diferentes de ropa como regalo para su bebé.)

Consejo para el papá

Regístrese con anticipación en el hospital para ahorrar tiempo después, cuando vaya por el nacimiento del bebé. Pídale a su pareja que pregunte cómo hacerlo en el consultorio de su proveedor de servicios médicos o en las clases prenatales. Si el personal del consultorio o los instructores de las clases prenatales no lo saben, llame al hospital y pregunte.

Las necesidades de un bebé se pueden satisfacer con facilidad. Pañales, camisetas, pijamas abiertos en la parte inferior, pijamas con piecito incorporado, medias, baberos, una gorra, una mantilla, monos de bebé cortos o largos, sábanas y toallas son los artículos de ropa más básicos que necesita para surtirse. La cantidad que necesite de cada uno depende de su situación, pero tenga unas 8 docenas de pañales a mano (pida 100 por semana para un recién nacido si usa un servicio de pañales). Puede usar una combinación de pañales de tela y pañales desechables. Los dos sirven en diversas situaciones.

Asientos de auto. La pieza más importante del equipo para bebé que debe comprar es un *asiento de auto*. Elija uno pronto para que lo tenga listo cuando nazca el bebé. Una vez que consiga el asiento de auto, vaya a la estación de policía o a la estación de bomberos de su área y pida que le enseñen a instalarlo correctamente.

Cuando se decida por un tipo de asiento de auto para el bebé, compre uno nuevo. Este es un artículo que no debe ser prestado ni de segunda mano. El asiento de auto podría estar dañado por el uso anterior o podrían faltarle partes importantes. Además, es posible que un asiento viejo no esté al día con la nueva tecnología.

Su bebé tiene que ir en un asiento de auto *todas* las veces que viaje en un vehículo, es ley en los 50 estados. El lugar más seguro para el bebé es en el medio del asiento trasero.

Un asiento de auto es la mejor protección que tiene su bebé en caso de accidente. No lo saque del asiento para darle de comer, cambiarlo o consolarlo mientras el vehículo esté en movimiento. El bebé siempre debe viajar en un asiento para bebé, desde el momento en que lo lleve del hospital a la casa.

Hay diferentes tipos de asientos de auto disponibles. Cuando elija uno, asegúrese de que cumpla con los estándares de seguridad de la JMPA, la CPSC y la AEP.

Precaución: ¡Nunca ponga el asiento de auto del bebé en el asiento delantero del pasajero, especialmente si tiene bolsa de aire! Si su vehículo tiene bolsas de aire laterales en el asiento trasero, asegúrese de que el asiento del bebé esté colocado en el centro del asiento trasero o pídale a su concesionario que inhabilite las bolsas de aire.

Por último: Mantenga a su bebé fuera de peligro; nunca permita que viaje en un vehículo sin un cinturón de seguridad bien abrochado. Según un informe un promedio de 35 bebés al año mueren en accidentes automovilísticos en el camino del hospital a la casa. No permita que su bebé se transforme en una estadística.

✎ Mascotas en la casa

Es probable que usted tenga una mascota que es su "bebé", pero ahora está esperando un bebé de verdad. Tan pronto como se entere de que está embarazada, empiece a pensar cómo reaccionará su mascota ante la presencia de un nuevo bebé en la casa. Tiene que preparar a su mascota, porque la seguridad del bebé siempre debe estar primero.

Asegúrese de que su mascota tenga todas sus vacunas al día. Pida a su veterinario que verifique que no tenga parásitos. Si su mascota no está castrada, ahora puede ser el momento de hacerlo; eso ayuda a disminuir la agresión.

Desde el momento en que usted trae al bebé del hospital, se crea un cambio en el estilo de vida de su mascota. Los animales son susceptibles a una rutina, por eso, será más fácil para su mascota si se hacen los cambios antes de que el bebé nazca. Durante el embarazo, pruebe lo siguiente.

- Antes del nacimiento del bebé, empiece a reducir la cantidad de tiempo que pasa con su mascota. Puede ayudar a prepararla para el futuro, cuando usted tenga menos tiempo porque debe atender al bebé.

- Haga cualquier cambio necesario en el horario de alimentación, ejercicios o juegos de su mascota durante las semanas previas al nacimiento del bebé.
- Cambie el lugar donde se mantiene su mascota. Si el bebé va a estar en su habitación y su mascota duerme normalmente ahí, mude su cama a otro lugar para que le sea conocido.
- Evalúe el entrenamiento de obediencia de su perro. Debe reaccionar a las órdenes básicas.
- Cuando sea posible, ponga a su mascota en contacto con otros niños. Enfrentarse a un bebé pequeño puede causar gran impacto en un animal. El llanto del bebé puede sobresaltarlo o asustarlo.
- Ponga a la vista las cosas del bebé, como el moisés, la cuna y la mesa cambiadora para que su mascota tenga la oportunidad de olfatearlo todo.
- Mantenga las mascotas apartadas de los muebles del bebé y fuera de su cuarto.
- Mantenga las mascotas y las jaulas fuera de la cocina y de las áreas de juego de los niños.
- Destine un área solo para el uso de su mascota y a la cual el bebé no tenga acceso.

Casi todas las mascotas son territoriales. Les gusta tener una rutina que puedan seguir. Si planea cambiar los muebles de lugar o cambiar la función de una habitación, hágalo al comienzo de su embarazo. Esto permitirá que el animal se familiarice con la nueva organización.

Hay ciertas precauciones generales que se deben tomar con las mascotas. Algunas de ellas pueden portar una bacteria que provoca IVU en los humanos. Lavarse las manos al menos durante 10 segundos después de acariciar o de atender a la mascota le ayudará a disminuir el riesgo. Los alimentos para mascotas que no están bien procesados pueden estar contaminados con salmonela. Asegúrese siempre de lavarse bien las manos después de tocar cualquier alimento para mascotas.

Si tiene un cachorro o un gatito, es probable que tenga mucha energía. Eso puede ser difícil de manejar, especialmente cuando se tiene a un bebé para atender. Es posible que tenga que pasar más tiempo con su mascota si es de poca edad.

Si su mascota tiene bastante edad, un cambio de rutina podría causar problemas. Si su mascota siempre se ha movido por la casa a sus anchas, entrenarla para que permanezca fuera de ciertas áreas puede tomar algo de tiempo. Una mascota de mayor edad puede estar menos dispuesta a aceptar la presencia del bebé en la casa. Puede enfadarse, no hacerle caso o rogarle atención. También puede ponerse celosa del tiempo y la atención que usted le brinda al bebé. Es posible que tenga que dedicar más tiempo a solas con su mascota si es ya de edad.

Presentar el bebé al perro. Dé a su perro la oportunidad de conocer niños e interactuar con ellos mientras usted está embarazada. Pida a sus amigos o familiares que traigan a sus niños para que pasen tiempo con su mascota. Eso puede darle una idea de cómo pueda responder su mascota al bebé que está esperando. Preste atención a las reacciones de su perro ante el llanto de un bebé. Si ve que le causa aflicción, quizás tenga que dejar a su perro con una amiga o llevarlo a una guardería por un tiempo. Si descubre que su perro tiene tendencia a morder, tal vez tenga que pensar en deshacerse de él.

También podría considerar clases de entrenamiento para su perro. En clases de obediencia le pueden enseñar a cumplir órdenes sencillas.

Presentar el bebé al gato. Si usted tiene un gato, ya sabe lo impredecible que puede ser. Es mejor mantener al gato apartado del bebé cuando sea posible. Permita que el gato mire desde cierta distancia pero, si muestra cualquier señal de agresión, retírelo del área. Si el gato se acerca al bebé sigilosamente, es señal de agresión. Recompense a su gato por sus acciones positivas, como no subirse a los muebles.

En general, los gatos se escapan de los niños y se esconden si se sienten acosados por ellos. Normalmente, los gatos se adaptan a un nuevo bebé más fácilmente que los perros, porque son menos apegados a los humanos. No obstante, los gatos *son* curiosos, por eso es mejor traer los muebles nuevos de antemano, de manera que el gatito tenga la oportunidad de olfatearlos antes de la llegada del bebé.

No permita que su gato duerma en los muebles del bebé. Tape la cuna con una cubierta de malla de las que se venden exclusivamente para este propósito. O llene la cuna de globos; a los gatos no les gustan, ¡especialmente cuando revientan!

Otras mascotas de la casa. Las jaulas de los pájaros deben limpiarse todos los días. Use guantes de goma para hacerlo. Al terminar, lávelos con blanqueador y lávese muy bien las manos. Los desperdicios de los pájaros son altamente tóxicos y pueden albergar bacterias que causan enfermedades. Mantenga los pájaros en sus jaulas.

Los hámsteres, ratones, jerbos y conejillos de indias son mascotas de bolsillo. Mantenga estas mascotas en sus jaulas, separadas del bebé. Los hámster, ratones, jerbos, conejillos de indias, pollitos, ranas y tortugas pueden todos portar salmonela. Si usted tiene un hurón, manténgalo apartado de su bebé. Se ha sabido que atacan a los niños.

Si tiene un reptil como mascota, tal vez debería pensar en deshacerse de ella. Los Centros para el Control y Prevención de Enfermedades (CCE) aconsejan mantener a los niños menores de 5 años lejos de todos los reptiles. Pueden constituir una amenaza para la vida por ser fuente de infecciones por salmonela.

Un niño puede infectarse al tener contacto con un reptil u objetos contaminados con las heces de un reptil. Ha habido algunos casos de bebés infectados que jamás habían tocado reptiles. ¡Los investigadores creen que los bebés se contagiaron porque fueron alzados por personas que habían estado en contacto con reptiles!

Consejo para la 34.ª semana

Si tiene sensibilidad en el ombligo o este se asoma a través de su ropa, puede usar una tira de papel, una cinta adhesiva o una venda para cubrírselo.

ᴥ *Vasos previos*

Los vasos previos son una afección por la cual los vasos sanguíneos del cordón umbilical cruzan la abertura interior del cuello del útero, y se extienden o la cubren. Esto ocurre una vez en aproximadamente cada 2000 o 3000 embarazos.

Cuando el cuello del útero se dilata o las membranas se rompen, los vasos desprotegidos pueden desgarrarse. O pueden apretarse entre sí, lo cual corta el suministro de sangre y de oxígeno al bebé. Esto puede ocurrir también cuando el bebé baja y se pone en posición de parto y oprime los vasos, lo que limita o corta el suministro de sangre al bebé. Es peligroso también cuando hay rotura de membranas. Los vasos fetales pueden romperse al mismo tiempo y provocar hemorragia fetal.

El problema puede detectarse en 5 segundos con una ecografía Doppler color. La prueba muestra los vasos extendidos a través de la abertura del cuello uterino y mide la velocidad del flujo sanguíneo. Las diferentes velocidades del flujo sanguíneo tienen colores distintos y revelan la ubicación de los vasos sanguíneos del feto. No obstante, esta prueba no es de rutina.

El diagnóstico es difícil, porque no hay síntomas. Los riesgos incluyen placenta previa, hemorragia indolora, cirugía uterina previa o D y C, embarazo múltiple y fecundación in vitro. Si usted tiene cualquiera de estos factores de riesgo, consulte a su proveedor de servicios médicos para que le realicen una ecografía Doppler color.

Cuando a una mujer le diagnostican vasos previos, es posible que le exijan reposo en cama en el tercer trimestre para prevenir el trabajo de parto. Después de las 35 semanas de embarazo se hace un parto por cesárea, con un índice de éxito en más del 95% de los casos.

ᔓ Sangrado cervical y tapón mucoso

Después de un tacto vaginal o al comienzo de un trabajo de parto temprano y contracciones tempranas, puede haber una pequeña hemorragia. Esto se llama *sangrado cervical y* puede aparecer a medida que el cuello del útero se estira y se dilata. No debería tener demasiada hemorragia. Si esto le preocupa o si le parece que es mucha la cantidad de sangre, llame a su proveedor de servicios médicos inmediatamente.

Junto con el sangrado cervical, es posible que expulse un tapón mucoso. Un *tapón mucoso* es una acumulación del moco cervical que se encuentra en la abertura del cuello uterino; protege el útero y al bebé, ya que crea una barrera entre la vagina y el útero. Impide que las bacterias entren en el útero. Sin embargo, la pérdida del tapón mucoso no representa peligro alguno para usted ni para el bebé.

El tapón mucoso puede ser transparente, de color rosado, amarronado o rojizo. Al expulsarlo, puede salir en partes o entero. La pérdida del tapón mucoso puede ser un indicio de que su cuerpo está preparándose para el trabajo de parto, pero no significa que el trabajo de parto sea inminente.

ᔓ Tomar el tiempo a las contracciones

En las clases prenatales o de parte de su proveedor de servicios médicos, la mayoría de las mujeres aprende a tomar el tiempo de sus contracciones durante el trabajo de parto. Para saber cuánto dura una contracción, empiece a tomar el tiempo cuando la contracción inicie y pare cuando la contracción disminuya y acabe.

Además, es importante saber con qué frecuencia se presentan las contracciones. Puede haber cierta confusión respecto de esto. Puede elegir entre dos métodos. Pregunte a su proveedor de servicios médicos cuál prefiere.

1. Observe el período de tiempo que pasa desde que empieza una contracción hasta el momento en que empieza la siguiente. Este es el método usado más comúnmente y el más confiable.
2. Observe el período de tiempo que pasa desde que termina una contracción hasta el momento en que empieza la siguiente.

Sabrá que es hora de ir al hospital cuando tenga contracciones cada 4 o 5 minutos durante una hora por lo menos. Además, las contracciones irán aumentando en intensidad y en duración, y empezarán a ser más seguidas.

Puede ser útil que usted y su pareja o su asistente de parto tomen el tiempo de las contracciones antes de llamar a su proveedor de servicios médicos o al hospital. Su provecdor de servicios médicos probablemente quiera saber con qué frecuencia vienen las contracciones y cuánto dura cada una. Con esta información, él o ella puede decidir en qué momento debe irse usted al hospital.

Ejercicio para la 34.ª semana

Siéntese en el borde de una silla. Tome con cada mano una pesa liviana (de 2 a 3 libras cada una para empezar. Si no tiene pesas, use latas de 16 onzas), levante los brazos a la altura de los hombros y doble los codos de modo que las manos apunten al techo. Lentamente, mueva los codos y los brazos al frente de su cara. Mantenga la posición 4 segundos y, luego, lentamente, vuelva a abrir los brazos al ancho de sus hombros. Repítalo 8 veces; aumente hasta 20 veces. *Tensa los músculos del pecho para impedir que el busto se caiga.*

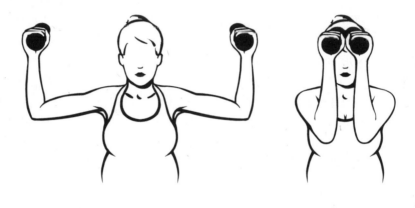

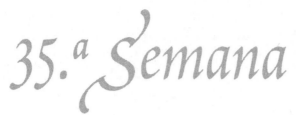

35.ª Semana

Edad del feto: 33 semanas

¿Qué tamaño tiene el bebé?

El bebé ahora pesa más de 5¼ libras (2.4 kg). La longitud craneocaudal es de unas 13¼ pulgadas (33 cm), y la longitud total es de 18¼ pulgadas (46 cm).

¿Qué tamaño tiene usted?

Hay unas 6 pulgadas (15 cm) desde el ombligo hasta la parte superior del útero. Desde la sínfisis púbica, la distancia es de aproximadamente 14 pulgadas (35 cm). Esta semana, su aumento total de peso debería ser de entre 24 y 29 libras (10.8 y 13 kg).

Cómo crece y se desarrolla el bebé

⌇ *¿Cuánto pesa el bebé?*

Probablemente le ha preguntado varias veces a su proveedor de servicios médicos qué tamaño tiene el bebé o cuánto podría pesar cuando nazca. Esta es una de las preguntas que se hacen con mayor frecuencia.

La ecografía se puede usar para calcular el peso del bebé. Se utilizan distintas mediciones en una fórmula. Muchos creen que la ecografía es la mejor manera de calcular el peso. Sin embargo, los cálculos pueden variar como media libra (225 g) hacia arriba o hacia abajo.

Incluso con una estimación del peso, no podemos saber si el bebé cabrá en el canal del parto. Generalmente, es necesario que usted entre en trabajo de parto para ver si el bebé cabe en la pelvis y si hay espacio para que pase a través del canal del parto.

Aunque este libro está pensado para explicarle paso a paso su embarazo examinando una semana a la vez, quizás usted busque información específica. Debido a que el libro no puede incluir *todo* lo que usted necesita *antes* de que sepa que está buscándolo, verifique que ese tema determinado esté en el índice, que empieza en la página 637. Tal vez no tratemos el tema hasta una semana posterior.

En algunas mujeres que parecen tener un tamaño promedio o mejor que el promedio, un bebé de 6 o 6½ libras (de 2.7 a 2.9 kg) no pasará por la pelvis. La experiencia también muestra que las mujeres pequeñas, a veces, son capaces de dar a luz bebés de 7½ libras (3.4 kg) o más sin mucha dificultad. La mejor prueba o método para evaluar si el bebé va a pasar por la pelvis es el trabajo de parto.

౨~ Prolapso del cordón umbilical

Cuando el cordón umbilical sale empujado del útero demasiado pronto se produce el prolapso del cordón umbilical. Es raro y es una emergencia potencialmente mortal para el bebé. Sucede cuando el cordón pasa por el costado o por delante del bebé, comprimiendo los vasos umbilicales y cerrando la provisión de sangre y oxígeno al bebé.

Esto puede ocurrir cuando la parte del bebé que entra en el canal del parto no encaja bien en la pelvis ósea de la madre, y el cordón pasa antes que el bebé. Las presentaciones fetales anormales, entre ellas, de nalgas, situación transversal y situación oblicua, pueden aumentar el riesgo.

El prolapso tiene el doble de probabilidades de ocurrir cuando un bebé pesa menos de 5½ libras o cuando la futura madre ha dado a luz por lo menos dos veces. También aumenta el riesgo cuando hay cantidades excesivas de líquido amniótico: cuando hay rotura de membranas, la gran cantidad de líquido liberada puede hacer que el cordón se adelante al bebé.

Cuando esto ocurre, el proveedor de servicios médicos puede tener que poner la mano dentro de la vagina de la mujer para levantar la parte que se presenta del bebé separándola del cordón, hasta que el bebé pueda nacer por medio de un parto por cesárea. Bajar la cabeza de la

Consejo para la 35.ª semana

Los sostenes de maternidad brindan apoyo adicional a sus senos, que están creciendo. Puede sentirse más cómoda usando uno durante el día y durante la noche, mientras duerme.

mujer o cambiar su posición puede ayudar en el parto. Se puede hacer que se llene la vejiga para elevar un poco la cabeza fetal hasta que se pueda hacer la cesárea. Si estos pasos se realizan rápidamente para manejar la situación y hacer nacer al bebé, generalmente se obtiene un buen resultado.

Cambios en usted

✕ *Zapatos y pies*

Sus pies pueden cambiar o crecer durante el embarazo. Esto puede suceder a medida que el bebé crece y usted aumenta las libras del embarazo. Si esto pasa (¡y le sucede a muchas mujeres!), tenga presente lo siguiente.

- Cambie sus zapatos de amarrar o de correa por zapatos sin cordones, porque son mucho más fáciles de poner y quitar.
- Opte por zapatos bajos; los que tienen tacos altos y plataforma pueden ser peligrosos.
- Las sandalias son muy buenas cuando ofrecen soporte. Compre un par de buena calidad.

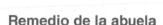

Remedio de la abuela

Si quiere evitar el consumo de medicamentos, pruebe un remedio popular. Si tiene muchos gases, pruebe tomar 1 cucharadita de aceite de oliva con el estómago vacío.

- Considere agregar tratamientos para pies a su lista de "lo que hay que hacer"; los masajes para pies y las pedicuras pueden ayudar a que sus pies y sus piernas se sientan muy bien. Una pedicura puede también ayudarla a mantener las uñas de los pies recortadas, ¡un trabajo difícil cuando usted ni siquiera puede verse los pies!

✕ *Cambios emocionales al final del embarazo*

A medida que se acerca el parto, usted y su pareja pueden ponerse más ansiosos por los acontecimientos por venir. Usted puede tener cambios de humor, lo que parece ocurrir sin motivos. Puede volverse más irritable, lo que puede poner a prueba su relación. Puede estar preocupada por cosas insignificantes o sin importancia.

Mientras estas emociones se propagan dentro de usted, se dará cuenta de que cada vez está más grande y que no puede hacer las cosas que solía hacer. Tal vez se sienta incómoda y no pueda dormir bien. Estas cosas trabajan en conjunto para hacer que sus emociones tengan altibajos extremos.

Los cambios emocionales son normales; prepárese para ellos. Hable con su pareja y dígale cómo se siente y qué está pensando. Se puede sorprender al descubrir que él está preocupado por usted, el bebé y su papel durante el trabajo de parto y parto. Al hablar, ambos pueden descubrir que es más fácil comprender lo que está experimentando el otro.

Su preocupación por la salud y bienestar del bebé puede aumentar durante las últimas semanas de embarazo. También puede inquietarse por lo bien que usted tolerará el trabajo de parto y cómo le irá durante el parto. Puede estar preocupada sobre si será una buena madre o si podrá criar adecuadamente al bebé.

Hable de los problemas emocionales con su proveedor de servicios médicos. Podrá tranquilizarla diciéndole que lo que le está pasando es normal. Saque provecho de las clases prenatales y la información disponible sobre el embarazo y el parto.

Asesoras de lactancia

Si quiere dar de mamar, puede ser útil consultar con una especialista en lactancia antes del nacimiento del bebé. Una asesora de lactancia es una profesional calificada que trabaja en muchos ambientes, como hospitales, servicios de asistencia domiciliaria, agencias de salud y práctica privada. Una asesora puede ayudar con los temas básicos de la lactancia, evaluando y observándola a usted y al bebé, desarrolla un plan de cuidado, informa de la situación a los proveedores de servicios médicos y le hace un seguimiento cuando es necesario. Usted puede incluso ponerse en contacto con una asesora de lactancia antes del nacimiento del bebé. En una de las citas prenatales, pídale más información a su proveedor de servicios médicos, o averigüe en el hospital donde planea tener al bebé si hay asesoras de lactancia en el personal. Para obtener más información sobre asesoras de lactancia y la lactancia, vea el Apéndice B, página 596.

Cómo afecta al desarrollo del bebé lo que usted hace

✥ Prepararse para el nacimiento del bebé

Tal vez se sienta algo nerviosa sobre cómo saber cuándo es el momento de llamar al proveedor de servicios médicos o de ir al hospital. En una de las consultas prenatales, pregunte por las señales que debe esperar. En las clases prenatales, debería también aprender a reconocer las señales del trabajo de parto y cuándo debería llamar al proveedor de servicios médicos o ir al hospital.

Tal vez la bolsa de las aguas se rompa antes de que empiece el trabajo de parto. En la mayoría de los casos, lo notará como un chorro de agua seguido de un goteo constante.

Durante las últimas semanas de embarazo, empaque y tenga lista la maleta para salir. Vea la lista de la 36.ª semana para encontrar algunas sugerencias de las cosas que podría querer o necesitar cuando vaya al hospital.

Si es posible, recorra las instalaciones del hospital con su pareja unas semanas antes de la fecha programada para el parto. Averigüe dónde ir y qué hacer cuando llegue allí.

Hable con su pareja acerca de la mejor manera de ponerse en contacto con él si cree que entró en trabajo de parto. Los teléfonos celulares son una buena manera de estar en contacto. Podría pedirle que la llame periódicamente, o él puede usar un buscapersonas si está con frecuencia lejos de un teléfono, especialmente durante las últimas semanas del embarazo.

Planee la ruta al hospital. Pídale a su pareja que la recorra algunas veces. Planeen una ruta alternativa en caso de mal tiempo o de embotellamiento.

Consejo para el papá

En una consulta prenatal, pregunte al proveedor de servicios médicos sobre su papel en el parto. Puede haber algunas cosas que le gustaría hacer, como cortar el cordón o filmar el nacimiento del bebé. Es más fácil hablar de estas cosas con tiempo. No todos los padres quieren tener un papel activo en el parto y eso está bien.

Pregunte a su proveedor de servicios médicos que debería hacer si entra en trabajo de parto. ¿Es mejor llamar al consultorio? ¿Debería ir directamente al hospital? Al saber qué tiene que hacer y cuándo, puede relajarse un poco y no preocuparse por el comienzo del trabajo de parto y parto.

ꕔ *Registro previo en el hospital*

Tal vez sea útil y le ahorre tiempo si se registra en el hospital unas semanas antes de la fecha de parto. Usted podrá hacerlo con los formularios que consiga en el consultorio o consiguiendo los formularios en el hospital. Es prudente hacer esto antes porque, cuando vaya al hospital, tal vez esté apurada o preocupada por otras cosas.

Debe saber ciertos hechos que pueden no estar incluidos en su tabla, como:

- su grupo sanguíneo y factor Rh
- cuándo fue su último período y cuál es su fecha de parto
- detalles de embarazos anteriores
- el nombre de su proveedor de servicios médicos
- el nombre del pediatra

Su proveedor de servicios médicos tiene registradas las distintas cosas que han ocurrido durante su embarazo. Generalmente, una copia de este registro se guarda en el área de trabajo de parto y parto.

Enfermeras obstétricas certificadas, enfermeras practicantes y asociados médicos

En las prácticas médicas obstétricas y ginecológicas de hoy, usted puede hallar muchas clases de personas altamente calificadas para su atención. Estas personas —casi todas mujeres, ¡pero no siempre!— están a la vanguardia para guiar a las mujeres durante el embarazo hasta el parto. ¡Incluso pueden ayudar en el parto de sus bebés!

Una *enfermera obstétrica diplomada* (EOD) es una enfermera de práctica avanzada matriculada (EM). Ha recibido capacitación adicional para atender partos y brindar a las mujeres asistencia prenatal y puerperal. Una EOD trabaja estrechamente con un médico o con un equipo de médicos para tratar cuestiones específicas de un embarazo en particular, el trabajo de parto y el parto. A menudo, es una EOD quien trae los bebés al mundo.

Una enfermera obstétrica diplomada puede proporcionar a una mujer embarazada muchos tipos de información, como orientación sobre nutrición y ejercicios, maneras de tratar los malestares del embarazo, consejos para controlar el aumento de peso, resolución de diversos problemas del embarazo y explicaciones sobre los diferentes métodos para aliviar el dolor en el trabajo de parto y el parto. Una EOD puede tratar también cuestiones relativas a la planificación familiar, los métodos anticonceptivos, y otros cuidados ginecológicos, como exámenes de mamas, pruebas de Papanicolaou y otras pruebas de detección. Las EOD pueden recetar medicamentos; cada estado tiene sus propios requisitos específicos.

Una *enfermera practicante* (EP) es también una enfermera de práctica avanzada matriculada (EM). Ha recibido capacitación adicional para brindar a las mujeres asistencia prenatal y puerperal. Una enfermera practicante puede trabajar con un médico o de manera independiente para tratar cuestiones específicas del embarazo de una mujer, y del trabajo de parto y parto.

[continúa]

Una enfermera practicante puede proporcionar a una mujer embarazada muchos tipos de información, como orientación sobre nutrición y ejercicios, maneras de tratar los malestares del embarazo, consejos para controlar el aumento de peso, resolución de diversos problemas del embarazo y explicaciones sobre los diferentes métodos para aliviar el dolor en el trabajo de parto y el parto. Puede tratar también cuestiones relativas a la planificación familiar y los métodos anticonceptivos, y otros cuidados ginecológicos, como exámenes de mamas, pruebas de Papanicolaou y otras pruebas de detección. En algunos casos, una enfermera practicante puede recetar medicamentos o brindar alivio para el dolor durante el trabajo de parto y el parto (como enfermera anestesista diplomada registrada [CRNA, por su sigla en inglés]).

Un *asociado médico (AM)* es un profesional de la salud diplomado que puede cuidar de usted durante el embarazo. Esta persona está autorizada a ejercer la medicina en asociación con un médico matriculado. En un embarazo normal, sin complicaciones, muchas o la mayoría de las consultas prenatales pueden realizarse con un AM, no con el doctor. Esto puede incluir el trabajo de parto y el parto. La mayoría de las mujeres creen que esta es una buena opción; a menudo estas prestadoras de servicios médicos tienen más tiempo para dedicarse a responder sus preguntas y aclarar sus inquietudes.

El propósito de un AM es proveer muchos servicios sanitarios que tradicionalmente realiza un médico. Atienden a personas que atraviesan determinados estados (el embarazo es un estado por el cual ven a las mujeres), diagnostican y tratan enfermedades, indican e interpretan pruebas, orientan sobre asistencia médica preventiva, realizan ciertos procedimientos, ayudan en cirugías, extienden recetas y hacen exámenes físicos. Un AM no es un asistente médico, quien realiza tareas administrativas o clínicas sencillas.

Tenemos suerte de contar con estos dedicados profesionales que trabajan en consultorios y en clínicas de obstetricia y ginecología. La asistencia que brindan es crucial para la comunidad médica y otorga a la atención médica femenina la calidad que todas las mujeres pueden desear.

Su alimentación

Su cuerpo sigue necesitando muchas vitaminas y minerales para el bebé. ¡Incluso necesitará mucho más si da de mamar! En la página 502 hay una tabla que muestra las necesidades diarias de vitaminas y minerales durante el embarazo y la lactancia. Es importante darse cuenta de lo necesario que es para usted y para el bebé que usted continúe con una buena nutrición.

Necesidades nutritivas durante el embarazo y la lactancia

Vitaminas y minerales	Durante el embarazo	Durante la lactancia
A	800 µg	1300 µg
B₁ (tiamina)	1.5 mg	1.6 mg
B₂ (riboflavina)	1.6 mg	1.8 mg
B₃ (niacina)	17 mg	20 mg
B₆	2.2 mg	2.2 mg
B₁₂	2.2 µg	2.6 µg
C	70 mg	95 mg
Calcio	1200 mg	1200 mg
D	10 µg	10 µg
E	10 mg	12 mg
Ácido fólico (B₉)	400 µg	280 µg
Hierro	30 mg	15 mg
Magnesio	320 mg	355 mg
Fósforo	1200 mg	1200 mg
Cinc	15 mg	19 mg

Lo que también debería saber

⌁ *Ecografía en el tercer trimestre*

Si le piden un examen ecográfico en el tercer trimestre, su proveedor de servicios médicos está buscando información particular. Realizada al final del embarazo, esta prueba puede:

- evaluar el tamaño y el crecimiento de bebé
- determinar la causa de una hemorragia vaginal
- controlar si hay RCIU
- determinar la causa de un dolor vaginal o abdominal
- evaluar al bebé después de un accidente o una lesión en la futura madre
- detectar algunos defectos congénitos
- monitorear el crecimiento de múltiples fetos
- monitorear un embarazo de alto riesgo
- medir la cantidad de líquido amniótico
- controlar si el bebé se presenta de cabeza o de nalgas

- determinar qué método de parto usar
- averiguar la madurez de la placenta
- junto con la amniocentesis, determinar la madurez pulmonar fetal
- usarse como parte de un perfil biofísico

℘ *Culebrilla durante el embarazo*

La culebrilla ocurre cuando un tipo de herpes virus se vuelve activo después de haber estado latente en los ganglios de la raíz nerviosa. Esto puede suceder mucho después de que la infección primaria haya desaparecido. La enfermedad se llama también *herpes zoster*. Ocurre con mayor frecuencia en personas mayores, aunque puede presentarse también en jóvenes.

El reflejo de succión del bebé se desarrolla antes del nacimiento.

Un momento de gran preocupación para la embarazada se produce durante el primer trimestre debido al temor de las infecciones víricas que afectan al feto. Cerca del momento del parto, hay preocupación por que el bebé pase a través del canal del parto y se contagie del virus de la madre. El dolor de la culebrilla ocurre en áreas específicas de la distribución nerviosa. El tratamiento se centra alrededor del control del dolor con medicamentos analgésicos. Si tiene culebrilla, póngase en contacto con su proveedor de servicios médicos, que puede decidir qué tratamiento darle.

℘ *¿Qué es la placenta previa?*

Con *placenta previa,* la placenta se adhiere a la parte inferior del útero en lugar de hacerlo en la pared superior; queda cerca del cuello del útero o lo cubre. El problema se presenta aproximadamente en uno de cada 170 embarazos. La ilustración de la página 504 muestra la placenta previa.

La placenta previa es grave porque existe la probabilidad de una hemorragia grave. La hemorragia puede ocurrir durante el embarazo o durante el trabajo de parto. Hay tres tipos principales de placenta previa:
- la placenta toca el cuello uterino (placenta marginal)
- la placenta cubre parcialmente el cuello uterino (placenta previa parcial)
- la placenta cubre completamente el cuello uterino (placenta previa total)

La causa de la placenta previa no se comprende totalmente. Entre los factores de riesgo se encuentran una cesárea anterior, más de 30 años, tabaquismo y parto de varios bebés.

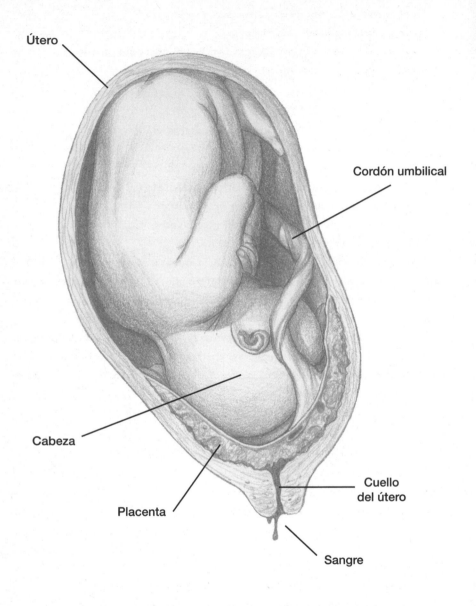

Útero

Cordón umbilical

Cabeza

Cuello
del útero

Placenta

Sangre

En esta ilustración de una placenta previa total, observe cómo la placenta
cubre completamente la abertura cervical hacia el útero.

Una mujer que concibe con fecundación *in vitro* tiene una probabilidad mayor de desarrollar placenta previa. Los expertos creen que la inserción del embrión en el útero puede causar contracciones, lo que podría hacer que el embrión se implante bajo en el útero, aumentando el riesgo de placenta previa. Además, los embriones pueden implantarse intencionalmente bajos en el útero, porque las investigaciones demuestran que esta ubicación puede mejorar la probabilidad de embarazo.

El síntoma más característico de la placenta previa es una hemorragia indolora sin contracciones. Generalmente, esto solo ocurre hacia el final del segundo trimestre o después, cuando el cuello del útero se adelgaza, se estira y arranca la placenta.

La hemorragia puede ocurrir sin aviso y puede ser extremadamente abundante. Ocurre cuando el cuello del útero empieza a dilatarse con el trabajo de parto temprano, y la sangre escapa.

Debería tenerse presente la placenta previa cuando una mujer tiene una hemorragia vaginal durante la segunda mitad del embarazo. El problema no se puede diagnosticar con un examen físico, porque un examen pélvico puede causar una hemorragia abundante. Para identificar el problema, los proveedores de servicios médicos usan la ecografía. La ecografía es particularmente exacta en la segunda mitad del embarazo, porque el útero y la placenta son más grandes y las cosas son más fáciles de ver.

Su proveedor de servicios médicos puede aconsejarle que no se le haga un tacto vaginal si tiene placenta previa. Es importante que lo recuerde si ve a otro proveedor de servicios médicos o cuando vaya al hospital.

No es posible hacer que salga primero la placenta, seguida por el bebé. El bebé puede estar también en una presentación de nalgas. Generalmente, los bebés nacen por parto por cesárea. El bebé se saca primero, luego se saca la placenta para que el útero pueda contraerse. La hemorragia se puede mantener al mínimo.

Información que puede asustarla

Con el propósito de brindarle la mayor cantidad de información posible sobre el embarazo, incluimos en todo el libro comentarios de casos graves, algunos de los cuales pueden resultar "atemorizantes". La información no se ofrece para asustar; está ahí para proporcionar datos acerca de situaciones médicas particulares que pueden producirse durante el embarazo.

Si una mujer experimenta un problema grave, seguramente ella y su pareja querrán saber lo más posible acerca de eso. Si una mujer tiene una amiga o conoce a alguien que tiene problemas durante el embarazo, la lectura sobre ellos podría aliviar sus temores. Esperamos asimismo que nuestras explicaciones puedan ayudarla a iniciar un diálogo con su médico, si es que tiene preguntas.

Casi todos los embarazos transcurren sin incidentes y no surgen situaciones graves. No obstante, tenga en cuenta que hemos tratado de cubrir la mayor cantidad de aspectos sobre el embarazo que nos ha sido posible, de modo que usted tenga a mano toda la información que pueda necesitar y desear. El conocimiento es poder, por lo tanto, tener diversos hechos a su disposición puede ayudarla a sentir que tiene más control de su embarazo. Esperamos que esta lectura le sirva para despreocuparse y disfrutar de la experiencia de su embarazo.

Si le parece que los comentarios de casos graves la asustan, ¡no los lea! O si la información no se aplica a su embarazo, simplemente pásela por alto. Pero tenga presente que la información está ahí, por si desea saber más acerca de una situación particular.

Ejercicio para la 35.ª semana

Párese con los pies separados y las rodillas ligeramente dobladas. Levante los brazos de modo que la parte de arriba de los brazos quede paralela al piso y con las manos apuntando hacia arriba. Junte los omóplatos, mantenga durante tres segundos, luego afloje. Hágalo 10 veces. *Mejora la postura y alivia el estrés en la columna dorsal.*

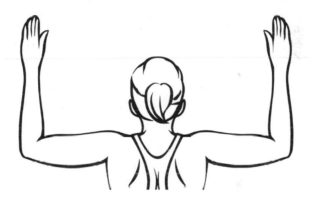

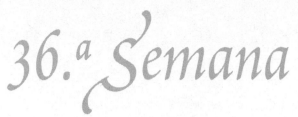

36.ª Semana

Edad del feto: 34 semanas

¿Qué tamaño tiene el bebé?

Para esta semana, su bebé pesa aproximadamente 5¾ libras (2.6 kg). Su longitud craneocaudal supera las 13½ pulgadas (34 cm) y la longitud total es de 18⅔ pulgadas (47 cm).

¿Qué tamaño tiene usted?

Desde la sínfisis púbica, hay aproximadamente 14½ pulgadas (36 cm) hasta la parte superior del útero. Desde su ombligo, hay más de 5½ pulgadas (14 cm) hasta la parte superior del útero.

Cómo crece y se desarrolla el bebé

Una parte importante del desarrollo del bebé es que maduren sus pulmones y su sistema respiratorio. El sistema respiratorio es el último sistema que madura. Saber hasta qué punto están maduros los pulmones de un bebé ayuda a decidir un parto anticipado, si es que debe considerarse. Las pruebas pueden predecir si el bebé será capaz de respirar sin ayuda.

El *síndrome disneico (SD)* o *enfermedad de las membranas hialinas* se produce cuando los pulmones no están completamente maduros y el bebé no puede respirar por sí solo después del nacimiento. El bebé puede necesitar ayuda mecánica para poder respirar.

Se pueden hacer varias pruebas de madurez pulmonar fetal. La prueba que se haga depende de que esté disponible en su área y de la experiencia de su equipo médico. Su proveedor de servicios médicos determinará si es necesaria una prueba y cuál hacer.

Dos métodos para evaluar la madurez pulmonar fetal requieren amniocentesis. Los comentamos a continuación.

La *relación L/E* se hace alrededor de las 34 semanas de embarazo. En ese momento, cambia en el líquido amniótico la relación entre lecitina y esfingomielina. Los niveles de lecitina aumentan, mientras que los niveles de esfingomielina no se modifican. La relación entre los dos niveles indica si los pulmones de un bebé están maduros.

La segunda manera de evaluar los pulmones es la prueba de *fosfatidilglicerol (FG)*. La prueba es positiva o negativa. Si el fosfatidilglicerol está presente en el líquido amniótico (positiva), probablemente el bebé no tendrá dificultades respiratorias en el nacimiento.

Cambios en usted

Faltan solamente 4 o 5 semanas para su fecha de parto. Usted debe de haber aumentado de 25 a 30 libras (de 11.25 a 13.5 kg) y todavía tiene un mes por delante. No es inusual que su peso permanezca estable o que se modifique muy poco en sus visitas semanales después de este momento.

Ahora rodea al bebé la cantidad máxima de líquido amniótico. En las próximas semanas, el bebé continúa creciendo, pero su organismo reabsorbe parte del líquido amniótico. Esto reduce la cantidad de espacio que el bebé tiene para moverse. Quizás note una diferencia en los movimientos del bebé. Algunas mujeres sienten como si el bebé no estuviera moviéndose igual que antes.

༈ *Síndrome de las piernas inquietas (SPI)*

Es posible que, por primera vez durante el embarazo, tenga el *síndrome de las piernas inquietas (SPI)* que puede quitarle el sueño. Si usted contrae el SPI, tendrá la sensación de que debe mover compulsivamente los miembros inferiores. Los expertos sugieren que el SPI puede estar vinculado con la anemia y podría ser producto de una deficiencia de hierro o de ácido fólico.

El tratamiento incluye el aumento de la ingesta de hierro y el consumo de ácido fólico. Hable con su médico *antes* de hacer cualquiera de esas cosas. Aplicar una almohadilla de calor durante unos 15 a 20 minutos puede ayudar.

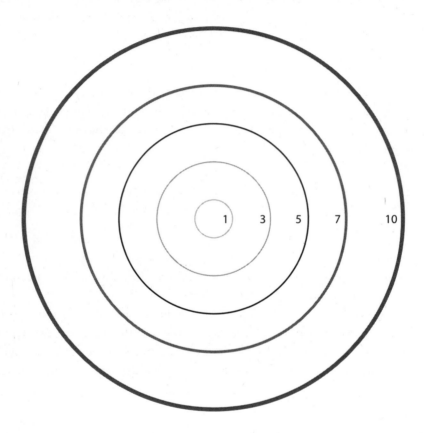

Dilatación del cuello uterino en centímetros (en tamaño real).

Lo alentador es que el SPI a menudo desaparece por completo después del nacimiento del bebé.

✑ *¿Qué es el trabajo de parto?*

Es importante entender el proceso del trabajo de parto. Usted recibirá más información cuando el trabajo de parto se produzca y sabrá qué hacer. El *trabajo de parto* se define como el estiramiento y adelgazamiento (dilatación) del cuello del útero. Esto ocurre cuando el útero, que es un músculo, se tensa y se relaja para expulsar al bebé. A medida que se expulsa el bebé, el cuello del útero se estira. Su cuello uterino debe abrirse 10 cm (unas 4 pulgadas) para que su bebé pase a través de él. (Vea el diagrama de dilatación del cuello uterino en la página anterior.)

No sabemos cuál es la causa de que empiece el trabajo de parto, pero hay muchas teorías. Una es que son las hormonas que producen la madre y el bebé juntos. Se cree que ambos liberan la hormona oxitocina, la cual desencadena el trabajo de parto. O podría ser que el bebé produce alguna hormona que hace que el útero se contraiga.

El cuello del útero también debe hacerse blando y delgado (borrarse). Para expresarlo con términos más comprensibles, antes del embarazo, su cuello uterino tiene aproximadamente la dureza de la punta de su nariz. Cerca del parto, está casi tan blando como el lóbulo de su oreja.

En diversos momentos, puede sentir tensión, contracciones o calambres, pero eso no será en realidad trabajo de parto hasta que no haya un *cambio del cuello uterino*. Como puede ver en la explicación siguiente, el trabajo de parto tiene muchas facetas. Usted pasará por ellas para dar a luz a su bebé.

Las tres etapas del trabajo de parto. Hay tres etapas diferenciadas en el trabajo de parto.

- **Etapa uno:** La primera etapa del trabajo de parto empieza con contracciones del útero que son lo suficientemente intensas, prolongadas y frecuentes como para ablandar y dilatar el cuello del útero. La primera etapa termina cuando el cuello del útero está completamente dilatado (10 cm) y suficientemente abierto como para que la cabeza del bebé pase a través de él.
- **Etapa dos:** La segunda etapa del trabajo de parto empieza cuando el cuello del útero se encuentra completamente dilatado a 10 cm. Esta etapa termina con el parto del bebé.

- **Etapa tres:** La tercera etapa del trabajo de parto comienza después del nacimiento del bebé. Termina con la expulsión de la placenta y las membranas que han rodeado al feto.

Algunos doctores han descrito una cuarta etapa del trabajo de parto, referida a un período posterior a la expulsión de la placenta durante el cual el útero se contrae. La contracción del útero es importante para controlar la hemorragia posterior al parto.

¿Cuánto durará el trabajo de parto? La primera y la segunda etapa del trabajo de parto pueden durar de 14 a 15 horas o más en el primer embarazo. La duración media del trabajo de parto *activo* está entre las 6 y las 12 horas. Cuando usted oye hablar de un *trabajo de parto largo,* la mayor parte del tiempo se pasa en trabajo de parto temprano. Las contracciones pueden empezar y detenerse, o debilitarse, o espaciarse; luego se hacen más regulares y más intensas.

Cada trabajo de parto es diferente, en gran parte debido al nivel de dolor que se tenga. Debe saber que las contracciones *pueden* ser dolorosas.

Una mujer que ya ha tenido uno o dos niños probablemente tendrá un trabajo de parto más corto, ¡pero tampoco se confíe! En promedio, el trabajo de parto de un segundo o tercer embarazo generalmente dura unas horas menos.

Todo el mundo ha sabido de alguna mujer que apenas pudo llegar al hospital o que ha tenido un trabajo de parto de 1 hora. Por cada una de esas mujeres, hay otras que han hecho trabajo de parto durante 18, 20, 24 horas o más. Es imposible anticipar qué cantidad de tiempo requerirá un trabajo de parto. Usted puede preguntarle a su proveedor de servicios médicos, pero su respuesta es solo una suposición.

Cómo afecta al desarrollo del bebé lo que usted hace

ᖷ *Elegir al médico del bebé*

Es hora de elegir a un médico para su bebé. Usted podría elegir a un pediatra, un doctor que se especializa en el tratamiento de niños. O podría elegir un médico de familia. Si el médico que usted está viendo durante el embarazo es un médico de familia y usted quiere que él atienda a su bebé, probablemente no necesita pensar en esto.

Es bueno conocer *antes* del nacimiento a la persona que atenderá al bebé; muchos pediatras lo prefieren. Para usted es una oportunidad para conversar sobre cuestiones importantes con este nuevo doctor.

La primera visita es importante; por lo tanto, pídale a su pareja que la acompañe. Es un buen momento para que los dos planteen sus inquietudes o sus preguntas acerca del cuidado del bebé y para que reciban sugerencias útiles. Pueden hablar también de la manera de pensar del médico, y conocer sus horarios y la cobertura "de guardia".

Cuando el bebé nazca, el pediatra irá al hospital a examinarlo. Cuando se elige a un pediatra antes del nacimiento, se aseguran de que a su bebé lo vea el mismo médico en las visitas de seguimiento en el hospital y en el consultorio.

Consejo para la 36.ª semana

Para encontrar un pediatra para el bebé, pida referencias El médico que la atiende en el embarazo podría recomendarle alguno. O pida a sus parientes, a sus amigos o a las personas de sus clases de educación sobre el parto que le proporcionen nombres de médicos que sean de su agrado.

Si ustedes pertenecen a una HMO y hay un grupo de pediatras, pidan una reunión con un médico. Si tienen un conflicto con el médico o ven las cosas de manera diferente, pueden elegir otro doctor. Pidan información y consejo a su defensor de pacientes.

Preguntas para hacer a un pediatra. Las siguientes preguntas pueden ayudarlos cuando hablen con un pediatra. Seguramente, ustedes tendrán también otras preguntas.

- ¿Qué título y qué capacitación tiene usted?
- ¿Tiene certificación nacional? Si no es así, ¿la tendrá pronto?
- ¿A qué hospital(es) está afiliado?
- ¿Tiene privilegios en el hospital donde voy a dar a luz?
- ¿Hará usted el examen al recién nacido?
- Si tengo un niño, ¿practicará usted la circuncisión (si queremos que se haga)?
- ¿Cuál es su disponibilidad para las visitas de rutina al consultorio y para las emergencias?
- ¿Cuánto tiempo toma una visita típica al consultorio?

- ¿Son sus horas de consultorio compatibles con nuestros horarios de trabajo?
- ¿Puede ver a un niño gravemente enfermo el mismo día?
- ¿Cómo podemos ubicarlo en caso de emergencia o después de las horas de consultorio?
- ¿Quién responde cuando usted no está disponible?
- ¿Devuelve las llamadas telefónicas el mismo día?
- ¿Tiene enfermeras de práctica avanzada o asistentes médicos en su consultorio?
- ¿Podemos comunicarnos con usted por correo electrónico si tenemos preguntas de rutina? ¿Responde con prontitud?
- ¿Qué clase de consejos les da a los padres cuando ambos trabajan fuera de la casa?
- ¿Le interesan los temas relativos a la prevención, el desarrollo y la conducta?
- ¿Ofrece usted instrucciones escritas para el cuidado de bebés que están bien y para los que están enfermos?
- ¿Apoya a las mujeres que desean amamantar?
- ¿Cuáles son sus honorarios?
- ¿Están sus honorarios dentro de lo que cubre nuestro seguro?
- ¿Cuál es la sala de emergencias o el centro de atención de urgencias más cercano (a nuestra casa) adonde nos enviaría?

Analizar la consulta. Algunas cuestiones pueden resolverse analizando solamente las impresiones que les hayan quedado *después* de su visita. Estas son algunas cosas que usted y su pareja podrían querer comentar después de su consulta.

- ¿Son aceptables para nosotros la manera de pensar y las actitudes del médico, como el uso de antibióticos y otros medicamentos, la crianza del bebé o creencias religiosas?
- ¿Nos puso atención el médico?
- ¿Pareció genuinamente interesado en nuestras inquietudes?
- El consultorio, ¿es cómodo y luminoso?, ¿está limpio?
- El personal del consultorio, ¿pareció cordial, abierto y accesible cuando le hablamos?

Cuando usted elige antes del nacimiento a alguien para que atienda a su bebé, tiene la posibilidad de participar en la decisión de quién llevará a cabo esa importante tarea. Si usted no lo hace, lo seleccionará el proveedor de servicios médicos o el personal del hospital que atienda el parto de su bebé. Otra buena razón para elegir a alguien anticipadamente es que, si su bebé tiene complicaciones, por lo menos ya habrá conocido a la persona que lo tratará.

Su alimentación

Quizás ahora tenga más problemas con su plan de alimentación que al principio del embarazo. Puede ser que esté aburrida de lo que ha venido comiendo. El bebé está haciéndose más grande y usted parece no tener mucho espacio para la comida. Ahora la acidez gástrica o la indigestión pueden convertirse en un problema.

¡No renuncie a la buena alimentación! Siga prestando atención a lo que come. Continúe dándole a su bebé la mejor alimentación que pueda antes del nacimiento.

Todos los días, trate de comer una porción de verduras de hojas verde oscuro, una porción de un alimento o un jugo rico en vitamina C y una porción de algo rico en vitamina A. Muchos alimentos amarillos, como las batatas, las zanahorias y los melones cantalupos, son buenas fuentes de vitamina A. No se olvide de mantener su ingesta de líquidos.

Coma alimentos con alto contenido de fibras para alimentarse bien y para ayudar con el estreñimiento. Los alimentos con alto contenido de fibras pueden también combatir la acidez gástrica. ¡Y no pele las patatas! Aportan a su dieta fibra, potasio, calcio, vitamina C y vitamina B6. Hasta puede hacer puré con las papas cuando todavía tienen la piel, son muy sabrosas.

Lo que también debería saber

⌐ ¿*Cómo se presenta el bebé?*

Probablemente usted quiere saber a qué altura del embarazo su médico puede decirle cómo se está presentando el bebé para el parto. ¿Está con la cabeza hacia abajo o está de nalgas? ¿En qué momento se quedará en la posición en la que esté?

Normalmente, entre las 32 y las 34 semanas de embarazo, se puede sentir la cabeza del bebé en la parte inferior del abdomen, debajo del ombligo. Algunas mujeres pueden sentir diferentes partes del bebé antes de eso, pero tal vez la cabeza del bebé no haya sido hasta ahora lo suficientemente dura como para poder identificarla.

Consejo para el papá

Usted también debe empacar para ir al hospital. Hay elementos fundamentales que podría necesitar, como revistas, una lista de números telefónicos, una muda de ropa, algo donde dormir, una cámara, una batería cargada, sus celulares y el cargador, una tarjeta telefónica o mucho cambio, refrigerios no perecederos, información sobre el seguro, una almohada cómoda y dinero en efectivo adicional.

La cabeza del bebé se siente de manera específica. Diferente de lo que siente el médico cuando el bebé se presenta de nalgas. Un bebé que se presenta de nalgas se siente blando y redondo.

A partir de la 32.ᵃ a la 34.ᵃ semana, su médico puede tocarle el abdomen para determinar cómo está colocado el bebé dentro de usted. Esta posición puede cambiar muchas veces durante el embarazo.

Entre la 34.ᵃ y la 36.ᵃ semana de embarazo, el bebé generalmente se encuentra en la posición en la que se va a quedar. Si usted tiene un bebé de nalgas en la semana 37, todavía es posible que gire y se coloque de cabeza. Aunque eso es cada vez menos probable a medida que se acerca el final del embarazo. (Vea la 38.ᵃ Semana si desea más explicación.)

ꕥ Empacar para ir al hospital

Es posible que empacar para ir al hospital la ponga nerviosa. Es mejor que no empaque la maleta demasiado pronto para que no tenga que estar mirándola a toda hora. Pero tampoco debe esperar hasta el último momento, cuando tenga que empacar de prisa corriendo el riesgo de olvidar algo importante.

Quizás lo más recomendable sea empacar 3 o 4 semanas antes de su fecha de parto. Empaque las cosas que necesitarán usted y su asistente de parto durante el trabajo de parto, las cosas que necesitarán usted y el bebé después del parto y sus artículos personales para su permanencia en el hospital. Hay muchas cosas para tener en cuenta, pero la siguiente lista incluye casi todo lo que podría necesitar:

- formularios del seguro o de preinscripción, y tarjeta del seguro
- medias gruesas para usar en la sala de parto
- un objeto para usar como punto focal
- 1 camisón o camiseta de algodón para el trabajo de parto

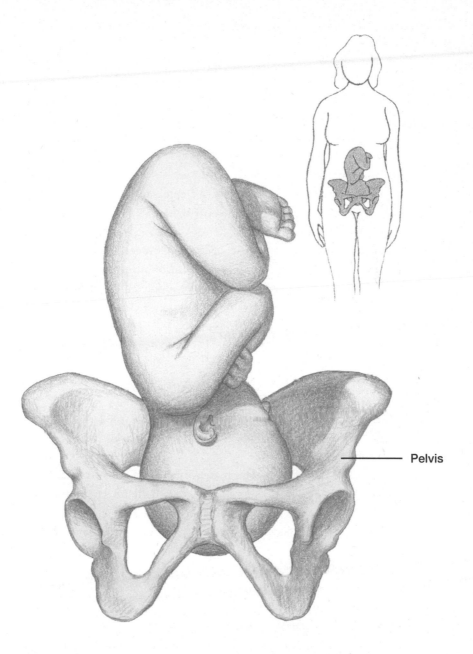

Pelvis

Alineación del bebé con la cabeza en la pelvis antes del parto.
Esta es la mejor presentación.

- bálsamo labial, chupetes o caramelos de fruta para tener durante el trabajo de parto
- algo de entretenimiento, como libros o revistas, para distraerse durante el trabajo de parto
- aerosol bucal
- 1 o 2 camisones para después del trabajo de parto (traiga un camisón para lactancia si va a amamantar)
- pantuflas con suela de goma
- 1 bata larga para caminar por los pasillos
- 2 sostenes (que sean para lactancia si va a amamantar)
- protectores mamarios para las pérdidas de leche
- 3 pares de pantaletas
- artículos de tocador que usted use, como cepillo para el cabello, peine, cepillo de dientes, dentífrico, jabón, champú, acondicionador
- cinta elástica o sujetador para cola de caballo, si usted tiene cabello largo
- ropa holgada para volver a su casa
- toallas protectoras, si el hospital no las provee
- gafas, si usa lentes de contacto (no puede usar lentes de contacto durante el trabajo de parto)

Puede llevar también una o dos frutas para comer después del parto. ¡No las empaque demasiado pronto!

Es una buena idea incluir algunas cosas que los ayuden a usted y a su pareja o a su asistente de parto durante el nacimiento. Podría llevar lo siguiente:

- un reloj con segundero
- talco o fécula de maíz para hacerse masajes durante el trabajo de parto
- un rodillo de pintor o una pelota de tenis para darle un masaje lumbar durante el trabajo de parto
- cintas o CD y un reproductor, o una radio para escuchar durante el trabajo de parto
- una cámara fotográfica
- lista de números telefónicos y una tarjeta para llamadas de larga distancia
- cambio para las máquinas expendedoras
- refrigerios para su pareja o su asistente de parto

Probablemente, el hospital suministrará la mayoría de las cosas que necesita para el bebé, pero usted debe tener algunas:

- ropa para ir a casa: camisilla, pijama, ropa exterior (una gorra si afuera hace frío)

- un par de mantas de bebé
- pañales, si su hospital no los suministra

Asegúrese de tener un asiento de auto certificado para el primer viaje del bebé. ¡Es importante poner a su bebé en un asiento de auto la primera vez que viaje en un vehículo! Muchos hospitales no le permitirán llevarse al bebé si no lo tiene.

✑ Lo que puede ver en la sala de parto

Verá muchos equipos cuando entre en la sala de trabajo de parto o sala de partos. No reconocerá la mayoría de ellos, por eso damos una descripción del equipo que puede encontrar.

Un detector electrónico de los signos vitales que tiene una pulsera con la que mide su frecuencia cardíaca y su tensión arterial. Le indica al médico qué tan bien están usted y el bebé. Las bombas de infusión i.v. introducen líquidos en sus venas si el médico los ordena.

Hay muchos tipos de camas de parto. En muchas puede quitarse la sección inferior para convertirla en una mesa de partos. Algunas camas pueden facilitar posiciones de parto alternas.

Una bomba de infusión vía epidural dosifica los medicamentos analgésicos después de que un anestesista coloca el catéter epidural. En algunos casos, una ventosa obstétrica ayuda al bebé a pasar por el canal del parto. Un gancho amniótico se parece a una aguja de crochet; se usa para romper las membranas.

> Las mujeres que escuchan 3 horas de música instrumental (sintetizador, arpa, piano, orquesta o *jazz*) durante las primeras fases del trabajo de parto activo sufren menos dolor y menos dificultades. Creemos que la música lenta ayuda a una mujer a relajarse y la distrae de su dolor.

Las perillas de succión se usan para extraer sangre y moco de la nariz y la boca del bebé, después del nacimiento y durante los días posteriores al parto. Una cuna térmica sirve para estabilizar la temperatura del bebé. También hay una balanza especial para pesar bebés.

✑ Cardiotocografía

Una cardiotocógrafo detecta la frecuencia cardíaca del bebé y las contracciones, y se puede usar para monitorizar la respuesta del bebé a ellas. Muestra las contracciones y el ritmo cardíaco del bebé; la lectura se ve en la sala de partos, en la enfermería y posiblemente en la computadora de su médico.

Cada bebé necesita que lo evalúen individualmente por medio del trazado de un cardiotocógrafo y la información adicional acerca de su embarazo. El CEOG recomienda el uso de tres categorías para describir los resultados de una cardiotocografía.

- *Categoría I:* Los trazados son normales.
- *Categoría II:* Los trazados son intermitentes; esto significa que no son normales, pero tampoco absolutamente anormales. Requieren evaluación, vigilancia permanente y reevaluación. El 80% de los trazados entran en esta categoría.
- *Categoría III:* Los trazados son anormales y requieren evaluación inmediata. Los elementos que se utilizan para categorizarlos son la frecuencia cardíaca del feto, la variabilidad, las desaceleraciones y la reacción a las contracciones.

Ejercicio para la 36.ª semana

Como ayuda para mejorar su postura, párese o siéntese en el piso y entrelace las manos detrás de la espalda. Levante los brazos hasta que sienta un buen estiramiento en la zona alta del pecho y la parte superior de los brazos. Mantenga la posición durante una cuenta de 5, luego baje los brazos. Repita 8 veces. *Estira los músculos de los brazos y de la espalda, y abre la zona alta del pecho.*

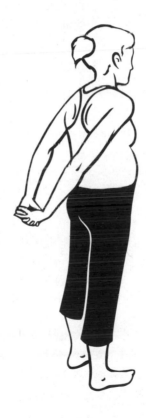

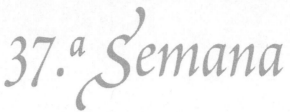

37.ª Semana

Edad del feto: 35 semanas

¿Qué tamaño tiene el bebé?

El bebé pesa casi 6⅓ libras (2.8 kg). La longitud craneocaudal es de 14 pulgadas (35 cm). Su longitud total es de unas 19 pulgadas (48 cm).

¿Qué tamaño tiene usted?

El tamaño de su útero puede no haber cambiado mucho desde su última consulta. Midiendo desde la sínfisis púbica, la parte superior del útero está a unas 14¾ pulgadas (37 cm). Desde el ombligo, está de 6½ a 6¾ pulgadas (de 16 a 17 cm). Su aumento total de peso, en este momento, debería haber alcanzado el peso máximo de 25 a 35 libras (de 11.3 a 15.9 kg).

Cómo crece y se desarrolla el bebé

El bebé sigue creciendo y aumentando de peso, incluso durante estas últimas semanas. Un cambio en la presión de su abdomen, como apoyar un libro allí, puede hacer que el bebé reaccione pateando vigorosamente.

Generalmente, en este momento, la cabeza del bebé se dirige hacia abajo dentro de la pelvis. Pero, en alrededor del 3% de los embarazos, las nalgas o las piernas del bebé entran primero en la pelvis, lo que se llama *presentación de nalgas,* que explicamos en la 38.ª semana.

Cambios en usted

✂ *Tacto vaginal al final del embarazo*

Su proveedor de servicios médicos quizás le haga un tacto vaginal que ayuda a evaluar su embarazo. Una de las primeras cosas que examina es si usted está perdiendo líquido amniótico. Si usted cree que es así, es importante que se lo diga a su proveedor de servicios médicos.

Durante el tacto vaginal, examinará el canal del parto y el cuello del útero. Piense en el canal del parto como en un tubo que baja desde la cintura pélvica, a través de la pelvis, y termina en la vagina. El bebé recorre este tubo desde el útero. Durante el trabajo de parto, el cuello del útero generalmente se ablanda y se adelgaza. Se puede evaluar el cuello del útero para ver si está blando o firme, y cuánto se ha adelgazado.

Antes de que el trabajo de parto empiece, el cuello del útero es grueso. Cuando está en trabajo de parto activo, el cuello del útero se adelgaza; cuando se ha adelgazado a la mitad, se dice que se ha borrado "50%". Inmediatamente antes del parto, el cuello del útero se borra "100%" lo que significa que se ha adelgazado completamente.

También es importante la medida de la abertura del cuello del útero, que se mide en centímetros. El cuello del útero está completamente abierto cuando el diámetro de la abertura cervical es de 10 cm. ¡El objetivo es que sea un 10! Antes de que empiece el trabajo de parto, el cuello del útero puede estar cerrado o apenas abierto, por ejemplo, 1 cm (casi ½ pulgada).

La controlarán para ver si lo que viene primero es la cabeza, las nalgas o las piernas del bebé; a esto se lo conoce como "parte presentada". También se observa la forma de sus huesos pélvicos.

Luego se determina la altura de la presentación. La altura de la presentación describe el nivel de descenso de la parte presentada dentro del canal de parto. Si la cabeza del bebé está en la altura de la presentación -2, significa que la cabeza está más alta en su interior que si estuviera en la altura de la presentación +2. El punto 0 es un punto óseo de la pelvis, el lugar donde empieza el canal del parto.

Su proveedor de servicios médicos puede describir su situación en términos médicos. Podría oír que usted está en "2 cm, 50% y altura -2". Esto significa que el cuello uterino está abierto 2 cm (aproximadamente 1 pulgada), mitad adelgazada (50% borrado) y que la parte presentada (cabeza, pies o nalgas del bebé) tiene una altura de presentación de -2.

Escriba esta información importante. Es útil saberla cuando vaya al hospital y la examinen allí. Puede decirle al personal médico cuáles eran su dilatación y su borramiento en el último control para que se sepa si su situación ha cambiado.

Cómo afecta al desarrollo del bebé lo que usted hace

✑ *Parto por cesárea*

La mayoría de las mujeres planean un nacimiento vaginal, pero siempre existe la posibilidad de un parto por cesárea. Con una cesárea, el bebé nace a través de una incisión hecha en la pared abdominal y en el útero de la madre. Un *parto por cesárea de emergencia* es aquel que no ha sido planeado. Un *parto por cesárea electiva* se planea y se hace sin una razón médica.

La ilustración de la página 525 muestra un parto por cesárea. Los nombres comunes para este tipo de cirugía son *cesárea* y *parto por cesárea*.

La principal ventaja de tener un parto por cesárea es el nacimiento de un bebé sano. Una cesárea puede ser la manera más segura de que nazca su bebé. La desventaja es que el parto por cesárea es una cirugía mayor y conlleva todos los riesgos de una cirugía.

Sería bueno saber si va a necesitar una cesárea, para que no tenga que pasar por el trabajo de parto. Desafortunadamente, usted no sabe anticipadamente si va a tener problemas.

Algunas mujeres creen que, si tienen una cesárea, "no va a ser como dar a luz un bebé". Creen falsamente que no van a vivir el proceso del nacimiento. Eso no es verdad. Si va a tener un parto por cesárea, trate de no sentirse así. ¡De ninguna manera es un fracaso!

A veces, puede ser difícil decir cuál es la colocación exacta de las diferentes partes del bebé. Usted puede tener un buena idea según donde sienta las patadas y los puñetazos. Pídale al doctor que le muestre sobre su abdomen cómo está colocado el bebé. Algunos doctores tomarán un marcador y dibujarán sobre su abdomen para mostrar la posición del bebé. Puede dejárselo para, más tarde, mostrarle a su pareja cómo estaba colocado el bebé cuando fue al consultorio ese día.

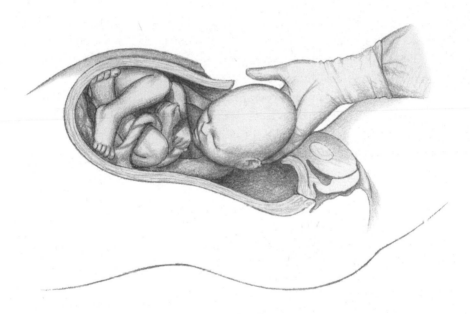

Nacimiento de un bebé por cesárea.

Recuerde, tener un bebé ha llevado nueve largos meses. Incluso con un parto por cesárea, usted ha realizado una hazaña maravillosa.

Razones para realizar una cesárea. Las cesáreas se hacen por muchas razones. Frecuentemente se realizan cuando hay un problema durante el trabajo de parto. La razón más común para un parto por cesárea es una cesárea previa. Nueve de cada 10 mujeres que han tenido un parto por cesárea eligen repetir la cesárea para el próximo nacimiento.

Algunas mujeres que han tenido cesáreas pueden tener un parto vaginal con otros embarazos; esto se llama *parto vaginal después de una cesárea* (PVDC). Vea la explicación que empieza en la página 530. Los doctores están haciendo menos PVDC debido a que se preocupan por la seguridad de la madre y del bebé cuando una mujer tiene un trabajo de parto después de una cesárea anterior.

Entre los factores extramédicos para realizar una cesárea se encuentran la elección materna, guías más estrictas en la especialidad profesional y presiones legales. Si está agotada cuando empiece el trabajo de parto puede también correr un riesgo mayor de terminar en una cesárea. Tal vez haya que hacer un parto por cesárea debido a una preeclampsia o a una llaga por un herpes activo.

Tal vez sea necesaria una cesárea si el bebé es demasiado grande para pasar por el canal del parto, lo que se llama *desproporción cefalopélvica (DCP)*. La DCP se puede sospechar durante el embarazo, pero, generalmente, el trabajo de parto debe empezar antes de que se la pueda confirmar.

> Es posible que usted dilate durante el trabajo de parto sin que el bebé baje por la pelvis. Cuando la cabeza del bebé es demasiado grande para pasar por el canal del parto, se produce la *falta de progreso*. Esta situación es una de las razones más comunes para un parto por cesárea.

Se puede recomendar una cesárea si una ecografía muestra que el bebé es muy grande —9½ libras o más— y no puede nacer fácilmente por la vagina.

Una razón importante para que se realice un parto por cesárea es el estrés fetal. Frecuentemente se monitorea la frecuencia cardíaca fetal y su respuesta al trabajo de parto. Si la frecuencia cardíaca indica que el bebé tiene problemas con las contracciones del trabajo de parto, puede ser necesaria una cesárea.

Puede ser necesaria una cesárea si el cordón umbilical está comprimido. El cordón puede aparecer en la vagina por delante de la cabeza del bebé o el bebé puede presionar parte del cordón. Esto es peligroso, porque un cordón comprimido puede cortar la provisión de sangre del bebé.

Tal vez sea necesaria una cesárea si usted es mayor. La tasa de cesáreas para madres entre los 40 y los 54 años es más del doble que la tasa para mujeres menores de 20 años.

Frecuentemente se necesita una cesárea si el bebé está en presentación de nalgas, lo que significa que los pies o los glúteos del bebe entran primero en el canal del parto. Hacer salir los hombros y la cabeza después del cuerpo puede dañar la cabeza o el cuello del bebé, especialmente si es el primer bebé.

Son también razones para un parto por cesárea el desprendimiento prematuro de placenta o la placenta previa. Si la placenta se separa del útero antes del parto (desprendimiento prematuro de placenta), el bebé pierde su provisión de

> Si surgen complicaciones durante el embarazo o mientras está en el trabajo de parto, su EOD, EP o AM consultará a un médico especializado en embarazo.

oxígeno y nutrientes. Esto se diagnostica generalmente cuando una mujer tiene una hemorragia vaginal abundante. Si la placenta bloquea el canal del parto (placenta previa), el bebé no puede nacer de otra manera.

Un parto por cesárea para el primer bebé aumenta las probabilidades de que una mujer tenga placenta previa o desprendimiento prematuro de placenta en sus próximos embarazos. La repetición de una cesárea aumenta el riesgo de placenta adherente en los siguientes embarazos si la placenta se implanta baja en el útero y crece hacia el área de la incisión de la cesárea anterior.

Tasa creciente de partos por cesárea. En 1965, solo el 4% de los partos era por cesárea. Entre 1996 y 2007, hubo un aumento del 71% en los nacimientos por cesárea. En 2007, el 32% de los nacidos vivos de Estados Unidos nacieron por medio de un parto por cesárea (más de 1.2 millones); en 2008, ese número subió al 32.3%. Hoy, en Estados Unidos, los partos por cesárea representan más del 30% de todos los partos. En algunas áreas, este porcentaje es aún mayor.

La tasa creciente se relaciona, en parte, con el detallado monitoreo durante el parto y los procedimientos más seguros para los partos por cesárea. Parte del aumento se puede también atribuir al aumento de los partos múltiples, pero la tasa de cesáreas en realidad aumentó más para los embarazos únicos que para los embarazos múltiples.

Los bebés nacidos por un parto por cesárea programada entre las 37 y las 39 semanas tienen más problemas respiratorios que los bebés nacidos vaginalmente o por una cesárea de emergencia en el mismo punto del embarazo. Se cree que las hormonas liberadas durante el trabajo de parto ayudan al bebé a manejar el líquido en los pulmones. También se cree que las compresiones del pecho del bebé durante el trabajo de parto ayudan a limpiar el líquido amniótico de los pulmones del bebé.

Partos por cesárea electiva. Parte del aumento de los partos por cesárea en Estados Unidos se debe a la *cesárea por solicitud materna (CPSM),* que también se llama *cesárea a pedido de la paciente.*

Hay muchas razones para elegir un parto por cesárea, entre ellas el miedo al trabajo de parto, la preocupación por el desgarro vaginal y la posterior incontinencia. Algunas mujeres creen que una cesárea las ayudará a conservar su figura de antes del embarazo; sin embargo, es el embarazo, no el dar a luz, lo que ensancha la cintura. Otras mujeres creen que una cesárea es más segura para el bebé.

En algunas partes del mundo, el parto por cesárea electiva no es un asunto importante. En muchos países de América Latina, la tasa de cesáreas electivas es del 40 al 50%. Una encuesta realizada en Brasil demostró que los hospitales privados, a donde van los pacientes más ricos, tenían de un 80 a un 90% de cesáreas electivas.

Los doctores de EE. UU. están divididos en su comportamiento frente al parto por cesárea electiva. Hay evidencia que respalda ambos comportamientos. Algunos creen que con anestesia, antibióticos, control de infecciones y manejo del dolor mejorados, una cesárea no es más riesgosa que el parto por vía vaginal. Sin embargo, la ACOG, el gobierno federal, el *American College of Nurse-Midwives* (Colegio Americano de Enfermeras Obstétricas) y Lamaze International creen que deberíamos poner mayor atención a la tasa actual de cesáreas.

También es importante el punto del embarazo en el cual se programa una cesárea. Es sorprendente la diferencia que pueden hacer unos pocos días en la salud del bebé. Las últimas recomendaciones indican que las mujeres *no* deben programar un parto por cesárea para antes de las 39 semanas, a menos que las pruebas demuestren que los pulmones del bebé están maduros. Las investigaciones demuestran que un bebé estará mejor si nace dentro de los siete días de la fecha de parto. Si un bebé nace antes de esta fecha, puede tener más problemas. Cuando se los compara con bebés nacidos a las 37 o 38 semanas, los nacidos a las 39 semanas o más tuvieron una tasa significativamente menor de problemas.

¿Cómo se realiza una cesárea? Si surgen problemas durante el embarazo o el trabajo de parto, y quien estuvo a cargo de su cuidado es un EOD, un AM o una EP, pueden consultar a un médico. En la mayoría de los lugares, las cesáreas las realiza un obstetra. En las comunidades pequeñas, los partos por cesárea los puede realizar un cirujano general o un médico de familia.

Si usted tiene programada una cesárea, siga las indicaciones de alimentación para antes de la cirugía. Frecuentemente, la mujer está despierta cuando se realiza la cesárea. Si usted lo está, ¡puede ver al bebé inmediatamente después del parto!

Primero la visita el anestesista para hablar de los métodos para aliviar el dolor. Hasta el 90% de los partos por cesárea electiva se realizan con anestesia raquídea.

Después de que usted recibe la anestesia, el doctor empieza a hacer incisiones de 5 a 6 pulgadas en el área que está por encima del pubis. Se hace un corte a través del tejido en dirección al útero, donde se hace una incisión horizontal en la parte inferior del útero. Después de que se hacen todas las incisiones, el doctor alcanza el útero y saca al bebé y luego la placenta. Cada capa se cose con suturas reabsorbibles; todo el procedimiento dura de 30 minutos a una hora.

En el pasado, frecuentemente, las cesáreas se realizaban con una incisión clásica, en la que se cortaba el útero por la línea media. Esta incisión no cicatriza tan bien, porque se hace en la parte muscular del útero. Es muy probable que se abra con las contracciones (como en un parto vaginal después de una cesárea). Esto puede provocar una hemorragia abundante y lesiones al bebé. Si ha tenido una cesárea clásica en el pasado, *debe* tener un parto por cesárea cada vez que tenga un bebé.

Hoy, la mayoría de estos partos son cesáreas *verticales bajas* o cesáreas *transversales bajas*. Esto significa que la incisión se hace en la parte baja del útero. También se puede usar una incisión en T que se realiza horizontal y verticalmente en el útero, en forma de T invertida. Esta incisión brinda mayor espacio para sacar al bebé. Si le hacen una incisión en T, tal vez necesite parto por cesárea con todos los embarazos siguientes, porque es más probable que se rompa.

Después de la cesárea. Si está despierta cuando nace el bebé, tal vez pueda sostenerlo inmediatamente. También puede tener la posibilidad de empezar a darle de mamar.

Usted puede necesitar alivio del dolor para la incisión. Para ayudar a tratar el dolor después de una cesárea se usa un dispositivo llamado *ON-Q*. Se inserta un pequeño catéter por debajo de la piel, lo que envía un anestésico local al área de la *incisión* de la cesárea, para que muy poca medicación, o nada, llegue al bebé a través de la leche materna. Los estudios demuestran que las mamás que reciben ON-Q después de una cesárea son capaces de dejar la cama y caminar más rápidamente, y la estadía en el hospital es más corta. Hable sobre este tema con su doctor en una de las consultas prenatales.

Probablemente permanezca en el hospital de dos a cuatro días. La recuperación en el hogar después de un parto por cesárea lleva más tiempo que la recuperación después de un parto vaginal. El tiempo normal para la recuperación completa es, generalmente, de cuatro a seis semanas.

✑ *Parto vaginal después de una cesárea (PVDC)*

¿Debería intentar un parto vaginal después de haber tenido un parto por cesárea? Médicamente hablando, el método de parto no es tan importante como el bienestar suyo y el del bebé. Antes de tomar cualquier decisión, evalúe los riesgos y los beneficios. En algunos casos, puede no haber ninguna opción. En otros casos, usted y el doctor pueden decidir proceder con el trabajo de parto durante un tiempo para ver si puede tener un parto vaginal.

> Si una mujer tiene un parto por cesárea, tiene un riesgo mayor de tener depresión puerperal.

A algunas mujeres les gusta volver a tener un parto por cesárea, porque no quieren pasar por el trabajo de parto para terminar con una cesárea. Tal vez necesite otra cesárea si ha tenido problemas con este embarazo. Si tiene preguntas, háblelo con el doctor.

Puede necesitar otra cesárea si usted es pequeña y el bebé es grande. Los fetos múltiples pueden hacer que el parto por vía vaginal sea difícil o imposible sin peligro para los bebés.

Con un PVDC, puede ser necesario inducir el parto; sin embargo, hay un riesgo mayor de que la cicatriz uterina de una cesárea anterior se estire y se abra con la inducción. Esto es especialmente cierto si se usan hormonas para madurar el cuello del útero o para inducir el trabajo de parto. Se cree que las contracciones pueden ser demasiado fuertes para un útero con una cicatriz de una cirugía anterior. Se puede aconsejar la repetición de una cesárea para evitar la rotura del útero.

El riesgo aumenta para una mujer que queda embarazada dentro de los nueve meses posteriores a una cesárea. En este caso, es más probable que el útero se rompa durante un parto vaginal. Los investigadores creen que esto podría ocurrir porque la cicatriz uterina tarda de seis a nueve meses para sanar (esta es la cicatriz del útero, no la del abdomen). Hasta que haya pasado suficiente tiempo de cicatrización, el útero puede no estar lo bastante fuerte para resistir el estrés de un parto vaginal. Los PVDC son más seguros cuando han pasado al menos 18 meses entre la cesárea y el intento de parto vaginal.

Entre las ventajas del PVDC, está la disminución del riesgo de problemas asociados con la cirugía, que es lo que es una cesárea. La recuperación después de un parto por vía vaginal es más corta. Usted puede estar fuera de la cama y haciendo cosas en el hospital y en su casa en un tiempo mucho más corto.

Si quiere intentar un PVDC, háblelo con su doctor con anticipación, para poder hacer planes. No todos los hospitales están equipados para un PVDC. Durante el trabajo de parto, probablemente la monitoreen mucho más atentamente. Tal vez tenga puesta una i.v., en caso de que sea necesario hacer un parto por cesárea.

Consejo para la 37.ª semana

Esté preparada para el parto con la maleta empacada, los papeles del seguro completos y a mano, y con otros detalles importantes resueltos.

Considere los beneficios y los riesgos de decidirse a intentar un parto por vía vaginal después de una cesárea. Háblelo largamente con su doctor y su pareja antes de tomar una decisión final. No tenga miedo de preguntarle al doctor qué opina de sus probabilidades de tener un parto vaginal exitoso. Él conoce su salud y los antecedentes del embarazo.

Su alimentación

Usted y su pareja han sido invitados a una gran fiesta. Usted ha sido cuidadosa con respecto a su alimentación, y el embarazo está casi por terminar. ¿Debería permitirse comer y beber todo lo que quiera? Probablemente no. Mantenga sus buenos hábitos alimentarios. Puede participar en fiestas de manera saludable. Antes de participar, coma o beba algo para calmar su apetito. Puede ser más fácil evitar los alimentos ricos en grasas y con muchas calorías si usted no está famélica.

En la fiesta, coma los alimentos cuando estén frescos o calientes, al principio de la fiesta. A medida que la fiesta avance, los alimentos pueden no estar suficientemente fríos o calientes para evitar la formación de bacterias. Así que, coma temprano o cuando se vuelvan a llenar los platos.

Evite el alcohol. Beba jugo de frutas con un poco de refresco de jengibre o refresco de lima-limón. Si es temporada de vacaciones y están sirviendo ponche de huevo, beba un vaso si está pasteurizado y no tiene alcohol.

Las frutas y las verduras crudas pueden dejarla satisfecha. Evite los mariscos crudos, la carne cruda y los quesos blandos, como Brie, Camembert y feta. Pueden contener listeriosis.

Manténgase lejos de la mesa de refrigerios si no puede resistir los pasteles. Puede ser mejor sentarse (lejos de los alimentos), relajarse y hablar con amigos.

Lo que también debería saber

﹏ ¿Le harán un enema?

¿Le pedirán que se haga un enema cuando llegue al trabajo de parto y parto? Un *enema* es un procedimiento en el que se inyecta líquido en el recto para limpiar el intestino. Un enema antes del trabajo de parto puede hacer que el nacimiento del bebé sea más placentero para usted. Cuando la cabeza del bebé sale por el canal del parto, también sale lo que haya en el recto. Un enema disminuye la cantidad de contaminación por heces durante el trabajo de parto y en el momento del parto, lo que también puede ayudar a evitar una infección.

La mayoría de los hospitales ofrecen un enema al comienzo del trabajo de parto, pero no siempre es obligatorio. Hay ciertas ventajas de hacerse uno al comienzo del trabajo de parto. Tal vez no quiera defecar poco después del nacimiento del bebé debido al malestar.

Consejo para el papá

Tal vez no entienda lo nerviosa que su pareja puede estar acerca de ponerse en contacto con usted cuando ella lo necesite. Asegúrese de hacerle saber cómo puede ponerse en contacto con usted en el trabajo o cuando no esté en casa. Lleve con usted, todo el tiempo, el celular o un buscapersonas. Esto puede confortarla y brindarle tranquilidad.

Hacerse un enema antes del trabajo de parto puede evitar este malestar.

Pregunte a su doctor si un enema es habitual o si se considera útil. Dígale que le gustaría conocer los beneficios de un enema y las razones para hacerse uno. No es un requisito para todos los doctores ni todos los hospitales.

> Para encontrar comentarios sobre la depresión después del embarazo —síndrome de depresión puerperal—, vea el Apéndice F, página 616.

⌖ *¿Qué es el trabajo de parto con dolor lumbar?*

Algunas mujeres experimentan trabajo de parto con dolor lumbar. El *trabajo de parto con dolor lumbar* se refiere a la salida del bebé por el canal del parto mirando hacia arriba. Con este tipo de trabajo de parto, probablemente experimentará dolor en la zona lumbar. El trabajo de parto con dolor lumbar también puede durar más.

La mecánica del trabajo de parto funciona mejor si el bebé está mirando hacia el suelo, para que pueda extender la cabeza cuando sale por el canal del parto. Si el bebé no puede extender la cabeza, el mentón apunta hacia el pecho, lo que a usted puede causarle dolor en la zona lumbar durante el trabajo de parto. El doctor puede tener que rotar al bebé para que salga mirando hacia el suelo en lugar de hacia el cielo.

⌖ *¿Usará el doctor ventosa obstétrica o fórceps?*

El objetivo de todo nacimiento es dar a luz a un bebé de la manera más segura posible. A veces, el bebé necesita algo de ayuda. El doctor puede usar ventosa obstétrica o fórceps para ayudar al bebé a nacer de manera segura. Los métodos de parto con ventosa y fórceps tienen, cada uno, más o menos los mismos riesgos. El uso de cualquiera de ellos está asociado con una necesidad más frecuente de ventilación mecánica para los bebés y con más desgarros perineales de 3.er y 4.º grado.

Las ventosas obstétricas hoy se usan más frecuentemente que los fórceps. Hay varios tipos de ventosas obstétricas. Algunas tienen una taza plástica que se adhiere a la cabeza del bebé por succión. Otro tipo tiene una taza metálica que se adapta a la cabeza del bebé. El doctor sujeta la taza a la cabeza del bebé y tira suavemente de ella para sacar la cabeza y el cuerpo del bebé.

El fórceps es un instrumento de metal que se usa para hacer nacer a los bebés; parecen dos manos metálicas grandes. El uso de fórceps ha disminuido en años recientes. Si se necesita mucha tracción con los fórceps para hacer nacer al bebé, tal vez una mejor opción sea una cesárea. Los partos por cesárea se usan también con mayor frecuencia para hacer nacer a un bebé que está alto en la pelvis.

Si el posible uso de una ventosa obstétrica o de fórceps la preocupa, háblelo con su proveedor de servicios médicos. Es importante hablar de los problemas que pueden aparecer durante el trabajo de parto y parto para que pueda transmitir sus preocupaciones.

Si el bebé nace esta semana, quizás no termine de leer este libro. Sin embargo, podría interesarle leer nuestro libro para el bebé, *Your Baby's First Year Week by Week* (El primer año de su bebé semana a semana).

El libro trata sobre el primer año de vida del bebé en un formato semanal, similar al de *Su embarazo semana a semana.* Esperamos que le resulte útil.

Ejercicio para la 37.ª semana

Siéntese en una silla o en el piso con las piernas cruzadas. Inhale y, lentamente, incline la cabeza hacia la derecha hasta que sienta un estiramiento en el cuello. Respire profundamente tres veces mientras mantiene el estiramiento. Lentamente, lleve la cabeza al centro; luego incline la cabeza hacia la izquierda. Mantenga mientras respira profundamente tres veces. Hágalo cuatro veces de cada lado. *Ayuda a estirar el cuello y alivia la tensión del cuello y los hombros.*

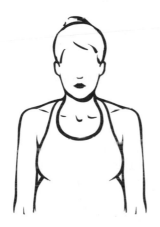 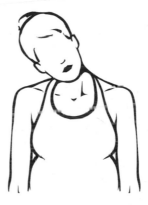

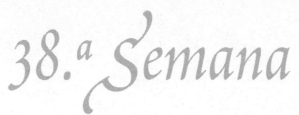

38.ª Semana

Edad del feto: 36 semanas

¿Qué tamaño tiene el bebé?

En este momento, su bebé pesa aproximadamente 6¾ libras (3.1 kg). Todavía tiene unas 14 pulgadas (35 cm) de longitud craneocaudal. Su longitud total es de aproximadamente 19⅔ pulgadas (49.5 cm).

¿Qué tamaño tiene usted?

Muchas mujeres se sienten incómodas durante las últimas semanas del embarazo debido al gran tamaño de su útero. Entre su útero y la sínfisis púbica hay de 14½ a 15¼ pulgadas (de 36 a 38 cm), aproximadamente . Desde su ombligo hasta la parte superior de su útero, hay unas 6½ a 7¼ pulgadas (de 16 a 18 cm).

Cómo crece y se desarrolla el bebé

En los pulmones hay células específicas que producen sustancias químicas necesarias para poder respirar inmediatamente después del nacimiento. Una sustancia importante es el *surfactante*. Es posible que un bebe que nazca antes de que sus pulmones estén maduros no tenga suficiente surfactante, pero este se puede introducir directamente en los pulmones del recién nacido, de modo que pueda usarlo inmediatamente. Muchos bebés prematuros han podido respirar por sí mismos después de recibir surfactante. ¡No ha sido necesario ponerlos en respiradores!

Cambios en usted

⌒ *Pruebas que podrían hacerle durante el trabajo de parto*

Si usted cree que ha llegado la hora del parto y va al hospital, allí le harán un *chequeo del trabajo de parto*. Le tomarán los signos vitales, le colocarán un dispositivo de control en el abdomen y le practicarán un tacto vaginal. Le harán estas pruebas para comprobar si ha empezado el trabajo de parto y si su embarazo está marchando bien. Si usted no está en trabajo de parto, le darán recomendaciones y la enviarán de vuelta a su casa. Posiblemente le den indicaciones de precaución y señales de advertencia. Ninguna mujer quiere que la envíen de vuelta a casa, pero tranquilícese. Volverá pronto.

Un *muestreo de sangre fetal* es una manera de determinar la medida en que el bebé puede soportar el estrés del trabajo de parto. Esta prueba no puede realizarse hasta que se haya roto la bolsa de las aguas y el cuello del útero se haya dilatado por lo menos 2 cm (aproximadamente 1 pulgada). Para hacer la prueba, se introduce un instrumento en la vagina, a través del cuello del útero dilatado, hasta la coronilla del bebé y se le hace un pequeño rasguño en el cuero cabelludo. La sangre del bebé se recoge en un tubito y se verifica su acidez. Esto indica si el bebé está teniendo algún problema o si está bajo estrés, y puede ayudar al equipo médico a decidir si el trabajo de parto puede continuar o si es necesario hacer un parto por cesárea.

En muchos hospitales, el ritmo cardíaco del bebé se controla con *cardiotocografía externa* o con *cardiotocografía interna*. La cardiotocografía externa puede hacerse antes de que se rompa la bolsa de las aguas. se realiza sujetando un par de correas al vientre. Una correa tiene un dispositivo que controla la frecuencia cardíaca del bebé, la otra tiene un dispositivo para medir la duración de las contracciones y la frecuencia con que se producen.

La cardiotocografía interna controla al bebé con mayor precisión. Un electrodo, llamado *electrodo para el cuero cabelludo,* se introduce a través de la vagina y se coloca en el cuero cabelludo del bebé para medir su frecuencia cardíaca. Con un tubo delgado que se introduce en el útero, se observa la intensidad de las contracciones. Esto se hace solamente después de que las membranas se hayan roto. Puede ser un poco molesto, pero no es doloroso.

La información se registra en una tira de papel y, normalmente, los resultados pueden verse en su habitación y en la enfermería. En algunos lugares, su proveedor de servicios médicos puede verificar los resultados desde su computadora.

En la mayoría de los casos, usted deberá permanecer en cama mientras se encuentre bajo observación, pero hay lugares que cuentan con equipos inalámbricos que le permiten deambular.

Cómo afecta al desarrollo del bebé lo que usted hace

༂ Presentación de nalgas y otras posiciones anormales

Es común que un bebé esté en posición de nalgas al comienzo del embarazo. Sin embargo, cuando empieza el trabajo de parto, solamente del 3 al 5% de los bebés, aparte de los embarazos múltiples, se presentan de nalgas o en otra posición anormal.

Ciertos factores pueden contribuir a que un bebé se presente de nalgas. Uno de los factores principales es un nacimiento prematuro. Hacia el final del segundo trimestre, un bebé puede estar en posición de nalgas. Si es así, la madre puede tomar precauciones para evitar entrar en trabajo de parto prematuro y dar al bebé la mejor oportunidad de cambiar su posición de manera natural.

Aunque no siempre sabemos por qué un bebé se presenta de nalgas, sabemos que los nacimientos de nalgas se producen más frecuentemente cuando:
- usted ha tenido más de un embarazo
- usted está esperando gemelos, trillizos o más
- hay demasiado líquido amniótico o muy poco
- el útero tiene forma anormal
- usted tiene abultamientos uterinos anormales, como los fibromas
- usted tiene placenta previa
- su bebé tiene hidrocefalia

Las investigaciones recientes indican que la posición de nalgas puede ser heredada de la futura mamá o del futuro papá. Tanto un hombre como una mujer que hayan nacido en posición de nalgas tienen más del doble de probabilidades de que su primer hijo se presente de nalgas al momento del nacimiento.

Hay diferentes clases de presentación de nalgas. Una *presentación franca* se produce cuando las piernas están flexionadas en las caderas con las rodillas extendidas. Este es el tipo de presentación de nalgas que más comúnmente se en-

Consejo para la 38.ª semana

Para confirmar si el bebé está en posición de nalgas, su proveedor de servicios médicos puede pedir una ecografía. Ayuda a determinar la posición del bebé en su útero.

cuentra al término o al final del embarazo; los pies están hacia arriba junto a la cara o la cabeza. En una *presentación de nalgas completa,* una rodilla o ambas están flexionadas, no extendidas. Vea la ilustración de la página 541.

También son posibles otras presentaciones poco comunes. Una es la *presentación de cara.* La cabeza del bebé se ha extendido al máximo, de modo que la cara es lo primero que entra en el canal del parto. Este tipo de presentación puede requerir un parto por cesárea.

En una *presentación de hombros,* aparecen primero los hombros. En una *posición transversa,* el bebé se presenta en la pelvis casi como si esta fuera una cuna. La cabeza del bebé está a un lado de su abdomen y las nalgas están al otro lado. La única manera de dar a luz con este tipo de presentación es mediante un parto por cesárea.

> Los estudios muestran que el 30% de las presentaciones anormales no son detectadas hasta después de que comienza el trabajo de parto y el riesgo aumenta si se tiene sobrepeso. Su proveedor de servicios médicos puede indicar una ecografía hacia el final del embarazo para verificar la posición de su bebé si usted tiene exceso de peso.

Parto de un bebé en posición de nalgas. Si su bebé está en posición de nalgas cuando empieza el trabajo de parto, la posibilidad de problemas aumenta. Esto ha generado debates sobre la mejor forma de realizar el parto de un bebé que viene de nalgas. Durante muchos años, los partos de nalgas se hacían vaginalmente. Luego se creyó que el método más seguro era mediante cesárea, especialmente con un primer bebé. Hoy en día, los expertos creen que el parto de un bebé en posición de nalgas tiene menos probabilidades de riesgos si se hace una cesárea antes de que empiece el trabajo de parto o durante el trabajo de parto temprano.

Algunos expertos creen que una mujer puede dar a luz a un bebé en posición de nalgas si la situación es adecuada. Esto generalmente ocurre en una presentación franca de un bebé a término cuando la mujer ya ha tenido partos normales anteriores. La mayoría coincide en que en casos de *presentación podálica* (una pierna extendida, una rodilla flexionada) el parto debe hacerse por cesárea.

Si su bebé está en una posición anormal, su proveedor de servicios médicos puede sugerirle que se coloque sobre las manos y las rodillas, con las caderas levantadas más arriba del corazón, y que luego descienda y se apoye en los antebrazos. Estar en esta posición puede ayudar a que su bebé gire y se coloque con la cabeza hacia abajo.

Si usted sabe que su bebé está de nalgas, dígalo cuando llegue al hospital. Díga-selo también a la persona que la atienda si llama para hacer una pregunta sobre el trabajo de parto.

Si su bebé nace esta semana, quizás no termine de leer este libro. Sin embargo, podría interesarle nuestro libro *Your Baby's First Year, Week by Week* (El primer año de su bebé semana a semana).

El libro trata sobre el primer año de vida del bebé en un formato semanal, similar al de *Su embarazo semana a semana*. Esperamos que le resulte útil.

Girar al bebé presentado de nalgas. Se puede tratar de girar al bebé de una posición de nalgas a una posición de cabeza (presentación cefálica) antes de que se rompa la bolsa de las aguas, antes de que empiece el trabajo de parto o en el trabajo de parto temprano. Usando las manos, el proveedor de servicios médicos gira al bebé y lo pone en posición de cabeza. Este procedimiento se llama *versión cefálica externa (VCE)*.

Con la VCE, pueden ocurrir problemas que se deben conocer. Hable con su médico sobre la conveniencia de este procedimiento en su caso. Los riesgos posibles incluyen:

- rotura de las membranas
- desprendimiento prematuro de la placenta
- efecto en la frecuencia cardíaca del bebé
- llegada del trabajo de parto

Más del 50% de las veces, el giro del bebé tiene éxito. No obstante, algunos bebés obstinados vuelven a ponerse en posición de nalgas. Se puede hacer una VDE otra vez, pero el procedimiento es más difícil a medida que la fecha del parto se acerca.

Su alimentación

Probablemente, no tenga muchas ganas de comer ahora, pero es importante alimentarse sanamente. Los refrigerios podrían ser la solución; coma pequeños refrigerios todo el día para mantener altos sus niveles de energía y para tratar de evitar la acidez gástrica. Además, es posible que esté cansada de los alimentos que ha venido comiendo. La siguiente lista ofrece buenas ideas de refrigerios nutritivos:

- bananas, pasas de uvas, frutas deshidratadas y mangos para satisfacer su gusto por el dulce y obtener hierro, potasio y magnesio
- queso en tiras; tiene alto contenido de calcio y de proteínas
- batidos de frutas hechos con leche y yogur descremados, helados hechos con leche descremada para obtener calcio, vitaminas y minerales

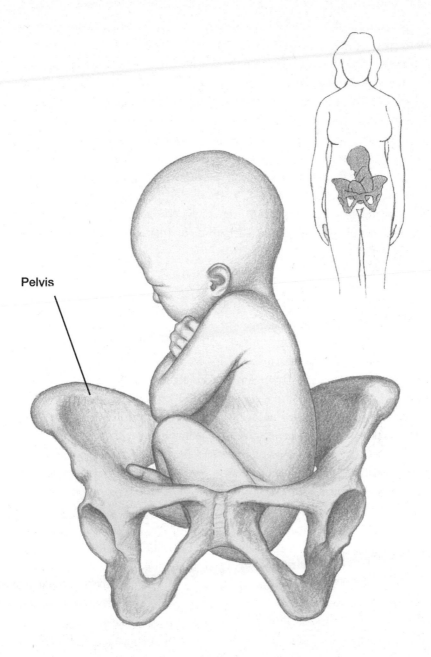

Pelvis

La posición del bebé en la pelvis con las nalgas en primer lugar y las rodillas flexionadas se llama *presentación de nalgas completa*.

- galletas con alto contenido de fibra cubiertas con un poco de mantequilla de maní, fuente sabrosa de proteínas
- queso *cottage* y frutas con un poco de azúcar y algo de canela para obtener una sabrosa porción de leche y frutas
- papas fritas o tortillas sin sal, con salsa o aderezo de frijoles, fuente sabrosa de fibras
- puré de garbanzos y pan árabe, fuente sabrosa de fibras
- tomates frescos con un poco de aderezo de aceite de oliva y albahaca fresca, cómalo con tajadas de queso parmesano para obtener una porción de verduras y una de lácteos
- ensalada de pollo o de atún (preparadas con pollo fresco o con atún envasado en agua) y galletas o trozos de tortilla como fuente de proteínas y fibras

Lo que también debería saber

ぺ ¿Qué es una placenta retenida?

Normalmente, la placenta se expulsa en los 30 minutos que siguen al nacimiento del bebé; es una parte rutinaria del parto. En algunos casos, un trozo de la placenta queda dentro del útero y no sale sola. Esto se llama *placenta retenida*. Cuando esto sucede, el útero no puede contraerse suficientemente, lo cual provoca una hemorragia vaginal que puede ser abundante.

Una placenta retenida puede producirse por muchas razones. La placenta puede adherirse a la cicatriz de una cesárea anterior o a otras cicatrices del útero.

A algunos expertos les preocupa el aumento en la tasa de partos por cesárea, los cuales pueden ocasionar más problemas relacionados con la placenta. La placenta puede adherirse también a una zona del útero que haya sido raspada o que haya estado infectada alguna vez.

Cuando la placenta no se separa de la pared uterina, puede ser grave. No obstante, es poco frecuente. La hemorragia después del parto suele ser severa y puede hacer falta cirugía para detenerla. Se puede hacer el intento de quitar la placenta por D y C.

Remedio de la abuela

Si quiere evitar el uso de medicamentos, pruebe un remedio popular. Si tiene dolor de estómago, beba un vaso de 4 onzas de agua tibia mezclada con una cucharadita de bicarbonato de soda.

El término médico *placentación anormal* se usa para describir la placenta adherente, la placenta perforante y la placenta penetrante, que se da cuando la placenta se desarrolla a través de la pared uterina, resultando en una placenta retenida. Puede haber hemorragia grave.

Su proveedor de servicios médicos prestará atención a la expulsión de la placenta, mientras usted le presta atención al bebé. Algunas personas piden ver la placenta después del parto; si lo desea, pídale a su proveedor de servicios médicos que se la muestre.

¿Necesitará que la rasuren?

Muchas mujeres quieren saber si tienen que hacerse rasurar el vello púbico antes del nacimiento. No es indispensable y, en la actualidad, muchas mujeres no lo hacen.

Sin embargo, algunas mujeres que decidieron no rasurarse el vello púbico han dicho después que duele mucho cuando el vello se enreda en la ropa interior debido al flujo vaginal que es normal después del nacimiento. Piénselo y hable al respecto con su proveedor de servicios médicos.

Consejo para el papá

Pregúntele a su pareja si hay algo que quisiera que usted le lleve al hospital, como un *iPod* o CD especiales y un reproductor de CD. Tenga las cosas preparadas. Si va en un recorrido del hospital o la maternidad, es posible que se le ocurran otras ideas. Hable con ella sobre su papel en el trabajo de parto y el parto y entérese de lo que puede hacer para ayudarla. Quizás pueda ayudar a mantener la privacidad. Cuando las personas los visiten durante el trabajo de parto o después del nacimiento del bebé, asegúrese de que no hablen demasiado alto ni que se aglomeren. Permita que su pareja descanse y se recupere; sea su príncipe azul.

Ejercicio para la 38.ª semana

Párese con los pies separados en la medida del ancho de los hombros, las rodillas flojas y los brazos caídos a ambos lados del cuerpo. Apriete el abdomen. Tome con cada mano una pesa liviana (de 2 a 3 libras cada una para empezar; si no tiene pesas, use latas de 16 onzas), mantenga las manos junto a las caderas, la cabeza erguida y la espalda derecha. Inhale mientras se agacha unas 6 pulgadas; permanezca así 5 segundos. Exhale mientras tensa los glúteos y regresa a la posición inicial. Repítalo 8 veces. *Fortalece los cuádriceps.*

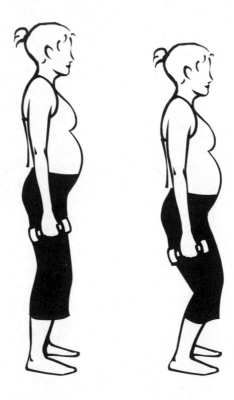

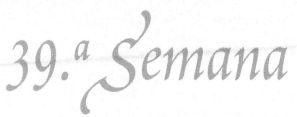

39.ª Semana

Edad del feto: 37 semanas

¿Qué tamaño tiene el bebé?

Su bebé pesa aproximadamente 7¼ libras (3.3 kg). La longitud craneocaudal es de aproximadamente 14½ pulgadas (36 cm). El largo total del bebé se acerca a las 20 pulgadas (50.5 cm).

¿Qué tamaño tiene usted?

La ilustración de la página 547 muestra una vista lateral del útero de una mujer, con un bebé dentro. Ella ya alcanzó su tamaño máximo. ¡Probablemente usted también! El aumento de su peso debe permanecer entre las 25 y las 35 libras (14.4 y 15.9 kg) hasta el parto.

Si mide desde la sínfisis púbica hasta la parte superior del útero, la distancia es de 14½ a 16 pulgadas (de 36 a 40 cm). Midiendo desde el ombligo, la distancia es de unas 6½ a 8 pulgadas (de 16 a 20 cm).

Cómo crece y se desarrolla el bebé

El bebé sigue aumentando de peso. No tiene mucho lugar para moverse. Todos los sistemas de órganos están desarrollados. El último órgano en madurar son los pulmones.

¿Puede enredarse el bebé en el cordón?

Tal vez sus amigos le hayan dicho que no levante los brazos por encima de la cabeza ni que se estire para alcanzar cosas, porque podría hacer que el cordón se enrosque alrededor del cuello del bebé. No parece haber demasiada verdad en estas creencias populares.

El término *circular de cordón al cuello* se refiere a un cordón umbilical enroscado alrededor del cuello del feto. Ocurre en casi el 25% de los nacimientos. Nada de lo que haga durante el embarazo hace o evita que esto suceda. Un cordón umbilical enredado no es necesariamente un problema durante el trabajo de parto. Solo se vuelve un problema si el cordón se ajusta alrededor del cuello del bebé o se anuda. La buena nueva es que esta situación no siempre es peligrosa para el bebé.

Cambios en usted

Sería raro que, ahora, usted *no* se sintiera incómoda ni que se sintiera enorme. El útero llena la pelvis y la mayor parte del abdomen y ha empujado a un lado todo lo demás. En este momento, tal vez quiera que el bebé nazca porque se siente incómoda.

Cómo afecta al desarrollo del bebé lo que usted hace

ༀ *Alimentación del bebé*

La alimentación del bebé es una de las tareas más importantes que usted realizará. La nutrición que le dé *ahora* tendrá efectos para el resto de la vida del bebé. Usted quiere darle al bebé el mejor comienzo nutricional que le sea posible. Si tiene alguna pregunta, coméntela con su proveedor de servicios médicos.

> La ACOG desalienta el parto electivo de un bebé antes de la 39.ª semana de embarazo. El mejor momento para dar a luz se encuentra entre las 39 semanas y un día antes de llegar a las 41 semanas.

Tal vez decida amamantar al bebé; tal vez sea la mejor alimentación que pueda darle. El bebé recibe de usted no solamente leche materna. Recibirá también nutrientes importantes, anticuerpos para ayudar a evitar infecciones y otras sustancias importantes para el crecimiento y el desarrollo. Sin embargo, puede elegir no amamantar: si lo alimenta con biberón, todavía puede brindarle una buena nutrición al bebé.

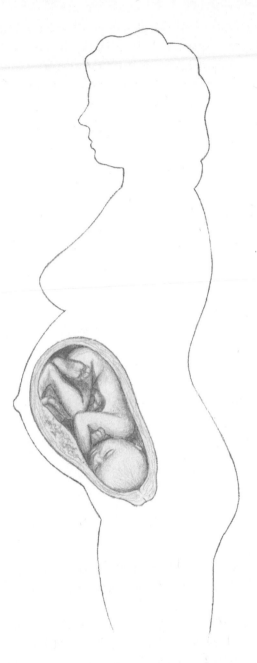

Tamaño comparativo del útero a las 39 semanas de embarazo
(edad del feto: 37 semanas), con un bebé que está cerca de nacer.

En el Apéndice B, página 596, y en el Apéndice C, página 604, discutimos la lactancia materna y la alimentación con biberón. Lea cada sección, haga una lista de las preguntas sobre ambos tipos de alimentación y hable sobre ellas con su proveedor de servicios médicos en una consulta prenatal.

Su alimentación

Si va a amamantar, tiene que empezar a pensar en su alimentación para cuando llegue el momento de dar de mamar. Es importante, porque puede afectar la calidad de la leche. Tal vez tenga que evitar algunos alimentos, porque pueden pasar a la leche materna y causar malestares estomacales en el bebé. Y usted tendrá que seguir tomando gran cantidad de líquidos.

Mantenga la ingesta de calcio. Pregunte a su proveedor de servicios médicos acerca de las vitaminas que debería tomar. Para encontrar comentarios sobre la alimentación durante la lactancia materna, vea el Apéndice B.

Si elige alimentar con biberón, tiene algunas opciones más. Sin embargo, sigue siendo importante que siga un plan alimentario nutritivo. Tal vez necesite menos calorías, pero no las corte drásticamente con la esperanza de perder peso rápidamente. Necesita buenos niveles de energía. Mantenga la ingesta de líquidos. Para encontrar comentarios sobre su alimentación si alimenta con biberón, vea el Apéndice C.

Lo que también debería saber

✑ *Alivio del dolor durante el trabajo de parto*

Su útero tiene que contraerse mucho para que el bebé pueda nacer. El trabajo de parto puede ser doloroso. Desafortunadamente, no tendrá ninguna idea de cómo va a ser su trabajo de parto hasta que comience. Cuando tiene miedo del dolor que la espera durante el trabajo de parto y parto, usted se tensa, lo que hace que todo empeore. Escuche a su cuerpo, y haga lo que sea necesario para llevar a cabo el trabajo de parto y parto. Si elige anestesia, los estudios demuestran que el trabajo de parto se puede acelerar porque usted está más relajada. Otro estudio sugiere que la anestesia en el trabajo de parto temprano *no* aumenta la tasa de cesáreas.

El alivio del dolor en el trabajo de parto se encara de muchas maneras. Cuando se usa medicación, hay que considerar a dos pacientes: usted y el feto. Averigüe con anticipación qué opciones existen para el control del dolor, luego vea cómo va el trabajo de parto antes de tomar una decisión final.

La *anestesia* es el bloqueo completo de todas las sensaciones de dolor y del movimiento de los músculos. Un *analgésico* es un alivio total o parcial del dolor. Los analgésicos narcóticos pasan al bebé a través de la placenta y pueden disminuir la función respiratoria en un recién nacido. Estos

> ## Consejo para el papá
>
> ¿A quién quieren usted y su pareja en la sala de parto? Tener un bebé es una experiencia personal. Algunas parejas eligen la intimidad y la privacidad de estar solos durante el nacimiento. Otras parejas quieren que miembros de la familia y amigos compartan con ellos la experiencia. Si habla de esto con anticipación, pueden decidir juntos qué quieren ambos. Después de todo, es el nacimiento de su bebé.

también pueden afectar las puntuaciones de Apgar del bebé. Los medicamentos no se deben dar cerca del momento del parto.

La anestesia para el parto se debe dar como inyección de un medicamento particular para afectar una zona particular del cuerpo. Esto se llama *bloqueo*, como *bloqueo pudendo, bloqueo epidural* o *bloqueo cervical*. El fármaco es similar al tipo que se usa para bloquear el dolor cuando le empastan un diente. Los agentes son xilocaína o fármacos parecidos.

En ocasiones, es necesario usar anestesia general para el parto, generalmente para un parto por cesárea de emergencia. Un pediatra atiende el nacimiento, porque el bebé puede estar dormido después del parto.

¿Qué es un bloqueo epidural?

Un bloqueo epidural brinda excelente alivio al bloquear la sensaciones dolorosas entre el útero y el cuello uterino, y el cerebro. Los fármacos de la epidural impiden que los mensajes de dolor viajen desde la médula espinal hasta el cerebro.

> Concentrarse en la respiración puede ayudarla a permanecer relajada durante el trabajo de parto.

Hoy la epidural es una de las anestesias más populares y brinda alivio del dolor de las contracciones uterinas y el parto. Se debe administrar solo por alguien capacitado y con experiencia en este tipo de anestesia. Algunos obstetras tienen esta experiencia, pero en la mayoría de los lugares la administra un anestesista o un enfermero anestesista.

En 1986, en Estados Unidos, recibieron una epidural solo el 10% de las mujeres en trabajo de parto. Hoy, reciben una epidural más del 70% de las mujeres en trabajo de parto.

Mientras está sentada o acostada de lado, se adormece una zona de piel sobre la zona lumbar, en medio de la médula espinal. Allí se coloca una aguja a través de la piel adormecida; la anestesia fluye a través de la aguja y alrededor de la médula espinal, pero no dentro del conducto raquídeo. Se deja colocado un catéter para suministrar la anestesia. Puede llevar hasta 25 minutos antes de que sienta alivio del dolor.

Los medicamentos epidurales para el dolor se pueden suministrar por medio de una bomba. La bomba inyecta una pequeña cantidad de sustancia a intervalos regulares o según sea necesario.

> En promedio, las epidurales reducen la velocidad del trabajo de parto en 45 minutos.

Muchos hospitales usan analgesia epidural controlada por el paciente (AECP): usted presiona un botón para obtener más medicamento cuando lo necesita.

Tal vez haya oído distintas cosas acerca de cuándo se puede aplicar una epidural. La mayoría de los proveedores de servicios médicos creen que el bloqueo epidural debería aplicarse según el nivel de dolor. La mayoría concuerda con que una mujer puede recibir una epidural en cualquier momento después de que empieza el trabajo de parto activo. Puede no ser necesario que tenga una dilatación específica antes de darle una epidural.

Algunas afecciones médicas pueden hacer que no pueda recibir una epidural, como una infección grave cuando empieza el trabajo de parto, escoliosis, una cirugía previa de espalda o algunos problemas de coagulación. Si tiene algunos de estos problemas, hable de ellos en una consulta prenatal.

Si le dieron una epidural, puede tener problemas para pujar. Pero debería poder sentir presión suficiente para pujar. La epidural puede aumentar las posibilidades de que sean necesarios los fórceps o una ventosa obstétrica durante el parto.

Un bloqueo epidural puede hacer que caiga su tensión arterial. La hipotensión arterial puede afectar el flujo sanguíneo al bebé. Afortunadamente, las soluciones intravenosas que se dan con la epidural ayudan a reducir el riesgo.

Los estudios no han demostrado que la anestesia epidural aumente el riesgo de parto por cesárea. Y no se ha establecido relación entre el uso de epidurales durante el trabajo de parto y el dolor de espalda después del parto.

Una epidural puede provocar temblores, así como prurito y dolor de cabeza. Hay remedios para estos problemas. Si está temblando (casi el 50% de las mujeres en trabajo de parto lo hace), pida mantas, un almohadilla térmica o una bolsa de agua caliente.

Si le pica, espere un poco. Generalmente, el prurito es leve y se va por sí mismo. Presione el área con una toalla o aplique mucha loción. Si el prurito no se va, el proveedor de servicios médicos puede recomendarle medicamentos, como naloxona (Narcan).

Muy ocasionalmente, tendrá dolor de cabeza. Beba una bebida con cafeína, como café, té o un refresco con cafeína. Trate de descansar sobre la espalda. Si el dolor de cabeza persiste por más de 24 horas, hable con su proveedor de servicios médicos. Si le dan náuseas, puede ser útil respirar profundamente. Inhale a través de la nariz y exhale a través de la boca.

Analgesia raquídea-epidural combinada (REC). La *analgesia raquídea-epidural combinada (REC)* usa las técnicas epidural y raquídea para aliviar el dolor. Es una de las opciones epidurales más populares. La combinación brinda el alivio rápido de un bloqueo raquídeo con la opción de una epidural si el trabajo de parto es más largo. A veces se llama *epidural ambulante.*

Una epidural ambulante no tiene mucho que ver con caminar. Se refiere al alivio del dolor de trabajo de parto regional en el cual una mujer mantiene cierta fuerza en las piernas. Pocas mujeres, en realidad, caminan después de recibir alivio para el dolor, aunque otras pueden caminar al baño y otras usan las piernas para colocarse para el parto.

Con la REC, hay una menor incidencia de cefaleas por punción lumbar y puede haber menos adormecimiento. La REC puede darse también como AECP.

ᗡ *Otros bloqueos para el dolor*

Cuando las contracciones son regulares y el cuello del útero empieza a dilatarse, las contracciones uterinas pueden ser molestas. Para la primera etapa del trabajo de parto, se puede dar medicamentos por vía intravenosa o por vía intramuscular. Se puede usar una mezcla de una droga analgésica narcótica, como la meperidina (Demerol), y un tranquilizante, como la prometazina (Phenergan). Esto reduce el dolor y puede causar somnolencia o sedación. Estos medicamentos también entran en el torrente sanguíneo del bebé y pueden dejarlo aturdido.

La anestesia raquídea se usa frecuentemente para el parto por cesárea. Actúa en segundos y tiene una efectividad de hasta 45 minutos. El alivio del dolor dura lo bastante para que se realice el parto por cesárea.

Otros tipos de bloqueo incluyen el bloqueo pudendo, el bloqueo paracervical y la anestesia intratecal. El bloqueo pudendo se da a través del canal vaginal y disminuye el dolor en el mismo canal del parto. Usted sigue sintiendo contracciones y dolor en el útero. El bloqueo paracervical brinda alivio del dolor en el cuello uterino, que se está dilatando, pero no alivia el dolor de las contracciones. La anestesia intratecal se da en el área que rodea a la médula espinal. No es un bloqueo total; la mujer siente las contracciones, así que puede pujar.

Consejo para la 39.ª semana

No saque las etiquetas de los regalos que reciba hasta después del nacimiento del bebé. Tal vez tenga que cambiar el regalo si el tamaño, el color o el "sexo" son incorrectos.

No hay método perfecto para el alivio del dolor durante el trabajo de parto y el parto. Hable de todas las posibilidades con su proveedor de servicios médicos y mencione todas sus preocupaciones. Averigüe qué tipos de anestesia están disponibles, y los riesgos y los beneficios de cada uno.

↶ *Problemas y complicaciones con la anestesia*

Las complicaciones son posibles con la anestesia. La mayoría afecta al bebé, entre ellas el aumento de la narcotización del bebé con el uso de narcóticos —como el Demerol—, puntuaciones de Apgar más bajas y respiración débil. El bebé puede necesitar resucitación, o tal vez recibir otro fármaco, como la naloxona, para revertir los efectos del primero.

Si a la madre se le da anestesia general, se puede observar en el bebé aumento de la sedación, respiración más lenta y frecuencia cardíaca más lenta. La madre, generalmente, está dormida por más de una hora y no puede ver a su bebé recién nacido hasta más tarde.

Antes del trabajo de parto, puede ser imposible determinar qué anestesia será mejor para usted. Pero es útil saber con qué se cuenta. Si está interesada en métodos extramédicos de alivio del dolor, vea la explicación de la 40.ª semana.

↶ *Bancos de sangre de cordón umbilical*

Tal vez haya oído acerca de guardar sangre del cordón umbilical del bebé después del nacimiento. La *sangre de cordón* es la sangre que hay en el cordón umbilical y la placenta, que en el pasado, generalmente se tiraban después del parto. Las células primordiales han probado su utilidad para tratar algunas enfermedades. El tratamiento corrige o reemplaza las células enfermas o dañadas.

Las células primordiales están presentes en la sangre de cordón. Son las predecesoras de las células que forman todos los glóbulos sanguíneos. En la sangre de cordón, estas células especiales no están desarrolladas y pueden convertirse en muchos tipos diferentes de glóbulos sanguíneos. La sangre de cordón no necesita un emparejamiento tan preciso para un trasplante. Esta característica puede ser importante para miembros de grupos étnicos o personas que tienen grupos sanguíneos raros que, frecuentemente, tienen más dificultades para encontrar emparejamientos aceptables de donantes.

Uso de la sangre del cordón umbilical. Las transferencias de sangre de cordón umbilical se han estado usando desde 1990. En la actualidad, se han realizado más de 10,000 transferencias de sangre de cordón. La sangre de cordón umbilical (SCU) es buena para tratar enfermedades que afectan a la sangre o el sistema inmunitario.

Las células primordiales derivadas de SCU se están estudiando como terapia para muchos trastornos. La sangre de cordón umbilical se ha usado para tratar más de 75 enfermedades potencialmente mortales, y es probable que en el futuro se encuentren más usos.

Si usted o su pareja tienen antecedentes familiares de algunas enfermedades específicas, tal vez quiera considerar guardar en un banco la sangre de cordón umbilical de su hijo, en caso que la necesiten para un tratamiento en el futuro. La sangre se puede usar en los hermanos o los padres. De hecho, el uso más común de las células primordiales de sangre de cordón sucede entre hermanos. Sin embargo, la sangre almacenada no se puede usar para tratar una enfermedad genética en el niño del cual se recolectó la sangre. Estas células primordiales tienen los mismos problemas genéticos.

Si está interesada, hable de esta situación con su médico en una cita prenatal. Hoy se han almacenado más de 600,000 unidades de sangre de cordón familiar. Tiene solo un chance de recolectar y guardar la sangre de cordón umbilical de su bebé.

Antes de tomar una decisión, pregunte cómo y dónde se almacena la sangre y el costo de hacerlo. Esta es una decisión que tienen que tomar juntos como pareja. Pero primero necesita buena información, como el costo, porque el almacenamiento de sangre puede no estar cubierto por el seguro.

En muchos hospitales, las futuras madres se enteran de la donación de sangre de cordón cuando las admiten en el hospital. La donación de sangre de cordón es gratis.

Si su bebé nace esta semana, quizás no termine de leer este libro. Sin embargo, podría interesarle leer nuestro libro para el bebé *Your Baby's First Year, Week by Week* (El primer año de su bebé semana a semana).

El libro trata sobre el primer año de vida del bebé en un formato semanal, similar al de *Su embarazo semana a semana*. Esperamos que le resulte útil.

Recolección y almacenamiento de la sangre. El banco de almacenamiento de sangre de cordón que eligió envía un equipo de recolección; este se usa para recolectar la sangre después del parto. Se recolecta dentro de los nueve minutos después del nacimiento, antes de que se expulse la placenta. Se toma directamente del cordón umbilical; no hay riesgo ni dolor para la mamá o el bebé. Si tuvo un parto por cesárea, también puede guardar la sangre en un banco.

Después de que se recolecta la sangre de cordón, generalmente la recoge un correo y las lleva a las instalaciones del banco, donde se congela y se almacena. En este momento, no sabemos cuánto durarán las células congeladas. La sangre de cordón se ha estado almacenando solo desde 1990; sin embargo, en este momento, el almacenamiento es mejor que cuando empezó el congelamiento y el almacenamiento de la sangre.

Recolectar y almacenar la sangre de cordón umbilical es caro. La recolección y el almacenamiento pueden costar entre $1000 y $2000. El almacenamiento de un solo año puede costar unos $100.

Hay dos tipos de bancos: *los bancos de sangre privados* y los *bancos de sangre públicos*. Tal vez le aconsejen que use un banco de sangre privado si tiene antecedentes de alguna enfermedad. En el banco privado, se garantiza el acceso a su propia sangre almacenada o a la de un familiar. La sangre de cordón está a disposición para usted o un miembro de la familia si la necesita en el futuro.

Los bancos públicos de SCU brindan a los que las necesiten células primordiales de sangre de cordón con células de donante. Sin embargo, no se puede garantizar a los donantes su propia sangre de cordón ni la de sus familiares. Cualquiera que necesite los derivados de sangre de cordón puede tener acceso a la sangre. En algunas áreas, existe ayuda basada en las necesidades.

Si usted dona la sangre de cordón de su hijo a un banco público, se agrega el nombre al registro nacional. Si alguna vez el niño necesita sangre de cordón, la tiene garantizada.

Antes de aceptar la sangre, la mayoría de los bancos requieren que se analice a la madre para detectar distintas infecciones. Esto puede aumentar el costo del almacenamiento de la sangre. Su compañía de seguros puede pagar esta prueba si usted tiene antecedentes familiares de una enfermedad que podría tratarse con sangre de cordón umbilical. Si está interesada, llámelos y pregunte.

Algunas compañías de seguros de salud pagan los gastos de recolección y almacenamiento de las familias que tienen un riesgo alto de tener cáncer o enfermedades genéticas. Los servicios de los bancos de sangre de cordón umbilical pueden no cobrar honorarios a las familias en riesgo que no puedan pagar por ellos.

El banco de sangre que elija debe estar acreditado por la *American Association of Blood Banks* (Asociación Estadounidense de Bancos de Sangre). Han establecido procedimientos para recolectar y almacenar sangre de cordón umbilical.

Donar la sangre del cordón umbilical.
Si usted cree que va a necesitar la sangre, tal vez quiera donarla. Si la sangre de cordón no se usa en pacientes, la pueden usar los investigadores.

Para encontrar comentarios sobre la depresión después del embarazo —síndrome de depresión puerperal—, vea el Apéndice F, página 616.

En este momento, en Estados Unidos, hay 18 bancos públicos de sangre de cordón. Todos trabajan con hospitales que preguntan a las mujeres si están dispuestas a donar la sangre de cordón de su bebé.

Es un procedimiento costoso, por eso no todos los hospitales participan en el programa. Además de aumentar la cantidad de sangre que recibe un banco público, muchos tratan de aumentar el rango de diversidad y antecedentes étnicos pidiendo a las mujeres de color que donen la sangre de su bebé. Si está interesada, pídale a su proveedor de servicios médicos más información acerca de los servicios de los bancos de sangre de cordón umbilical y de donación de sangre de cordón en su área. En algunos estados, la ley exige que se le brinde información sobre los bancos de SCU.

Ejercicio para la 39.ª semana

Párese con los pies ligeramente separados y las rodillas relajadas. Si lo necesita, tómese de una encimera o una silla con la mano izquierda para tener estabilidad. Sosteniendo los músculos del abdomen, levante la pierna derecha hasta que pueda tocarse la nalga con el pie. Vuelva el pie al piso, luego gire. Tómese del apoyo con la mano derecha y levante el pie izquierdo. Repita 8 veces con cada pierna. *Tonifica los cuádriceps.*

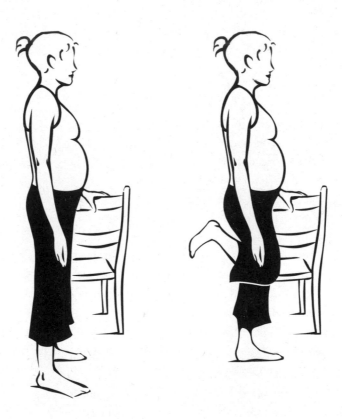

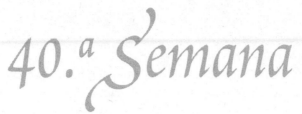

40.ª Semana

Edad del feto: 38 semanas

¿Qué tamaño tiene el bebé?

Su bebé pesa unas 7⅔ libras (3.5 kg). Su longitud craneocaudal es de aproximadamente 14¾ a 15¼ pulgadas (de 37 a 38 cm). Su longitud total es de 20⅔ pulgadas (51 cm). El bebé ocupa todo el útero y tiene poco espacio para moverse. Vea la ilustración de la página 559.

¿Qué tamaño tiene usted?

Es probable que no le importe mucho cuánto mide. Se siente más grande de lo que nunca habría imaginado y está lista para tener a su bebé. Desde la sínfisis púbica a la parte superior del útero, es posible que mida entre 14½ y 16 libras (de 36 a 40 cm). Desde el ombligo hasta la parte superior del útero, puede medir de 6½ a 8 pulgadas (de 16 a 20 cm).

Cómo crece y se desarrolla el bebé

A estas alturas, su bebé está completamente desarrollado. Si usted no se equivocó con relación a la fecha de su último período y su fecha de parto es esta semana, el bebé puede estar muy cerca de nacer. Sin embargo, es bueno saber que solamente el 5% de los bebés nacen en la fecha de parto prevista. No se frustre si se pasa un poco de su fecha de parto. ¡El bebé no tardará en llegar!

Cambios en usted

ᔆ *Mientras espera para ir al hospital*

Si está esperando para ir al hospital y siente dolor, hay unas cuantas cosas que puede hacer en su casa. Las siguientes sugerencias pueden ayudarla a controlar el dolor. Al inicio de cada contracción, respire profundo. Exhale lentamente. Al final de la contracción, vuelva a respirar profundamente. Cuando empiece una contracción, trate de distraerse con imágenes mentales placenteras o relajantes.

> Las posibilidades de que tenga a su bebé en el camino al hospital son muy pocas. El trabajo de parto con un primer bebé con frecuencia dura entre 12 y 14 horas.

¡Póngase de pie y muévase! Esto ayudará a distraerla y puede aliviarle el dolor lumbar. Pida a su pareja que le dé un masaje en los hombros, el cuello, la espalda y los pies para calmar la tensión. ¡Es muy agradable! Las compresas calientes o frías pueden ayudar a reducir los cólicos y los diversos malestares y dolores. Un baño tibio en la ducha o en la tina puede sentarle muy bien.

Cómo afecta al desarrollo del bebé lo que usted hace

ᔆ *Ir al hospital*

Si usted se registró en el hospital con anterioridad a su fecha de parto, se ahorrará tiempo en el momento de admisión y eso le permitirá relajarse. Si no se registró con anticipación, llene los formularios tan pronto llegue. Si espera hasta estar en trabajo de parto, seguramente tendrá otras preocupaciones.

Tenga disponible y a mano su tarjeta de seguro o la información sobre su seguro. Es útil saber su grupo sanguíneo y su factor Rh, el nombre de su proveedor de servicios médicos, el nombre del pediatra y su fecha de parto.

Pregúntele a su proveedor de servicios médicos cómo debe prepararse para ir al hospital. Es posible que él tenga indicaciones específicas para darle. Puede hacerle las siguientes preguntas.

- ¿Cuándo debemos ir al hospital una vez que esté en trabajo de parto?
- ¿Debemos llamarlo antes de salir para el hospital?
- ¿Cómo podemos contactarlo después del horario normal del consultorio?

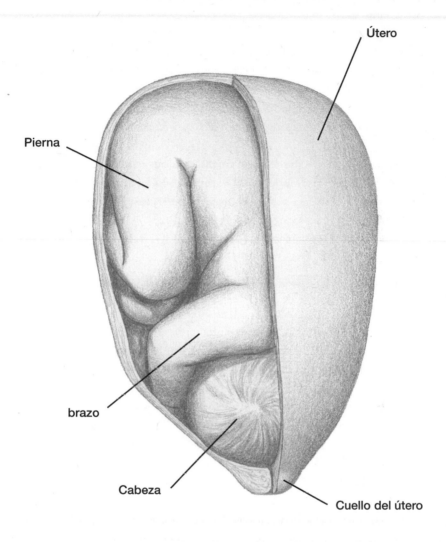

Útero

Pierna

brazo

Cabeza

Cuello del útero

Un bebé a término tiene poco espacio para moverse.
Es por esta razón que los movimientos fetales pueden disminuir
durante las últimas semanas del embarazo.

- ¿Hay alguna indicación particular que deba seguir durante el trabajo de parto temprano?
- ¿Adónde vamos, a la sala de emergencias o la sala de partos?

A muchas parejas se les aconseja que se vayan para el hospital después de una hora de contracciones espaciadas de 5 a 10 minutos entre cada una. Sin embargo, es mejor irse antes si el hospital queda lejos, si es difícil llegar o si hay mal tiempo. Al llegar al hospital, le harán un chequeo para comprobar las señales del parto. Vea la información sobre el chequeo del trabajo de parto en la 38.ª Semana.

En el hospital. En la sala de partos seguramente tendrán una copia de su historia clínica, la cual contiene información básica sobre su salud y su embarazo. Aun así, cuando la reciban en la sala de partos del hospital (o del centro de maternidad), es probable que le hagan muchas preguntas. Por ejemplo:

- ¿Se han roto sus membranas? ¿A qué hora?
- ¿Tiene hemorragia?
- ¿Está con contracciones? ¿Con qué frecuencia ocurren? ¿Cuánto duran?
- ¿Cuándo comió por última vez y qué comió?

Luego, elaborarán una breve historia de su embarazo la cual incluirá sus signos vitales, como la tensión arterial, el pulso, la temperatura y la frecuencia cardíaca del bebé. Mencione todos los problemas médicos que tenga y los medicamentos que esté tomando o haya tomado durante el embarazo. Si ha tenido complicaciones, menciónelas, tan pronto llegue a la sala de partos. Este es también el momento de mencionar cualquier información que su proveedor de servicios médicos le haya dado sobre su último tacto vaginal.

Le harán un tacto vaginal para ver en qué etapa del trabajo de parto está usted y para usarlo como punto de referencia para los futuros exámenes que le hagan durante el trabajo de parto. Una enfermera o enfermero de trabajo de parto y parto le hará este examen y le tomará los signos vitales. Solamente en situaciones poco comunes, como en una emergencia, hará este examen inicial su proveedor de servicios médicos. De hecho, puede pasar un buen rato hasta que lo vea. En muchos trabajos de parto, el proveedor de servicios médicos no llega hasta que el momento del parto esté próximo.

Después del ingreso. Si usted está en trabajo de parto y va a quedarse en el hospital, es probable que su pareja tenga que tramitar su ingreso al hospital si todavía no han llenado los documentos de preingreso. Después de informarle sobre los procedimientos que pueda ser necesario realizarle y de los riesgos correspondientes, le pedirán que firme un formulario del hospital, de su proveedor de servicios médicos y de su anestesista confirmando que ha recibido esta información.

Después de que haya sido admitida al hospital, es posible que le den una enema y que le saquen sangre. También es posible que le den analgésicos para el dolor o le apliquen anestesia epidural según lo que haya acordado con su proveedor de servicios médicos. Si ha decidido que le apliquen una epidural o si parece que el trabajo de parto durará bastante, le colocarán una vía i.v. Posiblemente, todavía pueda deambular.

Durante esta etapa, usted y su pareja podrán estar solos, salvo por las enfermeras que estarán entrando y saliendo de la habitación para realizar sus diversas funciones. Es posible que le coloquen una correa de monitoreo en el vientre para registrar sus contracciones y el ritmo cardíaco del bebé. El registro del monitoreo se podrá ver en la habitación y en la enfermería.

Con cierta regularidad, le tomarán la tensión arterial y le harán tactos vaginales para seguir la evolución del trabajo de parto. En la mayoría de lugares, notificarán a su proveedor de servicios médicos cuando usted ingrese a la sala de parto y, luego, lo llamarán a intervalos regulares a medida que el trabajo de parto avance. También llamarán a su proveedor de servicios médicos si surgen problemas.

> Quizás usted no se dé cuenta, pero cuesta mucho trabajo tener un bebé. ¡Usted puede hacerlo!

En algunos casos, es posible que se entere al llegar al hospital de que el parto lo va a atender otra persona. Si su proveedor de servicios médicos cree que pueda estar fuera de la ciudad cuando su hijo vaya a nacer, pida que le presenten a las personas que lo vayan a "reemplazar" en su ausencia. No siempre será posible que su proveedor de servicios médicos esté disponible para el nacimiento de su bebé.

✂ *No descarte ninguna posibilidad*

Un aspecto importante que debe considerar al planear su trabajo de parto y su parto es el método o métodos que piense usar durante el proceso. ¿Le aplicarán anestesia epidural? ¿Tratará de tener un parto natural, sin medicamentos? ¿Necesitará una episiotomía o una enema?

Todas las mujeres son diferentes y todos los partos son diferentes. Usted no sabe qué sucederá ni lo que necesitará durante el trabajo de parto y el parto para aliviar el dolor. Es imposible saber cuánto durará el trabajo de parto, 3 horas o 20. Es mejor ser flexible. Entienda qué tiene a su disposición y cuáles son las opciones que tiene para elegir durante el trabajo de parto.

Durante los 2 últimos meses del embarazo, comente todas sus inquietudes con su proveedor de servicios médicos. Entérese sobre lo que habrá disponible en el hospital que ha elegido. Es posible que no haya algunos medicamentos en ciertas áreas.

☞ *Alivio del dolor sin medicamentos*

Algunas mujeres no quieren medicamentos para aliviar el dolor durante el trabajo de parto. Prefieren calmar el dolor con técnicas diferentes.

Hay muchas técnicas para controlar el dolor sin medicamentos, por ejemplo, apoyo continuo durante el trabajo de parto, terapia acuática, hipnosis y acupuntura. El *apoyo continuo durante el trabajo de parto* lo realiza frecuentemente una enfermera, una partera o una doula, e incluye contacto físico, masajes, aplicación de frío o calor, y otras medidas reconfortantes. También incluye apoyo afectivo, brindándole información y ayuda para comunicarse con quienes la están atendiendo.

Para algunas mujeres, la *terapia acuática (hidroterapia)* durante el trabajo de parto ha demostrado reducir la cantidad de hormonas relacionadas con estrés que se liberan en el organismo. También puede disminuir la frecuencia de las contracciones. Algunas mujeres tienen menos dolor y se sienten más relajadas en el agua. Además, el agua ablanda la zona del perineo, de manera que se pueda estirar más fácilmente. Una ducha tibia (no caliente) puede relajarla y servirle de masaje.

> Si su ritmo de trabajo de parto se vuelve lento, su proveedor de servicios médicos puede darle oxitocina.

Los baños de inmersión en agua tibia se hacen más frecuentemente durante el trabajo de parto temprano. En algunos hospitales puede haber piscina de partos. Quizás usted tenga que salir de la piscina para dar a luz.

La *hipnosis* para aliviar el dolor del trabajo de parto se llama a veces *hipnoparto*, pero puede que no esté disponible en todas partes. Puede ser efectivo para algunas mujeres, pero quizás no lo sea para todas. La visualización, la relajación y la respiración profunda ayudan a entrar en un profundo estado de relajación propicio para afrontar el temor al dolor. No obstante, comprenda que, si opta por la hipno-terapia para manejar el dolor, debe prepararse y practicar durante meses antes del nacimiento del bebé.

La *acupuntura* requiere que un acupunturista esté dispuesto a venir a la sala de trabajo de parto y parto cuando lo llamen. Alivia el dolor aplicando agujas en puntos específicos. Generalmente, debe comenzar al inicio del trabajo de parto. Con la acupresión le ejercerán presión sobre determinadas partes del cuerpo para calmarle el dolor y para relajarla.

Balancearse de un lado a otro, cambiar de posiciones y rodar sobre una pelota de parto (como las pelotas grandes para hacer ejercicio) pueden ayudar a aliviar el malestar. Como usted está en posición vertical, la fuerza de la gravedad contri-buye a que su trabajo de parto avance. Caminar también la mantiene en posición vertical y ayuda a que el cuello del útero se dilate naturalmente.

La aromaterapia, que consiste en dar masajes con ciertos aceites aromáticos, puede ser útil para la relajación. Escuchar música instrumental por lo menos 3 horas durante el inicio del trabajo de parto activo puede ayudarla a controlar el dolor y a relajarse.

↵ Masajes para aliviar

El masaje es un medio de alivio excelente y agradable durante el trabajo de parto. El roce y la fricción del masaje relajan y disminuyen el dolor. Un estudio demos-tró que las mujeres que recibían 20 minutos de masajes por hora durante el tra-bajo de parto activo sentían menos ansiedad y menos dolor.

Muchas partes del cuerpo de la mujer pueden masajearse. El masaje en la ca-beza, el cuello, la espalda y los pies reconforta y relaja. La persona que hace el masaje debe prestar mucha atención a las reacciones de la mujer para determinar la presión correcta.

Los diferentes tipos de masajes afectan de diversas maneras. Si lo desean, usted y su pareja pueden practicar los dos tipos de masajes descritos a continuación *antes* del trabajo de parto.

La técnica *effleurage* es un masaje suave y delicado que se hace con la punta de los dedos sobre el abdomen y los muslos; se practica durante el trabajo de parto temprano. El roce es suave, pero no hace cosquillas y las puntas de los dedos nunca se apartan de la piel. Coloque las manos a un lado del ombligo. Mueva las manos hacia arriba y hacia fuera, y regrese a la zona púbica. Luego deslice las ma-nos otra vez hacia el ombligo. El masaje puede extenderse a los muslos. También se puede hacer como un movimiento en diagonal alrededor de las correas de evaluación fetal. Mueva los dedos a través del abdomen de un lado al otro, entre las correas.

El *masaje de contrapresión* puede aliviar el dolor lumbar en el trabajo de parto. Pídale a su asistente de parto que coloque el talón de la mano o la parte plana del puño (también puede usar una pelota de tenis) contra su cóccix y que aplique presión firme con pequeños movimientos circulares.

☞ Posiciones para el trabajo de parto

Las diferentes posiciones para el trabajo de parto permiten que usted y su pareja (o asistente de parto) trabajen en conjunto para obtener alivio durante el trabajo de parto. Esta interacción los ayudará a sentirse más unidos, permitiéndoles compartir la experiencia. Algunas mujeres dicen que estos métodos hicieron que se sintieran más unidas a su pareja y que la experiencia del nacimiento fuera más feliz.

La mayoría de las mujeres norteamericanas y europeas dan a luz acostadas de espalda en la cama. Sin embargo, algunas están experimentando con otras posiciones para aliviar el dolor y facilitar el nacimiento de sus bebés.

En el pasado, las mujeres frecuentemente hacían el trabajo de parto y daban a luz estando de pie, de modo que la pelvis estuviera en posición vertical. Arrodillarse, agacharse en cuclillas, sentarse o ponerse de pie hace que la pared abdominal se relaje y que el bebé descienda más rápidamente. Debido a que las contracciones son más fuertes y más regulares, el trabajo de parto con frecuencia se acorta.

Hoy en día muchas mujeres piden optar por la posición de parto que les resulte más cómoda. Tener esta libertad puede hacer que la mujer tenga más confianza para manejar el trabajo de parto y el nacimiento. Las mujeres que eligen su propio método pueden sentirse más satisfechas con toda la experiencia.

Si esto es importante para usted, coméntelo con su proveedor de servicios médicos. Pregunte sobre las instalaciones del hospital que usará; algunos tienen equipos especiales, como sillas de parto, barras para agacharse o camas de parto. Las posiciones que podría considerar para su trabajo de parto se describen a continuación.

Caminar y *permanecer de pie* son buenas posiciones para el trabajo de parto temprano. Caminar puede ayudarla a respirar más fácilmente y a relajarse más. Quedarse de pie en una ducha tibia también puede brindar alivio. Cuando camine, asegúrese de que alguien la acompañe para apoyarse.

Ha habido algunos debates acerca del beneficio de caminar durante el trabajo de parto. Algunos creen que caminar hace que el bebé se coloque en posición más rápidamente, que el cuello del útero se dilate con mayor rapidez y que el parto se produzca con menos dolor. Otros opinan que caminar pone a la mujer en riesgo de caerse e impide la evaluación fetal. Un estudio hecho en más de 1000 embarazadas demostró que caminar no tenía efectos. Nosotros creemos que, al final, es su decisión personal y usted debe tener la libertad de elegir lo que sienta que más le conviene.

Si permanece *sentada* puede hacer que el trabajo de parto sea más lento. Sentarse para descansar después de caminar o de estar de pie está bien, pero estar sentada durante una contracción puede ser incómodo.

Arrodillarse apoyándose en las manos es una buena manera de aliviar el dolor lumbar en el trabajo de parto. *Arrodillarse contra algo de apoyo,* como una silla o su pareja, estira los músculos de la espalda. Arrodillarse tiene los mismos efectos que caminar o permanecer de pie.

Cuando no pueda estar de pie, caminar ni arrodillarse, *acuéstese de costado.* Si recibe medicación para el dolor, tendrá que acostarse. Acuéstese sobre el lado izquierdo y, luego, gire al lado derecho.

> ## Consejo para la 40.ª semana
>
> Si usted quiere usar una posición de trabajo de parto diferente, masajes, técnicas de relajación o hipnoterapia para aliviar el dolor durante el trabajo de parto, no espere hasta ese momento para informarse. Consúltelo con su proveedor de servicios médicos en una de sus visitas prenatales.

Acostarse de espalda, aunque es la posición que más comúnmente se adopta para el trabajo de parto, puede retardarlo. También puede hacer que baje su tensión arterial y que baje la frecuencia cardíaca de su bebé. Si se acuesta de espalda, eleve la cabecera de la cama y colóquese una almohada debajo de una cadera, de modo de no quede plana sobre la espalda.

Su alimentación

Antes solamente se permitía que las mujeres en trabajo de parto tomaran sorbos de agua o unos pocos trocitos de hielo para calmar la sed. Esto se debía al temor de que, en caso de vómito, la mujer se tragara el vómito y este pasara a los pulmones (aspiración) durante el trabajo de parto y al riesgo de problemas si se necesitaba aplicar anestesia para un parto por cesárea.

Recientemente, el CEOG ha publicado pautas nuevas. Las nuevas recomendaciones establecen que, si usted tiene un trabajo de parto normal y sin complicaciones, puede tomar cantidades moderadas de *líquidos transparentes,* como agua, jugos de frutas sin pulpa, gaseosas, té solo, café negro y bebidas deportivas. Si usted tiene factores de riesgo, como obesidad patológica o diabetes, o si corre riesgo de tener un parto con fórceps o ventosa obstétrica, pueden limitarle o reducirle la ingesta de líquidos.

Si usted tiene un parto por cesárea programado, puede tomar líquidos transparentes hasta 2 horas antes de la anestesia. No ingiera alimentos sólidos durante 6 u 8 horas antes de la cirugía.

Si su trabajo de parto es largo, pueden hidratarle el organismo con soluciones a través de una vía i.v. Después del nacimiento de su bebé, si todo está bien, puede comer y beber sin demasiada restricción.

Lo que también debería saber

ᴄᴦ *El asistente de parto*

El asistente de parto puede ser uno de sus recursos más valiosos durante el trabajo de parto y el parto. Él o ella la ayudará a prepararse. Estará allí para darle apoyo a medida que pasan por la experiencia del trabajo de parto y podrá compartir con usted la dicha del nacimiento de su bebé.

En la mayoría de los casos, su pareja es su asistente de parto. Sin embargo, eso no es un requisito. Una amiga cercana o un pariente, como su madre o su hermana, puede cumplir la función de asistente de parto. También puede optar por los servicios de una doula. Consiga a alguien con anticipación, no espere hasta último momento. Dé tiempo a la persona para que se prepare para la experiencia y asegúrese de que pueda acompañarla.

No todo el mundo se siente cómodo presenciando todo el trabajo de parto y el parto. Esto incluye a su pareja. No obligue a su pareja o a su asistente de parto a presenciar el nacimiento si no quiere hacerlo. Es común que un asistente de parto

Consejo para el papá

El bebé puede llegar en cualquier momento. Cuando su pequeño decida hacer su aparición, asegúrese de atender ciertas cosas de las que su pareja podría olvidarse. Si ella trabaja fuera de la casa, no se olvide de llamar a su lugar de trabajo para avisar que está en el hospital. Fíjese si tiene citas o planes que tenga que cambiar por ella. Pregúntele qué falta por hacer en la casa para acabar de preparar la llegada del bebé.

¡Una función importante del asistente de parto es asegurarse de que usted llegue al hospital! Durante las 4 a 6 últimas semanas del embarazo, elabore un plan para saber cómo ponerse en contacto con su asistente. Es útil tener un conductor suplente, como un miembro de la familia, un vecino o una amiga, que esté disponible en caso de que no pueda comunicarse inmediatamente con su asistente de parto y necesite que la lleven al hospital.

se maree o se desmaye durante el trabajo de parto o el parto. ¡En más de una ocasión, los asistentes o las parejas se han desmayado o aturdido en extremo con tan solo hablar de los planes del trabajo de parto y el parto, o de un parto por cesárea!

Antes de ir al hospital, su asistente de parto puede tomar el tiempo de sus contracciones para saber cómo progresa su trabajo de parto. Una vez que lleguen al hospital, tal vez ambos estén nerviosos. Para que los dos se relajen, su asistente puede hacer lo siguiente:

- hablarle mientras usted está en trabajo de parto para distraerla y ayudarla a relajarse
- alentarla y tranquilizarla durante el trabajo de parto y cuando llegue el momento de pujar
- vigilar la puerta para proteger su privacidad
- ayudar a aliviar la tensión durante el trabajo de parto
- tocarla, abrazarla y besarla (Si usted no quiere que la toquen durante el trabajo de parto, dígaselo a su asistente.)
- asegurarle que está bien que manifieste su dolor a viva voz
- limpiarle la cara o la boca con una toallita
- hacerle fricciones en el abdomen o en la espalda
- sostenerle la espalda mientras usted está pujando
- ayudar a crear un ambiente en la sala de trabajo de parto, incluyendo música e iluminación (Háblelo con anticipación; lleve con usted las cosas que le gustaría tener a mano durante el trabajo de parto.)
- tomar fotografías (Muchas parejas piensan que las fotografías que se toman del bebé después del parto las ayuda a recordar mejor estos maravillosos momentos de alegría.)

Está bien que su asistente de parto descanse o haga una pausa, especialmente si el trabajo de parto se extiende demasiado. Es mejor que su asistente coma en el salón comedor o en la cafetería del hospital Un asistente de parto no debe llevar trabajo a la sala de trabajo de parto; eso demostraría poco apoyo a la mujer que está por dar a luz.

Muchas mujeres hacen diversas cosas para distraerse y pasar el tiempo durante el trabajo de parto. Por ejemplo, elegir nombres para el bebé, hacer juegos, mirar televisión o escuchar música.

Algunas parejas optan por llevar a sus hijos pequeños a ver el nacimiento del nuevo hermanito. Pregúntele con anticipación a su proveedor de servicios médicos qué opina al respecto. El parto del bebé seguramente será emocionante y especial para usted y su pareja, pero podría atemorizar a un niño pequeño. Muchos lugares ofrecen clases especiales que preparan a los hermanos mayores para el nuevo bebé. Quizás esta sea una mejor manera de lograr que sus hijos mayores se sientan parte de la experiencia del nacimiento.

Hable con su proveedor de servicios médicos sobre la participación de su asistente en el parto, como cortar el cordón umbilical o bañar al bebé después del nacimiento. Estas cosas varían de un lugar a otro. La responsabilidad de su proveedor de servicios médicos es el bienestar suyo y el de su bebé. No pida ni exija nada que pueda ocasionar complicaciones.

Decida por anticipado a quién hay que llamar después de que nazca el bebé. Lleve con usted una lista de nombres y números telefónicos. Habrá algunas personas a las que querrá llamar personalmente. En la mayoría de los lugares hay un teléfono en el área de trabajo de parto y parto o puede usar su teléfono celular.

Si prefiere estar con su pareja cuando sus amigos o familiares vengan a conocer al bebé, aclárelo. En la mayoría de los casos, usted necesitará arreglarse un poco. Tómense algo de tiempo para estar a solas con su nuevo bebé. Después de un rato, podrán mostrar al bebé a sus amigos y familiares, y compartir esta felicidad con ellos.

ꙩ *Parto por vía vaginal*

Ya hemos tratado el parto por cesárea en la 37.ª Semana. La mayoría de las mujeres no necesitan un parto por cesárea, tienen un parto por vía vaginal.

Hay tres etapas del trabajo de parto, como ya hemos visto. En la primera etapa, el útero se contrae con intensidad, duración y frecuencia suficientes como para provocar el borramiento y la dilatación del cuello uterino. La primera etapa del trabajo de parto termina cuando el cuello del útero está totalmente dilatado y suficientemente abierto como para permitir que la cabeza del bebé pase a través de él.

La segunda etapa del trabajo de parto empieza cuando el cuello del útero está completamente dilatado a 10 cm. Una vez que se ha logrado la dilatación completa, es momento de pujar. Esto puede llevar de 1 a 2 horas (con el primer o segundo bebé) o unos cuantos minutos (para una mamá experimentada). Esta etapa finaliza con el alumbramiento del bebé. Un

> Los estudios demuestran que si uno espera 3 o 4 minutos hasta cortar el cordón umbilical, la sangre adicional que fluye al bebé aumenta sus niveles de hierro por los *6 primeros meses* de vida.

estudio demostró que las mujeres que usaban un protector bucal para morder tenían una segunda etapa del trabajo de parto significativamente más corta que las mujeres que no lo usaban. Algunos expertos creen que una mujer que usa un protector bucal puede pujar con más fuerza; por lo tanto, se reduce la segunda etapa del trabajo de parto.

La tercera etapa del trabajo de parto empieza después del alumbramiento del bebé. Termina con la expulsión de la placenta y las membranas que han rodeado al feto. La expulsión del bebé y la placenta, y la reparación de la episiotomía (si se la hacen) demoran generalmente de 20 a 30 minutos.

Después del alumbramiento, usted y su bebé son evaluados. Durante este tiempo, usted puede ver y cargar a su bebé y, tal vez, hasta pueda alimentarlo.

Dependiendo de que esté en un hospital o en una maternidad, es posible que pueda dar a luz en la misma sala donde hizo el trabajo de parto o que la trasladen a una sala de partos contigua. Después del nacimiento, pasará un rato en una sala de recuperación y, luego, la llevarán a una habitación hasta que esté lista para irse a su casa.

Es probable que permanezca en el hospital de 24 a 48 horas después del parto, si no hay complicaciones. Si tiene alguna complicación, usted y su proveedor de servicios médicos decidirán qué es lo que más le conviene.

Ejercicio para la 40.ª semana

Párese con los pies levemente separados y las rodillas flojas. Cruce el pecho con el brazo derecho. Con la mano izquierda, empuje suavemente el codo derecho hacia usted. Dese golpecitos en la espalda como felicitándose por tan buen embarazo. Sostenga el estiramiento 10 segundos y repítalo 4 veces con cada brazo. *Proporciona un buen estiramiento de la espalda dorsal.*

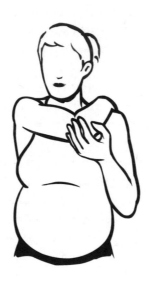

41.ª Semana

Cuando se ha pasado la fecha

La fecha de parto ha llegado y se ha ido. No ha dado a luz y está empezando a cansarse de estar embarazada. Sigue visitando a su proveedor de servicios médicos y oyendo: "Estoy seguro de que será pronto. Solo espere". Siente que va a gritar. Pero, persevere. *Terminará* muy pronto: solo que la espera parece interminable ahora.

¿Qué sucede cuando se ha pasado la fecha?

La fecha de parto ha venido y se ha ido, ¡y todavía no hay bebé! Usted no está sola: casi el 10% de los bebés nace con más de dos semanas de atraso.

Se considera que un embarazo es prolongado *solo* cuando excede las 42 semanas o 294 días desde el primer día del último período menstrual. (Un bebé nacido a las 41 semanas y 6 días *no* se considera que esté pasado de fecha, ¡aunque a usted le parezca que sí!)

Su doctor puede determinar si el bebé se está moviendo en el útero y si la cantidad de líquido amniótico es saludable y normal. Si el bebé está sano y activo, generalmente a usted se la monitoriza hasta que el trabajo de parto empiece por sí solo.

> Pasarse de fecha tiene sus propios riesgos. La placenta puede empezar a deteriorarse y el bebé puede crecer más.

Se pueden hacer pruebas para asegurarse de que un bebé pasado de fecha está bien y que puede permanecer en el útero. Si se encuentran signos de estrés fetal, se puede inducir el trabajo de parto.

↭ Cuídese

Puede ser difícil mantener una actitud positiva cuando se ha pasado la fecha. ¡Pero, no se rinda todavía! Coma saludablemente y mantenga la ingesta de líquidos. Si puede hacerlo sin problemas, haga algo de ejercicio suave, como caminar o nadar. Tal vez se sienta mejor.

El siguiente ejercicio es fácil de hacer, ¡sin importar lo grande que esté! Acuéstese sobre el lado izquierdo en el piso o en la cama. Eleve la cabeza con una almohada. Flexione las rodillas y acerque los brazos al cuerpo. Mientras inhala, lleve el brazo derecho sobre la cabeza mientras extiende completamente la pierna derecha frente a usted, empujando con el talón. Sostenga durante 3 segundos. Exhale mientras vuelve a la posición inicial. Hágalo cuatro veces de cada lado; ayuda a estirar los músculos de la espalda.

El ACOG no recomienda la inducción del trabajo de parto por razones extramédicas antes de las 39 semanas.

Entre los mejores ejercicios que puede hacer en este momento están los ejercicios acuáticos. Puede nadar o hacer ejercicio en el agua sin temor a caerse o perder el equilibrio. ¡Incluso solo caminar una y otra vez en la puede hacer sentir bien!

Descanse y relájese ahora, porque su bebé llegará pronto, y usted estará muy ocupada. Use el tiempo para ordenar las cosas del bebé, así todo estará preparado para cuando los dos vuelvan a casa desde el hospital.

Embarazos prolongados

La mayoría de los bebés nacidos dos semanas o más después de la fecha de parto nacen sin problemas. Sin embargo, continuar un embarazo más allá de 42 semanas puede causar algunos problemas, por lo tanto se pueden hacer pruebas en el bebé y, si es necesario, se puede inducir el trabajo de parto.

El crecimiento y el desarrollo del bebé depende de dos funciones importantes realizadas por la placenta: la respiración y la nutrición. Cuando un embarazo se prolonga, la placenta puede dejar de proporcionar la función respiratoria y los nutrientes esenciales que el bebé necesita. El bebé puede empezar a sufrir pérdida de nutrientes. El bebé se llama *posmaduro*.

En el momento de nacer, un bebé posmaduro puede tener la piel seca, agrietada, arrugada; uñas largas y abundante cabello. También tiene menos unto sebáceo cubriéndole el cuerpo. Tal vez el bebé tenga menos grasa y parezca casi desnutrido.

Debido a que un bebé posmaduro está en peligro de perder el sostén nutritivo de la placenta, es importante saber la verdadera fecha del embarazo. Esta es otra razón de por qué es importante asistir a todas las consultas prenatales.

Pruebas que le pueden realizar

Se pueden hacer varias pruebas para asegurarle a usted y al doctor que el bebé está bien y que puede permanecer en el útero. Al evaluar al bebé, el doctor mira varios datos. Por ejemplo, si usted tiene contracciones, es importante saber cómo afectan al bebé.

Se hacen pruebas para determinar la salud del bebé. Una de las primeras pruebas es un tacto vaginal. Probablemente, el doctor hará esta prueba todas las semanas para ver si el cuello del útero ha empezado a dilatarse. También se le puede pedir que anote el recuento de patadas. Se puede hacer una ecografía semanal para determinar el tamaño del bebé y cuánto líquido amniótico hay. También ayuda a identificar problemas con la placenta, lo que podría causar dificultades al bebé.

Otras tres pruebas se hacen con frecuencia cuando un bebé está pasado de fecha. Estas controlan el bienestar del bebé dentro del útero. Son la *cardiotocografía en reposo,* la *cardiotocografía con contracciones* y el *perfil biofísico.* Cada uno se comenta a continuación.

☞ *Cardiotocografía en reposo (CTR)*

La cardiotocografía en reposo (CTR) se realiza en el consultorio del doctor o en el departamento de obstetricia de un hospital. Mientras usted está acostada, se conecta un cardiotocógrafo a su abdomen. Cada vez que siente que el bebé se mueve, usted presiona un botón que hace una marca en una tira de papel del dispositivo. Al mismo tiempo, el cardiotocógrafo registra el ritmo cardíaco del bebé.

Cuando el bebé se mueve, generalmente, aumenta la frecuencia cardíaca. Los resultados de la CTR ayudan al proveedor de servicios médicos a medir lo bien que el bebé tolera la vida dentro del útero. El doctor puede decidir si es necesario tomar otras medidas.

⌇ Cardiotocografía con contracciones (CTC)

La cardiotocografía con contracciones (CTC), llamada también *cardiotocografía*, da indicaciones de cómo está el bebé y de lo bien que tolerará las contracciones y el trabajo de parto. Si el bebé no responde bien a las contracciones, puede ser una señal de estrés fetal. Algunos creen que esta prueba es más exacta que la cardiotocografía en reposo para evaluar el bienestar del bebé.

Para realizar una CTC, se le coloca un monitor en el abdomen. También se le coloca una vía intravenosa que descarga pequeñas cantidades de oxitocina para hacer que el útero se contraiga. A veces se usa estimulación del pezón, lo que puede hacer que el útero se contraiga y, así, no es necesaria una i.v. Se controla el ritmo cardíaco del bebé para ver su respuesta a las contracciones. Si el bebé no responde bien a las contracciones, puede ser una señal de estrés fetal.

⌇ El perfil biofísico (PBF)

Se realiza un perfil biofísico en el bebé para ayudar a determinar la salud fetal; se hace cuando hay preocupación por el bienestar del bebé. Se usa un sistema de puntuación. Las primeras cuatro de las cinco pruebas enumeradas a continuación se hacen con una ecografía; la quinta se realiza con cardiotocógrafos externos. Se da un punto a cada área. Las cinco áreas evaluadas son:

- movimientos respiratorios del feto
- movimientos corporales del feto
- tono fetal
- cantidad de líquido amniótico
- frecuencia cardíaca reactiva del feto (cardiotocografía en reposo [CTR])

Durante la prueba, los doctores evalúan la "respiración" del feto, el movimiento o la expansión del pecho del bebé dentro del útero. Esta puntuación se basa en la cantidad de respiraciones fetales presentes.

Se observa el movimiento del cuerpo del bebé. Una puntuación normal indica movimientos corporales normales. Se aplica una puntuación anormal cuando hay poco o ningún movimiento corporal durante el tiempo asignado.

Se evalúan el tono y la postura fetal. Es una buena señal que el bebé tenga buen tono.

La evaluación del volumen del líquido amniótico requiere experiencia en la realización de ecografías. Una prueba normal muestra una cantidad adecuada de líquido alrededor del bebé. Una prueba anormal indica que hay poco líquido amniótico, o nada, alrededor del bebé.

El monitoreo de la frecuencia cardíaca fetal se hace con monitores externos que evalúan los cambios en la frecuencia cardíaca fetal asociados con los movimientos del bebé. La cantidad de cambio y el número de cambios en la frecuencia cardíaca fetal pueden variar, según quién haga la prueba y su definición de lo normal.

Una puntuación anormal es 0 para cualquiera de estas pruebas; una puntuación normal es 2. Una puntuación de 1 es una puntuación media. La puntuación total se obtiene sumando todos los valores. La evaluación puede variar dependiendo de la sofisticación del equipamiento usado y la experiencia de la persona que realiza la prueba. Cuanto más alta la puntuación, mejor es la condición del bebé. Una puntuación más baja puede causar preocupación acerca del bienestar del feto.

Si la puntuación es baja, se puede recomendar hacer nacer al bebé. Si la puntuación es tranquilizadora, la prueba se puede repetir más adelante. Si los resultados caen entre estos dos valores, la prueba se puede repetir al día siguiente. El doctor evaluará toda la información antes de tomar cualquier decisión.

Inducción del trabajo de parto

Puede llegar un punto del embarazo en el que el doctor decide la inducción, lo que significa que se empieza el trabajo de parto para que nazca el bebé. Es una práctica bastante común; cada año, los doctores inducen el trabajo de parto de unos 450,000 nacimientos. Además de inducir el trabajo de parto para los bebés posmaduros, la inducción se usa también cuando una mujer tiene otros problemas o cuando el bebé corre riesgo.

Cuando el doctor realiza un tacto vaginal en este momento del embarazo, probablemente también incluya una evaluación de lo preparada que usted está para la inducción. Entre las indicaciones para la inducción del trabajo de parto figuran las siguientes:

- embarazo pasado en dos semanas de la fecha de parto
- el bebé no está desarrollándose bien en el útero (determinado por las pruebas)
- preeclampsia

- señales de que la placenta ya no está funcionando tan bien como debería
- enfermedad que amenaza el bienestar de la futura madre o el bebé
- embarazo inducido por hipertensión arterial
- rotura prematura de membranas
- la bolsa de las aguas se rompe, pero las contracciones no empiezan en un tiempo razonable
- infección de las membranas uterinas

También se puede usar el *índice de Bishop*. Es un método de puntuación que se usa para predecir el éxito de la inducción del trabajo de parto. Las puntuaciones incluyen la dilatación, el borramiento del cuello uterino, la altura de la presentación, la consistencia y la posición del cuello del útero. Cada punto recibe una calificación, luego se suman para dar un puntaje total que ayude al doctor a decidir si induce el trabajo de parto.

A veces, *no* se debe inducir el trabajo de parto. Su proveedor de servicios médicos tomará en cuenta las contraindicaciones para la inducción del trabajo de parto.

⋰ Maduración del cuello uterino para la inducción

Frecuentemente, los doctores maduran el cuello del útero antes de inducir el trabajo de parto. *Madurar el cuello del útero* significa que se usan fármacos para colaborar con el ablandamiento, el adelgazamiento y la dilatación del cuello uterino.

Con este propósito, se usan distintas preparaciones. Las dos más comunes son el Gel Prepidil y Cervidil. En la mayoría de los casos, los doctores usan Gel Prepidil y Cervidil para preparar el cuello del útero el día anterior a la inducción. Ambos preparados se colocan en la parte superior de la vagina, detrás del cuello uterino. La medicación se aplica directamente en el cuello del útero, lo que ayuda a madurarlo. Esto se hace en el área de trabajo de parto y parto del hospital, para poder monitorear al bebé.

> Las investigaciones de los Centros para el Control y Prevención de Enfermedades (CCE) indican que aproximadamente el 25% de todas las inducciones son electivas o médicamente innecesarias. Si usted está considerando la idea de inducir su trabajo de parto a las 37 o 38 semanas por razones extramédicas, está aumentando considerablemente las probabilidades de que su bebé tenga complicaciones. O, tal vez, termine teniendo un parto por cesárea.

↷ *Inducción del trabajo de parto*

Si el doctor induce el trabajo de parto, tal vez primero le maduren el cuello del útero, como se describió arriba, luego recibirá oxitocina (Pitocin) mediante vía i.v. La oxitocina empieza las contracciones para ayudarla a entrar en trabajo de parto. La duración de todo el proceso —desde la maduración del cuello del útero hasta el nacimiento del bebé— varía de una mujer a otra.

La oxitocina se aumenta gradualmente hasta que empiezan las contracciones. La cantidad que usted recibe se controla con una bomba, así no recibe demasiada cantidad. Mientras recibe oxitocina, se la monitorea para ver la reacción del bebé al trabajo de parto.

Es importante comprender que la inducción no garantiza un parto vaginal. En muchos casos, la inducción no funciona. La inducción del parto puede aumentar las probabilidades de tener un parto por cesárea de emergencia.

Tal vez desee probar algunos inductores del parto "naturales" que se sabe que funcionan para algunas mujeres. Estos incluyen:

- caminar
- comer piña fresca (contiene bromelaína, que puede ayudar a ablandar los tejidos cervicouterinos)
- estimulación del pezón
- relaciones sexuales (el semen contiene prostaglandinas, que ayudan a ablandar los tejidos cervicouterinos)

¿Qué pasa después del embarazo?

espués de que su bebé nazca, habrá muchos cambios en su vida. Este es un vistazo general que le dará una idea de lo que puede esperar a medida que comienza su vida como madre primeriza.

En el hospital

- Los músculos están doloridos por el esfuerzo del alumbramiento y del trabajo de parto.
- La región perineal está dolorida e inflamada. Si le han hecho una episiotomía, eso duele también.
- La incisión puede ser molesta, si le hicieron una cesárea o una ligadura de trompas.
- ¡Apriete el botón para llamar a la enfermera cada vez que la necesite!
- Pruebe diferentes maneras de que usted y su pareja se vinculen emocionalmente con el bebé.
- Alimentar (con el pecho o con biberón) al nuevo milagro que tiene en los brazos puede ser un tanto atemorizante, ¡pero pronto lo hará como una verdadera profesional!
- Una hemorragia abundante o expulsar coágulos sanguíneos más grandes que un huevo pueden ser indicio de un problema.

- La hipertensión o la hipotensión arterial pueden dar lugar a más pruebas.
- El dolor debe aliviarse con los medicamentos. Si no es así, dígaselo a la enfermera.
- La fiebre por encima de los 101.5 °F (38.61 °C) puede ser motivo de preocupación.
- Es normal llorar o sentirse conmovida.
- Pida la documentación necesaria para conseguir un número de seguro social para el bebé. Llénela y no se olvide de enviarla.
- Trate de descansar. Pida que le apaguen el teléfono y que se restrinjan las visitas.
- Aunque haya perdido de 10 a 15 libras con el nacimiento del bebé, le llevará un tiempo quitarse de encima las otras libras de más.
- Coma sano para conservar la energía y para producir leche, si amamanta.
- Anote ideas y sensaciones referidas al trabajo de parto, el parto y las primeras horas con su nuevo bebé. Aliente a su pareja a que haga lo mismo.
- Mire los videos del hospital sobre el cuidado del bebé. Pida al personal aclaraciones o ayuda.
- Consiga el nombre, la dirección y el número telefónico de su pediatra.
- Haga preguntas y pida ayuda a las enfermeras y demás personal del hospital.
- Pídale a su pareja que la lleve a caminar fuera de su habitación.
- Dedique tiempo para que usted, su pareja y su bebé se vinculen afectivamente como familia.

1.ª semana en casa

- Todavía tendrá contracciones uterinas dolorosas, especialmente durante el amamantamiento.
- Es normal que sus senos estén llenos de leche, congestionados y con pérdidas.
- Probablemente, todavía duele el área de la episiotomía o del desgarro.
- Es posible que también los músculos duelan.
- La ropa de maternidad quizás sea la más cómoda de usar.
- Las piernas pueden estar hinchadas todavía.
- Tal vez tenga pérdidas de orina o de heces, porque no puede controlar los esfínteres.
- Si la hemorragia aumenta o si expulsa coágulos sanguíneos, llame a su médico.

- Puede ser indicio de un problema si le aparecen vetas rojas o puntos duros en las mamas.
- Llame al médico si le da fiebre.
- No se preocupe por los quehaceres domésticos, tómeselos con calma.
- Es normal que llore, suspire o se ría sin motivo.
- No deje de pedir ayuda a sus amigas o a la familia.
- Puede tener todavía aspecto de embarazada vista de costado.
- Todavía conserva algo del peso adicional que aumentó durante el embarazo.
- Pida una cita para la primera visita del bebé al pediatra.
- Agregue al bebé a su póliza de seguro. Puede haber un límite de tiempo, así que no se demore.
- Guarde juntos los "documentos del bebé", como el certificado de nacimiento, el registro de vacunación (cuando se lo den en la primera visita al pediatra) y la tarjeta del seguro social.
- Pida una cita para su control pasadas las 6 semanas del puerperio.
- Empiece a planear qué guardería contratará, si es que no ha comenzado ya.
- Dele a su pareja un trabajo o una tarea para ayudarla y para hacerlo sentir útil.
- Comuníquese con La Liga de la Leche, si tiene problemas con la lactancia.

2.ª semana en casa

- Sus senos (ya sea que amamante o no) están llenos y molestan.
- Las hemorroides duelen todavía, pero irán mejorando.
- Al disminuir la hinchazón y la retención de líquido, puede volver a usar su ropa y cierto calzado.
- El proceso de amamantar al bebé está empezando a mejorar.
- Cuando tose, se ríe, estornuda o levanta algo pesado, quizás todavía tenga incontinencia.
- Probablemente esté fatigada. El cuidado del bebé demanda mucho tiempo y energía.

- Un mal olor o un flujo vaginal verde amarillento pueden indicar un problema; deben estar disminuyendo a estas alturas. Si no es así, póngase en contacto con su médico.
- No está mal dejar que el bebé llore un poco antes de ir a ver qué le pasa.
- Ya casi puede verse los pies cuando mira hacia abajo (el vientre se está achicando).
- Anote las preguntas para hacerle al pediatra en la primera visita.
- No olvide la cita con su doctor si le hicieron una cesárea o una ligadura de trompas; tienen que revisarle la herida.
- Anote en su diario algunos de sus pensamientos y algunas sensaciones.

3.ª semana en casa

- La inflamación y el dolor en la región perineal están disminuyendo, pero todavía puede ser muy molesto estar sentada mucho tiempo.
- La hinchazón de las manos disminuye. Si se había sacado los anillos durante el embarazo, intente ponérselos de nuevo.
- El bebé no sabe la diferencia entre el día y la noche, por eso también sus patrones de sueño están alterados.
- Prepararse para salir a cualquier parte es como planear un gran viaje. Prepararse con el bebé lleva tres veces más tiempo.
- Llame al médico si le aparecen vetas rojas o puntos sensibles y duros en las piernas, particularmente en las pantorrillas. Podría ser un coágulo sanguíneo.
- Es posible que se sienta triste o deprimida parte del tiempo. Quizás hasta llore.
- Puede ser que tenga venas varicosas, ¡como su madre! Irán mejorando a medida que se recupere del embarazo y empiece a hacer ejercicio otra vez.
- La piel del abdomen todavía se ve estirada cuando se pone de pie.
- Es posible que esta semana vaya a ver al pediatra de nuevo. En esta visita, quizás le dé el registro de vacunación. Guárdelo en lugar seguro con los demás documentos importantes del bebé.
- ¡Tome muchas fotografías y videos! Se sorprenderá de lo rápido que el bebé crece y cambia.

- Haga participar a su pareja. Dígale que pruebe a atender al bebé. Pídale ayuda con las tareas de la casa.
- Para este momento, ha cambiado unos 200 pañales, ¡ya es toda una profesional!

4.ª semana en casa

- Se siente mejor de los músculos y ahora puede hacer más cosas. Tenga cuidado: es fácil tener tirones o esguinces cuando no se han usado los músculos durante un tiempo.
- El control de esfínteres está mejorando. Los ejercicios Kegel están dando resultado.
- El bebé está dando señales de adecuarse a un horario regular.
- Inclinarse hacia delante o levantar peso puede ser difícil todavía. Tómese las cosas con calma y permítase bastante tiempo para cada tarea, incluso las más sencillas.
- Su primer período menstrual después del embarazo podría llegar en cualquier momento. Si usted no amamanta, su primer período puede aparecer entre las 4 y las 8 semanas posteriores al parto, aunque puede ser antes.
- Si orina con sangre, su orina es oscura o turbia, o tiene calambres o dolores fuertes al orinar, pueden ser síntomas de una infección de las vías urinarias (IVU). Llame a su médico.
- Ha estado caminando y haciendo ejercicios livianos, y se siente bien. ¡Siga adelante!
- Prepárese para su consulta después de las 6 semanas del puerperio. Anote las preguntas a medida que le surjan.
- Una salida nocturna con su pareja es un buen plan. Pida a los abuelos, a otros miembros de la familia o a los amigos que cuiden al bebé.
- El tiempo que pasa con su bebé es valiosísimo. Es posible que pronto regrese al trabajo o a sus otras actividades.

5.ª semana en casa

- A medida que retoma sus actividades normales, puede sentir dolor muscular y de espalda.

- Ocasionalmente, los movimientos intestinales pueden ser molestos en la región de la episiotomía o en el recto.
- El control de la vejiga y de los intestinos ha regresado.
- Quizás esté un poco ansiosa por volver al trabajo. Pudo haber extrañado a sus compañeros y el trabajo que realiza.
- Puede ser difícil volver al trabajo y no estar con su bebé en todo momento.
- Planee la anticoncepción para después del nacimiento. Decídase por algún tipo de método anticonceptivo y dispóngase a iniciarlo.
- La tristeza puerperal debe estar mucho mejor, si es que ya no ha desaparecido.
- Es posible que esté un poco nerviosa por la vuelta al trabajo.
- La ropa todavía puede quedarle ajustada, aunque le haya sido holgada antes del embarazo.
- Acuérdese de que le llevó 9 meses de embarazo aumentar esas libras. Ahora le llevará un tiempo regresar a la figura que tenía antes.
- El regreso al trabajo requiere planificación. Empiece ahora a poner en vigencia su horario de "la vuelta al trabajo".
- Los planes sobre la guardería, el cuidado, la lactancia y otras cosas deben estar previstos pronto. La familia y los amigos pueden ser un componente importante.

6.ª semana en casa

- Que le hagan un tacto vaginal en su control de la 6.ª semana no es generalmente tan malo como podría esperarse.
- En las 6 semanas que transcurrieron desde el nacimiento del bebé, su útero ha pasado del tamaño de una sandía al tamaño de su puño; ahora pesa aproximadamente 2 onzas.
- Para su consulta después de las 6 semanas del puerperio, planee conversar sobre varios temas importantes, como la anticoncepción, su nivel de actividad habitual, las limitaciones y los futuros embarazos.
- El personal del consultorio de su obstetra seguramente le ha sido útil. Deles las gracias y pregúnteles si puede llamar en el futuro con más preguntas.

- Si todavía tiene tristeza puerperal o se siente deprimida todos los días, dígaselo a su médico.
- Si tiene hemorragia vaginal o pérdidas con mal olor, infórmeselo al médico.
- Si las piernas le duelen o se le hinchan o si sus senos están rojos o sensibles, presente el tema en su consulta.
- Haga preguntas; cree una lista. Entre las buenas preguntas están las siguientes.
  - ¿Cuáles son mis opciones de anticoncepción?
  - ¿Tengo alguna limitación en lo referente a la actividad física o sexual?
  - ¿Hay algo que deba saber acerca de este embarazo y este parto por si decido volver a quedar embarazada?
- Si lleva a su bebé con usted a su control puerperal, lleve bastantes provisiones. Es posible que tenga que esperar.
- Si va a volver a trabajar pronto, verifique sus planes para el cuidado del bebé.
- Siga haciendo participar a su pareja lo más posible.
- No deje de anotar ideas y sentimientos en su diario. Aliente a su pareja a que haga lo mismo.

3 meses

- Los músculos pueden estar doloridos por el ejercicio; hace poco más de un mes, le han dado luz verde para hacer todo el ejercicio que quiera.
- Posiblemente, tenga su primer período alrededor de esta época. Podría ser más abundante, más largo y diferente de los que tenía antes del embarazo.
- Si no ha hecho nada para la anticoncepción, ¡hágalo ahora! (A menos que quiera celebrar dos cumpleaños el mismo año.)
- No está mal dejar que el bebé llore cuando está un poco quisquilloso y necesita tranquilizarse.
- Tal vez sus libras y sus pulgadas no estén desapareciendo tan rápido como a usted le gustaría. Siga haciendo ejercicio y alimentándose bien. ¡Ya lo logrará!
- Anote los hechos clave de su bebé a medida que ocurren; escríbalos en el libro del bebé o en un diario.

- Fíjese qué cosas puede hacer su pareja para participar en el cuidado del bebé. Pídale que ayude cuando pueda.
- Si ha dejado de amamantar al bebé, dígale al papá que le dé el biberón.

6 meses

- Subirse a la balanza puede ser desalentador. Pero persevere, ¡siga esforzándose por comer bien y hacer ejercicios!
- Si está amamantando, su primer período puede aparecer aproximadamente en esta época. Podría ser más abundante, más largo y diferente de los que tenía antes del embarazo.
- No trate de hacer todo sola. Permita que su pareja y los demás la ayuden.
- Los horarios de comida del bebé ya deben estar bien establecidos para este momento.
- Tómese tiempo para usted misma.
- Organice el tiempo para las actividades habituales, como hacer ejercicio, los grupos de juego del bebé y las reuniones con otras madres primerizas.
- Alguna ropa que usaba antes del embarazo está empezando a quedarle bien.
- Comparta con su pareja los momentos especiales del bebé.
- Grabe los ruidos que hace el bebé y tómele fotografías. ¡Una cámara de video es fantástica para esto!
- Busque una amiga que tenga un bebé e intercambie con ella las responsabilidades del cuidado de los niños. Es una buena manera de que cada una de ustedes tenga algo de tiempo para sí misma.

1 año

- ¡Todo funciona bien! Ha llevado tiempo, energía y mucho trabajo, pero ahora su vida marcha sin complicaciones.
- El bebé duerme toda la noche la mayoría de las veces.
- No se olvide de su examen anual o de su prueba de Papanicolaou.
- Su cuerpo está retomando la forma que tenía antes del embarazo. El vientre está chato, usted ha perdido la mayor parte del peso que había aumentado y se siente muy bien.

- Siga cuidándose. Coma alimentos sanos, descanse bien y haga ejercicio.
- Anote las sensaciones que tiene sobre este momento de su vida. Aliente a su pareja a que haga lo mismo.
- Compartir el cuidado de los niños puede ser una buena manera de crear grupos de juego para el bebé. La interacción con otros niños es beneficiosa para él.
- El primer cumpleaños del bebé está a un paso. ¡Hay que celebrar!
- Disfrute de las primeras palabras del bebé, de sus primeros pasos y de todas las cosas que haga por primera vez.
- Continúe sacándole fotografías.
- Tal vez esté pensando en otro embarazo.

Apéndices

Apéndice A: Quedar embarazada

Algunas parejas tienen problemas de esterilidad. La *esterilidad* se define como la incapacidad o la disminución de la capacidad para lograr el embarazo. Los problemas que afectan la fecundidad pueden estar presentes en cualquiera de los progenitores. Cuando se evalúa la fecundidad, se debe examinar a ambos padres. Esta exposición analiza algunas de las razones por las que una pareja puede tener problemas para concebir.

Antes de empezar a preocuparse porque no queda embarazada, mire su edad. Si está sana y tiene entre 20 y 30 años, no se preocupe a menos que haya pasado un año y no quede embarazada. Si tiene más de 30 años, hable con su doctor si no queda embarazada en seis meses. Los estudios demuestran que la fecundidad disminuye a medida que la pareja envejece. Su mejor posibilidad de quedar embarazada se da entre los 18 y los 25 años.

Los óvulos de una mujer disminuyen en calidad y cantidad a medida que envejece. Sin embargo, nuevas investigaciones sugieren que una mujer puede producir óvulos nuevos a lo largo de su vida, lo que indica que *no* nació con todos los óvulos que producirá. Es necesario hacer más investigaciones, pero estos resultados tienen repercusión en la fecundidad de una mujer en el futuro.

Si tiene problemas de salud, tal vez quiera hablar con su doctor después de tratar infructuosamente de quedar embarazada durante seis meses. Si tiene cualquiera de las siguientes afecciones, consulte a su médico:

- endometriosis
- EIP: enfermedad inflamatoria pélvica
- períodos dolorosos o irregulares
- abortos naturales recurrentes
- enfermedad de transmisión sexual

La endometriosis es muy común en mujeres de entre 30 y 40 años, especialmente en mujeres que no han tenido hijos. Es también un rasgo de familia, así que si una hermana o su madre tienen este problema, usted también puede padecerlo.

Controle su alimentación; lo que coma y beba es importante. ¡Comer al menos dos porciones por día de productos lácteos no descremados ha demostrado que ayuda a aumentar la fecundidad en un 25%! Si come todos los días alimentos lácteos descremados, en realidad puede estar *reduciendo* sus posibilidades de concebir.

La fecundidad puede disminuirse si el 25% o más de sus alimentos proviene de fuentes proteínicas. La ingesta rica en proteínas podría interferir con el desarrollo embrionario. Estudios recientes demuestran que tomar más de 300 mg por día de cafeína también puede afectar a la fecundidad. Además, los trastornos alimentarios pueden provocar esterilidad.

Tomar vitaminas y minerales específicos puede ayudar a aumentar sus probabilidades de embarazo. Niveles bajos de hierro, proteínas, vitamina C y cinc tienen relación con una ovulación menos frecuente y con el aumento del riesgo de aborto natural temprano. Una multivitamina diaria puede ayudarla a aumentar los niveles de estos nutrientes y de vitaminas importantes.

Los estudios demuestran que la depresión y el estrés pueden afectar la fecundidad. Además, el alcohol disminuye la fecundidad. No hay problemas con un vaso ocasional de vino, pero no beba todos los días.

Detectores de ovulación y otras pruebas

Tal vez le aconsejen que use una prueba para detectar cuándo ocurre la ovulación. Hay muchas a su disposición. Las tiras reactivas de las pruebas de ovulación detectan un aumento repentino de la hormona luteinizante (LH). También lo hacen otras pruebas que analizan la orina desde el comienzo de su ciclo.

La mayoría de las pruebas se pueden hacer en casa y son fáciles de usar. Todas las pruebas trabajan bien si usted tiene un ciclo menstrual bastante regular. Pero tiene que ser consistente con el análisis.

Si su ciclo menstrual *no* es regular, lo mejor es usar una prueba de ovulación diaria. Brinda pruebas para 20 días por mes, para asegurarse de que no se pase por alto un aumento repentino de la hormona luteinizante.

Su mejor oportunidad de quedar embarazada es, en realidad, el día *anterior* al aumento repentino de LH. El segundo mejor día es el del aumento, y el tercero es el día posterior.

✂ Tipos de pruebas

Hoy tenemos la suerte de disponer de muchas pruebas para detectar cuándo se produce la ovulación, para ayudar a una mujer a concebir. A continuación hay una explicación de algunas de las pruebas detectoras de la ovulación que existen.

- La *prueba de ovulación de fácil lectura First Response* le facilita hallar el momento más fecundo durante su ciclo. Se usa durante siete días, el tiempo en que usted cree que está ovulando, y muestra el día en que es más fecunda.
- El *monitor de fecundidad "Clear-Plan Easy"* le facilita hacer un seguimiento del punto en que está en su ciclo menstrual. Todo lo que tiene que hacer es presionar un botón al comienzo del nuevo período menstrual para empezar a hacer un seguimiento de su ciclo. Durante 10 días del ciclo, se usa una muestra de orina para probar los niveles de hormona. El monitor juzga dónde está usted en su ciclo de fecundidad.
- La *prueba de ovulación en saliva Donna*® usa la saliva para detectar la ovulación. En la década de 1940, los investigadores descubrieron que el contenido de sal de la saliva de una mujer es igual al del líquido cérvicouterino cuando ovula. Usando esta información, se desarrolló una prueba para ayudar a detectar la ovulación. Se coloca saliva en el objetivo del microscopio y se examina el patrón cristalizado después de que se seca. Cuando una mujer *no* está ovulando, aparecen puntos aleatorios; sin embargo, de uno a tres días antes de la ovulación, se pueden ver estructuras parecidas a pelos cortos. El

día de la ovulación, aparece un patrón en forma de helecho, lo que lo hace fácil de distinguir de otros patrones.

- *OV-Watch* es un dispositivo que se usa en la muñeca, como un reloj pulsera, para ayudar a averiguar cuándo usted es más fecunda. El dispositivo mide la concentración de cloruro en la piel; el cloruro puede ser un indicador de aumento de la fecundidad. Cuando se lee el OV-Watch, le dice si usted es fecunda (preovulación), si está ovulando, si es menos fecunda (después de la ovulación) o si no es fecunda. Es liviano y se usa de noche. Cuando se levanta por la mañana, usted lee los resultados. Si está interesada, pregunte por él a su proveedor de servicios médicos.

- La *prueba de ovulación TCI* mide el nivel de estrógeno a lo largo del ciclo, usando una muestra de saliva. Se coloca un poco de saliva en un portaobjetos y, cuando se seca, se la examina con un lente pequeño u ocular. Cuando la saliva tiene una apariencia de helecho, usted es fecunda.

- El microscopio *Ovulite* es similar a la prueba TCI; sin embargo, permite un número ilimitado de pruebas de saliva. Se toman muestras diarias de saliva, y, cuando se ve un cambio, significa que está ovulando.

Otras pruebas de fecundidad. Las pruebas para hombres para hacer en casa miden si el esperma se mueve y brindan un número aproximado de espermatozoides (concentración de espermatozoides). La concentración de espermatozoides es uno de los factores que usan los doctores para determinar la fecundidad masculina.

Una prueba para hombres es la prueba de detección llamada *Baby Start*. Es una prueba rápida que busca la concentración de espermatozoides en el semen. Mide la cantidad de espermatozoides por encima o por debajo del límite de 20 millones de células espermáticas por mililitro (ml). Dos resultados de menos de 20 millones de células por mililitro pueden indicar esterilidad masculina.

La concentración de espermatozoides es un elemento que se usa para ayudar a determinar la fecundidad. Sin embargo, debido a que muchos factores adicionales tienen un papel en la fecundidad masculina, un resultado positivo de la prueba no es garantía de fecundidad. Es una prueba de detección. Si su pareja usa esta prueba y los resultados indican un número bajo de espermatozoides, sugiérale que vea a un urólogo para hacer más pruebas.

Existe una prueba de fecundidad para que las parejas usen en casa; se llama *Fertell,* y contiene pruebas para cada uno. Las pruebas miden el número de espermatozoides que pueden nadar a través de la mucosidad, en el hombre, y el nivel de la hormona folículoestimulante (FSH), en una mujer en un momento particular de su ciclo. La FSH es importante en la ovulación y la fecundidad de una mujer. La prueba se consigue sin receta y cuesta unos $100.

La salud y la fecundidad de su pareja

Su pareja puede afectar su capacidad para quedar embarazada y también puede influir en su embarazo. Sabemos que alrededor del 40% de los problemas de esterilidad se pueden atribuir al hombre.

Los hombres tienen un reloj biológico. Después de los 30 años, el nivel de testosterona en el hombre disminuye alrededor de un 1% cada año. Los hombres de más de 40 años tienen un riesgo mayor de esterilidad. Además, si un hombre es padre después de los 40 años, el hijo tiene mayor probabilidad de problemas. Los riesgos son incluso más altos para hombres de 55 años y más.

Las mujeres que tienen una pareja de más de 40 años tienen un riesgo mayor de aborto natural, sin importar la edad de la mujer. La tasa de aborto natural para las parejas de hombres de menos de 30 años es aproximadamente del 14%. Para los hombres de más de 45 años, ¡esa tasa está por encima del 30%!

Si los padres de su pareja hicieron tratamientos contra la esterilidad para concebirlo, él puede tener problemas de fecundidad. Entre los problemas de los hombres nacidos después de tratamientos contra la esterilidad se encuentran un número bajo de espermatozoides, testículos más pequeños y espermatozoides con menor motilidad.

Hay otras cosas que pueden influir en la fecundidad de un hombre. A continuación hay una explicación de algunos de los elementos que pueden afectar a un hombre.

❧ Alimentos y aportes complementarios

Los hábitos alimentarios de su pareja pueden afectar sus probabilidades de quedar embarazada. Los estudios demuestran que los hombres que comen o evitan ciertos alimentos al menos por tres meses pueden ser más fecundos. Los alimentos beneficios que hay que comer y aquellos que hay que evitar incluyen los mencionados en el recuadro de la página 593.

Los aportes complementarios también pueden afectar la fecundidad. Su pareja debería tomar un multivitamínico todos los días, especialmente uno con cinc. Evite los aportes complementarios de cinc que contengan cadmio, que pueden dañar los testículos. Su pareja necesita una ingesta adecuada de selenio, ya sea en los alimentos que come o como un aporte complementario de 60 µg todos los días. Los alimentos ricos en selenio incluyen el ajo, el pescado y los huevos.

Para el hombre es importante consumir folato (el ácido fólico que se encuentra en los alimentos) antes de la concepción. Un estudio demostró que los hombres que consumieron más de 700 µg cada día a partir de fuentes de alimento transmitieron un 20% menos de anomalías cromosómicas. Entre las buenas fuentes de folato se encuentran los espárragos, las bananas, el atún y la espinaca.

Tenga cuidado con el manganeso; se ha descubierto que niveles más altos en la sangre bajan la calidad de los espermatozoides. Los aportes complementarios de calcio elaborados a partir de conchas marinas pueden estar contaminados con metales.

❧ Cuestiones sobre el estilo de vida

Las opciones de estilo de vida y los cambios de su pareja pueden aumentar las probabilidades de embarazo. Pueden darle al bebé en desarrollo un inicio saludable en la vida cuando usted quede embarazada.

Datos sobre alimentos y fecundidad

Alimentos beneficiosos para la fecundidad

- Granos y semillas
- Frutos secos, como anacardos y almendras
- Chocolate
- Frutas y verduras orgánicas ricas en vitamina C, cultivadas sin pesticidas
- Verduras de hoja verdes oscuras
- Un total de 6 a 8 onzas por día de pollo, carne o pescado, lo que incluye carnes rojas y ostras cocidas (pero mantenga una ingesta semanal total de pescado de 12 onzas o menos)
- Alimentos ricos en calcio, como yogurt, queso y leche
- Cereales para el desayuno enriquecidos

Alimentos que pueden contribuir a la esterilidad

- Papas fritas, galletitas y galletas hechas con aceites parcialmente hidrogenados
- Frutas y verduras cultivadas comercialmente con pesticidas
- Alimentos fritos
- Una alimentación rica en carne

El uso de productos derivados del tabaco puede afectar la producción de espermatozoides. Fumar uno o dos paquetes de cigarrillos por día puede hacer que los espermatozoides se muevan lentamente y sean deformes. El tabaquismo pasivo y el ultrapasivo pueden afectar también la fecundidad del hombre.

Fumar marihuana puede dañar los espermatozoides y disminuir el número de espermatozoides producidos. El cuerpo tarda varios meses en eliminar el THC (tetrahidrocanabinol), incluso después de que una persona deja de fumar marihuana.

La ingesta de alcohol puede disminuir los niveles de testosterona y puede contribuir a la disfunción eréctil. Un estudio demostró que los hombres que dijeron beber mucho en la época de la concepción aumentaron el riesgo de aborto natural de su pareja. El alcohol puede causar anomalías cromosómicas en las células espermáticas.

Un hombre demasiado delgado o demasiado pesado puede tener un número menor de espermatozoides. Los hombres demasiado delgados pueden estar desnutridos. Los hombres demasiado pesados pueden tener niveles más bajos de testosterona.

Se ha demostrado que la exposición a largo plazo a los solventes de las pinturas al agua afecta a los espermatozoides de un hombre. El responsable es el éter glicol. El uso de esteroides anabolizantes y de medicamentos antiinflamatorios no esteroides puede hacer más lenta la producción de espermatozoides o reducirla. Incluso los antibióticos pueden afectar la producción de espermatozoides.

Limite el tiempo que pasa en una bañera con agua caliente. El escroto está unos grados más frío que el resto del cuerpo, así que pasar un largo tiempo en agua caliente puede afectar a los espermatozoides.

❧ Problemas médicos

Aproximadamente el 10% de los hombres estadounidenses que están tratando de lograr un embarazo con su pareja experimenta alguna clase de problema de fecundidad. Sin embargo, muchos hombres no saben que tienen un problema.

Un número bajo de espermatozoides puede ser consecuencia de una infección, problemas hormonales, ciertos medicamentos o testículos no descendidos. El doctor de su pareja puede investigar estas afecciones con él.

Una de las situaciones más comunes es el *varicocele,* una colección de venas agrandadas en el escroto, que origina una menor producción de espermatozoides. Otro problema es la obstrucción de los conductos que transportan los espermatozoides desde los testículos. Frecuentemente, ambos problemas se pueden tratar con técnicas de microcirugía. Tratar estos problemas puede mejorar el número de espermatozoides de un hombre y aumentar las probabilidades de lograr un embarazo como pareja.

Tratamientos contra la esterilidad

Si el doctor sugiere un *chequeo de fecundidad* para usted y su pareja, es útil comprender qué es lo que implica. Para su pareja, se pueden realizar análisis físicos y seminales, y se pueden tomar los antecedentes médicos detallados.

En su caso el proceso para las pruebas es un poco más complejo. Se le piden sus antecedentes médicos detallados y, probablemente, le hagan un tacto vaginal. Se pueden realizar análisis de sangre para controlar los niveles hormonales. También se le puede hacer una ecografía vaginal para examinar los ovarios y el útero. Si el doctor quiere revisarle las trompas de Falopio, puede realizarse una histerosalpingografía (HSG).

Diagnóstico genético de preimplantación (DGP)

Una prueba que se puede hacer antes del embarazo se llama *diagnóstico genético de preimplantación* (DGP). Es un tipo de prueba genética y, frecuentemente, se realiza si una mujer lleva a cabo una fecundación in vitro (FIV). Con una FIV, se crea un embrión fuera del útero (*in vitro*) uniendo un óvulo y un espermatozoide, luego, el embrión resultante se implanta en el útero de la mujer.

Con el DGP, se sacan algunas células del embrión y se analizan *antes* de implantar el embrión. La prueba se realiza para identificar los genes responsables de algunas enfermedades hereditarias graves. La técnica se ha usado para diagnosticar varios trastornos, como la fibrosis quística, el síndrome de Down, la distrofia muscular de Duchenne, la hemofilia, la enfermedad de Tay-Sachs, la enfermedad drepanocítica y el síndrome de Turner.

El objetivo del DGP es seleccionar embriones sanos para implantar y así evitar enfermedades genéticas graves. Usando esta prueba, se puede implantar un embrión normal en el útero.

Después de que tienen los resultados de las pruebas, se reúnen con el doctor para comentarlos. Luego, junto con el doctor, examinan las opciones para el cuidado o el tratamiento, si es necesario para cualquiera de los dos.

Tecnologías de reproducción asistida (TRA)

Las tecnologías de reproducción asistida (TRA) pueden, frecuentemente, ayudar a una pareja a conseguir un embarazo. Las TRA hoy son responsables de más nacimientos e incluyen las siguientes técnicas:

- estimulación ovárica
- superovulación
- fecundación in vitro

La *estimulación ovárica* se usa para estimular los ovarios para que produzcan un óvulo. Con este propósito, se usan varios medicamentos diferentes. Uno de los más comunes es el clomifeno (Clomid); se usa más frecuentemente en las mujeres que no están ovulando y puede resultar en una hiperestimulación ovárica controlada. La posibilidad de fetos gemelos es menos probable con el clomifeno que con otros medicamentos para la fecundidad, pero el aumento de las probabilidades sigue existiendo.

Una complicación que puede aparecer es el síndrome de hiperestimulación ovárica. Generalmente es leve, pero puede ser grave. Los ovarios se agrandan y el abdomen se distiende. La gravedad puede ir desde una molestia moderada a un agrandamiento ovárico y desplazamientos de líquidos potencialmente mortales.

El uso de fármacos para la fecundidad puede terminar en una *superovulación,* es decir la producción de múltiples óvulos, y aumenta la probabilidad de embarazos múltiples. Un gran porcentaje de los nacimientos por técnicas de reproducción asistida son embarazos múltiples.

La *fecundación in vitro (FIV)* es el proceso en el que los óvulos se colocan en un medio de cultivo y se agregan espermatozoides para la fecundación. A continuación, el cigoto producido se coloca dentro del útero para intentar el embarazo.

Hoy, las técnicas de reproducción asistida representan casi el 65% de los partos múltiples. Los gemelos son más comunes si se inserta más de un embrión. Esto sucede cuando se insertan varios óvulos fecundados en el útero de una mujer, con la esperanza de que se implante al menos uno. Hoy muchos expertos recomiendan transferir solo un embrión, porque esto mejora la tasa de nacimientos vivos y disminuye los costos.

Los tratamientos contra la esterilidad son caros y pueden costar hasta $15,000 por cada intento de concepción. Frecuentemente, los tratamientos contra la esterilidad no están cubiertos por el seguro médico.

Apéndice B:
Alimentar al bebé con leche materna

Hasta la década de 1940, se alimentaba a los bebés casi exclusivamente con leche materna. Hoy día, aproximadamente el 70% de las nuevas mamás empiezan a alimentar a sus bebés también con leche materna. La lactancia materna es la manera más sana de alimentar a un bebé. Para muchas mujeres, es un momento maravilloso y adorable que con frecuencia completa la experiencia del nacimiento.

La leche materna proporciona muchos beneficios al bebé, que no pueden reemplazar las leches maternizadas para biberón. La leche materna brinda la mejor nutrición para su bebé.

Normalmente, usted puede empezar la lactancia dentro de la primera hora (o antes) después del nacimiento. Cuando lo hace, empieza a establecer su suministro de leche. También puede aprovechar el instinto de succión natural del bebé. Al comenzar inmediatamente, le provee a su bebé *calostro*, la primera leche que producen sus mamas. El calostro ayuda a estimular el sistema inmunitario del bebé. La leche materna llega de 12 a 48 horas después del nacimiento.

Si desea una explicación completa acerca de la alimentación del bebé con leche materna, lea nuestros libros *Your Baby's First Year Week by Week* (El primer año de su bebé semana a semana) y *Your Pregnancy Quick Guide to Feeding Your Baby* (El embarazo, Guía rápida para alimentar a su bebé).

Consejeras y asesoras de lactancia materna

Si tiene problemas para amamantar a su bebé después del nacimiento, hay personas dispuestas a ayudarla. Comuníquese con la delegación de La Liga de la Leche de su ciudad para ponerse en contacto con una *consejera de lactancia materna*, quien puede brindarle apoyo y compartir experiencias, generalmente de manera gratuita. Puede atenderla telefónicamente para responder preguntas o puede visitarla en su domicilio.

Cuando una consejera de lactancia materna se encuentra con un problema que va más allá de su alcance, puede remitirla a una *asesora de lactancia*. Las consejeras y las asesoras de lactancia materna trabajan frecuentemente de manera conjunta. Una asesora de lactancia es una pro-

Si usted fuma, es mejor amamantar. Los beneficios de la lactancia materna compensan los peligros del tabaquismo a los que el bebé está expuesto. La nicotina pasa por la leche materna, pero los agentes cancerígenos del cigarrillo *no* se transmiten al bebé. Si usted debe fumar, espere 90 minutos después de hacerlo para amamantar. ¡Y asegúrese de *no* fumar cerca del bebé!

fesional certificada que puede trabajar en hospitales, servicios de asistencia domiciliaria, agencias de salud y la práctica privada.

Una asesora puede ayudar con los temas básicos de la lactancia materna, los evalúa y los observa a usted y a su bebé, crea un plan de atención, informa la situación a los proveedores de servicios médicos y hace un seguimiento con usted cuando es necesario. Usted puede comunicarse con una asesora de lactancia incluso antes del nacimiento del bebé.

Si desea más información, póngase en contacto con la Asociación Internacional de Consultores de Lactancia. Puede comunicarse al 919-861-5577 o a través de su sitio web en www.ilca.org.

Beneficios de la lactancia materna

Todos los bebés reciben de la mamá alguna protección contra las enfermedades antes del nacimiento. Durante el embarazo, se transmiten anticuerpos de la madre al feto a través de la placenta. Esos anticuerpos circulan por la sangre del bebé durante unos meses después del nacimiento. Los bebés lactantes reciben protección constante de la leche materna.

La lactancia materna durante las 4 primeras semanas de la vida del bebé proporciona la mayor protección para él y la mejor liberación de hormonas para usted. La alimentación con leche materna durante un mínimo de 3 meses puede reducir el riesgo para el bebé de desarrollar alergias e infecciones. La alimentación con leche materna durante los 6 primeros meses puede reducir el riesgo de asma, diabetes juvenil, leucemia infantil, virus estomacales e infecciones del oído. ¡Y hasta se puede reducir el riesgo del SMSL en un 50%!

La Academia Estadounidense de Pediatría (AEP) recomienda alimentar al bebé exclusivamente con leche materna durante los 6 primeros meses. No obstante, para cuando los bebés cumplen 3 meses, siguen con la lactancia solamente uno de cada tres. A esta edad, aproximadamente el 35% de los bebés alimentados con leche materna reciben también leche maternizada. Cuando llegan a los 6 meses, solamente el 12% de los bebés toman leche materna exclusivamente.

La leche materna contiene muchas sustancias que previenen infecciones. La leche materna puede reducir la intensidad y la duración de un problema. Durante un tiempo, la leche materna inmuniza al bebé contra las enfermedades que *usted* haya tenido. Sin embargo, las microondas pueden matar los anticuerpos de la leche materna que ayudan a proteger al bebé de enfermedades y afecciones; por lo tanto, *nunca* caliente la leche materna en un horno de microondas.

El ADH (ácido docosahexaenoico) y el AA (ácido araquidónico) de la leche materna son importantes para el bebé. Los estudios muestran que un bebé que los recibe en su dieta puede tener un CI más alto y un mayor desarrollo visual.

La lactancia y usted

Amamantar a su bebé tendrá definitivamente algunos efectos en usted. Puede ayudarla a perder peso, pero los estudios indican que, para obtener algún beneficio, usted tiene que amamantar a su bebé durante por lo menos 3 meses. Después de que su suministro de leche esté bien establecido (aproximadamente 6 semanas), el ejercicio extenuante no debe tener impacto en el suministro. Sin embargo, la pérdida de sueño puede afectar su suministro de leche.

La lactancia puede reducir sus riesgos de diabetes, hipertensión arterial y cardiopatía más adelante en su vida. ¡Además, nuevas investigaciones muestran que puede disminuir el riesgo de cáncer de mama en casi un 60%! Si hay antecedentes de cáncer de mama en su familia, especialmente en su madre o sus hermanas, la lactancia puede protegerla de desarrollarlo. Un estudio recomienda que a las mujeres que tienen antecedentes de cáncer de mama se las exhorte enfáticamente para que amamanten.

La lactancia *no* hace que los senos se caigan. Su edad, su peso antes del embarazo, el tamaño de su busto y si usted es fumadora son grandes factores que determinan si su busto se caerá después de la llegada del bebé.

¿Sigue siendo cuidadosa con el consumo de cafeína? Tomar una o dos tazas de café por día no debe afectar al bebé. Sin embargo, si nota que el bebé está poniéndose más nervioso, reduzca la ingesta.

Sea prudente con el consumo de alcohol. No se crea aquel cuento de las abuelas de que tomar cerveza aumenta el suministro de leche. Cuando tome una bebida alcohólica, hágalo inmediatamente después de amamantar y no tome más de una. Elija vino o cerveza porque el porcentaje de alcohol que contienen es menor que el de las bebidas fuertes. La cerveza y el vino se eliminan del organismo en aproximadamente 3 horas. Los estudios indican que las bebidas fuertes tardan hasta 13 horas en salir del organismo.

Desventajas de la lactancia materna

Seamos sinceros: la lactancia materna tiene sus desventajas. La lactancia la ata al bebé por completo. Debido a que usted tiene que estar disponible cuando el bebé tiene hambre, los otros miembros de la familia pueden sentirse excluidos.

Como el estómago del bebé se vacía rápidamente de la leche materna, la mayoría de los recién nacidos necesitan alimentarse aproximadamente cada dos horas. Es posible que tenga que pasar alimentando al bebé más tiempo que el que había anticipado. Preste mucha atención a su dieta. La mayoría de las sustancias que come o que bebe (o que toma por vía oral, como los medicamentos) pueden transferirse al bebé vía la leche materna y podrían ocasionar problemas.

Problemas que podría tener durante la lactancia

Es común que haya problemas durante la lactancia. En la página de enfrente hay una explicación de las tres situaciones médicas más comunes con las que se puede encontrar.

ᴧ Congestión

Un problema común de la lactancia para algunas mujeres es la *congestión de las mamas.* Las mamas se inflaman, duelen y se llenan de leche. ¿Qué puede hacer para aliviar este problema?

La mejor cura es vaciar las mamas, si es posible, como hace cuando da de mamar. Algunas mujeres se dan una ducha caliente y se vacían las mamas en el agua tibia. También el gel refrigerante puede ayudar.

Haga tomar a su bebé de ambas mamas *cada vez* que lo alimente. No lo alimente de un solo lado.

Cuando no esté con su bebé, trate de extraerse algo de leche para mantener el flujo y los conductos abiertos. Además, se sentirá más cómoda.

A menudo, los medicamentos de venta libre, como el acetaminofeno, son útiles para aliviar el dolor de la congestión. La Academia Estadounidense de Pediatría certifica que el uso de acetaminofeno no implica riesgos durante la lactancia materna.

Es posible que necesite medicamentos más fuertes, como el acetaminofeno con codeína, si el dolor es más intenso. Llame a su proveedor de servicios médicos; él decidirá el tratamiento.

ᴧ Infección de las mamas

Es posible que las mamas se infecten durante la lactancia. Una infección puede provocar dolor en la mama y esta puede enrojecerse e inflamarse. Usted puede tener vetas de coloración rojiza en las mamas; tal vez también se sienta como si tuviera gripe.

Si cree que tiene una infección, llame a su proveedor de servicios médicos. Él puede idear un tratamiento o recetarle un medicamento, si es necesario.

ᴧ Pezones doloridos

La mayoría de las madres que amamantan tiene dolor en los pezones en algún momento, particularmente cuando empiezan la lactancia. Hay medidas que pueden tomarse para disminuir o aliviar el dolor. Pruebe lo siguiente.

- Mantenga secas y limpias las mamas.
- *No* se seque con aire; eso fomenta la formación de costras y puede demorar bastante que una mama dolorida se cure.
- La curación húmeda es mejor, como la aplicación de lanolina.
- Cubra completamente con lanolina la zona del pezón cada vez que el bebé termine de alimentarse.
- Extraiga un poco de leche después de la lactancia y frótela sobre los pezones. La investigación muestra que la leche materna tiene propiedades antibióticas que pueden curar los pezones doloridos y agrietados o prevenir que eso ocurra.

¡Buenas noticias! Dentro de poco —unos cuantos días o unas pocas semanas—, sus mamas estarán acostumbradas a la lactancia y los problemas disminuirán.

Su alimentación si amamanta

Cuando una mujer amamanta, tiene que pensar en su alimentación. Es importante para la producción de leche.

Probablemente, le aconsejen que consuma 500 calorías adicionales por día. ¡La leche materna proporciona al bebé de 425 a 700 calorías todos los días! Las calorías adicionales la ayudan a mantener la buena salud; por lo tanto, deben ser nutritivas, como las que ingirió durante el embarazo. Elija 9 porciones del grupo de pan/cereales/pastas/arroz y 3 porciones del grupo de lácteos. Las porciones de frutas deben ser 4 y las de verduras deben ser 5. La cantidad de proteínas de su dieta debe ser de 8 onzas diarias durante la lactancia. Sea cuidadosa con las grasas, el aceite y el azúcar; limite la ingesta a 4 cucharaditas.

Algunos alimentos pueden pasar a la leche materna y provocar malestar estomacal en el bebé. Evite el chocolate, los alimentos que le provoquen gases, las comidas muy condimentadas y los demás alimentos que le causen problemas. Comente la situación con su proveedor de servicios médicos y su pediatra si tiene preguntas.

Además, necesita continuar tomando mucho líquido. Mantenerse hidratada ayuda a aumentar la producción de leche y los niveles de energía. Beba por lo menos *2 cuartos* de líquido todos los días. Tendrá que tomar más líquido si hace calor. Evite los alimentos y las bebidas que contengan cafeína; pueden actuar como diuréticos.

Mantenga su ingesta de calcio. Consulte acerca del tipo de aportes complementarios de vitaminas que debe tomar. Algunas madres toman vitaminas prenatales mientras amamantan. Algunas mamás primerizas toman aportes complementarios para la lactancia que contienen dosis más altas de algunas vitaminas y algunos minerales y dosis más bajas de hierro que las vitaminas prenatales.

La lactancia materna agota su reserva de colina. Necesita 550 mg diarios para reemplazarla.

Amamante con confianza: consejos para empezar

Es probable que tenga algunos problemas cuando empiece a amamantar. No se desanime si eso ocurre. Lleva un tiempo descubrir qué funciona para usted y su bebé. Hay cosas que puede hacer para que la lactancia resulte satisfactoria. Tenga presente los siguientes consejos cuando empiece a amamantar. ¡Amamantar requiere práctica! Aunque la lactancia es una manera natural de alimentar a un bebé, lleva tiempo y práctica acostumbrarse.

Los bebés lactantes necesitan vitamina D adicional, porque la leche materna no contiene cantidad suficiente de esta importante vitamina. Hable con su pediatra acerca de darle al bebé 400 UI de un aporte complementario líquido de vitamina D todos los días desde el nacimiento.

Alimente al bebé cada vez que lo pida, ¡pueden ser de 8 a 10 veces al día o más! A los 4 meses de edad, un bebé generalmente ya se alimenta de 4 a 6 veces por día. El bebé tomará solo la cantidad de leche materna que necesite; por lo tanto, su producción de leche normalmente se adapta a las necesidades de él.

Sostenga al bebé de modo que él alcance a su mama fácilmente mientras se alimenta. Sosténgalo cruzado sobre su pecho o acuéstese en la cama. El vientre del bebé debe tocarla; coloque el antebrazo del niño entre su brazo y su costado.

Ayúdelo a pegarse a su pecho. Rócele los labios con el pezón. Cuando abra la boca, introduzca el pezón y la areola hasta donde sea posible, Usted debe sentir que él tironea de la mama mientras succiona, pero no debe doler.

> Si está teniendo problemas con la lactancia, lleve un registro de la hora y la duración de cada vez que lo alimente, y de qué lado lo hizo. Esto puede ayudarla a que vea más claramente cuánto tiempo pasa por día alimentando al bebé.

Alimente al bebé de 5 a 10 minutos en cada mama; él toma la mayor parte de la leche al comienzo. No lo apure; terminar de alimentarse puede llevarle hasta 30 minutos. Es posible que el bebé no necesite eructar. Desde el comienzo, hágalo eructar cuando cambia de mama y cuando termina. Si el bebé no eructa, no lo obligue. Quizás no lo necesite.

Algunos expertos creen que se puede empezar a alimentar al bebé con biberón casi desde que llegan del hospital. Si usted va a darle biberón a su bebé, dele leche materna, ya que él está acostumbrado a su sabor. Además, dele un biberón una o dos horas *después* de amamantarlo. Es más fácil hacer que el bebé pruebe el biberón cuando no está hambriento.

Amamantar a más de un bebé

Alimentar a los bebés después de un embarazo múltiple puede ser un desafío. Aunque tenga más de un bebé, usted debe ser capaz de amamantarlos. Alimentarlos con leche materna una o dos veces al día será suficiente para brindarles protección contra infecciones. La investigación ha demostrado que aun la más pequeña dosis de leche materna da al bebé una ventaja sobre los que se alimentan con leche maternizada solamente.

Si los bebés se adelantan y usted no puede alimentarlos, ¡empiece a extraerse la leche! Extráigase leche desde el primer día y guárdela para cuando los bebés puedan tomarla. Además, la extracción le indica al organismo que produzca leche; extraiga y la leche vendrá. Solo toma un poco de tiempo.

Probablemente, vea que sus bebés marchan bien con la lactancia y el biberón. Dar el biberón no significa siempre alimentar con leche maternizada. Puede ponerle la leche que usted se haya extraído.

Complementar con leche maternizada permite que su pareja y otras personas la ayuden a alimentar a los bebés. Usted puede amamantar a un bebé mientras alguien le da el biberón a otro. O puede amamantar a cada uno por un tiempo y luego terminar con leche maternizada. En cualquier caso, alguna otra persona puede ayudarla.

Medicamentos que puede tomar durante la lactancia

Sea muy cuidadosa con cualquier medicamento que tome si está amamantando, aun en el hospital. Si toma codeína para el dolor después del parto, verifique que el bebé no dé señales de dificultades respiratorias, falta de fuerzas y somnolencia extrema.

Tome un medicamento *solo* cuando lo necesite y tómelo *solo* como se lo recetan. Pida la menor dosis posible. Consulte sobre los posibles efectos en el bebé para que esté alerta a ellos. Si puede, espere para hacerse un tratamiento. Trate de tomar los medicamentos inmediatamente después de amamantar; puede tener menos efectos en el bebé.

Muchas mamas primerizas se preocupan si tienen que tomar antibióticos durante la lactancia. La mayoría de los antibióticos comúnmente usados no conllevan riesgos para las mamás que amamantan. Existe cierta preocupación acerca del metronidazol (Flagyl). La AEP sugiere que, la mujer no debe lactar cuando lo consume. Además, antes de volver a amamantar, debe tirar la leche durante 24 horas después de terminar con el medicamento.

Los antibióticos que no presentan peligro durante la lactancia son: aciclovir, amoxicilina, aztreonam, cefazolina, cefotaxima, cefoxitina, cefprozil, ceftazidima, ceftriaxona, cloroquina, ciprofloxacina, clindamicina, dapsona, eritromicina, etambutol, fluconazol y gentamicina. También es seguro el uso de isoniacida, kanamicina, nitrofurantoína, ofloxacina, quinidina, quinina, rifampina, estreptomicina, sulbactam, sulfadiazina, sulfisoxazol, tetraciclina y trimetoprima-sulfametoxazol.

Si un medicamento puede tener efectos graves en su bebé, puede decidir darle biberón mientras lo toma. Puede mantener su suministro de leche si se la extrae (y luego la tira).

¿Está tomando el bebé suficiente leche?

Quizás la preocupe saber cuánta leche toma su bebé cada vez que lo alimenta. Hay pistas que ayudan a descubrirlo. Obsérvele las mandíbulas y las orejas mientras come, ¿está succionando activamente? Cada vez que termina de comer, ¿se queda dormido o se tranquiliza fácilmente? ¿Puede esperar 1½ hora entre cada alimentación? Usted sabrá que su bebé está tomando suficiente leche si:

- lo alimenta frecuentemente, como cada 2 o 3 horas, o de 8 a 12 veces en 24 horas
- moja de 6 a 8 pañales y defeca de 2 a 5 veces por día
- aumenta de 4 a 7 onzas por semana o al menos 1 libra por mes
- su aspecto es saludable, tiene buen tono muscular, y está alerta y activo

Hay algunas señales de advertencia a las que debe prestar atención. Preocúpese si sus mamas muestran muy poco cambio o ninguno durante el embarazo, si no hay congestión después del nacimiento o si para el quinto día no tiene leche. Si no oye que el bebé traga cuando lo alimenta o si pierde más del 10% del peso que tuvo al nacer, es motivo de preocupación. Si el bebé nunca parece satisfecho, consulte a su pediatra.

Si su bebé es un niño, su leche contiene 25% más calorías que si el bebé es una niña.

Apéndice C:
Alimentar al bebé con biberón

Muchas mujeres optan por alimentar al bebé con biberón; los estudios muestran que son más las mujeres que alimentan con el biberón que con la leche materna. De hecho, muchas mamás primerizas empiezan lactando, pero a los 3 meses, más del 65% de los bebés toman exclusivamente biberón. Para la edad de 6 meses, solo el 12% se alimenta únicamente con leche materna.

No se sienta culpable si decide alimentar con biberón; es una decisión personal a la cual tiene derecho. No se le considerará una "pésima madre" porque no prefiera, o no pueda, amamantar a su bebé. El bebé estará bien si lo alimenta con biberón.

A veces, unas mujeres no pueden amamantar. Puede ser que su peso sea muy insuficiente o que tenga una enfermedad que le impide amamantar. Algunos bebés tienen problemas para recibir la leche materna o no pueden hacerlo debido a un problema físico. También la intolerancia a la lactosa puede ocasionar problemas con la lactancia.

Algunas mujeres tratan de amamantar, pero no les funciona. Quizás usted no pueda optar por la lactancia por otras exigencias de tiempo, como su trabajo o porque tiene otros niños que cuidar. De todas formas, tomando el biberón, su bebé puede recibir todo el amor, la atención y la nutrición que necesita. No se preocupe por eso. ¡No hay problema!

Alimentar con el biberón no significa siempre dar leche maternizada. Usted también puede poner en el biberón la leche que haya extraído de sus mamas. Puede haber muchas razones por las que usted decida empezar a darle el biberón a su bebé. Una es para que el papá pueda alimentarlo. Otra es para que la mamá pueda descansar un poco. Esto es especialmente importante si la mamá primeriza está enferma o sufre de síndrome de depresión puerperal.

Si desea una explicación completa sobre alimentar al bebé con biberón, lea nuestros libros *Your Baby's First Year Week by Week* (El primer año de su bebé semana a semana) y *Your Pregnancy Quick Guide to Feeding Your Baby* (El embarazo, Guía rápida para alimentar a su bebé).

Ventajas de alimentar con biberón

Su bebé puede recibir una buena alimentación si usted le da una leche maternizada fortificada con hierro. Algunas mujeres disfrutan de la libertad que da la alimentación con biberón. Puede facilitarle las cosas el que otra persona la ayude a cuidar el bebé. Usted puede determinar exactamente cuánta leche maternizada está tomando su bebé en cada biberón. Además, hay otras ventajas.

- Dar el biberón es más fácil; nunca hace daño si se hace correctamente.
- El papá puede participar más en el cuidado del bebé.

- Los bebés que toman biberón pueden pasar más tiempo entre una comida y otra, porque la leche maternizada se digiere más lentamente que la leche materna.

- Se puede preparar al mismo tiempo la leche maternizada para todo el día, ahorra tiempo y esfuerzo.

- No tiene que preocuparse de si debe alimentar al bebé frente a otras personas.

- Puede ser más fácil alimentar al bebé con biberón si usted planea regresar al trabajo pocos días después del nacimiento.

- Si le da leche maternizada fortificada con hierro, el bebé no necesitará aportes complementarios de hierro.

> Si usted no amamanta, la disminución o detención de la producción de leche puede demorarse de 10 a 15 días. La mayor molestia se presenta generalmente entre el tercer y el quinto día después del parto. Para calmar el dolor, use un sostén deportivo día y noche, tome acetaminofeno o ibuprofeno, y aplíquese una compresa fría.

- Si usa agua fluorada del grifo para preparar la leche maternizada, tal vez no tenga que darle al bebé aportes complementarios de fluoruro.

- Los recipientes graduados de las leches maternizadas son fantásticos para cuando se está escaso de tiempo.

La alimentación con biberón no es barata; usted gastará entre $1500 y $2000 durante el primer año.

La mayoría de los padres quieren establecer un fuerte vínculo con el bebé. No obstante, algunos temen que la alimentación con biberón no fomente esa íntima relación con el hijo. Temen que no se establezca el vínculo entre los padres y el bebé. No es cierto que una mujer deba amamantar a su bebé para vincularse afectivamente con él.

El contacto piel a piel durante la alimentación con biberón ayuda a estrechar la relación entre el bebé y la mamá (o quienquiera que lo alimente). Cuando le dé de comer al bebé, elija un lugar tranquilo; eso lo ayuda a concentrarse en la comida y ayuda a crear el vínculo afectivo.

Su alimentación si da el biberón

Aunque usted no amamante a su bebé, es importante que mantenga un plan de alimentación nutritivo, como el que siguió durante el embarazo. Continúe comiendo alimentos con alto contenido de carbohidratos complejos, como los cereales, las frutas y las verduras. Las carnes magras, el pollo y el pescado son buenas fuentes de proteínas. En cuanto a los productos lácteos, elija los que tengan bajo contenido de grasas o los descremados.

Usted necesita menos calorías que las que debería ingerir si estuviera amamantando. Pero no reduzca la ingesta de calorías de manera drástica con la esperanza de perder peso rápidamente. Todavía necesita alimentarse bien para mantener buenos niveles de energía. Asegúrese de que las calorías que consuma no provengan de comidas chatarra.

A continuación detallamos los tipos de alimentos y las cantidades que debe tratar de comer cada día. Elija 6 porciones del grupo de pan/cereales/pastas/arroz y 3 frutas. Coma 3 porciones de verduras. Del grupo de los lácteos, elija 2 porciones. Ingiera aproximadamente 6 onzas de proteínas al día. Seguimos aconsejando que tenga cuidado con las grasas, los aceites y los azúcares; limite la ingesta a 3 cucharaditas. Y mantenga su ingesta de líquidos. También puede usar el plan alimentario del embarazo como referencia; vea la 6.ª Semana.

Leches maternizadas para tener en cuenta

Las fórmulas de leches maternizadas aparecieron en el mercado en la década de 1930. Hoy día se consiguen muchos tipos y muchas marcas. Pregúntele a su pediatra qué tipo de leche maternizada debe darle a su bebé.

Al momento de elegir una leche maternizada, verá que no hay mucha diferencia entre las marcas que se consiguen. La mayoría de los bebés no tienen problemas con las leches maternizadas de base láctea. La fórmula básica se elabora con leche de vaca que se modifica para hacerla más parecida a la leche materna. Además, las leches maternizadas se digieren más fácilmente que la leche de vaca común. La mayoría está fortificada con hierro. Un bebé necesita hierro para su desarrollo normal; un estudio reciente demostró que la baja cantidad de hierro puede dar lugar a problemas.

Las leches maternizadas se empacan en forma de polvo o como líquido concentrado y listas para el consumo. Las leches maternizadas en polvo son las más económicas. El producto final es el mismo. Cuando elija una leche maternizada, elija las enlatadas en polvo. Las latas que contienen leche maternizada líquida con frecuencia tienen una cubierta plástica que contiene BFA. Para evitar la exposición al BFA, muchas compañías venden sus productos en envases de vidrio o con materiales libres de BFA.

Todas las leches maternizadas que se venden en Estados Unidos deben cumplir con los estándares mínimos que establece la FDA, de modo que todas sean nutritivamente completas. No hay que preocuparse por la contaminación de las leches maternizadas. Su producción se controla estrictamente; por lo tanto, el riesgo de contaminación es muy bajo. Es ilegal importar leches maternizadas de otros países. Si sabe de una tienda que venda leches maternizadas extranjeras, ¡no las compre!

Muchas de las leches maternizadas del mercado contienen dos nutrientes que se encuentran en la leche materna: ADH y AA. El ADH (ácido docosahexaenoico) contribuye al desarrollo de los ojos del bebé. El AA (ácido araquidónico) es importante para el desarrollo del cerebro del bebé. Los estudios muestran que los bebés alimentados con leches maternizadas complementadas con ADH y AA obtienen mejores resultados en pruebas cognitivas que aquellos que toman fórmulas que no los tienen. Esos bebés tienen además mejor agudeza visual.

Si usted prepara la leche maternizada con agua del grifo, use el agua fría. Muchas tuberías pueden contener plomo; el agua caliente libera el plomo de las tuberías. Si quiere entibiar la leche maternizada, use agua caliente en la parte *exterior* del biberón.

La Academia Estadounidense de Pediatría recomienda alimentar a los bebés con una leche maternizada fortificada con hierro durante el primer año de vida. Alimentarlo durante este tiempo ayuda a mantener una ingesta de hierro adecuada.

Utensilios para usar en la alimentación del bebé

No compre biberones ni recipientes que tengan el número 7 en la etiqueta o en el fondo. Esto ayuda a evitar la exposición del bebé al BFA. Cuando le dé el biberón, quizás pueda usar biberón ergonómico. La investigación demuestra que este diseño mantiene la tetina llena de leche, o sea que el bebé toma menos aire. Un biberón ergonómico asegura además que el bebé esté sentado para tomar. Cuando un bebé toma acostado, la leche puede acumularse en las trompas de Eustaquio, lo cual podría provocar infecciones del oído.

Usted tiene que elegir también una tetilla para el biberón. Una tetilla ancha, redonda y blanda ayuda a que el bebé la agarre con la boca abierta, similar a cuando toma del pecho materno. Otro tipo de tetilla permite que la leche maternizada o la leche extraída de las mamas se libere a la misma velocidad que fluye la leche materna durante la lactancia. Un giro permite ajustar la tetilla para que el flujo sea lento, mediano o rápido. De esta manera, se puede hallar el flujo que resulte mejor para el bebé. Esta tetilla se adapta a la mayoría de los biberones. Si le interesa, búsquela en las tiendas locales.

Información para alimentar con biberón

Los bebés que se alimentan con biberón toman de 2 a 5 onzas de leche maternizada cada vez. En el primer mes de vida, toman el biberón cada 3 o 4 horas (de 6 a 8 veces por día). Si el bebé protesta cuando se le termina el biberón, se le puede dar un poco más. Cuando el bebé es mayor, disminuye el número de veces que se le alimenta, pero la cantidad de leche maternizada que se pone en el biberón aumenta.

Si el bebé se aparta del biberón, generalmente es señal de que ha terminado de comer. Sin embargo, puede intentar hacerlo eructar antes de terminar de alimentarlo.

Usted puede saber si el bebé está tomando suficiente leche maternizada si moja de 6 a 8 pañales por día. También puede defecar 1 o 2 veces. Las heces de un bebé que se alimenta con biberón son más sólidas y de color más verdoso que las de un bebé lactante.

Si su bebé defeca después de comer, es producto del *reflejo gastrocólico*. Este reflejo provoca una presión en los intestinos cuando el estómago se estira, como cuando se come. Esto es muy pronunciado en los recién nacidos y generalmente disminuye pasados los 2 o 3 meses de edad.

Después de que el bebé tome 2 onzas, hágalo eructar. Haga eructar al bebé cada vez que coma para ayudarlo a expulsar el exceso de aire. Si el bebé no quiere tomar el biberón, no lo obligue. Vuelva a intentarlo un par de horas más tarde. Pero si rechaza dos biberones seguidos, llame a su pediatra. Quizás esté enfermo.

Apéndice D: Si su bebé
es prematuro

En Estados Unidos, nacen prematuramente más de 475,000 bebés todos los años. Se define como *parto prematuro* aquel que se produce antes de las 37 semanas de embarazo. Aproximadamente el 12% de todos los nacimientos se consideran prematuros o antes de término; en los 30 últimos años, el número de los nacimientos prematuros ha aumentado en un 30%. La investigación demuestra que el 25% de los nacimientos prematuros son consecuencia de un problema del embarazo. Sin embargo, en casi el 50% de los casos, la causa es desconocida.

El tipo de atención que recibe un bebé que ha nacido prematuro depende de lo anticipado que haya sido su nacimiento. Algunos bebés no nacen demasiado prematuramente, por lo que no requieren una atención exhaustiva. Otros bebés necesitan atención a largo plazo y no pueden irse a casa por semanas o meses. Como regla general, cuanto más prematuramente nazca un bebé, más prolongada será la atención que necesite.

Cada bebé prematuro es un caso particular. Se evaluará y se atenderá al bebé de acuerdo con sus necesidades exclusivas. Si desea consultar una explicación completa acerca de los bebés prematuros, lea nuestro libro *Your Baby's First Year Week by Week* (El primer año de su bebé semana a semana).

Atención inmediata para el recién nacido

Cuando un bebé nace prematuro, muchas cosas pueden suceder muy rápidamente. Un bebé prematuro necesita más atención, porque su organismo no puede asumir y llevar a cabo algunas de las funciones normales del cuerpo. Si el bebé tiene dificultad para respirar, el personal de enfermería lo ayudará, lo cual puede hacerse de muchas maneras. Después de que lo atienden en la sala de partos, se traslada al bebé al pabellón de recién nacidos o a una unidad especial para su tratamiento, evaluación y asistencia.

Si el bebé necesita atención más amplia y exhaustiva, se le traslada a la unidad de cuidados intensivos neonatales (NICU por su sigla en inglés). Las enfermeras y los médicos que trabajan en estas unidades han recibido enseñanza y capacitación especializadas para atender a bebés prematuros.

Es posible que la primera vez que vea a su bebé un cierto tiempo sea después de que lo trasladen a la NICU. Puede ser que su tamaño la sorprenda. Cuánto más prematuramente haya nacido, más pequeño será.

A medida que el tiempo transcurra y el bebé crezca, probablemente podrá cargarlo. También la animarán a que lo atienda; por ejemplo, darle un baño, cambiarlo y alimentarlo. El cuidado canguro —sostener al bebé desnudo contra su pecho desnudo— 1 hora al día, varias veces por semana, proporciona muchos beneficios para la salud de un bebé prematuro.

Usted verá mucho equipo y muchas máquinas en la unidad. Están ahí para ofrecerle a su bebé la mejor atención posible. Los monitores registran diversas clases de información, los ventiladores sirven para que el bebé respire, las luces le dan calor y ayudan a tratar la ictericia. Hasta la cama del bebé puede ser especial.

Alimentar al bebé prematuro

La alimentación es muy importante para un bebé prematuro. De hecho, que un bebé pueda alimentarse sin mayor ayuda en todas las alimentaciones puede ser una de las señales que el médico tenga en cuenta cuando deba pensar en dejarlo ir. Que el bebé se alimente con lactancia materna o con biberón todas las veces que le toque comer es un logro importantísimo.

Los primeros días o las primeras semanas posteriores al nacimiento, un bebé prematuro se alimenta por vía intravenosa. Cuando un bebé es prematuro, posiblemente no es capaz de succionar y de tragar, por eso no se lo puede amamantar ni darle biberón. Su sistema grastrointestinal está demasiado inmaduro para absorber nutrientes. La alimentación por vía intravenosa le proporciona los nutrientes que necesita de manera que él puede digerir.

Frecuentemente, los bebés prematuros tienen problemas digestivos. Necesitan recibir poca cantidad de alimento cada vez, por eso hay que alimentarlos con frecuencia.

Si usted va a amamantar a su bebé, tendrá que suministrar su leche. La extracción con bomba puede ser la solución. Los estudios han demostrado que cualquier pequeña cantidad de leche materna es beneficiosa para un bebé prematuro; por lo tanto, tenga en cuenta esta importante tarea.

El ADH (ácido docosahexaenoico) y el AA (ácido araquidónico) son dos nutrientes que están presentes en la leche materna y pueden realmente ayudar a un bebé prematuro. Si usted no puede amamantar, pregunte a las enfermeras de la NICU se al bebé le darán una leche maternizada especial para prematuros que contenga estos nutrientes.

Cuando un bebé nace prematuramente, la composición de la leche materna es diferente de cuando el bebé nace a término. Debido a esta diferencia, es posible que la alimentación del bebé se complemente con leche maternizada.

Elegir un pediatra para el bebé prematuro

La atención que el bebé reciba después de que salga del hospital es muy importante. Trate de encontrar un pediatra que tenga experiencia en la atención de bebés prematuros. Es probable que vaya a ver a este doctor muy a menudo durante el primer año, de modo que es muy importante que se sienta cómoda con él.

Problemas que pueden tener algunos bebés prematuros

Cuando un bebé nace prematuramente, no ha tenido tiempo de terminar de crecer y de desarrollarse dentro del útero. Nacer con demasiada anticipación puede afectar la salud del bebé de muchas maneras. En la actualidad, con todos los avances médicos y tecnológicos que la medicina ha hecho respecto de la atención de los bebés prematuros, tenemos la suerte de que muchos niños tengan muy pocas dificultades a largo plazo.

Abajo se detallan algunos problemas inmediatos que su bebé puede tener. Algunos son de corto plazo; otros pueden necesitar atención durante el resto de la vida del niño.

- ictericia
- apnea
- síndrome disneico (SD)
- displasia broncopulmonar (DBP)
- testículos no descendidos
- conducto arterioso permeable
- hemorragia intracraneal (HIC)
- retinopatía del prematuro (RP)
- virus sincitial respiratorio (VSR)

Llevarse al bebé a casa

En algún momento, usted podrá llevarse al bebé a su casa. Su bebé estará listo para irse a casa cuando ya no tenga problemas médicos que lo retengan en el hospital, cuando mantenga una temperatura corporal estable, cuando se alimente por sí solo (sin alimentación por sonda) y cuando esté aumentando de peso.

Las personas que trabajan en la NICU la ayudarán a prepararse para este importante acontecimiento. Pueden ayudarla a planear los cuidados especiales necesarios antes de llevarse al bebé a casa. Una vez en casa, la mayoría de los bebés prematuros no tienen problemas.

El bebé prematuro puede correr un mayor riesgo de SMLS. Para protegerlo, siga las pautas establecidas para reducir el SMLS durante todo el *primer año* de vida de su bebé. ¡Es importante colocarlo *boca arriba* todas las veces que lo ponga en la cuna o en el moisés!

Desarrollo mental y físico del bebé

A medida que el bebé crezca y se desarrolle, usted no debe olvidarse de que nació prematuro. Durante los 2 primeros años de vida, su desarrollo puede ser más lento que el de los niños que nacieron cerca del término de la gestación. Su bebé tendrá dos edades: su *edad cronológica* (cuando nació) y su *edad de desarrollo,* que se basa en la que habría sido la fecha de parto. La edad de desarrollo se llama también *edad corregida.*

Los expertos creen que los niños que nacieron prematuros pueden necesitar ayuda durante bastantes años. Como padres, ustedes querrán participar en la evaluación de las actividades de aprendizaje y de conducta de su hijo. Comenten esto con su médico, de manera que puedan trabajar juntos como equipo para ayudar a su pequeño.

Cuando un bebé nace prematuramente, puede tomarle más tiempo alcanzar un suceso que marque un desarrollo o una etapa nueva. Son los llamados *hitos* y sirven para determinar cómo progresa su bebé. ¡En realidad no importa *cuándo* su hijo alcanza un hito con tal de que finalmente lo alcance!

Cuando evalúe cómo está desarrollándose su hijo, corrija la edad por la cantidad de semanas que se adelantó al nacer. ¡Calcule su edad de desarrollo desde la fecha de parto, no desde su verdadera fecha de nacimiento! Por ejemplo, si el bebé nació el 18 de abril, pero la fecha de parto era en realidad el 6 de junio, empiece a calcular su desarrollo a partir del 6 de junio. Considérelo su "cumpleaños de desarrollo".

Apéndice E: Elegir quién cuidará al bebé

Si usted y su pareja trabajan, el cuidado del niño puede ser una de las decisiones más importantes que deba tomar por el bebé. No es la única. Casi el 65% de las mujeres que trabajan tienen hijos de menos de 6 años.

Encontrar el mejor ámbito para su bebé puede llevar tiempo. Empiece el proceso mucho antes de necesitarlo. Con frecuencia, esto significa encontrar a quien cuidará al bebé antes de que nazca. Algunos lugares tienen una lista de espera.

Hay escasez de atención de calidad para niños de menos de 2 años. Si encuentra un proveedor de cuidado infantil con el que estaría cómoda, pero no es el momento de dejar a su bebé, pida hacer un depósito y establezca una fecha para empezar el cuidado del niño. Manténgase en contacto con el proveedor de cuidado infantil y planee un encuentro antes de dejar a su hijo a su cuidado diario.

Cuando se selecciona a alguien para el cuidado del bebé, deben hacerse muchas decisiones. Usted quiere el mejor ambiente y la mejor atención para su hijo. La mejor manera de conseguir eso es conociendo sus opciones antes de empezar. Usted cuenta con muchas opciones cuando se trata del cuidado del bebé. Entre varias situaciones cualquiera podría convenirle. Examine sus necesidades y las necesidades de su hijo antes de decidir con cuál quedarse.

¡Verifique siempre las referencias antes de tomar una decisión final! Esto se aplica tanto a las guarderías como a las personas que prestan este servicio en el hogar (el suyo o el de ellas).

Lista de control para diferentes ofertas de cuidado infantil

Cuando esté eligiendo quién cuidará a su bebé, tenga presente lo que sigue a medida que analice los diversos lugares.

- Asegúrese de que el lugar esté limpio y sea a prueba de niños, y que el área de juegos esté cercada. Observe el equipo y los juguetes para estar segura de que no sean peligrosos, y que estén limpios y bien mantenidos.
- Observe cómo interactúa el personal con los niños. ¿Están activamente relacionados con ellos? La proporción entre bebés y profesionales debe ser de 3 a 1, con no más de 6 bebés por grupo.
- Averigüe cuál es la rotación de los empleados. Vea cómo interactúa la directora con el personal. Compruebe que la guardería haya verificado exhaustivamente los antecedentes de todos los encargados de los niños antes de contratarlos.
- ¿Se permite que usted visite a su hijo en cualquier momento o se requiere que vaya solo en determinados horarios para no perturbar las rutinas?

- Compruebe que los refrigerios sean nutritivos y que los preparen en una cocina o un área de preparación de alimentos que esté limpia.

Cuidado de niños en el hogar

El cuidado de niños en el hogar supone que alguien venga a su casa a cuidar el bebé o que usted lo lleve a la casa de otra persona. En estos casos, la persona encargada de cuidar al niño puede ser un pariente o no.

Cuando esa persona viene a su casa, a usted se le facilitan las cosas. No tiene que preparar al bebé por la mañana. Nunca tiene que sacar a su hijo cuando hay mal tiempo. Si está enfermo, no necesita restarle tiempo a su trabajo ni tratar de encontrar a alguien que se quede con él. Ahorra tiempo por la mañana y por la tarde, porque no tiene que llevarlo ni pasar a buscarlo.

El cuidado en el propio hogar puede ser una excelente opción para un bebé o un niño pequeño, ya que proporciona una atención personalizada (si usted tiene solo un niño en la casa). Además, el ambiente es conocido para el bebé.

Otra opción de cuidado en el hogar es que usted lleve a su hijo a la casa de otra persona. Con frecuencia esas casas reciben a grupos pequeños y ofrecen más flexibilidad para los padres, como tener al niño más tiempo el día que usted deba demorarse. Pueden brindar un ambiente hogareño y su hijo puede recibir mucha atención. En un ámbito grupal, debe haber un máximo de dos niños de menos de 2 años.

Ya sea que usted elija a alguien para que venga a su casa o que lleve a su hijo a la casa de otra persona, hay ciertos pasos que puede dar para encontrar un proveedor de cuidado infantil. Las siguientes sugerencias pueden serle útiles para hallar al mejor proveedor de cuidado infantil para su hijo.

Anuncie en los periódicos locales y en los boletines de las iglesias que está buscando a alguien para entrevistar. Aclare cuántos niños hay que cuidar y de qué edades. Incluya información sobre los días y los horarios en que necesita el servicio, qué experiencia busca y demás detalles. Indique que se piden referencias y que usted las verificará.

Hable con las personas primero telefónicamente para determinar si quiere entrevistarlas. Pregunte qué experiencia tienen, títulos, concepto del cuidado infantil y qué pretenden del puesto. Luego decida si le interesa continuar el contacto con una entrevista personal. Haga una lista de los temas que le preocupen; por ejemplo, días y horarios en los que necesita a la persona, las tareas que debe desarrollar y la necesidad de una licencia de conductor. Hable de todo esto con cada postulante.

¡Compruebe las referencias de cualquier persona que le interese! Pida nombres y números telefónicos de las personas para quienes hayan trabajado antes. Llame a cada familia, dígales que está pensando en esta persona para que cuide a su bebé y hable con ellos acerca de eso.

El cuidado de un bebé

Asegúrese de que el lugar que elija para su bebé satisfaga sus necesidades. Al bebé hay que cambiarlo y alimentarlo, pero además necesita que lo carguen y que se interactúe con él. Necesita consuelo cuando tiene miedo. Necesita descanso a ciertas horas del día.

Cuando busque un lugar, no pierda de vista los requerimientos de su hijo. Evalúe todas las situaciones para ver si pueden cubrir las necesidades de su bebé.

Después de contratar a alguien, llegue de casualidad sin avisar. Observe cómo está todo en ese momento. Preste atención a las reacciones de su hijo cuando usted se va o cuando llega. Esto puede darle una pista de cómo se siente su hijo con la persona que lo cuida. Haga esto en cualquier ámbito que elija para el cuidado del niño.

Guarderías infantiles

En una guardería, se cuidan muchos niños en un ambiente más grande. Las guarderías varían mucho con respecto a sus instalaciones y a las actividades que ofrecen, a cuanta atención le prestan a cada niño, al tamaño de los grupos y a cuál es el concepto básico del cuidado infantil. Las guarderías de día generalmente cuidan a muchos niños.

Es posible que encuentre guarderías que no aceptan bebés. Con frecuencia, las guarderías se centran más en los niños más grandes; los bebés requieren mucho tiempo y mucha atención. Si la guardería acepta bebés, la proporción entre profesionales y niños debe ser aproximadamente de un adulto cada tres o cuatro niños (hasta los 2 años de edad).

Pregunte qué capacitación le exigen a cada proveedor de cuidado infantil o cada maestra. Algunos centros son más exigentes que otros. En algunos casos, el centro contrata solamente personal capacitado y con títulos, o lo capacitan ellos y le proveen instrucción adicional.

El costo del cuidado infantil

Pagar por el cuidado de los niños puede ser un gasto importante dentro del presupuesto del hogar. Para algunas familias, puede representar hasta el 25% de su presupuesto familiar o más. Algunas familias pueden acceder a fondos públicos. El subsidio EE es un programa solventado con fondos federales. Llame al Departamento de Servicios Sociales de su localidad para ver si usted puede acceder a él.

Existen otros programas que pueden ayudar con los costos del cuidado infantil, como un programa de crédito fiscal federal, el programa de asistencia para el cuidado de personas a cargo y el crédito impositivo por ingreso. Estos programas están reglamentados por el gobierno federal. Comuníquese con el Servicio de Impuestos Internos (IRS) al 800-829-1040 si desea más información.

Necesidad de cuidados especiales

En algunas situaciones, su hijo puede tener necesidades especiales. Si su bebé nació con problemas y necesita una atención personalizada, quizás le cueste más trabajo encontrar un servicio de cuidado infantil. En estos casos especiales, probablemente deba dedicar algo más de tiempo para encontrar un proveedor calificado.

Comuníquese con el hospital donde atendieron a su hijo y pida referencias. O llame a su pediatra. El personal del consultorio puede estar en contacto con alguien que pueda ayudarla. Para un niño con necesidades especiales, puede ser mejor que el proveedor de cuidado infantil venga a su casa.

Apéndice F: Síndrome de depresión puerperal (SDP)

Probablemente, usted experimente muchos cambios emocionales después del nacimiento del bebé. Son comunes las fluctuaciones del estado anímico, la angustia leve y los arrebatos de llanto. Las fluctuaciones del estado anímico son a menudo una consecuencia de los cambios hormonales que se producen después del parto, iguales a los que ocurrían cuando estaba embarazada.

Muchas mujeres se sorprenden de lo cansadas que están emocional *y* físicamente durante los primeros meses después del nacimiento de su bebé. Asegúrese de reservar tiempo para usted. Dormir y descansar pueden ayudar a superar las fluctuaciones del estado anímico, que parecen ser más frecuentes cuando la mujer está agotada.

Después del embarazo, muchas mujeres padecen algún grado de depresión. Esto se llama *síndrome de depresión puerperal (SDP)*. Algunos expertos creen que la depresión puerperal puede empezar *durante* el embarazo, pero que los síntomas recién aparecen varios meses *después* del parto. Pueden ocurrir cuando la mujer empieza a tener su período menstrual otra vez y sufre cambios hormonales.

El síndrome de depresión puerperal puede terminar por sí solo, pero con frecuencia dura hasta un año. Si hay problemas más graves, el tratamiento puede aliviar los síntomas en cuestión de semanas y la mejora debe ser significativa dentro de los 6 a 8 meses. A menudo es necesario tomar medicamentos para una recuperación completa.

Si su tristeza puerperal no mejora en unas cuantas semanas o si se siente extremadamente deprimida, llame a su proveedor de servicios médicos. Es posible que necesite medicación para superar el problema.

Diferentes grados de depresión

Existen diferentes grados de depresión. La forma más leve es la *tristeza puerperal*. Hasta un 80% de las mujeres tienen "tristeza puerperal". Por lo general, aparece entre los 2 días y las 2 semanas posteriores al nacimiento del bebé. Es temporal y normalmente se va tan rápido como llega. Esta situación dura solo un par de semanas y los síntomas no empeoran.

Una versión más grave del síndrome es la llamada *depresión puerperal (DP)*. Afecta a aproximadamente al 10% de las madres primerizas. La diferencia entre la tristeza puerperal y la depresión puerperal radica en la frecuencia, la intensidad y la duración de los síntomas.

La DP puede extenderse de 2 semanas a 1 año después del nacimiento. La madre puede tener sentimientos de rabia, confusión, pánico y desesperanza. Puede experimentar cambios en sus patrones de alimentación y de sueño. Puede tener miedo de lastimar a su bebé o sentir que está volviéndose loca. La ansiedad es uno de los síntomas más fuertes de la DP.

La forma más grave del síndrome de depresión puerperal es la *psicosis puerperal (PP)*. La mujer puede tener alucinaciones, pensar en el suicidio o tratar de dañar al bebé. Muchas mujeres que desarrollan psicosis puerperal presentan también signos de trastorno bipolar, que no guarda relación con el parto. Plantéele esta situación a su médico si está preocupada.

Después de dar a luz, si usted cree que está padeciendo de alguna forma del síndrome de depresión puerperal, comuníquese con su proveedor de servicios médicos. Todas las reacciones puerperales, sean leves o graves, son generalmente temporales y tratables.

Es normal sentirse extremadamente cansada, especialmente después del gran esfuerzo hecho en el trabajo de parto y el parto y por tener que adaptarse a las exigencias de ser una mamá primeriza. No obstante, si después de 2 semanas de maternidad usted se siente tan agotada como se sentía enseguida de haber dado a luz, posiblemente esté en riesgo de desarrollar depresión puerperal.

Causas del síndrome de depresión puerperal

Los investigadores no están seguros de cuál es la causa de la depresión puerperal; no la padecen todas las mujeres. La sensibilidad particular de una mujer a los cambios hormonales puede ser parte de la causa; el descenso de estrógeno y de progesterona después del parto puede contribuir al síndrome de depresión puerperal.

Una madre primeriza debe hacer muchas adaptaciones y se enfrenta a muchas exigencias. Cualquiera de estas situaciones o ambas pueden provocar depresión. Si usted ha tenido un parto por cesárea, también puede correr un mayor riesgo de depresión puerperal.

Otros factores posibles son los antecedentes de depresión en la familia, la falta de apoyo familiar después del parto, el aislamiento y la fatiga crónica. También pueden aumentar los riesgos de sufrir SDP si:

- su madre o su hermana padeció el problema; parece ser hereditario
- ya sufrió el SDP en un embarazo anterior; lo más probable es que vuelva a tener el problema
- ha hecho tratamientos contra la esterilidad para lograr este embarazo; las fluctuaciones hormonales pueden ser más intensas, lo que provoca el SDP
- usted sufría de SPM extremo antes del embarazo; los desequilibrios hormonales pueden ser mayores después del parto
- tiene antecedentes personales de depresión o padeció depresión antes del embarazo y no recibió tratamiento
- hubo un descenso hormonal como consecuencia
- está ansiosa o tiene baja la autoestima
- tiene una relación conflictiva con el padre del bebé

- su situación económica y su acceso a la atención médica son limitados
- tiene poco apoyo social
- tuvo más de un bebé, o su bebé tiene cólicos o demanda mucha atención
- experimentó una falta de sueño durante el embarazo, duerme menos de 6 horas en un período de 24 o se despierta 3 veces o más durante la noche

Además, si contesta "la mayoría de las veces" o "a veces" a cualquiera de las siguientes aseveraciones, su riesgo puede ser mayor.

- Me culpo cuando las cosas salen mal (aunque usted no tenga nada que ver con ellas).
- Con frecuencia me asusto o me alarmo sin un verdadero motivo.
- Estoy ansiosa o preocupada sin tener una buena razón.

Sobrellevar la tristeza puerperal

Una de las maneras más importantes de poder sobrellevar la tristeza puerperal es tener a mano un buen equipo de apoyo. Pida ayuda a miembros de la familia y a amigos. Pídale a su madre o a su suegra que la acompañen un rato. Pídale a su esposo que se tome una licencia en el trabajo o contrate a alguien para que venga y ayude cada día.

Descanse cuando el bebé duerme. Busque a otras madres que estén en la misma situación; eso ayuda a compartir sentimientos y experiencias. No intente ser perfecta. Mímese.

Haga algún ejercicio moderado todos los días, aunque sea salir a caminar. Coma alimentos sanos y tome muchos líquidos. Salga de su casa todos los días. Comer carbohidratos más complejos puede levantarle el ánimo. Y hacerle un masaje al bebé puede ayudarla a *usted,* porque se vincula emocionalmente con él.

Hable con su proveedor de servicios médicos acerca de tomar antidepresivos por un tiempo si los pasos descritos arriba no le dan resultado. Aproximadamente el 85% de las mujeres que padecen depresión puerperal necesitan tomar medicamentos durante casi un año.

Afrontar las formas más graves del SDP

Más allá de los síntomas relativamente secundarios de la tristeza puerperal, el síndrome de depresión puerperal puede presentarse de dos maneras. Algunas mujeres padecen una depresión aguda que puede durar semanas o meses; no pueden dormir ni comer, se sienten desvalorizadas y aisladas, están tristes y lloran mucho. Otras mujeres están extremadamente ansiosas, impacientes y agitadas. Su frecuencia cardíaca aumenta. Otras mujeres más desafortunadas padecen los dos grupos de síntomas al mismo tiempo.

Si usted tiene cualquiera de estos síntomas, llame a su proveedor de servicios médicos inmediatamente. Probablemente, la verá en su consultorio y le recetará un tratamiento. Hágalo por usted y por su familia.

Su depresión puede afectar a su pareja

Si usted padece tristeza puerperal o DP, eso puede afectar también a su pareja. Prepárelo para esta situación antes de que el bebé nazca. Explíquele que, si esto le sucede, es solo algo temporal.

Hay algunas cosas que podría sugerirle a su pareja para que haga por sí mismo, si usted se pone triste o se deprime. Dígale que no tome la situación como algo personal. Sugiérale que hable con amigos, miembros de la familia, otros padres o un profesional. Debe comer bien, descansar lo suficiente y hacer ejercicio. Pídale que le tenga paciencia, y que le brinde su amor y su apoyo durante este difícil momento.

Glosario

A término. Se considera "a término" a un bebé cuando ha nacido después de las 38 semanas.

Aborto espontáneo. Pérdida del embarazo durante las primeras 20 semanas de gestación.

Aborto habitual. Existencia de tres o más abortos.

Aborto incompleto. Aborto en el que se expulsa parte del contenido uterino.

Aborto inevitable. Embarazo complicado con hemorragias y cólicos. Generalmente termina en un aborto.

Aborto natural. Pérdida prematura del embarazo; dar a luz a un embrión o un feto antes de que pueda vivir fuera del útero, definido generalmente antes de las 20 semanas de embarazo.

Aborto retenido. Embarazo fallido sin hemorragia ni cólicos. Frecuentemente se diagnostica mediante ecografía semanas o meses después de la pérdida del embarazo.

Acidez gástrica. Molestia o dolor que se produce en el pecho, frecuentemente después de comer.

AINE. Medicamentos antiinflamatorios no esteroides, como el ibuprofeno, Motrin, Alleve y Advil.

Alfafetoproteína (AFP). Sustancia que produce el feto a medida que crece dentro del útero. En el líquido amniótico se encuentran grandes cantidades de AFP. Parte de la prueba triple o cuádruple de detección sistemática.

Altura de la presentación. Estimación del descenso del bebé en el canal del parto en preparación para el nacimiento.

Altura del fondo uterino. La parte superior del útero se llama fondo uterino. El médico busca este punto y mide desde allí hasta la parte inferior del útero, alrededor del pubis, para ver si el crecimiento del feto es normal.

Aminoácidos. Sustancias que actúan como componentes básicos del feto en desarrollo.

Amniocentesis. Procedimiento en el cual se extrae líquido amniótico del saco amniótico, el líquido se analiza para detectar algunos defectos genéticos y determinar la madurez pulmonar del feto.

Amnioinfusión. Inyección de solución salina estéril dentro del saco amniótico.

Ampolla. Abertura dilatada de un tubo o un conducto.

Análisis de glucemia. Véase *prueba de tolerancia a la glucosa.*

Análisis de glucemia en ayunas. Análisis de sangre para evaluar la cantidad de azúcar en la sangre después de un período de ayuno.

Análisis de orina y urocultivos. Pruebas para buscar infecciones y determinar glucosuria y proteinuria.

Anemia. Afección en la cual el número de glóbulos rojos es inferior al normal.

Anemia ferropénica. Anemia que se produce por la falta de hierro en la alimentación; se ve frecuentemente en el embarazo.

Anemia fisiológica del embarazo. Anemia que se produce durante el embarazo por un aumento de la cantidad de líquido en la sangre comparado con el número de células. Véase también *anemia*.

Anencefalia. Desarrollo defectuoso del encéfalo del feto, combinado con la ausencia de los huesos que normalmente rodean el encéfalo.

Anestesia raquídea. Anestesia que se da en el conducto raquídeo.

Aneuploidia. Número anormal de cromosomas.

Angioma. Tumor o hinchazón; está compuesto de linfa y vasos sanguíneos. Generalmente es benigno.

Anomalía cromosómica. Número anormal o composición anómala de los cromosomas.

Anomalía fetal. Defecto congénito.

Anomalías del tubo neural. Anormalidades en el desarrollo de la médula espinal y el encéfalo en un feto. Véase también *anencefalia; hidrocefalia; espina bífida*.

Anovulación. La mujer no ovula.

Antagonistas adrenérgicos beta. Sustancias que interfieren con la transmisión de los estímulos; afectan el sistema nervioso autónomo.

Anticuerpos celulares. Véase *autoanticuerpos*.

Aporte complementario. Nutrientes que se agregan a una alimentación normal.

Areola. Anillo coloreado que rodea el pezón.

Arritmia. Latido cardíaco irregular o faltante.

Arritmia fetal. Véase *arritmia*.

Asesoramiento genético. Consulta entre una pareja y especialistas sobre la posibilidad de problemas genéticos en un embarazo.

Asma. Enfermedad caracterizada por ataques recurrentes de disnea y respiración dificultosa. La causa más frecuente es una reacción alérgica.

Asociado médico (AM). Profesional de la salud diplomado que puede cuidar de usted durante el embarazo. Tiene autorización para practicar la medicina en asociación con un médico autorizado.

Aspiración. Deglución o succión de un cuerpo o líquido extraño, como el vómito, por las vías respiratorias.

Atópico. Tendencia hereditaria a desarrollar alergias; su causa es un sistema inmunitario hipersensible.

Ausencias típicas. Crisis convulsiva breve, con posibles desmayos cortos. Se las asocia frecuentemente con parpadeo o temblor en los párpados y espasmos leves de la boca.

Autoanticuerpos. Anticuerpos que atacan partes del cuerpo o tejidos.

Bebé posmaduro. Bebé nacido dos semanas o más después de la fecha de parto.

Bilirrubina. Producto que se forma en el hígado a partir de la hemoglobina, cuando se destruyen los glóbulos rojos.

Biopsia. Extracción de una pequeña porción de tejido para su estudio microscópico.

Bloqueo epidural. Tipo de anestesia; se inyectan fármacos alrededor de la médula espinal durante el trabajo de parto u otros tipos de cirugías.

Bloqueo paracervical. Anestesia local para aliviar el dolor de la dilatación del cuello uterino.

Bloqueo pudendo. Anestesia local durante el trabajo de parto.

Bocio fetal. Agrandamiento de la glándula tiroidea en un feto.

Bolsa ileoanal. Bolsa o saco que conecta el íleon (intestino delgado) con el ano (la abertura inferior del tubo digestivo).

Borramiento del cuello uterino. Adelgazamiento del cuello del útero; se produce en la parte final del embarazo y durante el trabajo de parto.

Cálculos renales. Pequeñas masas o lesiones que se encuentran en el riñón o las vías urinarias. Pueden obstruir el paso de la orina.

Calostro. Líquido amarillo poco espeso; primera leche que sale de las mamas. Se ve con mayor frecuencia hacia el final del embarazo. Su contenido es distinto del de la leche producida después durante la lactancia.

Capa germinal ectodérmica. En el feto en desarrollo, capa que produce la piel, los dientes y las glándulas de la boca, el sistema nervioso y la glándula pituitaria.

Capa germinal endodérmica. Área de tejido que produce, en el embrión, el tubo digestivo, el aparato respiratorio, la vagina, la vejiga y la uretra. Llamado también *endodermo*.

Capa germinal mesodérmica. Tejido embrionario que forma el tejido conectivo, los músculos, los riñones, los uréteres y otros órganos.

Capas germinales. Capas o áreas de tejido que tienen importancia en el desarrollo fetal.

Cardiotocografía. Prueba en la que se inducen contracciones uterinas ligeras; se observa la frecuencia cardíaca fetal en respuesta a las contracciones.

Cardiotocografía con contracciones (CTC). Prueba de la respuesta del feto a las contracciones uterinas para evaluar su bienestar.

Cardiotocografía en reposo (CTR). Prueba que registra el movimiento fetal que siente la mujer o que observa un proveedor de servicios médicos, junto con las variaciones de la frecuencia cardíaca fetal. Se usa para evaluar el bienestar fetal.

Cardiotocógrafo. Aparato que se usa antes del trabajo de parto o durante su transcurso para escuchar y registrar los latidos cardíacos fetales. El monitoreo del bebé que está dentro del útero puede ser externo (a través del abdomen materno) o interno (a través de la vagina materna).

Catarata congénita. Opacidad del cristalino; está presente al nacer.

Cerclaje de McDonald. Procedimiento quirúrgico realizado en un cuello uterino insuficiente; una sutura de tipo zigzag mantiene cerrada la abertura cervicouterina durante el embarazo. Véase también *cuello uterino insuficiente*.

Certificación nacional (de un médico). El doctor ha recibido capacitación adicional y ha dado otros exámenes en una especialidad en particular. En obstetricia, la certificación la ofrece el *American College of Obstetricians and Gynecologists* (Colegio Estadounidense de Obstetras y Ginecólogos). La certificación exige experiencia en la atención de mujeres. La sigla *FACOG* a continuación del nombre del doctor significa *Fellow of the American College of Obstetricians and Gynecologists* (Miembro del Colegio Estadounidense de Obstetras y Ginecólogos).

Cesárea, o parto por cesárea. Parto de un bebé a través de una incisión abdominal, en lugar de hacerlo por la vagina.

Cetonas. Productos de degradación del metabolismo, que se encuentran en la sangre, particularmente por inanición o diabetes descontrolada.

Ciclo endometrial. Desarrollo regular de mucosas que recubren el interior del útero. Comienza con la preparación para recibir un embarazo y termina con la pérdida del revestimiento durante el período menstrual.

Ciclo ovárico. Producción regular de hormonas en el ovario en respuesta a los mensajes hormonales del cerebro. El ciclo ovárico rige el ciclo endometrial.

Cigoto. Célula que resulta de la unión del espermatozoide y el óvulo en la fecundación.

Cistitis. Inflamación de la vejiga.

Citomegalovirosis. Enfermedad causada por el citomegalovirus (CMV), el más común transmitido de madre a hijo durante el embarazo; afecta aproximadamente al 1% de los recién nacidos.

Citotóxico. Sustancia que puede provocar un aborto

Clamidia. Infección venérea transmitida sexualmente.

Cloasma. Manchas coloreadas de forma y tamaño irregular en la cara (pueden tener la apariencia de una mariposa) u otras partes del cuerpo. Pueden ser grandes. Llamado también *máscara del embarazo.*

Condilomas acuminados. Papilomas cutáneos o verrugas transmitidas sexualmente; los provoca el papilomavirus humano (PVH). Llamado también *verrugas venéreas*

Congestión. Lleno de líquido; generalmente se refiere a las mamas llenas de leche de una madre que amamanta.

Conización del cuello uterino. Gran biopsia del cuello del útero, que se hace en forma de cono.

Contracciones. El útero presiona o se tensa para expulsar al feto durante el parto.

Contracciones de Braxton-Hicks. Endurecimiento irregular e indoloro del útero durante el embarazo.

Control de la tensión arterial. Control de la tensión arterial de una mujer. Los cambios en la tensión arterial pueden ser una alerta para potenciales problemas. La hipertensión arterial puede ser importante durante el embarazo, especialmente cerca de la fecha de parto.

Control del peso. El peso se controla en todas las consultas prenatales; aumentar demasiado o no aumentar lo suficiente puede indicar problemas.

Control uterino en el hogar. Las contracciones de la embarazada se registran en la casa y luego se transmiten telefónicamente al médico. Se usan para controlar a las mujeres que tienen riesgo de trabajo de parto prematuro.

Convulsiones tonicoclónicas generalizadas. Pérdida del control y las funciones corporales durante una crisis convulsiva importante.

Cordón umbilical. Cordón que conecta la placenta con el feto en desarrollo. Transporta sangre oxigenada y nutrientes desde la madre hasta el bebé, a través de la placenta, y retira los productos de desecho y el dióxido de carbono del bebé.

Coriogonadotropina humana (hCG). Hormona que se produce al comienzo del embarazo; se mide en una prueba de embarazo.

Coriomamotropina humana. Hormona del embarazo producida por la placenta y que se encuentra en el torrente sanguíneo.

Corion. Membrana fetal exterior que rodea el saco amniótico.

Cribado genético. Realización de una o más pruebas genéticas.

Cribado sérico materno. Análisis de sangre hecho a la futura madre entre las 15 y las 20 semanas de embarazo para detectar el síndrome de Down, trisomía del par 18 y anomalías del tubo neural.

Crisis convulsiva. Aparición repentina de una convulsión.

Crisis drepanocítica. Episodio doloroso provocado por la enfermedad depranocítica.

Cromosomas. Estructuras que están dentro de las células y que transportan la información genética en forma de ADN. Los humanos tienen 22 pares de cromosomas y 2 cromosomas sexuales. Un cromosoma de cada par se hereda de la madre; el otro se hereda del padre.

Cuello del útero. Abertura del útero.

Cuello uterino dinámico. Describe la dilatación del cuello del útero vista durante la ecografía. Se asocia frecuentemente con antecedentes de cuello uterino insuficiente o trabajo de parto y parto prematuros.

Cuello uterino insuficiente. El cuello del útero se dilata sin dolor ni contracciones.

Cuerpo lúteo. Zona de los ovarios en donde se libera un óvulo durante la ovulación. Después de la ovulación, en esa zona se puede formar un quiste, llamado *quiste del cuerpo lúteo.*

Cuidado prenatal. Programa de cuidados para una mujer embarazada antes del nacimiento de su bebé.

Cultivos cervicouterinos. Hacer análisis en busca de ETS; cuando se hace la prueba de Papanicolaou, se puede tomar una muestra para detectar clamidiosis, gonorrea y otras ETS.

D y C (dilatación y curetaje). Procedimiento quirúrgico en el que se dilata el cuello uterino y se raspa el revestimiento del útero.

Dermatosis. Enfermedades o erupciones cutáneas.

Desprendimiento placentario. Véase *Desprendimiento prematuro de placenta.*

Desprendimiento prematuro de placenta. Separación antes de tiempo de la placenta con respecto al útero.

Desproporción cefalopélvica. El feto es demasiado grande para pasar por el canal del parto.

Detección de sordera congénita. Análisis de sangre que ayuda a identificar el problema en un feto si una pareja tiene antecedentes familiares de sordera hereditaria.

Detección por translucidez de la nuca. Ecografía detallada que permite al médico medir el espacio que hay detrás del cuello del bebé. Cuando se combina con los resultados de los análisis de sangre, puede ayudar a medir la probabilidad de que una mujer tenga un bebé con síndrome de Down.

Determinación del grupo sanguíneo. Prueba para determinar si el grupo sanguíneo de una mujer es A, B, AB o 0.

Diabetes del embarazo. Véase *diabetes gestacional*.

Diabetes gestacional. Presencia de diabetes solo durante el embarazo.

Diástasis de los rectos. Separación de los músculos abdominales.

Dietilestilbestrol (DES). Estrógeno sintético no esteroide; se usó en el pasado para intentar evitar abortos espontáneos.

Dilatación. Cantidad, en centímetros, que el cuello del útero se ha abierto antes del nacimiento. Cuando una mujer está completamente dilatada, está en 10 cm.

Disuria. Dificultad o dolor al orinar.

Dolor de los ligamentos redondos. Dolor provocado durante el embarazo por el estiramiento de los ligamentos que están a cada lado del útero.

Dolor pélvico intermenstrual. Dolor que coincide con la liberación de un óvulo desde el ovario.

Doppler. Aparato que amplifica los latidos cardíacos fetales para que el doctor y otras personas puedan oírlos.

Eclampsia. Convulsiones y coma en una mujer que tiene preeclampsia. No se relaciona con la epilepsia. Véase *preeclampsia*.

Ecografía. Prueba atraumática que muestra imágenes de un feto dentro del útero. Las ondas sonoras rebotan contra el feto, creando una imagen.

Edad de fecundación. Datar un embarazo desde el momento de la fecundación; es 2 semanas más corta que la edad gestacional. Véase también *edad gestacional*.

Edad gestacional. Datar un embarazo desde el primer día del último período menstrual; 2 semanas más larga que la edad de fecundación. Véase también *edad de fecundación*.

Edad menstrual. Véase *edad gestacional*.

Edad ovulatoria. Véase *edad de fecundación*.

Ejercicio aeróbico. Ejercicio que incrementa la frecuencia cardíaca y hace que la persona consuma oxígeno.

Electroencefalograma. Registro de la actividad eléctrica del cerebro.

Embarazo de alto riesgo. Embarazo con complicaciones, que requieren una atención médica especial, a menudo por parte de un especialista. Véase también *perinatólogo*.

Embarazo ectópico. Embarazo que se produce fuera del útero, con mayor frecuencia en las trompas de Falopio. Llamado también *embarazo tubárico.*

Embarazo molar. Véase *neoplasia trofoblástica gestacional.*

Embarazo prolongado. Embarazo de más de 42 semanas de gestación.

Embolia pulmonar. Coágulo sanguíneo de otra parte del cuerpo que viaja hasta los pulmones. Puede ser muy grave.

Embrión. Organismo en las primeras etapas del desarrollo; desde la concepción hasta las 10 semanas.

Encajamiento. Cambio en la forma del útero de la embarazada unas semanas antes del trabajo de parto. Frecuentemente descrito como el "descenso" del bebé.

Endometrio. Mucosa que recubre el interior de la pared uterina.

Enema. Fluido que se inyecta en el recto con el propósito de limpiar el intestino.

Enfermedad de las membranas hialinas. Enfermedad respiratoria del recién nacido.

Enfermedad de Tay-Sachs. Enfermedad hereditaria del sistema nervioso central. La forma más común afecta a los bebés, que se ven saludables al momento de nacer y parecen desarrollarse normalmente durante los primeros meses de vida. Luego, el desarrollo se hace más lento y empiezan a aparecer los síntomas.

Enfermedad de transmisión sexual (ETS). Infección transmitida a través del contacto sexual o el coito.

Enfermedad drepanocítica. Anemia causada por glóbulos rojos anormales en forma de hoz o de cilindro.

Enfermedad hemolítica. Destrucción de los glóbulos rojos. Véase *anemia.*

Enfermera de práctica avanzada. Enfermera que ha recibido una instrucción de posgrado en una especialidad médica; tiene que tener una certificación nacional, por ejemplo, en salud para la mujer. Debe tener una licencia otorgada por un comité estatal de enfermería. Llamada también *enfermera practicante (EP).*

Enfermera obstétrica certificada (EOC). Enfermera registrada que ha recibido capacitación adicional en atención de partos y prestación de cuidado prenatal y puerperal a las mujeres.

Enfermera partera. Enfermera registrada que ha recibido capacitación adicional en el cuidado de mujeres embarazadas y en el parto de bebés.

Enriquecimiento. Agregado de uno o más nutrientes esenciales a un alimento.

Enzima. Proteína formada por células; favorece o causa cambios orgánicos en otras sustancias.

Episiotomía. Incisión quirúrgica en el área que está detrás de la vagina, por encima del recto; se usa durante el parto para evitar el desgarro de la abertura vaginal y el recto.

Eritema palmar. Enrojecimiento de las palmas.

Escaneado anatómico. Ecografía que mide la longitud del feto y el tamaño de su cabeza, y controla el desarrollo de los órganos. Llamado también *ecografía de nivel II.*

Espina bífida. Defecto congénito en el cual las membranas de la médula espinal y la médula misma pueden asomarse fuera del cuerpo. Puede causar parálisis y otros problemas.

Estasis. Disminución del flujo.

Esterilidad. Incapacidad o disminución de la capacidad para quedar embarazada.

Estreñimiento. Defecación infrecuente o incompleta.

Estrés fetal. Problemas con un bebé, que tienen lugar antes del nacimiento o durante el trabajo de parto; con frecuencia requieren un parto inmediato.

Estrías. Áreas de la piel estiradas; se encuentran frecuentemente en el abdomen, las mamas, las nalgas y las piernas.

Exámenes por imágenes. Exámenes que miran dentro del cuerpo; incluyen radiografías, TAC e imagen por resonancia magnética (IRM).

Exotoxina. Veneno o toxina que proviene de una fuente exterior al cuerpo.

Extracción de leche materna. Forzar manualmente la salida de leche de las mamas.

Factor Rh. Análisis de sangre para determinar si una mujer es Rh negativo.

Falso trabajo de parto. Adelgazamiento del útero sin dilatación del cuello uterino.

Fecha de parto. Fecha en la que se espera que nazca el bebé. La mayoría de los bebés nacen cerca de esa fecha, pero solo uno de cada 20 nace ese día.

Fecha prevista del parto. Véase *FPP.*

Fecundación. Unión del espermatozoide y el óvulo.

Fecundación in vitro. Proceso en el cual los óvulos se colocan en un medio exterior al cuerpo, y se les agregan los espermatozoides para la fecundación. Luego, el óvulo fecundado se coloca dentro del útero para intentar el embarazo.

Feto. Se refiere a un niño no nacido después de 10 semanas de gestación hasta el nacimiento.

Fetoscopia. Prueba que permite a un médico observar a través de un fibroendoscopio para detectar problemas imperceptibles en un feto.

Fibrina. Proteína elástica importante en la coagulación de la sangre.

Fibronectina fetal (fFN). Prueba que se hace para evaluar el trabajo de parto prematuro. Se toma una muestra de secreción cervicovaginal; si después de la 22.ª semana hay fFN, eso indica un riesgo creciente de parto prematuro.

Fibrosis quística. Trastorno hereditario que provoca problemas respiratorios y digestivos.

Fístula. Abertura anormal de una parte del cuerpo a otra, como de la vagina al recto.

Fondo uterino. Parte superior del útero; se lo mide frecuentemente durante el embarazo.

Fórceps. Instrumento que, a veces, se usa para ayudar a nacer al bebé. Se coloca alrededor de la cabeza del bebé, dentro del canal del parto, como ayuda para que el bebé salga del canal.

Fosfatidilglicerol (FG). Lipoproteína que aparece cuando los pulmones del feto están maduros.

Fosfolípidos. Grasas que contienen ácido fosfórico; las más importantes son las lecitinas y la esfingomielina, que son importantes para la maduración de los pulmones del feto antes del nacimiento.

Fototerapia. Tratamiento para la ictericia de un recién nacido. Véase también *ictericia.*

FPP (fecha prevista de parto). Fecha estimada para el nacimiento de un bebé.

Gammagrafía. Prueba diagnóstica en la cual se inyecta material radioactivo en una parte específica del cuerpo y luego se escanea para encontrar un problema en ella.

Gemelos dicigóticos. Gemelos nacidos de dos óvulos diferentes. Llamados también *gemelos fraternales.*

Gemelos fraternales. Véase *gemelos dicigóticos.*

Gemelos idénticos. Véase *gemelos monocigóticos.*

Gemelos monocigóticos. Gemelos concebidos a partir de un único óvulo. Frecuentemente se los llama *gemelos idénticos.*

Gemelos unidos. Gemelos unidos en algún punto del cuerpo; pueden compartir órganos vitales. Antes se los llamaba *gemelos siameses.*

Gen dominante. Rasgo que será evidente incluso si solo un gen está presente (de uno de los padres); un ejemplo son los hoyuelos.

Gen recesivo. Ambos padres deben tener el mismo gen para que el rasgo esté presente, como la existencia de fibrosis quística.

Genes. Unidades básicas de la herencia. Cada gen tiene información específica y la pasa del progenitor al hijo. El niño recibe la mitad de sus genes de su madre y la mitad de su padre. Todos los humanos tienen unos 100,000 genes. Los códigos determinan características específicas, como el color del cabello.

Glándula alveolar. En la mama, agrupación de células en forma de uva, donde se produce la leche.

Globulina. Familia de proteínas del plasma o del suero de la sangre.

Glucosuria. Glucosa (azúcar) en la orina.

Gonorrea. Enfermedad venérea contagiosa, transmitida principalmente por el coito.

Hematocrito. Determina la proporción de glóbulos sanguíneos con respecto al plasma; tiene importancia en el diagnóstico de la anemia.

Hemoglobina. Pigmento de los glóbulos rojos, que lleva el oxígeno a los tejidos del cuerpo.

Hemograma completo (HC). Análisis de sangre para examinar los elementos celulares de la sangre, las reservas de hierro y buscar infecciones.

Hemorragia puerperal. Sangrado de más de 17 onzas (450 ml) en el momento del parto.

Hemorroides. Vasos sanguíneos dilatados que se encuentran, con mayor frecuencia, en el recto o conducto anal.

Heparina. Fármaco que se usa para evitar los coágulos sanguíneos, y tratar o evitar la trombosis.

Herpes genital simple. Infección por herpes común que compromete la zona genital. Puede ser importante durante el embarazo debido al peligro de que el recién nacido se contagie el herpes.

Hidramnios. Aumento en la cantidad de líquido amniótico.

Hidrocefalia. Acumulación excesiva de líquido alrededor del encéfalo del bebé. A veces se la llamaba *agua en el cerebro*.

HIPAA (por su sigla en inglés). Véase *Ley de Responsabilidad y transferibilidad de Seguros Médicos*.

Hiperbilirrubinemia. Nivel extremadamente alto de bilirrubina en la sangre.

Hiperemesis gravídica. Náuseas, deshidratación y vómitos agudos durante el embarazo. Ocurre con mayor frecuencia durante el primer trimestre, pero puede continuar a lo largo del embarazo.

Hiperglucemia. Aumento de la glucemia.

Hipertensión arterial provocada por el embarazo. Aumento de la tensión arterial que ocurre durante el embarazo.

Hipertiroidismo. Niveles más altos que lo normal de la hormona tiroidea en el torrente sanguíneo.

Hipoplasia. Formación o desarrollo defectuoso o incompleto de los tejidos.

Hipotensión. Tensión arterial baja.

Hipotiroidismo. Niveles bajos o inadecuados de la hormona tiroidea en el torrente sanguíneo.

Ictericia. Coloración amarilla de la piel, los ojos y los tejidos corporales, causada por cantidades excesivas de bilirrubina. Se trata con fototerapia.

Índice de Bishop. Método que se usa para predecir el éxito de la inducción del trabajo de parto. Incluye dilatación, altura de la presentación, borramiento, consistencia y posición del cuello uterino. Cada punto recibe una calificación, luego se suman para dar un puntaje total que ayude al doctor a decidir si induce el trabajo de parto.

Inducción del trabajo de parto. Uso de fármacos para empezar el trabajo de parto. Véase *oxitocina*.

Infección por estreptococos del grupo B (EGB). Infección grave que puede desarrollarse en la vagina, la garganta o el recto de la madre.

Infección por hongos levaduriformes. Véase *vulvovaginitis candidósica*.

Insulina. Hormona que produce el páncreas; promueve el uso del azúcar y la glucosa.

Intrauterino. Dentro del útero.

Isoinmunización. Desarrollo de un anticuerpo específico dirigido a los glóbulos rojos de otro individuo, como un bebé dentro del útero. Ocurre frecuentemente cuando una mujer Rh negativa está embarazada de un bebé Rh positivo o recibe sangre Rh positiva.

Labio leporino. Defecto congénito del labio.

Laparoscopia. Procedimiento quirúrgico menos traumático realizado para hacer una ligadura de trompas, diagnostica el dolor pélvico o diagnostica un embarazo ectópico.

Leucorrea. Flujo vaginal caracterizado por un color blanquecino o amarillento. Se compone principalmente de mucosidad.

Ley de Responsabilidad y Transferibilidad de Seguros Médicos (HIPPA). Aprobada en 1996, la legislación incluye reglas de privacidad que crean estándares nacionales para proteger la información médica personal. Trata también la transferencia y la continuidad de la cobertura de los seguros médicos.

Línea negra. Línea oscura que se desarrolla frecuentemente durante el embarazo; la línea desciende por el abdomen desde el ombligo hasta la zona púbica.

Líquido amniótico. Líquido que rodea al feto dentro del saco amniótico.

Longitud craneocaudal. Medición desde la parte superior de la cabeza del bebé (coronilla) hasta las nalgas.

Loquios. Flujo vaginal que se produce después del nacimiento del bebé y la expulsión de la placenta.

Macrosomía. Feto anormalmente grande.

Maduración del cuello uterino. Se usan fármacos para colaborar con el ablandamiento, el adelgazamiento y la dilatación del cuello uterino.

Mamografía. Estudio radiográfico de las mamas para identificar tejido mamario normal y anormal.

Máscara del embarazo. Aumento de la pigmentación en la zona del rostro debajo de cada ojo. Comúnmente tiene la apariencia de una mariposa.

Maternidad. Centro especializado en partos. Por lo general, una mujer pasa el trabajo de parto, da a luz y se recupera en la misma habitación. Puede formar parte de un hospital o una unidad independiente. A veces se la llama *LDRP* (por su sigla en inglés), por trabajo de parto, parto, recuperación y puerperio.

Meconio. Primeros excrementos del recién nacido; de color verde o amarillo. Se compone de células epiteliales o superficiales, mucosidad y bilis. La deposición puede ocurrir antes del trabajo de parto, durante su transcurso o poco después del nacimiento.

Medicamentos antiinflamatorios. Fármacos para aliviar el dolor o la inflamación.

Medición abdominal. Durante las consultas prenatales, medición del crecimiento del feto en el útero. Se hace desde la sínfisis púbica hasta el fondo uterino; llamada también *medición del fondo uterino*. Demasiado crecimiento, o muy poco, puede indicar problemas.

Melanoma. Lunar o tumor pigmentado canceroso.

Menstruación. Flujo regular o periódico del revestimiento endometrial y sangre del útero.

Metaplasia. Transformación de la estructura de un tejido en otro tipo que no es normal para ese tejido.

Microcefalia. Desarrollo anormalmente pequeño de la cabeza de un feto.

Microftalmía. Globos oculares anormalmente pequeños.

Mielomeningocele. Defecto congénito del sistema nervioso central del bebé. Las membranas y la médula espinal se asoman a través de una abertura en la columna vertebral.

Mola hidatidiforme. Véase *Neoplasia trofoblástica gestacional (NTG)*.

Mórula. Células que surgen de la división temprana de un óvulo fecundado al comienzo del embarazo.

Movilidad de los espermatozoides. Movimiento espontáneo de los espermatozoides; capacidad de los espermatozoides para nadar o moverse.

Movimiento fetal activo. Movimientos fetales que se perciben dentro del útero.

Muerte intrauterina. Muerte de un feto antes del nacimiento, generalmente definido después de las 20 semanas de gestación.

Muestreo de vellosidades coriónicas (MVC). Prueba diagnóstica que se hace al comienzo de la gestación para determinar algunos problemas del embarazo. Se toma tejido de una zona de la placenta, dentro del útero, a través del abdomen o del cuello uterino.

Muestreo percutáneo de sangre del cordón umbilical (MPSCU, cordocentesis). Examen que se hace en un feto para diagnosticar incompatibilidad del Rh, enfermedades de la sangre e infecciones.

Mutaciones. Cambios en la naturaleza de un gen. Pasa de una división celular a otra.

Náuseas del embarazo. Náuseas y vómitos que se presentan, normalmente, durante el primer trimestre de embarazo. Véase también *hiperemesis gravídica*.

Neoplasia trofoblástica gestacional (NTG). Embarazo anómalo en el cual no se desarrolla el embrión. Llamado también *embarazo molar* o *mola hidatidiforme*.

Neumonitis. Inflamación de los pulmones.

NTG maligna. Cambio canceroso de la neoplasia trofoblástica gestacional (NTG). Véase *neoplasia trofoblástica gestacional*.

Nutriente esencial. Nutriente que no puede producir el cuerpo; se lo debe proveer en la alimentación.

Obstetra. Médico o médico osteópata que se especializa en el cuidado de la mujer embarazada y en el parto de bebés.

Oligohidramnios. Falta o insuficiencia de líquido amniótico.

Onfalocele. Defecto congénito, en un feto o recién nacido, caracterizado por un saco hacia fuera del ombligo que contiene los órganos internos.

Opioides. Compuestos sintéticos con efectos similares a los del opio.

Organogenia. Desarrollo de los sistemas de órganos en un embrión.

Osificación. Formación de los huesos.

Ovulación. Liberación cíclica del óvulo desde el ovario.

Oxitocina. Fármaco que provoca contracciones uterinas; se usa para inducir el trabajo de parto o como ayuda durante su transcurso. Se lo puede llamar por su nombre comercial, *Pitocin*. También es la hormona producida por las glándulas pituitarias.

Paladar hendido. Defecto congénito en parte del paladar.

Papiloma cutáneo. Colgajo o acumulación adicional de piel.

Parto natural. Trabajo de parto y parto en el cual una mujer tiene la menor cantidad posible de intervenciones. Puede no incluir ni fármacos ni monitoreo. Por lo general la mujer ha tomado clases para prepararse para el trabajo de parto y el parto.

Parto prematuro. Parto antes de las 37 semanas de embarazo.

Parto preparado. La mujer ha tomado clases, así que sabe lo que sucederá durante el trabajo de parto y el parto. Si lo necesita, puede pedir medicación.

Pediatra. Médico o médico osteópata que se especializa en el cuidado de bebés y niños.

Perfil biofísico (PB). Método de evaluación del feto antes del nacimiento.

Perinatólogo. Médico que se especializa en el cuidado de embarazos de alto riesgo.

Perineo. Área que está entre el recto y la vagina.

Período embrionario. Primeras 10 semanas de gestación.

Período fetal. Lapso que va desde después de las primeras 10 semanas de gestación hasta el nacimiento.

Pie zambo. Defecto congénito en el cual un pie está deformado y rotado.

Pielonefritis. Infección grave de los riñones.

Placenta. Órgano que está dentro del útero, unido al bebé por el cordón umbilical. Durante el embarazo, es fundamental para el crecimiento y el desarrollo del embrión y el feto. Llamada también *secundinas*.

Placenta previa. La fijación de la placenta está muy cerca del cuello del útero o lo cubre.

Placentación anormal. Complicación de muchos partos por cesárea; de preocupación para los expertos en medicina debido al aumento en la tasa de partos por cesárea.

Polihidramnios. Véase *hidramnios*.

Portador. Persona que tiene el gen recesivo que causa una enfermedad. Generalmente, el portador no muestra síntomas, pero puede transmitir un gen mutante a sus hijos.

Posnatal. Después del nacimiento del bebé.

Preeclampsia. Grupo de síntomas significativos que se dan únicamente en el embarazo, entre ellos, hipertensión arterial, edema, hinchazón y cambios en los reflejos.

Preparado de inmunoglobulina. Sustancia que se usa para proteger contra el contagio de ciertas enfermedades, como hepatitis o sarampión.

Presentación cefálica. Primero la cabeza.

Presentación de cara. El bebé entra de cara en el canal del parto.

Presentación de nalgas. Posición anormal del feto en el momento de nacer. Las nalgas o las piernas aparecen en el canal del parto antes que la cabeza.

Presentación franca. El bebé presenta primero las nalgas. Las piernas y las rodillas están rectas.

Presentación. Describe la parte del bebé que entra primero en el canal del parto.

Problema congénito. Problema presente en el nacimiento.

Problemas genitourinarios. Problemas que comprometen los órganos genitales, y la vejiga o los riñones.

Proteinuria. Proteína en la orina.

Prueba cuádruple de detección sistemática. Medición de cuatro componentes sanguíneos para ayudar a identificar problemas: alfafetoproteína, coriogonadotropina humana, estriol no conjugado e inhibina-A.

Prueba de anticuerpos contra la hepatitis B. Análisis para determinar si una embarazada tiene hepatitis B.

Pruebas de detección. Pruebas para determinar la presencia de un problema. Si es probable la presencia de un problema, se puede hacer una prueba *diagnóstica* para determinar si realmente está presente. Véase *pruebas diagnósticas.*

Prueba de estreptococos del grupo B (EGB). Cerca del final del embarazo, se pueden tomar muestras de la vagina, el perineo y el recto de una mujer para detectar EGB. También se pueden hacer análisis de orina. Si el análisis es positivo, se puede empezar el tratamiento o se lo hace durante el trabajo de parto.

Prueba de marcadores múltiples. Véase *prueba cuádruple de detección sistemática y prueba triple de detección sistemática.*

Prueba de Papanicolaou. Prueba de detección habitual para evaluar la presencia de enfermedades precancerosas o cancerosas del cuello uterino.

Prueba de tolerancia a la glucosa (PTG). Análisis de sangre que se hace para evaluar la respuesta del cuerpo al azúcar. Se extrae sangre de la futura madre, una vez o con intervalos, después de la ingestión de una sustancia azucarada.

Prueba de VIH/SIDA. Análisis para determinar si una persona tiene VIH o SIDA; el análisis no se puede hacer sin el conocimiento ni el permiso de la persona.

Prueba triple de detección sistemática. Medición de tres componentes de la sangre alfafetoproteían, coriogonadotropina humana y estriol no conjugado-para ayudar a identificar problemas.

Pruebas diagnósticas. Exámenes que se hacen para determinar si está presente un problema. Generalmente se hacen después de que una prueba de detección indica que puede existir un problema. Véase *pruebas de detección.*

Pruebas genéticas. Distintas pruebas diagnósticas y de detección que se hacen para determinar si una pareja puede tener un hijo con un defecto genético. Generalmente forma parte del asesoramiento genético.

Prurito gravídico. Picazón durante el embarazo.

Puerperio. Período de 6 semanas a continuación del nacimiento del bebé. Se refiere a la madre, no al bebé.

Puntuaciones de Apgar. Medición de la respuesta del bebé al nacimiento y a la vida por sí mismo. Se realiza al minuto y a los 5 minutos del nacimiento.

Quimioterapia. Tratamiento de una enfermedad con sustancias químicas o fármacos.

Radioterapia. Método para tratar distintos cánceres.

Rasgo. Se refiere a una característica de una persona, como los ojos celestes.

Rasgo drepanocítico. Presencia del rasgo para la anemia drepanocítica. No es la enfermedad.

Recuento de patadas. Registro de la frecuencia con que una embarazada siente los movimientos de su bebé; se usa para evaluar el bienestar fetal.

Restricción del crecimiento intrauterino (RCIU). Crecimiento fetal inadecuado durante el embarazo.

Retraso del desarrollo. Trastorno en el cual el desarrollo del niño es más lento que el normal.

Rh negativo. Ausencia del antígeno Rh en la sangre.

RhoGAM. Medicamento que se da a las mujeres Rh negativas durante el embarazo y después del parto para evitar la isoinmunización. Véase también *isoinmunización.*

Rotura de membranas. Pérdida de líquido del saco amniótico. Llamada también *rotura de la bolsa de las aguas* o *rotura de aguas.*

Rotura prematura de membranas (PROM, por su sigla en inglés). Ruptura de las membranas fetales (bolsa de las aguas) antes del comienzo del trabajo de parto.

Rotura prematura de membranas antes de término (PPROM, por su sigla en inglés). Rotura de las membranas fetales antes de las 37 semanas de embarazo.

Ruptura uterina. Escisión del útero durante el trabajo de parto o el parto. Ocurre con mayor frecuencia en el área de la cicatriz de una cirugía, como una cesárea previa o una cirugía del útero.

Saco amniótico. Membrana que rodea al feto dentro del útero; contiene al bebé, la placenta y el líquido amniótico. Llamado también *amnios.*

Sangrado cervical. Pequeña hemorragia vaginal al final del embarazo; frecuentemente precede al trabajo de parto.

Secundinas. La placenta y las membranas expulsadas después del nacimiento del bebé. Véase *placenta.*

Sensibilidad al factor Rh. Véase *isoinmunización.*

Signo de Chadwick. Coloración azul oscura o morada de la vagina y el cuello del útero durante el embarazo.

Signo de Homan. Dolor que se produce al flexionar los dedos de los pies hacia las rodillas, cuando una persona tiene un coágulo sanguíneo en la parte inferior de la pierna.

Síndrome de depresión puerperal. Serie de síntomas que incluyen la tristeza puerperal, la depresión puerperal y la psicosis puerperal.

Síndrome de Down. Trastorno cromosómico en el cual un bebé tiene tres copias del cromosoma 21 (en lugar de dos); da como resultado retraso mental, rasgos físicos inconfundibles y otros problemas más.

Síndrome de hiperestimulación ovárica. Complicación del tratamiento de infertilidad, que produce un agrandamiento de los ovarios e hinchazón abdominal con cambios en el volumen sanguíneo. Puede ser potencialmente mortal. Puede presentarse cuando se usan fármacos, como Clomid, para estimular la ovulación.

Síndrome de inmunodeficiencia adquirida (SIDA). Enfermedad debilitante y, frecuentemente, fatal que afecta la capacidad del cuerpo para responder a las infecciones. La causa el virus de inmunodeficiencia humana (VIH).

Sínfisis púbica. Prominencia ósea del hueso coxal que se encuentra en la mitad del abdomen inferior de la mujer. Es el lugar desde donde el médico frecuentemente mide el crecimiento del útero durante el embarazo.

Sistema hemopoyético. Sistema que controla la formación de glóbulos sanguíneos.

Sodio. Elemento que se encuentra en muchos alimentos, particularmente la sal. El consumo de grandes cantidades de sodio puede provocar retención de líquidos y generar hinchazón.

Superovulación. Ovulación de un número de óvulos mucho mayor que el normal, generalmente por la administración de medicamentos para la fertilidad.

Tacto vaginal. Se palpa dentro del área pélvica para evaluar los distintos estados del útero. Al comienzo del embarazo se realiza para evaluar el tamaño del útero. Al final del embarazo, puede ayudar a determinar si el cuello uterino se está dilatando y adelgazando.

Tapón mucoso. Secreciones del cuello del útero que se expulsan, frecuentemente, justo antes del trabajo de parto.

Tensión arterial. Empuje de la sangre contra las paredes de las arterias; las arterias transportan la sangre desde el corazón. Los cambios en la tensión arterial pueden indicar problemas.

Teratología. Estudio del desarrollo fetal anómalo.

Torsión. Giro o rotación.

Torsión ovárica. Giro o rotación del ovario.

Trabajo de parto. Proceso de expulsar al feto del útero.

Trabajo de parto activo. El cuello del útero se dilata entre 4 y 8 cm. Las contracciones se producen generalmente cada 3 a 5 minutos.

Trabajo de parto con dolor lumbar. Dolor de parto que se siente en la zona inferior de la espalda.

Trabajo de parto inducido. Cuando el trabajo de parto se "estanca" o no se ven progresos, se da medicación (oxitocina).

Trabajo de parto oculto. Dilatación indolora del cuello uterino.

Trabajo de parto temprano. La mujer experimenta contracciones regulares (una cada 20 minutos hasta llegar a una cada 5 minutos) por más de dos horas. El cuello del útero generalmente se dilata hasta 3 o 4 cm.

Transición. Fase que sigue al trabajo de parto activo durante la cual el cuello del útero se dilata completamente. Durante esta etapa, las contracciones son más fuertes.

Trimestre. División del embarazo en tres períodos iguales de unas 13 semanas cada uno.

Tristeza puerperal. Depresión moderada en una mujer después del parto.

Trombofilia. Trastorno que hace que la sangre se coagule en el momento y en el lugar que no debería.

Trompa de Falopio. Conducto que va desde la cavidad uterina hasta la zona del ovario. Llamada también *trompa uterina*.

Unto sebáceo. Sustancia grasosa que cubre la piel del feto dentro del útero.

Útero. Órgano donde crece el embrión/feto.

Útero atónico. Útero que no tiene tono.

Útero bicorne. Útero que está dividido en dos mitades; una mujer puede tener uno o dos cuellos uterinos.

Útero didelfo. Anormalidad uterina en la cual una mujer tiene un duplicación del útero con una duplicación del cuello uterino y una duplicación de la vagina.

Útero tabicado. Útero que está dividido en dos cavidades por una membrana (tabique).

Útero unicorne. Se desarrolla solo un lado del útero; el otro lado no se desarrolla o falta.

Vagina. Canal del parto.

Valores de rubéola. Análisis de sangre para comprobar la inmunidad contra la rubéola (sarampión alemán).

Vasos previos. Afección en la cual los vasos sanguíneos del cordón umbilical cruzan la abertura interior del cuello del útero. Cuando el cuello se dilata o se rompen las membranas, los vasos desprotegidos se pueden desgarrar y el bebé muere desangrado, o los vasos pueden comprimirse, lo que impide la llegada de sangre y oxígeno al bebé.

VCE (versión cefálica externa). Procedimiento que se realiza al final del embarazo, en el cual el médico intenta girar manualmente a un bebé que se presenta de nalgas, para dejarlo en la presentación normal con la cabeza hacia abajo.

Vellosidades. Proyecciones de la mucosa. Tiene importancia en el intercambio de nutrientes desde la sangre materna hasta la placenta y el feto.

Vena cava. Vena principal del cuerpo que desemboca en la aurícula derecha del corazón. Regresa la sangre sin oxígeno al corazón para transportarla a los pulmones.

Venas varicosas. Vasos sanguíneos (venas) dilatados o agrandados.

Ventosa obstétrica. Dispositivo que se usa a veces para hacer tracción sobre la cabeza del feto durante el parto; se usa para ayudar a nacer a un bebé.

Verrugas venéreas. Véase *condilomas acuminados*.

Vulvovaginitis candidósica. Infección causada por hongos levaduriformes o cándidas; generalmente afecta la vagina y la vulva.

Yoduros. Fármacos elaborados con iones negativos de yodo.

Índice

Cuando se usa (R) después de un número de página, indica que la información se encuentra dentro de un recuadro en la página dada.